生物材料科学与工程丛书

王迎军　总主编

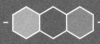

生物医学材料评价方法与技术

王春仁　孙　皎　著

科学出版社

北京

内 容 简 介

本书为"生物材料科学与工程丛书"之一。书中系统归纳并详细阐述生物医学材料的各种评价方法与技术。全书分为 8 章，分别从绪论、材料的化学性能评价技术和方法、材料的物理性能评价技术和方法、材料的老化和有效期确认方法、材料类医疗器械产品技术要求和检测方法、生物材料生物负载检测方法和灭菌有效性确认方法、生物材料生物安全性检测方法以及生物材料生物学评价方法和技术来进行介绍。

本书内容丰富，可读性和实用性强，值得从事生物材料医学评价相关院校的科研人员、研究生以及从事生物检测方面工作的人员参考阅读。

图书在版编目(CIP)数据

生物医学材料评价方法与技术 / 王春仁，孙皎著. —北京：科学出版社，2022.2

（生物材料科学与工程丛书/王迎军总主编）

国家出版基金项目

ISBN 978-7-03-071227-1

Ⅰ.①生… Ⅱ.①王… ②孙… Ⅲ.①生物材料－评价法 Ⅳ.①R318.08

中国版本图书馆 CIP 数据核字（2022）第 001056 号

丛书策划：翁靖一
责任编辑：翁靖一 付林林 / 责任校对：杜子昂
责任印制：吴兆东 / 封面设计：东方人华

科学出版社 出版
北京东黄城根北街 16 号
邮政编码：100717
http://www.sciencep.com

北京建宏印刷有限公司 印刷
科学出版社发行 各地新华书店经销
*

2022 年 2 月第 一 版 开本：B5（720×1000）
2023 年 7 月第三次印刷 印张：25 1/2
字数：490 000

定价：198.00 元
（如有印装质量问题，我社负责调换）

生物材料科学与工程丛书

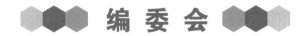

编 委 会

■■ 总　　序 ■■

生物材料科学与工程是与人类大健康息息相关的学科领域，随着社会发展和人们对健康水平要求的不断提高，作为整个医疗器械行业基础的生物材料，愈来愈受到各国政府、科学界、产业界的高度关注。

生物材料及其制品在临床上的应用不仅显著降低了心血管疾病、重大创伤等的死亡率，也大大改善了人类的健康状况和生活质量。因此，以医治疾病、增进健康、提高生命质量、造福人类为宗旨的生物材料也是各国竞争的热点领域之一。我国政府高度重视生物材料发展，制定了一系列生物材料发展战略规划。2017年科技部印发的《"十三五"医疗器械科技创新专项规划》将生物材料领域列为国家前沿和颠覆性技术重点发展方向之一，并将骨科修复与植入材料及器械、口腔种植修复材料与系统、新型心脑血管植介入器械及神经修复与再生材料列为重大产品研发重点发展方向，要求重点开展生物材料的细胞组织相互作用机制、不同尺度特别是纳米尺度与不同物理因子的生物学效应等基础研究，加快发展生物医用材料表面改性、生物医用材料基因组学、植入材料及组织工程支架的个性化3D打印等新技术，促进生物材料的临床应用，并从国家政策层面和各种形式的经费投入为生物材料的大力发展保驾护航。

生物材料的发展经历了从二十世纪的传统生物材料到基于细胞和分子水平的新型生物材料，以及即将突破的如生物3D打印、材料基因组等关键技术的新一代生物材料，其科学内容、研究范围和应用效果都发生了很大的变化。在科技快速迭代的今天，生物材料领域现有的重要专著，已经很难满足我国生物材料科学与工程领域科研工作者、教师、医生、学生和企业家的最新需求。因此，对生物材料科学与工程这一国际重点关注领域的科学基础、研究进展、最新技术、行业发展以及未来展望等进行系统而全面地梳理、总结和思考，形成完整的知识体系，对了解我国生物材料从基础到应用发展的全貌，推动我国生物材料研究与医疗器械行业发展，促进其在生命健康领域的应用，都具有重要的指导意义和社会价值。

为此，我接受科学出版社的邀请，组织活跃在科研第一线的生物材料领域刘昌胜、陈学思、顾宁等院士，教育部"长江学者"特聘教授、国家杰出青年科学基金获得者等近四十位优秀科学家撰写了这套"生物材料科学与工程丛书"。丛书内容涵盖了纳米生物材料、可降解医用高分子材料、自适应性生物材料、生物医用金属材料、生物医用高分子材料、生物材料三维打印技术及应用、生物材料表界面与表面改性、生物医用材料力学、生物医用仿生材料、生物活性玻璃、生物材料的生物相容性、基于生物材料的药物递送系统、海洋生物材料、细菌纤维素生物材料、生物医学材料评价方法与技术、生物材料的生物适配性、生物医用陶瓷、生物医用心血管材料及器械等生物材料科学与工程的主要发展方向。

本套丛书具有原创性强、涵盖面广、实用性突出等特点，希望不仅能全面、新颖地反映出该领域研究的主流和发展趋势，还能为生物科学、材料科学、医学、生物医学工程等多学科交叉领域的广大科技工作者、教育工作者、学生、企业家及政府部门提供权威、宝贵的参考资料，引领对此领域感兴趣的广大读者对生物材料发展前沿进行深入学习和研究，实现科技成果的推广与普及，也为推动学科发展、促进产学研融合发挥桥梁作用。

在本套丛书付梓之际，我衷心感谢参与撰写、编审工作的各位科学家和行业专家。感谢参与丛书组织联系的工作人员，并诚挚感谢科学出版社各级领导和编辑为这套丛书的策划和出版所做出的一切努力。

中国工程院院士

亚太材料科学院院士

华南理工大学教授

前　言

生物医学材料的评价是无源医疗器械研发过程中的重要环节，没有评价的生物医学材料是不可能应用到临床的。生物医学材料的评价包括物理力学性能评价、化学性能评价和生物学性能评价，对于临床应用的材料类医疗器械产品还需要灭菌处理。其中，生物学评价是生物医学材料评价中非常重要的内容，生物相容性是指材料在机体的特定部位是否引起恰当的反应。根据国际标准化组织（ISO）的解释，生物相容性是指生命体组织对非活性材料产生反应的一种性能，一般是指材料与宿主之间的相容性。生物材料植入人体后，对特定的生物组织环境产生影响和作用，生物组织对生物材料也会产生影响和作用，两者的相互作用一直持续，直到达到平衡或者植入物被去除。生物相容性评价是针对直接和人体接触或体内使用的生物医学材料，提供一套系统完整的生物学评价程序和方法。通过体外试验和体内试验评价生物医学材料对细胞和动物体可能潜在的有害作用，并通过试验综合评价预期在临床使用的安全性，将风险降低到最低程度。为了确保临床使用的安全性，一般当物理和化学性能、加工性能和灭菌性能等有效性满足要求后，必须进行生物学评价试验。生物学评价是建立在试验基础上，并结合医疗器械风险管理过程进行评价和试验。生物医学材料安全性评价主要是采用医疗器械生物学评价系列标准，即 ISO 制定的 10993 系列标准，国内已经转化为国家标准 GB/T 16886 系列标准。

为了撰写好本书，我们聚集了在国内从事生物材料医疗器械检测且有丰富经验的专家，经过多次对稿件的讨论修改，完成了针对生物医学材料评价方法和技术的撰写工作。本书高度总结了生物医学材料检测和评价领域的最新知识和检测技术，对于从事生物材料研究的企业研发人员、大专院校相关专业的学生，以及有关科研人员、检测机构的人员、医疗器械评审和监管人员都是很好的参考书。

本书主要介绍生物医学材料理化评价方法和技术，共分 8 章。第 1 章绪论；第 2 章介绍材料的化学性能评价技术和方法，包括材料的化学组成、材料溶出物、材料的降解特性、材料化学物质的允许限量等分析方法和技术，以及金属材料化学成分、金相和腐蚀电位分析技术等内容；第 3 章介绍材料的物理性能评价技术和方法，包括材料的力学性能、疲劳、颗粒物质、表面性能、磁共振成像（MRI）兼容性、孔隙率及黏合性能；第 4 章介绍材料的老化和有效期确认方法；第 5 章介绍材料类医疗器械产品技术要求和检测方法，包括一次性输注器械、骨科医疗器械、眼科器械、心血管器械、外科敷料和止血防粘连产品、体外循环和透析医疗器械、神经科器械、口腔和牙科医疗器械、节育器械、组织填充器械等的检测技术；第 6 章介绍生物材料生物负载检测方法和灭菌有效性确认方法；第 7 章介绍生物材料生物安全性检测方法；第 8 章介绍生物材料生物学评价方法和技术。

感谢为本书顺利出版作出贡献的所有人。限于作者时间和笔者的水平，书中不足之处在所难免，恳请同行专家、使用本书的人员和读者批评指正！

王春仁　孙　皎
2021 年 7 月 2 日

目 录

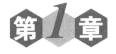

第1章

>>

绪　论

1.1 生物医学材料评价发展简史

　　早在 20 世纪 50 年代我国已经将高分子材料应用于临床，但是进展缓慢。据文献记载，1974 年 6 月 21～30 日在天津召开了医用高分子材料、制品研制与应用座谈会，当时已经将高分子材料应用于气管插管、输血输液袋、人工皮肤、避孕工具等医疗器械产品，并且开展了人工心脏、人工心脏瓣膜、人工血液、人工肛门、人工肌腱、人工角膜等产品的研究。1982 年 12 月 23～26 日在重庆召开了第一届全国人工器官及生物材料学术会议，这次会议主要是对医用高分子材料，特别是医用硅橡胶材料和聚氨酯材料的研究和应用，并且采用浸提液进行了生物学试验（急性毒性、皮内刺激、致热原）、溶血试验、姐妹染色体互换试验以及血液相容性试验，并且采用美国医药局制定的溶出物检测方法对医用硅橡胶材料进行检测控制，检测的指标有溶出物的透明性和外观，pH，铅、铬、锌、硫酸、磷酸、氨等含量，紫外吸光度，蒸发残留物。1983 年卫生部药品生物制品检定所（现更名为中国食品药品检定研究院）按照国家科学技术委员会（简称国家科委，现更名为科学技术部）和卫生部（后与计生委合并成立卫计委，2018 年改组为国家卫生健康委员会）的通知，承担了全国医用高分子材料、制品的标准制定和检定，并负责组织与领导全国的专业科研工作，进行统一规划和安排，并召集有关单位负责人和技术人员在北京召开了医用高分子材料质量标准和检定专业座谈会。1984 年 10 月日本东京医科齿科大学医用器材研究所的今井庸二博士应卫生部药品生物制品检定所邀请，在所内做了生物医学材料（主要是高分子材料）生物相容性方面的学术报告，对高分子材料的溶出物试验、溶血试验、细胞培养试验、致癌试验等内容进行了介绍。我国医疗器械质量检测和生物学评价著名专家奚廷斐研究员在《国外医学：生物医学工程分册》1985 年第一期上介绍了 ISO 牙科生物材料生物学评价标准草案的内容，在《国外医学：生物医学工程分册》1988 年第一期上介绍了美国、英国和加拿大的毒理学和生物学专家制定的医用装置（当时医疗器械也称为医用装置）生物学评价指南。20 世纪 80 年代在国家科委和卫生部的医用高分子材料、制品的标准制定和检定课题以及医用热硫化硅橡胶质量标准课题的支持下，在卫生部药品生物制品检定所（学术带头人奚廷斐）、上海第二医科大学生物医学材料研究室（学术带头人薛淼）、天津市医药科学研究所（学术带头人史弘道）、山东省医疗器械研究所（学术带头人王斌）、四川省劳动卫生职业病防治研究所（学术带头人吴增树）组成的研究团队参与下，对医用生物材料的评价参照国际标准和美国药典的医用塑料生物学评价方法进行了系统的研究，基本建立了我国生物材料的质量和生物学评价方法体系。

医用生物材料的评价在生物材料开始应用于临床时就已经考虑到其安全性问题，评价和材料的开发相互伴随不可分离，没有评价的材料是不可能应用于临床的，而且随着生物材料和医疗器械的发展，生物材料的评价方法和标准不断完善和细化，并且具有更好的操作性[1, 2]。早在 1976 年美国国会立法授权食品药品监督管理局管理医疗器械实行售前审批制度。随后 1979 年美国国家标准局和美国牙科协会发布《口腔材料生物学评价标准》，1980 年英国标准协会（BSI）公布了牙科材料生物学评价的标准方法，1982 年美国材料与试验协会发布《生物材料和医疗器械的生物学评价项目选择标准》，1984 年 ISO 颁布《口腔材料生物学评价标准》，1986 年美国、英国和加拿大的毒理学和生物学专家制定了《生物材料和医疗器械生物学评价指南》，1987 年美国药典委员会发布了《医用塑料的生物学评价试验方法（体外）》，1988 年又发布了《医用塑料的生物学评价试验方法（体内）》，1989 年英国发布了《生物材料和医疗器械生物学评价标准》，1990 年德国发布了《生物材料生物学评价标准》，1992 年日本发布了《生物材料和医疗器械生物学评价指南》。ISO 在 1989 年制定了《生物材料和医疗器械生物学评价标准》，共 17 个 ISO 10993 系列标准。我国也在 1994 年组团参加国际标准化组织并申请由观察员国成为正式会员国，并在 1997 年开始将 ISO 10993 医疗器械生物学评价系列标准转化成我国的国家标准，即 GB/T 16886 医疗器械生物学评价系列标准，成为我国医疗器械生物学评价的基本标准，也是目前我国广泛使用的生物材料和医疗器械生物学评价的标准体系。

1.2 生物医学材料评价内容和原则

生物医学材料的评价从材料的研发开始，研究的材料应满足临床预期用途的要求，因此在材料研究时应首先确定材料的理化性能满足要求，然后再进行生物学评价、临床前动物试验研究，最后进行临床研究。

1.2.1 理化性能评价

医疗器械产品通常是由部件构成的，部件是由材料制成的，高分子、金属、陶瓷等材料是医疗器械生产的基础原料，并且材料通常情况下不是医疗器械的生产商自己生产，而是由外部供应商提供。大部分器械生物相容性问题都是由器械的材料引起的。因此，对原材料的质量要求是生产合格医疗器械的基础，原材料质量控制的理化性能要求有：化学性能包括各种原料的化学组成、材料的各种提取物或萃取物、理化试验，水和异丙醇提取法、药典试验（这里指的是药典中塑料材料的理化检测方法）、红外分析鉴别、色谱表征分子量分布、添加剂和/或提取物分析、重金属分析、含水量等；物理性能包括硬度、密度、表面特性、颜色、透明度或浊度、强度（抗张强度/拉伸强度、弯曲强度、抗压强度）、热分析黏度、熔点、折射率等。

物理性能是医疗器械发挥其功能的基础，用于医疗器械的材料首先考虑其物理性能是否满足设计要求。通常认为器械的安全性取决于材料的化学性能，但也必须熟悉用于器械的材料的物理性能，物理和机械性能对于生物相容性也是十分重要的。

机械性损伤是发生在器械和接触的组织之间局部的、非特异性的、有害的反应，通过摩擦、挤压、栓塞、牵拉和穿透组织引起。摩擦可以导致组织之间的相互分离，形成皮下水泡或皮层裸露；挤压可以引起无弹性器械下方的组织肿胀；栓塞性材料可以导致水分和细菌的蓄积；当黏附性材料去除时牵拉组织，将表皮从皮肤上撕裂下来；由于切割或穿刺而穿透组织损伤细胞和细胞的分离；不能消化的颗粒物质可以引起肉芽肿或包裹在组织中。

机械性损伤的显微表现和化学性损伤一样，主要表现为炎症反应。这种损伤反映了组织和材料界面的相互作用，器械表面的特性起到了非常重要的作用。机械性损伤的大体表现通常都很明显，包括皮肤病、硬结、肉芽肿和囊腔等。机械性损伤的组织反应包括吞噬细胞和异物巨细胞的组织浸润，以及成纤维细胞产生胶原将材料包裹在囊腔内。由于毒性物质的渗出，化学性损伤的组织反应通常对称性地分布在样品的周围，而由于材料的几何结构，物理性损伤的组织反应通常是呈非对称性的。

机械性失效包括导致机体损伤或支持生命机制的器械失效，尽管机械性失效是器械的安全性问题，但通常认为不是生物相容性问题。

医疗器械的大部分部件是由为数不多的若干种材料制成的，常用的这些材料有水、不锈钢、高分子、弹性体、硅胶和天然纤维，另外生物来源的材料在医疗器械上的使用也在逐渐增加。这些材料将在本书后面的内容中叙述。

用于器械的材料与肌体接触发生相互作用，不仅引起机体的局部和全身生物学反应，肌体也会对生物材料产生作用导致材料降解，降解会导致材料物理和化学性能的改变。引起材料降解的途径有以下几种方式：水解（酸、碱、中性液体介质），氧化（腐蚀、链断裂），热解，光氧化，特异性酶催化的水解或氧化，复杂介质的作用（培养基、血清、血液、胃酸、尿液等），由机械断裂导致的链断裂。材料的毒性和生物相容性问题的化学基础与这些降解过程有密切的关系。从理论上来讲，材料的生物相容性可以通过对化学组成的分析进行评价，但事实上由于知识产权的保密和未知因素很难确定其化学组成。正如大家所知道的那样，没有一种塑料材料是纯的高分子，几乎所有的材料都因为无意的污染和有意的添加进行了改性。例如，来自纺织产业的纤维含有多种表面修饰剂，天然材料通常都不是纯品并且不同批次间差异较大，合成材料通常含有有机残留物，合金含有可滤出的微量元素。

由于这些变化因素，通常采用不同的试验方法确定材料的生物相容性。材料和活体组织的相互作用通过体内试验评价：如果材料对机体的不良作用很小或几乎没有不良作用，则认为材料具有生物相容性；如果有明显的不良反应则认为材料不具有生物相容性。三个因素非常重要：一是添加剂或污染物从材料中滤出的速度；二是添加剂丢失对材料的影响；三是添加剂或污染物的毒性。当出现阳性反应时，应进行化学分析确定其原因，并通过一定的加工过程或改变配方消除这种不良反应。医疗器械材料中可能的毒性物质有：残留单体、残留溶剂、降解产物、辐射产物、灭菌残留物、配方添加剂、无意污染物和细菌内毒素。

残留单体：聚合反应可产生不同分子量的聚合物，尽管单体是有毒性的，聚合物的毒性通常随着聚合度的增加而降低。残留单体通常是聚合不完全的结果，可以通过调节聚合条件控制残留单体的浓度。例如，聚氯乙烯中的残留氯乙烯单体可以按照《聚氯乙烯 残留氯乙烯单体的测定 气相色谱法》（GB/T 4615—2013）测定，残留量应不超过 $1\mu g/g$。

残留溶剂：溶剂通常是医疗器械生产过程中的一部分。体外循环类产品是一次性使用的无菌医疗器械，是由几种甚至十几种塑料部件经黏合剂黏结组装而成，要求各黏结处要有一定的强度和良好的密封性能。体外循环类产品常用的化学溶剂主要有：二氯乙烷、二甲苯、四氢呋喃、环己酮甚至氯仿等。化学黏合剂主要是高分子材料的溶剂，例如，二氯乙烷是聚碳酸酯（PC）塑料的溶剂；二甲苯是聚苯乙烯（PS）塑料的溶剂；环己酮、四氢呋喃是聚氯乙烯（PVC）塑料的溶剂。因此这些溶剂对相应高分子材料具有较高的亲和性，通过对被黏结部位的溶解性起到黏结作用，采用这些化学黏合剂连接，部分黏合剂挥发，还有一些黏合剂结合到这些产品的内外表面，残留在产品中。在使用时这些物质从管道表面脱落进入体内，在很少量的情况下，经体内代谢排出体外，如果进入体内的量达到一定程度或蓄积，可导致器官损伤，引起不良反应，特别是对体质虚弱者、妊娠妇女或婴幼儿的危害会更大。

降解产物：材料在生产、灭菌、储存、使用和植入体内过程中可能会发生降解。例如，在生产过程中，加热可引起材料的热降解，聚氯乙烯对热特别敏感并释放盐酸，导致自催化解链反应。在灭菌过程中，聚四氟乙烯对辐照敏感，导致释放氢氟酸。储存的材料暴露在光线和氧气中可导致紫外降解或氧化。植入的材料特别是金属材料可发生腐蚀或生物降解。

辐射产物：γ 辐照是医疗器械常用的灭菌方法，常用剂量是 2～3Mrad（$1rad = 10^{-2}Gy$）。辐照可导致材料的降解。常用于生产缝合线的聚乙醇酸极易被辐照破坏。大部分医用高分子会由于链断裂而导致分子量的下降。聚丙烯和其他聚合物可发生链断裂、交联和氧化。因此应采用辐照后的材料进行生物相容性试验。

灭菌残留物：环氧乙烷灭菌已经有很长的使用历史。环氧乙烷灭菌的优点是可在低温条件下进行并且灭菌设备不需要处理辐射源。环氧乙烷本身有毒，其降解产物 2-氯乙醇和乙二醇也有毒性。有时即使经过长时间的解吸，有些材料仍不能将吸附的有毒环氧乙烷完全释放出去。因此采用环氧乙烷灭菌的医疗器械必须进行残留量检测，可按照《医疗器械生物学评价 第 7 部分：环氧乙烷灭菌残留量》（GB/T 16886.7—2015）的要求进行检测和评价。

配方添加剂：配方添加剂包括增塑剂、稳定剂、抗氧化剂、填充剂、催化剂、脱模剂、色素、抗静电剂、防腐剂、阻燃剂等。对于合成纤维和天然纤维采用各种表面修饰剂进行修饰。增塑剂可以使塑料中高分子链之间相互滑动，使材料具有柔顺性；稳定剂可以保护塑料免于热、氧和光线等的损坏；抗氧化剂可以保护材料避免氧化；填充剂可以增加塑料的体积并且有时可以改变机械特性；催化剂是促进或抑制聚合反应的小分子物质；脱模剂使得制品容易从模具中分离出来；色素是为了使产品美观；抗静电剂是为了消除静电；防腐剂可避免微生物的降解；阻燃剂是为了阻止或延缓高分子材料的燃烧；涂层可以改善纤维的多种性能，如可以抵抗霉变或增强吸附性。

任何添加剂都有可能导致不良的生物相容性。事实上医疗器械产业使用的塑料材料占工业塑料的很小一部分，也只有很少的企业生产医用级的塑料材料。因此医疗器械生产企业应对采用的塑料进行评价以获得机械和化学性能符合要求的材料。

和其他与皮肤接触的产品一样，含纤维的器械必须进行生物相容性评价。纤维表面涂层有的具有致癌性；有的可能引起过敏反应或皮肤刺激；有些是水溶性的，容易去除；有些是脂溶性的，不易去除。

污染物：材料在生产过程中可能无意引入污染物或颗粒。金属加工过程中的摩擦碎屑以及塑料加工过程中的碎片都会影响器械的产品质量和性能。

细菌内毒素：材料可能会受到细菌的污染，通常在生产过程中是通过水引入污染的。细菌内毒素可以通过使用无细菌内毒素水清洗去除。对于用于生产医疗器械的材料应控制细菌内毒素的污染，采用热原试验或使用内毒素检测评价器械满足无热原的要求。

1.2.2 生物学评价

尽管在本书中使用材料或医用生物材料这样的术语，但是无论国内还是国外政府批准的是以终产品形式提供的医疗器械产品，而不是用于制造医疗器械的每种材料，因此生物学评价按照医疗器械法规的要求是对终产品的评价。最终医疗器械的生物相容性不仅取决于材料，还取决于材料的加工、生产方式（包括灭菌方法）、可能存在于终产品的加工残留物。因此本书中的材料或医用生物材料指的是医疗器械终产品而不是指的每个材料成分。

进行医疗器械生物学评价是测定和人体接触的构成医疗器械的材料引起的潜在毒性。构成医疗器械的材料有可能直接或通过释放一些物质引起局部或全身生物学反应、引发肿瘤、产生生殖和发育毒性反应。因此任何用于人体的医疗器械都需要进行系统的试验，以确保将潜在的风险降低到可接受的程度。

医疗器械的生物学评价应选择合适的试验进行评价，在试验选择时应考虑材料的化学特性以及与人体接触的性质、程度、频次和时间。一般来说这些试验包括：体外细胞毒性，急性、亚慢性和慢性毒性，刺激，致敏，血液相容性，植入，遗传毒性，致癌性，生殖发育毒性。然而，根据特殊器械或材料特性、器械的预期用途、目标人群、与人体接触的特性，这些试验可能不足以证明特殊器械的安全性，因此有必要对某些器械针对特殊的目标器官进行附加试验，如神经毒性和免疫毒性试验。例如，直接与脑组织和脑脊液接触的神经医疗器械需要进行动物植入试验，评价对脑组织刺激性、癫痫易感性、脉络丛和蛛网膜颗粒分泌及吸收脑脊液的影响。

1. 生物医学材料生物学评价流程

对于生物医学材料医疗器械在进行试验前应对同类上市产品以及相关生物学评价文献资料进行收集和分析。当和上市产品在材料、加工工艺、与人体接触分类和灭菌方法都完全相同时，可以不必进行生物学试验。生物学评价流程按照 GB/T 16886.1—2011 中给出的流程进行。

2. 医疗器械生物学评价基本原则

预期用于人体的任何材料或器械的选择和评价应按 YY/T 0316—2016 中生物

学评价程序的组成部分开展风险管理过程。生物学评价应由掌握理论知识和具有实践经验的专业人员来策划、实施并形成文件。如何进行现有数据的文献评价见GB/T 16886.1—2011 附录 C。

风险管理计划应由有生物学评价所需的专业技术资质的人员进行。评定下列方面的优缺点和适宜性：各种材料的物理特性和化学特性；任何临床使用史或人体接触数据；产品和组成材料、裂解产物和代谢物的任何现有的毒理学和其他生物学安全性数据。评价可包括临床前研究、临床经验和临床试验，如果材料与设计中器械在规定的使用途径和物理形态下具有可证实的安全使用史，就可以给出不必进行试验的结论。在选择制造器械所用材料时，应首先考虑材料特性对其用途的适宜性，包括化学、毒理学、物理学、形态学和机械等性能。

器械总体生物学评价应考虑以下方面[3,4]：制造所用材料；预期的添加剂、工艺污染物和残留物（环氧乙烷残留参见 GB/T 16886.7—2015）；可沥滤物（参见 GB/T 16886.17—2005）；降解产物（参见 GB/T 16886.9—2017，聚合物、陶瓷和金属降解产物基本原理分别参见 GB/T 16886.13—2017、GB/T 16886.14—2003 和 GB/T 16886.15—2003）；其他组件及其在最终产品中的相互作用；最终产品的性能与特点；最终产品的物理特性，包括但不限于多孔性、颗粒大小、形状和表面形态学等。

应在进行任何生物学试验之前鉴别材料化学成分并考虑其化学表征（参见 ISO/TS 10993-18:2020）。如果器械的物理作用影响生物相容性，应加以考虑（参见 ISO/TS 10993-19:2020）。对于植入器械，风险评价时除了考虑系统作用外，还宜考虑局部作用。

在选择生物学评价所需的试验和数据以及对其进行解释时，应考虑材料的化学成分，包括接触条件和该医疗器械及其组件与人体接触的性质、程度、频次和时间，以便于确定器械的类别并选择适宜的试验。生物学评价的必要性主要由接触性质、程度、时间、频次和对材料所识别出的危害来确定。

对每种材料和最终产品都应考虑所有潜在的生物学危害，但这并不意味着所有的潜在危害试验都是必需的或可操作的。试验结果不能保证无生物学危害，因此，生物学研究之后还要在器械临床使用中对非预期的人体不良反应或不良事件进行认真的观察。

潜在生物学危害可能包括短期作用（如急性毒性，对皮肤、眼和黏膜表面刺激，溶血和血栓形成）和长期或特异性毒性作用［如亚慢性或慢性毒性作用、致敏变化性、遗传毒性、致癌（致肿瘤）性和对生殖的影响，包括致畸性］。

所有体外或体内试验都应根据最终使用来选择。所有试验都应在公认的现行有效的实验室质量管理规范，如药物非临床研究质量管理规范（GLP）或 ISO/IEC 17025:2017 下进行，试验数据应由有能力的指定专业人员进行评价。

3. 医用材料评价的内容和形式

1）材料表征

生物学评价过程中的材料表征是至关重要的第一步。所需化学表征的程度取决于现有的临床前、临床安全和毒理学数据以及该医疗器械与人体接触的性质和时间。表征至少应涉及组成器械的化学物质和生产中可能残留的加工助剂或添加剂（见 GB/T 16886.18—2011 和 GB/T 16886.19—2011）。

如果在其预期应用中所有材料、化学物质和过程的结合已有明确的安全使用史，则可能不必要进一步开展表征和生物学评价。

对于已知具有与预期剂量相关毒理学数据，并且接触途径和接触频次显示有足够安全限度的器械可沥滤物，很少需要进一步试验。但是，如果一个特定化学物质的可沥滤物总量超出了安全限度，应采用相应的模拟临床接触的浸提液试验来确立临床接触该化学物质的速率，并估计总接触剂量。

对材料表征的目的是获取器械材料的成分信息。器械的成分信息可从以下几方面获取：公认的材料名称；材料理化特性信息（分子量、玻璃化转变温度、熔点、密度和溶胀性等）；从材料供应方获取的材料的成分信息（商品名、产品代号、规范、成分与配方等）；从器械加工方获取的加工助剂的成分信息；化学分析结果；有关产品标准；管理部门建立的材料控制文件或材料注册体系。

对于使用了具有良好临床应用史的原材料的医疗器械产品，就可以简化医疗器械生物学安全评价过程。这类原材料应至少包含以下几个要素：材料根据具体应用按 GB/T 16886.1—2011 进行过生物学评价；制造商在区别于其他级别材料（如食品级材料）的特定生产条件下进行生产并按医用材料标准进行控制；材料的生产和控制接受第三方或管理方（包括国外的管理方）的监督和管理。

另外，在器械的制造、灭菌、运输、储存和使用条件下有潜在降解时，应按 GB/T 16886.9—2017、GB/T 16886.13—2017、GB/T 16886.14—2003 和 GB/T 16886.15—2003 对降解产物的存在与属性进行表征。需要注意的是，对于新材料和新化学物质，宜开展定性和定量分析或测量，而不适用表征。

2）与上市产品的等同性比较

与上市产品进行等同性比较的目的，是期望证明该产品与上市产品具有相同的生物安全性，从而确定该产品的生物学评价和/或试验是否可以简化或免除。美国食品药品监督管理局（FDA）规定，如果某一材料的新产品与已上市产品具有实质性等同，可不必进行 FDA 所推荐的试验，并建议 FDA 审查者对需用哪些试验来验证这种"实质性等同"做出科学判定。在这种情况下，生产商应出具其产品所用材料与合法的上市产品材料相同、临床应用相同的证明。

与同类产品、材料、生产过程进行等同性比较，不是单指比较两种材料是否完全等同，而应当从毒理学等同性的角度进行比较。与同类产品、材料比较的原则是，所选用的材料和生产过程引入物质的毒理学安全性或生物安全性不低于同类临床可接受材料的安全性。以下示例能表明毒理学等同性：拟用材料的成分和可沥滤物与临床已确立材料等同；拟用材料与现行标准规定材料的一致性及拟用材料符合现行标准中规定的用途、接触时间和程度；拟用材料具有比其拟用接触方式更高接触程度的临床应用史；拟用材料的可沥滤物限量不超过 GB/T 16886.17—2005（ISO 10993-17:2002）规定的允许极限；拟用材料中含有的化学物质或残留物比其拟取代的临床已确立材料更具毒理学安全性（假定接触相似）；拟用材料中含有的化学物质或残留物与其拟取代的临床已确立材料具有相同的毒理学安全性（假定接触相似）；拟用材料与临床已确立材料的可沥滤物成分种类和数量相同，唯一区别是前者中的添加剂、污染物或残留物已经去除或比后者有所减少；拟用材料与临床已确立材料的可沥滤物相对量没有增加，唯一区别是前者使用了比后者更能降低可沥滤物水平的加工条件。

由于医疗器械的材料与用途对其生物安全性起决定性作用，如果能够证明注册产品材料和用途与上市产品具有等同性，就表明注册产品具有最基本的生物安全保证。但这还不足以证明注册产品与上市产品具有完全的等同性，还应当证明两者的生产过程（加工过程、灭菌过程、包装等）是否相同，因为生产过程也可能会引入新的有害物质（灭菌剂、加工助剂、脱模剂等的残留物）。一般认为，与自家生产的上市产品进行比较，往往比与他家生产的上市产品进行比较更现实、更具可操作性。

3）是否需要进行生物学试验的确定

如何准确运用评价程序来确定某一医疗器械是否需要进行生物学试验，是当前人们关心的话题。要对新的医疗器械产品提出生物学试验的豁免，生产者应向审查者提供下列证明材料：①详细的材料特性和材料一致性证明；②同材料、同品种的上市产品，且该上市产品有安全使用史的文献资料；③新产品与上市产品有相同的生产加工过程、人体接触（临床应用）和灭菌过程的证明。如有不同，应有这些不同不会影响生物安全性的证明和/或试验数据。

"安全使用史"是指使用中未发现不可接受的生物学危害。"安全"是相对的，事实上，很多器械临床使用都伴有生物学危害。有的产品由于其不可替代性，即使是有一定的危害，也是可以使用的。在评价产品的生物学危害风险时，要同时评价器械使用所带来的"受益"和"不可替代性"。即评价器械使用的"风险和受益之间的关系"，它是以严格界定产品预期用途为前提的。这属于医疗器械风险分析的范畴。这要求将产品安全性能与其他性能进行综合分析，与同类产品的所有优缺点进行综合分析。

由负责收集临床不良反应的职能机构收集出现频次较多的相关不良记录，可作为不具"安全使用史"的客观证据。

4）确定器械/材料与人体接触类型

（1）器械/材料按与人体接触部位分类。

器械/材料按与人体接触部位（接触程度由小到大）分为：表面接触器械（直接与完好皮肤、黏膜、损伤表面接触）；外部接入器械（间接与血路接触、与组织/骨/牙本质接触、与循环血液接触）；植入器械（植入到组织/骨、血液系统中）。

当一个器械/材料属于多个接触类型时，应归类为较严程度的接触类型。

（2）器械/材料按与人体接触时间分类。

器械/材料按与人体接触时间（接触程度由低到高）分为：短期（接触时间≤24h）；长期（接触时间＞24h～30d）；持久（接触时间＞30d）。

生物医学材料试验项目的选择是根据产品的预期用途，主要是根据产品和人体接触的部位和时间，在 GB/T 16886.1—2011 中给出了根据接触部位和时间分类的表格，可以根据预期用途选择相应的试验项目。如果一种材料或器械属于两种以上的时间分类，宜考虑采用较严的试验和/或评价。对于多次接触的器械，对器械分类宜考虑潜在的累积作用和这些接触总的跨越时间。例如，一次性接触镜被视为是持久接触器械。如果一个器械在使用寿命期间发生变化，如在原位发生聚合或生物降解，应分别对器械的不同状态进行评价。例如，预期在原位发生聚合的生物可降解胶，该器械的不同状态就包括：原始组分、中间反应产物、完全聚合的材料和降解产物。

对于一些特殊医疗器械，可能需要不同的试验组，还宜在风险评价的基础上根据接触性质和接触周期考虑：慢性毒性、致癌性、生物降解、毒代动力学、免疫毒性、生殖和发育毒性或其他器官特异性毒性。

生物学试验应在有资质的符合相关要求的实验室中进行。试验人员应根据试验类型对所确定的试验进行设计。在设计具体试验方案时，试验条件应尽量模拟医疗器械的临床使用情况，并能代表最坏的应用情况。试验应按要求进行，试验完成后出具生物学试验报告。

1.3　生物医学材料评价的目的和意义

1.3.1　生物学评价属于风险管理的范畴

医疗器械的生物学评价属于医疗器械风险管理的范畴[3,4]。GB/T 16886.1—2011标准名称确定为《医疗器械生物学评价 第 1 部分：风险管理过程中的评价与试验》，很好地说明了医疗器械生物学评价与风险管理的关系。该标准以资料性附录 B 的形式介绍了医疗器械生物学评价在风险管理过程中应用的指南，仅供精通医疗器械评价的人员参考。而 YY/T 0316—2016/ISO 14971:2007《医疗器械 风险管理对医疗器械的应用》则以资料性附录Ⅰ的形式，介绍了医疗器械生物学危险（源）的风险分析过程指南，仅供精通风险管理的人员参考。这两个标准的侧重面是不同的。

YY/T 0316—2016 把医疗器械生物学评价纳入到医疗器械风险管理的范畴。生物学评价的结果应作为风险管理的输入，提供给从事风险管理的专业人员对风险进行控制和管理，认识到这一点非常重要。

1.3.2 生物安全性评价保证

一般来讲，实验室的试验结果都只对受试样品负责。然而，人们更寄望于实验室动物试验结果能对一个时期内的器械/材料的生物安全性负责。这不仅要求实验室的试验方法可靠，还要求医疗器械制造商应建立良好的生产质量体系，保证能持续提供质量均一的器械/材料。如果器械/材料不稳定，实验室的试验数据再准确也没有意义。因此，实验室试验保证和生产质量体系的持续保证共同组成了器械/材料生物安全性评价的保证。

生物学评价中采用的试验方法应灵敏、精确并可靠。因此，要求实验室应符合 GLP 或 ISO/IEC 17025 的要求。这涉及试验环境、设施、动物饲养、人员、管理等一系列要素都要达到期望的要求，试验结果应是可再现的（实验室间）和可重复的（实验室内）。

产品所用材料应保证持续可靠的生物安全性。因此，提倡制造商的质量保证体系推行 GB/T 19001—2016/ISO 9001 和 ISO 13485/YY/T 0287—2017。医疗器械生产企业应能对其原材料供应商所提供材料的持续可靠性进行有效控制，应能针对各生产环节提供"器械的生物安全性持续得到有效控制"的保证。管理方也应考虑审查企业对所用材料的持续保证能力，并对已上市产品所用材料的持续保证能力进行监督。

1.4 生物医学材料评价的挑战和展望

直到现在，对生物医学材料生物相容性的评价主要通过细胞学和组织学的方法，检测的都还只是生物医学材料对生物有机体产生作用和影响的最终综合结果，尚未深入到分子水平，就连 ISO/TC 194 和 ISO/TC 106 最近颁布的有关标准文件中也尚未涉及分子水平的生物学检测方法。这显然已经不能满足当前从根本上提高生物医学材料研究与应用水平的要求，所以必须突破传统的研究方法，用分子生物学的技术从分子水平上研究生物医学材料对机体基因结构、转录和翻译的影响，在分子水平上建立评价生物医学材料生物相容性的标准，才能使生物医学材料领域焕发新的生机，更好地保证生物医学材料和人工器官的安全有效。

早在 20 世纪 90 年代初，国外学者提出并确定了对生物医学材料进行分子水平生物相容性研究的设想，也就是说对生物医学材料的生物相容性研究与评价，不仅要从整体水平去观察材料对人体各系统的影响，还要从细胞水平观察材料对细胞的数量、形态及分化的影响，更要深入到分子水平去观察材料对细胞 DNA、RNA 及细胞外基质的胶原蛋白和非胶原蛋白 mRNA 基因表达的影响。从整体、细胞和分子水平去全方位地评价生物医学材料的生物相容性，以确保生物医学材料安全地应用于人体。

生物医学材料遗传毒性和致癌性评价作为生物相容性评价的一个方面，也已进入分子水平。早期生物医学材料致癌性评价通常采用体内植入和体外转化的方法，这些方法耗时费力，且不能准确地评价生物医学材料的致癌性，也无法了解其致癌机理。采用分子生物学的方法可以阐明材料的作用机理。

参 考 文 献

[1] 崔福斋. 无源医疗器械及医用材料. 北京：中国医药科技出版社，2010.

[2] 胡盛寿. 医用材料概论. 北京：人民卫生出版社，2017.

[3] USFDA. Use of international standard ISO 10993-1, "biological evaluation of medical devices-Part 1: evaluation and testing within a risk management process". MD：FDA，2013.

[4] 国家食品药品监督管理局. 医疗器械生物学评价 第 1 部分：风险管理过程中的评价与试验（GB/T 16886.1—2011）. 北京：中国标准出版社，2011.

（王春仁，王巨才）

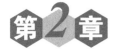

材料的化学性能评价技术和方法

2.1 材料的化学组成分析方法

2.1.1 材料化学组成分析的必要性和意义

材料化学组成的表征[1, 2]对于器械及材料的生物学评价是很重要的,它决定了材料的生物相容性。根据 GB/T 16886.1—2011,生物安全性评价的程序框架中,第一步就是对医疗器械材料进行表征。在《医疗器械生物学评价 第 18 部分:材料化学表征》(GB/T 16886.18—2011)和《医疗器械生物学评价 第 19 部分:材料物理化学、形态学和表面特性表征》(GB/T 16886.19—2011)中分别给出了材料鉴别及其化学成分的定性与定量指南,判定与评价的各种参数和试验方法。材料的化学表征主要包括对材料的鉴别和对存在于材料或成品医疗器械中的化学物质进行定性与定量分析。通过对材料的化学成分进行分析,可以确定由材料所组成的器械是否与上市器械等同;可以确定材料的毒性,为毒理学风险分析者提供足够数据,用以风险分析评价器械是否安全;也可以作为质量控制,对入厂原料进行把控。

2.1.2 材料化学组成分析流程

(1)材料化学组成可以通过制造商或者文献分析获得。材料信息包括材料的化学名称、CAS 号、化学结构式/分子式、纯度等。信息越充足,越有益于分析。根据现有的法定标准、文献等,确定是否有现行的适用试验方法。从文献中查到的方法在使用前可能需要修改并确认。

(2)对于材料中任何组成或加工过程中所用的任何添加剂,根据预期的临床接触情况,选用合适的浸提条件,确保在成品使用过程中,可能释放出的任何组分都能浸提出来。针对某些器械的应用情况,一种材料并非需要进行全部的参数鉴别,所表征的程度根据预期临床接触程度与接触时间来确定。

（3）如果无法从原料供应商处获得材料的化学性能资料，可根据材料类别、临床预期接触部位及时间选用适当的分析方法进行分析。如果查阅现有的标准、专利或其他相关文献没有适用的方法，则应开发适宜的新方法，并对新方法进行验证和确认。方法确认应包括准确度、精密度、专属性、检出限等要求。

2.1.3　材料前处理方法

在材料化学组成分析过程中，很少有样品无需前处理。由于生物材料比较复杂，因此化学成分的检测还要考虑样品前处理，以保证待测组分能与基体材料分离，检测过程中不受其他成分的干扰。

样品前处理方法主要包括以下几种。

1）浸提法

采用适宜的方法制备浸提液，然后采用相关试验方法对浸提液开展表征分析，从而证实可溶出物的潜在危害，进而用于可溶出物健康风险评价。当制备材料浸提液时，所用的浸提介质和浸提条件应该既与最终产品的性质和用途相适应，又与试验方法的可预见性相适应。因此，理想的浸提条件和试验系统浸提液的应用既要反映产品的实际条件，又要反映试验的目的和预测性。

浸提应在洁净、化学惰性的密闭容器中进行，该容器的顶部空间应尽量小。为确保浸提容器不干扰材料的浸提液，浸提容器应为：①具盖的硅酸盐玻璃容器；②适用于特殊材料和/或浸提步骤的其他惰性浸提容器。

浸提条件一般包括浸提时间、浸提温度、浸提比例、浸提溶剂等。一般应综合考虑以下内容：①浸提时间：浸提时间应充分，以使材料的浸提量达到最大。②浸提温度：不同的供试材料可以采用不同的浸提温度。浸提不应使材料发生明显降解，例如，聚合物的浸提温度应选择在玻璃化转变温度以下，如果玻璃化转变温度低于使用温度，浸提温度应低于熔化温度。③浸提比例：应足以达到最高提取效率，同时又保持检测灵敏度。浸提液的最佳体积取决于器械样品的性质和大小，因此宜根据浸提方法和样品大小采用最小量的浸提液达到最高分析灵敏度。由高吸收材料制成的器械或用注入浸提液的方法提取残留物的器械，样品/浸提液的比率可能需要反映所增加的液体体积。无论哪种情况，样品/浸提液的比率不应降低检测灵敏度。器械与浸提液或溶剂的体积比应满足以下要求：浸提物质的量在适宜的剂量体积范围内达到最大量；能证明器械用于人体的潜在危害；器械或材料被溶剂浸没。有些试验方法要求浓缩浸提液，以提高试验的敏感性。④浸提溶剂：浸提溶剂的选择应适用于化学分析要求，同时应在模拟或严于临床使用条件的基础上确保浸提量最大。

浸提是一个复杂的过程，受时间、温度、表面积与体积比、浸提介质以及材料的相平衡的影响。如采用加速浸提或加严浸提，应慎重考虑高温或其他条件对浸提动力学及浸提液恒定性的影响。常规操作浸提条件如下：

（1）37℃±1℃，24h±2h；

（2）37℃±1℃，72h±2h；

（3）50℃±2℃，72h±2h；

（4）70℃±2℃，24h±2h；

（5）121℃±2℃，1h±0.1h。

标准表面积用于确定所需的浸提液体积，其包括样品两面连接处的面积，不包括不确定的表面不规则面积。当样品外形不能确定其表面积时，浸提时可使用质量/体积比。常见浸提比例见表 2-1。

表 2-1　浸提比例表

样品	浸提比例（表面积或质量/体积）±10%	材料形态
厚度小于 0.5mm	$6cm^2/mL$	膜、薄片、管壁
厚度为 0.5～1.0mm	$3cm^2/mL$	管壁、厚板、小型模制件
厚度大于 1.0mm	$1.25cm^2/mL$	大型模制件
不规则形状固体器械	0.2g/mL	粉剂、球体、泡沫材料、不可收收性材料、模制件
不规则形状多孔器械（低密度材料）	0.1g/mL	薄膜

注：现在尚无测试吸收剂和水胶体的标准化方法，可采用先测定材料的浸提介质吸收量（每 0.1g 或 1.0cm^2 材料所吸收的量）；在进行浸提时，样品中加入浸提介质吸收后，再按每 0.1g 或 1.0cm^2 额外加入一定体积浸提介质。

《医用输液、输血、注射器具检验方法　第 1 部分：化学分析方法》（GB/T 14233.1—2008）给出了医用输液、输血、注射器具检验液制备的方法。

2）沉淀分离法

根据溶度积原理，利用某种沉淀剂有选择地沉淀一些离子，达到组分分离和富集。例如，在金属化学成分检验中，利用沉淀剂与合金中的元素反应形成沉淀，与其他元素分离，避免其他元素干扰，再进行检验。GB/T 223 钢铁及合金化学分析方法系列标准中很多标准都提到了沉淀分离法。这种前处理方法的缺点就是操作较烦琐且费时，分离选择性较差。

3）索氏提取法

索氏提取法是从固体物质中萃取化合物的一种方法，当溶剂加热至沸腾后，利用溶剂回流和虹吸原理，使固体物质每一次都能被纯溶剂所萃取，将固体中的可溶物富集到烧瓶内。例如，《脱脂棉纱布、脱脂棉粘胶混纺纱布的性能要求和试验方法》（YY 0331—2006）中 5.10 醚中可溶物的试验方法，采用索氏提取法，利用相似相溶原理，用乙醚将纱布中残留的脂肪抽提出来。

4）微波消解法

微波是一种频率为 300MHz～300GHz 的电磁波，它可以直接穿入试样的内部，在试样的不同深度产生热效应，不仅使样品加热迅速，而且受热更均匀，同时它比传统的加热方法加热时间更短、效率更高，还节省试剂。金属化学成分检测中需要对样品进行前处理，将金属元素转移至液体中进行检测。传统的干法或湿法消解需要大量的强酸消解液，消解结束后还需要赶酸处理，对试验人员的身体和环境都会造成不良的影响。另外，有些元素如 Pb、As、Hg、Cd 等用传统的消解方法消解很容易损失。近年来微波消解技术已广泛应用于分析检测样品的前处理。例如，《钢铁及合金 总铝和总硼含量的测定 微波消解-电感耦合等离子体质谱法》（GB/T 223.81—2007）就用到了微波消解法。

5）湿法分解法

湿法分解法就是将试样与试剂相互作用，将样品中待测组分转变为可供分析测定的离子或分子存在于溶液中。通常所用溶剂为各种酸溶液。天然大分子，如蛋白质中氨基酸的测定，用酸或碱对蛋白质进行处理，把蛋白质中的肽键打开，水解转变成单个氨基酸，再进行测定。《组织工程医疗器械产品 Ⅰ型胶原蛋白表征方法》（YY/T 1453—2016）中羟脯氨酸含量的检测就用到了酸水解处理。金属中的化学成分分析也常用到湿法处理，如 GB/T 4698 海绵钛、钛及钛合金化学分析方法系列标准中大多采用强酸对样品进行溶解。湿法分解法的优点是设备简单、操作方便。它的缺点是加入的试剂腐蚀性较强，分析人员必须在有防护工具和通风良好的环境下操作；操作过程中通常采用电炉进行加热，温度不易控制，对有些试样分解不完全，有些易挥发组分在加热分解时可能会损失；劳动强度大，效率低。

6）干法灰化法

干法灰化法是分解有机试样、测定无机物含量最常用的方法之一，通过加热将有机物破坏来消除其干扰。该方法是在一定的温度和气氛下加热，将待测物分解、灰化，留下的残渣用适当的溶剂溶解使待测元素成分为可溶状态的处理方法。例如，《医用输液、输血、注射器具检验方法 第 1 部分：化学分析方法》（GB/T 14233.1—2008）中 6 材料中重金属总含量分析方法就用到了干法灰化法对样品进行前处理。植入物及可降解医疗器械的化学成分分析一般会采用干法灰化法将样品完全破坏，主要是考虑到长期放置在体内，以及降解产物的潜在影响。

2.1.4　材料化学组成分析常用的方法

目前用于医疗器械的生物材料主要有聚合物、陶瓷、金属及复合材料。根据材料选用合适的分析方法，常用的分析方法见表 2-2～表 2-4。

表 2-2　聚合物分析项目及分析方法[3-5]

分析项目	分析方法
化学结构表征（包括官能团、链结构、结晶度等）	核磁共振法（NMR）
	红外光谱法（IR）
	质谱法（MS）
	碘量法
	紫外-可见吸收光谱法（UV-Vis）
	X 射线衍射法（XRD）
	差示扫描量热法（DSC）
	热重分析法（TGA）
	旋光度
	滴定法
残留单体、催化剂、加工残留物（如交联剂、增塑剂、染色剂等）	炽灼残渣法
	原子吸收光谱法（AAS）
	原子荧光光谱法（AFS）
	电感耦合等离子体质谱法（ICP-MS）
	高效液相色谱法（HPLC）、高效液相色谱-质谱法（HPLC/MS）
	气相色谱法（GC）、气相色谱-质谱法
分子量及分子量分布	溶液黏度法
	凝胶渗透色谱法（GPC）
	冰点降低法
	渗透压法
	光散射法
	十二烷基硫酸钠-聚丙烯酰胺凝胶电泳法（SDS-PAGE）
显微结构	扫描电子显微术（SEM）
	透射电子显微术（TEM）

表 2-3　金属分析项目及分析方法

分析项目	分析方法
化学成分	原子吸收光谱法
	X 射线荧光光谱法（XRF）
	电感耦合等离子体原子发射光谱法（ICP-AES）
	电感耦合等离子体质谱法

续表

分析项目	分析方法
化学成分	惰性气体熔融-热导/红外检测法
	高频燃烧-红外吸收法
	比色法
	滴定法
	重量分析法
	电解法
元素相间分布或表面组成	X 射线光电子能谱分析（XPS）
	能量色散 X 射线分析-扫描电子显微术法（EDX-SEM）
微观结构	金相

表 2-4　陶瓷分析项目及分析方法

分析项目	分析方法
化学成分	原子吸收光谱法
	X 射线荧光光谱法
	电感耦合等离子体光谱法
	比色法
	滴定法
	重量分析法
相结构	X 射线衍射法
	能量色散 X 射线分析-扫描电子显微术法

1. 重量分析法

重量分析法是经典的材料分析方法。重量分析法的原理是将材料中待测元素通过化学反应转化为可称量的化合物，经过过滤、烘干即可准确计算材料中待测元素的含量。当前，重量分析法主要适用于高含量的 Si、S、P、Ag、Cu、Ni 和 Pb 等元素含量的测定。重量分析法便于操作，但需要合理的沉淀和称量才能获得准确的测定结果。

2. 滴定法

滴定法是通过两种溶液的相互滴加，并通过显色剂判断反应的终止，按照化学反应计量关系计算待测成分含量。根据化学反应机理的不同，滴定法可分为酸碱滴定法（主要分析钢铁中的 C、Si、P、N、B 等）、氧化还原滴定法（主要测定高分子材料中的 Fe、Mn、Cr、V、Cu、Pb、Co 和 S 等）、沉淀滴定法（不常用）和络合滴定法（常用来分析 Ni、Mg、Zn、Pb、Al 等）四类。此分析方法只需要配置相应的玻璃仪器（如滴定管和容量瓶等），成本低廉，易于操作，现在一些中小企业仍在使用。其缺点是只能进行单元素分析，分析周期长，不适用于微量元素分析，且分析数据会随操作人员的熟练程度而产生波动。

3. 目视比色法

常采用目视比色法确定样品中金属元素的含量。常用的目视比色法是标准系列法，该法采用一组由质料完全相同的玻璃制成的直径相等、体积相同的比色管，分别加入一系列不同浓度的待测组分标准溶液，再在各管中分别加入一定量的显色剂及其他辅助试剂，然后稀释至一定体积，使标准系列管出现一定的色阶变化。取一定量的待测组分溶液于一支比色管中，用同样方法显色，再稀释至相同体积，将此样品管与标准系列管的颜色进行比较，找出颜色深度最接近于样品显色溶液的那支标准比色管，如果样品溶液的颜色介于两支相邻标准比色管颜色之间，则样品溶液浓度应为两标准比色管溶液浓度的平均值。目视比色法的主要优点是设备简单和操作简便，但目视观察存在主观误差，准确度相对较低。

4. 光谱分析法

1）紫外-可见吸收光谱法

紫外光区与可见光区的光谱，主要是由具有共轭结构的有机物分子的电子跃迁而产生的，因此紫外-可见吸收光谱法对于高分子材料的定性分析、定量分析、结构鉴定等具有重要意义。该方法还可以应用于金属成分分析，利用重金属与显色剂发生络合反应，生成有色的分子团，反应前后溶液的颜色深浅与浓度成正比。在特定波长下，首先建立标准溶液的吸收光谱曲线，通过这一曲线进行待测试样元素浓度的定量分析，通过该法，可以测定金属材料中的 Mn、P、Si、Cr、Ni、Mo、Cu、Ti、V、Al、W、Nb、Mg 等化学成分。该方法设备简单、适用性广、准确度和精密度较高，缺点为容易受到其他分子团的干扰，影响最终结果的准确性。

2）红外光谱法

当一束具有连续波长的红外光通过物质，物质分子中某个基团的振动频率或转动频率和红外光的频率一样时，分子就吸收能量由原来的基态振动和转动能级跃迁到能量较高的振动和转动能级，分子吸收红外辐射后发生振动和转动能级的跃迁，该处波长的光就被物质吸收。所以，红外光谱法（infrared spectrometry，IR）实质上是一种根据分子内部原子间的相对振动和分子转动等信息来确定物质分子结构和鉴别化合物的分析方法。将分子吸收红外光的情况用仪器记录下来，就得到红外光谱图。红外光谱图通常以波长（λ）或波数（σ）为横坐标，表示吸收峰的位置，以透光率（$T\%$）或者吸光度（A）为纵坐标，表示吸收强度。红外光谱技术的特点：检测方法本身不产生污染；分析速度快，可以实时反馈分析信息；可以实现无损分析，使用衰减全反射分析技术等可以实现无损快速分析；仪器使用方便,易于维护,价格低廉;红外光谱对样品的适用性相当广泛,固态、液态或气态样品都能应用,无机物、有机物、高分子化合物都可检测。由于红外吸收峰的位置与强度反映了分子结构上的特点,它已成为结构化学和分析化学最常用和不可缺少的工具,用来鉴别未知物的结构组成或确定其化学基团;而吸收谱带的吸收强度与化学基团的含量有关,可用于进行定量分析和纯度鉴定。

3)原子吸收光谱法

原子吸收光谱法的工作原理为用被测元素的纯金属制成空心阴极灯的阴极,该光源辐射出特征波长的光,通过分光系统寻找该谱线并置于峰线极大位置,此时吸收池溶液在原子化器的作用下生成该元素的基态原子,基态原子吸收特征波长的光而上升到激发态,根据特征波长光强度的改变分析得出金属成分含量。这种方法能够实现金属材料中多种微量元素的成分分析。原子吸收光谱法采用的是锐线光源,减少了目标元素之外的其他元素光谱干扰,有利于得到更为准确的分析结果,测定微量元素、痕量元素的相对误差可达 0.1%~0.5%,在基体复杂的金属材料分析中尤为明显。但是该法存在每次测试只能分析一种目标元素,分析多元素时样品用量大,以及只能分析液体样品,需要对金属材料进行化学前处理的问题。原子吸收光谱仪的核心部分为原子化器,目前的原子化器主要有火焰原子化器、石墨炉原子化器和汞/氢化物发生原子器(专测 Hg、As、Bi、Pb 和 Sn 等)这三种,比较常用的是火焰原子和石墨炉原子吸收光谱仪。火焰原子吸收光谱法的工作原理为利用火焰的高温燃烧使试样原子化,从而进行元素含量分析。该法的优点为:火焰稳定、读测精度高、基体效应小和噪声小;缺点为:点火麻烦、原子化效率低造成精度和灵敏度差,只可分析液体样品。石墨炉原子吸收光谱法是利用电流加热石墨炉产生阻热高温使试样原子化,并进行辐射光谱吸收分析的方法。相比于火焰原子吸收光谱法,石墨炉原子吸收光谱法的分析试样几乎全部参加原子化,且有效避免了火焰气体对原子浓度的稀释,此外激发态原子在吸收区停留时间长达 10^{-1}~1 s 数量级,因此分析灵敏度和检出限得到了显著改善。该法的优点为:样品利用率高、灵敏度高(检测限低)、化学干扰低、液体样品和固体样品均可分析;缺点为:设备操作复杂,不如火焰原子吸收光谱法快速简捷,对试样的均匀性要求高,有较强的背景吸收,测定精度不如火焰原子吸收光谱法,重现性较差。原子吸收光谱法灵敏度高,火焰原子吸收光谱法一般可达 ppm 级,有时可达 ppb 级,石墨炉原子吸收光谱法可达 10^{-9}~10^{-14};准确度高,分析速度快,分析一种元素只需数十秒至数分钟;选择性好,方法简便,由光源发出特征性入射光很简单,且基态原子是窄频吸收,元素之间干扰较小,可以测定大部分金属元素。

4)原子荧光光谱法

原子荧光光谱法是介于原子发射光谱法和原子吸收光谱法之间的光谱分析技术,其原理类似于原子发射光谱技术。通过测量待测元素的原子蒸气在特定频率辐射能激发下所产生的荧光发射强度，来测定待测元素的含量。该方法灵敏度高，检出限较低；采用高强度光源可进一步降低检出限，有 20 种元素优于原子吸收光谱；谱线简单，干扰少。

5）原子发射光谱法

原子发射光谱法是依据物质中的基态原子获得外界传递的能量后，外层电子会经历"低能级—高能级—低能级"的跃迁，多余的能量以相应的谱线释放，即发射光谱。根据发射光谱就可判断相应元素的种类和含量。目前利用原子发射光谱法研制的分析仪器有光电直读光谱仪和电感耦合等离子体原子发射光谱仪。此类方法仪器的共同优点为多元素同时分析、分析周期短。

（1）光电直读光谱仪的工作原理是用电火花激发材料表面，材料表面的原子经激发而发生电子跃迁，从而发射出材料内部元素的特征谱线。该仪器的优点为：测试时间短（几分钟内可以同时进行几十种元素的定量测定）；适用于较宽的波长范围；使用的浓度范围广（可同时进行高低含量元素的分析）。该仪器的缺点为：由于出射狭缝固定，对分析元素种类经常变化的用户不太适用；谱线易漂移，需要定期校准；不能分析小尺寸和不规则样品。在金属材料分析中，由于各元素的发射谱线众多，各种目标元素有时会出现相互干扰的情况，影响结果准确性。分析金属材料中主元素含量时，由于含量过高，分析的准确性会变差。

（2）电感耦合等离子体原子发射光谱仪（ICP-AES）也是一种新型的原子发射光谱分析仪器，工作原理为待测物质被环状高温等离子体光源加热至 6000～8000K，待测物质原子因产生电子跃迁，从而辐射出特征谱线进行元素含量测定。ICP-AES 要比光电直读光谱仪的检出限更低，灵敏度更高，但是对进样系统要求非常严格，无法分析部分难溶和非金属元素。溶液进样系统需要将试样制备成溶液样品，此过程要用酸碱溶样，会对操作人员的健康造成一定伤害，且用时较长。与原子吸收光谱法不同，使用该仪器分析方法分析金属材料时，一个样品一经激发，样品中各元素都各自发射出其特征谱线，从而实现一个金属材料样品同时测定其中多种元素含量的目的。试样消耗少（毫克级），适用于生物材料中微量样品和痕量无机物组分分析。

6）电感耦合等离子体质谱法

电感耦合等离子体质谱法采用电感耦合等离子体作为质谱分析的离子源，在常压下引入试样，可利用高温将试样蒸发、解离，并电离产生大量一价离子。它比电感耦合等离子体发射光谱法检出限低 3 个数量级，一般可低于 10^{-12} 水平，但是它容易受到干扰，从而影响结果的准确性。

5. 色谱分析法

1）气相色谱法

气相色谱法是一种以气体为流动相，以固体吸附剂或涂有固定液的固体载体为固定相的柱色谱分离技术。在气相色谱分析过程中，样品由色谱柱入口处的进样器导入，被气体流动相（载气）携入色谱柱，样品中的各组分在气-液两相中反复分配，由于各组分与载气-液两相间的分配系数不同而达到分离的目的，分离后组分先后由色谱柱出口进入检测器，产生的信号被记录下来，以进行定性、定量分析。气相色谱法是一种效能高、选择性好、灵敏度高、分析速度快的分离分析方法。气相色谱法可用于分析生物材料中溶剂、单体及灭菌剂等的残留。

2）气相色谱-质谱法

气相色谱仪以其高分辨能力分离待测样品中的各组分，接口把气相色谱流出的各组分送入质谱仪进行检测。气相色谱-质谱法通过质谱谱库可以对样品进行定性分析，定性能力强。一般常用的质谱库有 NIST 库、Wiley 库等。该方法的灵敏度高于气相色谱法。

3）液相色谱法

液相色谱法的分离机理是基于混合物中各组分对两相亲和力的差别。根据固定相的不同，液相色谱分为液固色谱、液液色谱和键合相色谱。应用最广的是以硅胶为填料的液固色谱和以微硅胶为基质的键合相色谱。根据固定相的形式，液相色谱法可以分为柱色谱法、纸色谱法及薄层色谱法；按吸附力可分为吸附色谱法、分配色谱法、离子交换色谱法和凝胶渗透色谱法。在液相色谱系统中加上高压液流系统，使流动相在高压下快速流动，以提高分离效果，因此出现了高效（又称高压）液相色谱法。氨基酸分析仪也是一种液相色谱。液相色谱法适合分析沸点高、极性强、热稳定差的化合物。液相色谱常用的检测器有紫外检测器、示差折光检测器、荧光检测器等。

4）液相色谱-质谱法

液相色谱-质谱法以液相色谱作为分离系统，质谱作为检测系统。样品在液相色谱部分流动分离，被离子化后，经质谱的质量分析器将离子碎片按质量数分开，经检测器得到质谱图。液质联用体现了色谱和质谱的优势互补，将色谱对复杂样品的高分离能力与质谱具有高选择性、高灵敏度及能够提供分子量与结构信息的优点结合起来，可以用于生物材料成分分析。

6. 差示扫描量热法

差示扫描量热仪是在程序控制温度下，测量输入到物质和参比物的功率差与温度关系的仪器。差示扫描量热仪的应用范围非常广，特别是材料的研发、性能检测与质量控制，如高分子材料的固化反应温度和热效应测定、物质相变温度及其热效应测定、高分子材料的结晶、熔融温度及其热效应测定、高分子材料的玻璃化转变温度测定等。

7. 核磁共振法

核磁共振法利用原子核具有自旋角动量的特性，当原子核被施予外加磁场，且方向与磁矩方向不同时，原子核原本的磁矩（可以想象为陀螺的轴心）会绕着磁场方向摆动旋转。核磁共振波谱仪是一种观察分子结构中原子核动态的仪器，借由分析原子核自旋特性进而判断分子结构，目前已被广泛应用于有机物的分析研究。

8. X 射线衍射法

X 射线照射到物质上将产生散射。晶态物质对 X 射线产生的相干散射表现为衍射现象，即入射光束出射时光束没有被发散但方向被改变了而其波长保持不变，这是晶态物质特有的现象。绝大多数固态物质都是晶态、微晶态或准晶态物质，都能产生 X 射线衍射。晶体微观结构的特征是具有周期性的长程的有序结构。晶体的 X 射线衍射谱图是晶体微观结构立体场景的一种物理变换，包含了晶体结构的全部信息。用少量固体粉末或小块样品便可得到其 X 射线衍射谱图。

X 射线衍射法（XRD）目前为研究晶体结构（如原子或离子及其基团的种类和位置分布，晶胞形状和大小等）最有力的方法。它特别适用于晶态物质的物相分析。晶态物质组成元素或基团如不相同或其结构有差异，它们的衍射谱图在衍射峰数目、角度位置、相对强度次序以至衍射峰的形状上就显现出差异。

通过样品的 X 射线衍射谱图与已知晶态物质的 X 射线衍射谱图的对比分析，便可以完成样品物相组成和结构的定性鉴定；通过对样品衍射强度数据的分析计算，可以完成样品物相组成的定量分析；XRD 还可以测定材料中晶粒的大小或其排布取向等。例如，《外科植入物　羟基磷灰石　第 3 部分：结晶度和相纯度的化学分析和表征》（GB 23101.3—2010），采用 XRD 对羟基磷灰石的结晶度和相纯度进行化学分析和表征。

9. X 射线电子能谱分析

X 射线光电子能谱法（X-ray photoelectron spectroscopy，XPS），是一种使用电子谱仪测量 X 射线光子辐照时样品表面所发射出的光电子和俄歇电子能量分布的方法。通过收集在入射 X 射线作用下，从材料表面激发的电子能量、角度、强度等信息对材料表面进行定性、定量和结构鉴定的表面分析方法。

10. 扫描电子显微术

扫描电子显微术（scanning electron microscopy，SEM）利用细聚焦高能电子束扫描样品，通过电子束与物质间的相互作用来激发各种物理信号，如二次电子、背散射电子等，通过相应的检测器对这些信号进行收集、放大、再成像以达到对物质微观形貌表征的目的。扫描电子显微镜被广泛应用于各种材料的形态结构、界面状况、损伤机制及材料性能预测等方面的研究。

2.1.5 目前可参考的材料化学组成表征方法标准

1. 聚合物

GB/T 19701.1—2016《外科植入物 超高分子量聚乙烯 第1部分：粉料》

GB/T 19701.2—2016《外科植入物 超高分子量聚乙烯 第2部分：模塑料》

GB/T 14233.1—2008《医用输液、输血、注射器具检验方法 第1部分：化学分析方法》

YY 0334—2002《硅橡胶外科植入物通用要求》

YY 0484—2004《外科植入物 双组分加成型硫化硅橡胶》

YY/T 0510—2009《外科植入物用无定形聚丙交酯树脂和丙交酯-乙交酯共聚树脂》

YY/T 0660—2008《外科植入物用聚醚醚酮（PEEK）聚合物的标准规范》

YY/T 0661—2017《外科植入物 半结晶型聚丙交酯聚合物和共聚物树脂》

YY/T 0814—2010《红外光谱法评价外科植入物用辐射后超高分子量聚乙烯制品中反式亚乙烯基含量的标准测试方法》

YY/T 1457—2016《无源外科植入物 硅凝胶填充乳房植入物中寡聚硅氧烷类物质测定方法》

YY/T 1507.1—2016《外科植入物用超高分子量聚乙烯粉料中杂质元素的测定 第1部分：ICP-MS法测定钛（Ti）元素含量》

YY/T 1507.2—2016《外科植入物用超高分子量聚乙烯粉料中杂质元素的测定 第2部分：离子色谱法测定氯（Cl）元素含量》

YY/T 1507.3—2016《外科植入物用超高分子量聚乙烯粉料中杂质元素的测定 第3部分：ICP-MS法测定钙（Ca）元素含量》

YY/T 1507.4—2016《外科植入物用超高分子量聚乙烯粉料中杂质元素的测定 第4部分：ICP-MS法测定铝（Al）元素含量》

YY 0954—2015《无源外科植入物 Ⅰ型胶原蛋白植入剂》

YY/T 1453—2016《组织工程医疗器械产品Ⅰ型胶原蛋白表征方法》

YY/T 1511—2017《胶原蛋白海绵》

YY/T 0308—2015《医用透明质酸钠凝胶》

YY/T 0962—2014《整形手术用交联透明质酸钠凝胶》

YY/T 1699—2020《组织工程医疗器械产品 壳聚糖》

YY/T 1654—2019《组织工程医疗器械产品 海藻酸钠》

YY/T 1571—2017《组织工程医疗器械产品 透明质酸钠》

2. 陶瓷

GB 23101.1—2008《外科植入物 羟基磷灰石 第1部分：羟基磷灰石陶瓷》

GB 23101.2—2008《外科植入物 羟基磷灰石 第 2 部分：羟基磷灰石涂层》

GB 23101.3—2010《外科植入物 羟基磷灰石 第 3 部分：结晶度和相纯度的化学分析和表征》

GB/T 22750—2008《外科植入物用高纯氧化铝陶瓷材料》

GB/T 1347—2008《钠钙硅玻璃化学分析方法》

YY 0303—1998《医用羟基磷灰石粉料》

YY/T 0683—2008《外科植入物用 β-磷酸三钙》

YY/T 1558.3—2017《外科植入物 磷酸钙 第 3 部分：羟基磷灰石和 β-磷酸三钙骨替代物》

YY/T 0964—2014《外科植入物 生物玻璃和玻璃陶瓷材料》

3. 金属

GB/T 13810—2017《外科植入物用钛及钛合金加工材》

GB 17100—1997《外科植入物用铸造钴铬钼合金》

GB 23102—2008《外科植入物 金属材料 Ti-6Al-7Nb 合金加工材》

GB 24627—2009《医疗器械和外科植入物用镍-钛形状记忆合金加工材》

GB 4234—2003《外科植入物用不锈钢》

GB 4234.1—2017《外科植入物 金属材料 第 1 部分：锻造不锈钢》

YY 0605.12—2016《外科植入物 金属材料 第 12 部分：锻造钴-铬-钼合金》

YY/T 0605.5—2007《外科植入物 金属材料 第 5 部分：锻造钴-铬-钨-镍合金》

YY/T 0605.7—2007《外科植入物 金属材料 第 7 部分：可锻和冷加工的钴-铬-镍-钼-铁合金》

YY/T 0605.8—2007《外科植入物 金属材料 第 8 部分：锻造钴-镍-铬-钼-钨-铁合金》

YY 0605.9—2015《外科植入物 金属材料 第 9 部分：锻造高氮不锈钢》

YY/T 0966—2014《外科植入物 金属材料 纯钽》

2.2 材料溶出物的分析方法

2.2.1 检测的必要性

生物材料中的组分或添加剂在使用过程中随着成品器械进入人体后可能会迁移出来，有些成分（如残留催化剂、工艺残留物、灭菌剂残留物、单体、抗氧化剂、增塑剂等）的溶出，有可能会引起局部或全身生物学反应，最终导致医疗器械安全性风险。根据《医疗器械生物学评价 第 17 部分：可沥滤物允许限量的建立》（GB/T 16886.17—2005）给出的定义，把这些从医疗器械中释放出的化学物质称为可沥滤物。例如，聚氯乙烯（PVC）医疗器械中常用到邻苯二甲酸二（2-乙基己基）酯（DEHP）增塑剂，它可以提高聚氯乙烯塑料的柔软性和耐寒性，降低软化温度，改善加工性能。但是 DEHP 的亚急性毒性动物试验显示能导致动物体重减轻、白细胞增加、贫血等，特别是对肝脏组织产生不良影响，所以 DEHP 的量应予以限制。医疗器械中常用到的溶剂如四氢呋喃、1, 2-二氯乙烷等，交联剂如戊二醛等，它们的残留都可能会引起毒性反应。含镍的金属材料释放出的镍离子会引起超敏反应。为了评估材料成分引发的风险，可以采用适当的浸提条件，确保在成品使用中可能释放出的任何组分都释放到浸提介质中，对可沥滤物进行定性和（或）定量分析，来评估它们的潜在风险，确保医疗器械的生物安全性。

通过化学分析了解产品的可沥滤物有很多优点：①可以减少甚至豁免一些生物学检测。无论从动物保护还是成本上考虑，化学表征和可沥滤物检测都是更快速和经济的选择。②在成分没有重大变化的情况下研发新的产品，或者对产品做了非重大变更，通过可沥滤物的检测证明产品没有产生新的或更多的可沥滤物，同时毒理学风险分析表明没有增加生物学风险，则生物学检测无需进行。

2.2.2 溶出物检测流程

1. 明确材料组分和生产工艺

在医疗器械制造过程中使用的任何材料组分或添加剂都具有潜在的生物利用度，因此获取它们的信息非常有必要。材料的化学组分信息可以通过材料技术规范或者从材料的供应商处获得，包括组分化学名称、化学结构式/分子式、CAS 号（若有）、纯度、杂质、分子量及分子量分布（聚合物材料适用）、符合的质控标准等。同时还需要了解材料生产工艺的细节，包括材料生产中所接触的所有化学污染物。

2. 浸提研究

可沥滤物的表征是材料组分毒性研究的前提，也是医疗器械生物安全性评价的一部分。通过材料浸提试验，采用适当的浸提条件（模拟浸提），确保在成品使用中可能释放出的任何组分都将释放到浸提介质中，并对浸提液中的成分进行定性和（或）定量分析，用以评价成品的安全性风险。由于医疗器械种类繁多，临床使用中接触条件多样，标准和指导原则不可能覆盖材料所有预期用途的安全性评估。如果缺少这些信息，就需要对可沥滤物的浸提进行研究。研究内容主要包括：

（1）样品选择。考虑在临床使用时多次接触、持续接触、协同接触的可能性，单次使用的取最大耐受剂量，其他情况下使用的，根据实际使用状况进行样品处理。应选择典型样品进行测试。

（2）浸提条件的选择。浸提是一个复杂的过程，受时间、温度、表面积与体积比、浸提介质以及材料相平衡的影响。浸提条件不宜改变材料的相平衡,还要考虑高温或其他条件对浸提液的影响。例如,聚乳酸是一种可降解聚合物,目前被广泛用在可降解医疗器械中。聚乳酸中的酯键水解,聚合物局部链断裂,并最终分解成乳酸、二氧化碳和水。高温条件会促进聚乳酸的降解,产生的乳酸改变了浸提液的pH,对后续的生物学评价试验造成影响。温度升高还可能导致溶出物的损失。所以应结合预期用途选择有代表性的浸提液种类、浸提温度、浸提方式,浸提条件应能代表器械在临床实际使用过程中的最恶劣条件。同时要考虑危险性化学物质的接触限量,根据限量要求和检出限来决定浸提介质的量、温度、时间等。材料在处理过程中不能产生被测物质的损失。测定灵敏度要能够符合被测物质的要求,必要时可能还要采取浓缩、富集的方法。所用的浸提条件应形成文件并进行论证。

生物材料常用的浸提方法:①极限浸提是将材料中可提取用于分析的组分提取到最大量,后续浸提测得的浸提物质的量小于首次浸提测得量的10%,在材料性质允许的情况下,最大可能地提取材料中的组分。②模拟提取以模仿产品实际使用过程,采取适当的媒介和提取方法,可以较好地定量反映采样时人体所有化学物质的负荷,在推测靶剂量方面更接近真实情况,包括由皮肤、呼吸道、肌肉、骨、消化道等多种途径进入人体的毒物及代谢产物。采用模拟提取的方法相对比较符合实际情况。但是生物个体并非消极地承受毒物,这些化学物质在体内会有许多质和量的动态变化,而且个体差异相当大,所以模拟提取方法必须发挥其优势而又充分考虑其局限性。《医疗器械生物学评价 第 12 部分:样品制备与参照材料》(GB/T 16886.12—2017)给出了浸提液制备的参考。

(3)可沥滤物的表征及方法。可沥滤物既包括材料的基本组分,又包括从材料中迁移出的化学残留物,如加工助剂、灭菌残留物、单体等的残留,还有材料中原本不存在的物质,如在生产加工中由组分产生的衍生物。所以在做表征时,应该充分了解原材料以及它的加工工艺过程、灭菌工艺、降解情况等。

在做生物材料溶出物研究时,应结合产品预期用途进行测定,并经过方法学确认,满足方法学的要求,包括:精密度、准确性、线性、灵敏度、选择性。目前常用的方法有:气相色谱法(GC)、高效液相色谱法(HPLC)、气相色谱-质谱法(GC/MS)、高效液相色谱-质谱法(HPLC/MS)、紫外-可见吸收光谱法(UV-Vis)、红外光谱法(IR)、电感耦合等离子体质谱法(ICP-MS)和核磁共振法(NMR)。

2.2.3　材料可沥滤物检测标准

YY/T 1416.1—2016《一次性使用人体静脉血样采集容器中添加剂量的测定方法 第 1 部分:乙二胺四乙酸(EDTA)盐》

YY/T 1416.2—2016《一次性使用人体静脉血样采集容器中添加剂量的测定方

法 第 2 部分：柠檬酸钠》

　　YY/T 1416.3—2016《一次性使用人体静脉血样采集容器中添加剂量的测定方法 第 3 部分：肝素》

　　YY/T 1416.4—2016《一次性使用人体静脉血样采集容器中添加剂量的测定方法 第 4 部分：氟化物》

　　YY/T 0926—2014《医用聚氯乙烯医疗器械中邻苯二甲酸二（2-乙基己基）酯（DEHP）的定量分析》

2.3　材料的降解特性分析方法

　　生物材料在体内会受到机械力和化学因素的作用，可能发生降解。在持续应力的作用下，材料会磨损和弯曲。在体液中离子和其他成分，如蛋白质、酶的作用下，材料会发生降解。降解在金属、陶瓷、高分子和复合材料中都可能发生。高分子材料，如聚乳酸降解成乳酸，pH 的改变会引发炎症反应。金属基生物材料在体内生理环境的作用下，其中的金属离子可能会释放至人体，有的离子具有潜在的毒性和刺激性。对降解产物的定性与定量评价对材料生物安全非常重要。目前 GB/T 16886 系列标准给出了几种材料的降解产物定性及定量评价依据。聚合物材料按照 GB/T 16886.13—2017，陶瓷按照 GB/T 16886.14—2003，金属与合金按照 GB/T 16886.15—2003。一个器械由多种材料/多个组件组成，要综合考虑每部分的影响，选用适当的降解标准。

2.3.1　生物材料降解

　　1）高分子生物材料降解[6]

　　高分子生物材料存在着多种降解方式，主要可分为生物降解、化学降解、物理化学降解等。生物降解是指在生物（主要是真菌、细菌等）作用下，聚合物发生降解的过程。生物降解主要取决于聚合物分子的大小和结构、微生物的种类以及环境因素。聚合物的降解机理非常复杂，一般认为生物降解并非单一机理，是复杂的生物物理、生物化学作用，同时伴有化学作用，主要是水解和氧化。生物作用和物理作用相互促进，具有协同效应。高分子材料分子内的官能团在水的作用下发生键的断裂，水解速度取决于官能团的性质及链上其他分子的形态特征。材料植入人体内，在体液中的细胞成分复杂的相互作用下，使植入体产生反应。体液中的大量离子，如氢离子、氢氧根离子、氯离子、碳酸根离子等，作为水解的催化剂，催化高分子材料的降解，高分子主链断裂、分子量逐渐变小，以致最终成为单体或代谢成二氧化碳和水。可降解高分子材料主要包括纤维素、蛋白质等天然高分子，以及含有易被水解的酯键、醚键、氨酯键等合成高分子，结构见表 2-5。

表 2-5　含有可水解基团高分子的降解模式

高分子类型	主链的键合形式	降解产物
聚酯	—C—COO—C—	—C—COOH + HO—C—
聚醚	—C—O—C—	—C—OH + HO—C—
聚氨酯	—C—O—CO—NH—C—	—C—OH + CO_2 + H_2N—C—
聚酰胺	—C—CO—NH—C—	—C—CO—OH + H_2N—C—

　　影响高分子降解的因素很多，主要分为高分子本身和环境因素两类。高分子本身因素主要是指高分子的结构。环境因素是指水、温度、pH 和氧浓度。水是微生物生成的基本条件，只有在一定湿度下微生物才能侵蚀材料。材料的结构是决定其是否可生物降解的根本因素。含有亲水性基团—NH_2、—COOH、—OH、—NCO 的高分子可保持一定的湿度，易被生物降解，同时含有亲水性基团和疏水性基团的聚合物的生物可降解性好。一般分子量大的材料较分子量小的更难被生物降解。脂肪族聚合物比相应的芳香族聚合物容易被生物降解。支化和交联会降低材料的生物可降解性。另外，材料表面的特性对生物降解也有影响，粗糙表面材料比光滑表面材料更易被降解。

　　2）金属材料降解

　　金属材料的降解主要是由腐蚀引起的，即金属表面发生电化学反应，包括产生金属离子的阳极反应（如金属氧化成盐）和消耗电子的阴极反应。金属材料因为其优良的力学性能常被用在承力的医疗器械中，在施加的机械应力作用下，金属材料容易发生应力腐蚀，导致材料断裂和失效。

　　3）陶瓷材料降解

　　陶瓷材料因为其高抗腐蚀性和高度难溶性，在体内的降解速率很慢。陶瓷中原子之间的化学键大部分为共价键，破坏共价键需要很大的能量，所以陶瓷材料相对于其他材料要稳定得多。许多陶瓷材料在空气中比较稳定，但在水环境中会溶解。在体内生理环境中，陶瓷材料可能会发生溶解或降解。陶瓷的降解与它的化学组成和微观结构有很大关系。材料的孔隙率会影响其降解速率，致密材料降解慢，微孔材料降解快。陶瓷材料在机械应力的作用下也可能发生降解。

2.3.2　降解评价研究

1. 降解评价试验

　　分别进行体外和体内试验后，再对体内外试验的相关性进行研究。体外试验评价一般流程见图 2-1。《医疗器械生物学评价　第 14 部分：陶瓷降解产物的定性与定量》（GB/T 16886.14—2003）给出了陶瓷材料因为化学解离产生的体外降解评价流程见图 2-2。

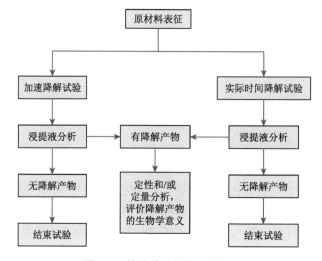

图 2-1　体外试验评价一般流程

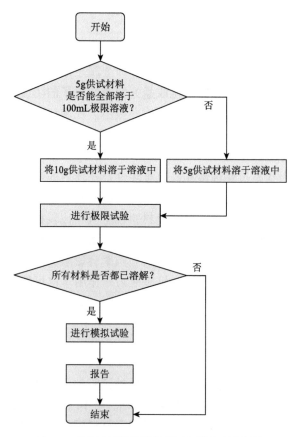

图 2-2　陶瓷材料极限试验和模拟试验流程图

2. 降解研究中应考虑的问题

如果缺少有关材料降解或潜在降解产物的生物反应方面的重要数据，应考虑下列实际情况。

（1）材料的基本情况分析。材料外形、作用与设计原理的描述；使用时的基本要求和生物环境；材料化学组成，材料中原有的其他物质（如残留单体、催化剂等）；材料加工工艺和灭菌方法。这些信息对于降解研究来说非常重要。

（2）材料结构改变。材料结构改变会导致产生不同性质的降解产物。致使材料结构发生变化的因素有：灭菌、植入操作、材料与组织的相互作用。聚合物在射线消毒过程中会发生降解，例如，超高分子量聚乙烯在 γ 射线消毒过程中产生自由基，与氧反应生成不希望得到的氧化产物。链的氧化和断裂会导致材料强度下降。体内存在各种酶会催化降解材料，导致材料结构和性能发生改变。

（3）导致物质从表面释放出的因素有腐蚀、溶出、迁移、解聚、脱落、剥落等。

3. 体外降解试验通常采用的介质

体外降解试验通常采用的介质主要有：①水溶液，主要针对材料与人体接触的部位选择介质，如模拟体液、人工唾液、人工血浆等。②氧化剂溶液，主要有过氧化氢溶液、芬顿试剂[稀的过氧化氢溶液与铁（Ⅱ）盐的混合物，如 1mmol H_2O_2 和 100μmol Fe^{2+}]。氧化剂的浓度会随着试验温度和时间发生变化，在降解试验过程中需要对溶液浓度进行控制。③酶溶液，如含有胃蛋白酶、胶原酶、胰蛋白酶等的溶液。材料在体内的降解行为与植入的部位、体内环境有很大关系，选用什么样的介质，需要在报告中说明选用的理由。GB/T 16886.14—2003 给出了极限溶液和模拟溶液的制备方法。极限溶液是低 pH 的溶液。模拟溶液的 pH 接近体内正常 pH。极限溶液一般作为模拟试验的筛选溶液。

4. 体内降解试验

体内降解试验在动物体内完成。通常针对材料的某一特定应用功能或目的确定试验方法。试验时将样品植入动物体内特定的部位，以获得更接近临床的试验数据。

5. 降解评价方法

研究材料降解和吸收的主要方法有体外降解试验、体内降解试验、组织和细胞生物学试验。通过对降解过程中材料发生的变化，降解产物分析，可以对生物材料降解过程及机理进行研究及评价。体外降解试验所采用的方法的精确度和准确度应能满足测试要求。如果查阅现有的标准、专论或相关文献，没有适用的方法，则应开发适宜的新方法，并对新方法进行验证和确认。方法确认应包括准确度、精密度、专属性、检出限等要求。

对于高分子材料，可以从外观、力学性能测试、分子量测定、质量失重等方面进行评价。对于陶瓷样品，进行降解试验时常测试的指标有：比表面积、密度、溶解度、X 射线衍射图谱、样品的元素分析等。金属材料的体内降解主要是腐蚀问题，常用电化学试验进行研究。

常用的降解评价方法见表 2-6。

表 2-6　常用降解评价方法

分析方法	研究内容
黏度法	分子量及分子量分布
凝胶渗透色谱法	
高效液相色谱法	降解产物分析
气相色谱法	
原子吸收光谱法	
紫外-可见吸收光谱法	
电感耦合等离子体发射光谱法（ICP-OES）	
电感耦合等离子体原子发射光谱法	
电感耦合等离子体质谱法	
天平称量法	质量
万能试验机法	力学性能
元素分析	材料组成
红外光谱法	材料结构
核磁共振法	
X 射线衍射法	
扫描电子显微术	
差示扫描量热法	熔点等
电化学工作站法	金属材料腐蚀
放射性标记示踪	生物材料在体内的降解、吸收和排泄
细胞生物学方法	生物材料在体内的吸收过程
解剖学方法	材料外观、色泽
生物相容性分析	组织学

2.3.3　生物材料降解相关标准

GB/T 16886.13—2017《医疗器械生物学评价　第 13 部分：聚合物医疗器械降解产物的定性与定量》

GB/T 16886.14—2003《医疗器械生物学评价 第 14 部分：陶瓷降解产物的定性与定量》

GB/T 16886.15—2003《医疗器械生物学评价 第 15 部分：金属与合金降解产物的定性与定量》

GB/T 16886.16—2013《医疗器械生物学评价 第 16 部分：降解产物与可沥滤物毒代动力学研究设计》

YY/T 0473—2004《外科植入物 聚交酯共聚物和共混物体 外降解试验》

YY/T 0474—2004《外科植入物用聚 L-丙交酯树脂及制品体外降解试验》

YY/T 1435—2016《组织工程医疗器械产品 水凝胶表征指南》

2.4　材料化学物质的允许限量的建立技术

2.4.1　医疗器械化学物质允许限量建立的意义

医疗器械中的化学物质有的会给人体带来健康风险，健康风险可以是全身的或局部的，速发的或迟发的，其程度范围是从轻微的局部不良反应到危害生命。这些化学物质从来源上可分为：①原料，如有害元素等；②加工和灭菌过程使用到的物质的残留，如单体、有机溶剂、灭菌剂（如环氧乙烷）、抗氧化剂、增塑剂、润滑剂、稳定剂、着色剂等的残留；③材料的降解。医疗器械化学物质允许限量的评定就是在已知其毒性的基础上，结合医疗器械与人体接触时间、接触部位的分类，通过危害鉴定、毒性数据的选择，结合医疗器械协同作用、利弊分析等实际情况确定其在器械中的许可限量，确保产品的安全性。

2.4.2　可沥滤物允许限量建立的过程

GB/T 16886.17—2005 给出了运用健康风险数据计算最大允许限量的方法。通过评估，医疗器械中毒害物质产生的风险被量化。

1. 确认或选定可沥滤物，收集数据并确认临界健康终点

要评价的与可沥滤物相关的数据包括：化学和物理性质；产生和使用；毒理作用；药理作用；毒代动力学（吸收、分布、代谢和排泄）；毒理学；对人类的作用等。所有能获得的数据都应该考虑可沥滤物的全部毒性知识。急性作用数据（如 14d 或更短时间的研究数据）用作设置有限接触或短期接触限量；亚慢性作用数据（如 1～3 个月的研究数据）宜用作设置长期接触限量；慢性和终生数据（如

6 个月或更长时间的研究数据）用作设置终生持久接触限量，优于使用亚慢性或短期数据。长期数据可用于建立短期限量。人类数据优于动物数据。

2. 根据特定接触时间和接触途径确定可耐受摄入量

计算可耐受摄入量（TI）和允许限量，以及确定适当体质量和应用因子时均会用到：患者接触可沥滤物的持续时间和患者接触可沥滤物的常规途径。

根据 GB/T 16886.1—2011，按器械接触时间分为三类：①短期接触，在 24h 以内一次、多次或重复使用或接触的器械。②长期接触，在 24h 以上 30d 以内一次、多次或重复长期使用或接触的器械。③持久接触，超过 30d 以上一次、多次或重复长期使用或接触的器械。短期接触、长期接触和持久接触的 TI 都可能是必需的。医疗器械的可沥滤物进入体内的途径主要有皮肤吸附摄入、吸入和直接全身性输入。根据接触途径，每个使用分类可有多个限量。对一个特定的可沥滤物的总限量可由三个分限量组成，即短期限量、长期限量和持久限量。在多途径接触中，这三个限量中的每一个限量都要防止超出。若一个给定接触时间类别内不同接触途径的各 TI 在 10 以内，则最低的 TI 可用作全部接触时间类别的所有接触途径的 TI。但若 TI 大于 10，则有必要对所给接触时间类别建立多个 TI。对于一个特定的器械或一种器械可沥滤物建立 TI 时，仅按器械预期用途对每个应用时间接触分类计算各 TI。当对于特定途径没有有效数据时，可用其他有数据途径的 TI 作为该无数据途径的 TI。

3. 重要不良作用确定及评价

确定重要不良作用以及建立这些作用的无可见不良作用水平（no observed adverse effect level，NOAEL）的数据需要进行评价。如果这些数据不适宜确定 NOAEL，那么在随后的计算中可以使用最低可见不良作用水平（lowest observed adverse effect level，LOAEL）或其他数据，并对由此而引入的不确定性进行相应的调整。若可能，应研究剂量-反应的关系以协助确定 NOAEL，以便能使接触量与在试验模型中产生的毒性作用概率有关。适宜时，应对来自多种接触途径（如口腔、皮肤或组织接触、注射用药和吸入）的数据给予评价。在仅有一种可能接触途径的情况下，与该途径相关的数据是最合适的。

在考虑人类预期接触途径时，应确认作为设置限量基础的最直接相关的不良反应以及产生这些反应的剂量。在以健康为基本考虑的允许限量计算中，应选用最直接相关的 NOAEL，例外情况也可选用 LOAEL 或其他数据。这个选择应以最高的 NOAEL 或 LOAEL 为基础，同时考虑毒性作用的适用性和危害性、试验接触途径、可知物种间敏感性的差异、试验数据的可信性、人类接触的预期途径和期限以及其他所考虑的相关因素。这些剂量选择的基本原则应形成文件。

4. 非致癌终点 TI 的设置

对每一个预期接触途径和期限，每一个 TI 计算都应考虑确认的损害的严重程度和风险分析中所固有的不确定性。采用不确定因子 UF_1、UF_2、UF_3 的乘积计算修正因子（modifying factor，MF），再根据 NOAEL、LOAEL 和 MF 计算 TI。限量应根据预期使用人群最宽分布来建立，例如，使用者主要是健康成年男性，则评估应以健康成年男性接触为依据；如果器械预期用于特定人群（如孕妇或婴儿），则评估应以这些人群为依据。

5. 致癌终点 TI 的设置

可沥滤物的致癌性一旦确定，致癌终点的 TI 应与非致癌终点 TI 一起评价，以便确定可耐受接触（TE）计算中使用合适的持久 TI。

6. 可耐受接触水平的建立

任何通过与人体组织直接接触（如接触皮肤、眼、黏膜或进入皮表）能产生刺激作用以及从指定器械使用样品表面缺口产生的可沥滤物可能都需要可耐受接触水平（TCL）。患者群体组应予以考虑。对于多次组织接触应用可能需要可耐受接触水平。例如，一种材料在给定的浓度下没有刺激作用，但重复使用可能有刺激作用。

对每一个相关接触组织，都应根据无刺激作用水平（NIL）、最小刺激作用水平（MIL）或其他相似的水平计算一个 TCL，同时考虑修正因子 UF_4、UF_5、UF_6 及人体接触面积。

7. 可耐受接触的计算

许多医疗器械的使用都可产生一种给定可沥滤物的接触。一旦得到一种可沥滤物的 TI，有必要调整合适的 TI 以确定接触量是可耐受的。应根据下列因素计算：接触器械的特定群体；接触器械的体质量；器械预期使用模式；患者从多种器械接触同一可沥滤物的可能性。

可耐受接触是可耐受摄入量、体质量和应用因子的乘积。

8. 可行性评价

如果获得可耐受接触是可行的，受益评价无需进行，受益因子（BF）设为 1 且允许限量与可耐受接触相同。如果可耐受接触在技术上是不可行的，应进行受益评价。受益的考虑说明应形成文件。

9. 受益评价

如果器械中存在的可沥滤物引起的毒性相对于治疗带来的健康受益是可以接

受的，并证实该可沥滤物已尽可能降低到一般不会对健康的预防、促进和改善有影响，可以考虑引入健康受益因子来修改可耐受接触（TE）。在医疗器械风险评估中，应该衡量器械使用危险和它所带来的健康受益。假如可沥滤物是从材料或加工过程中产生的毒性化合物，而又没有其他替代材料或加工方法来加以避免，应考虑器械使用带来的健康受益。在允许限量计算中将使用 BF 的必要性和大小的理由形成文件，这种情况下，允许限量就是 TE 和 BF。

10. 允许限量

计算各 TE 并根据可行性和受益对它们做修正后，对各 TE 计算允许限量。允许限量可用毫克/器械表达。

11. 报告

报告应包含以下信息：①可沥滤物的确定；②问题器械的简短描述；③关键的 NOAEL、LOAEL、NIL 和（或）MIL 或可沥滤物其他终点，每一项都应提到；修正因子的选择和论证（UF_1、UF_2、UF_3 等的论证）；④非致癌终点 TI；⑤如适当，致癌终点 TI；⑥如适当，TCL；⑦考虑医疗器械预期使用模式，计算应用因子（UTF）的理由；⑧TE 和它的理由；⑨涉及使用的所有关键数据的可行性评价的综述；⑩BF 的选择及其论证；⑪可沥滤物的允许限量。

2.5 金属材料化学成分分析技术

2.5.1 金属材料化学成分分析意义

化学成分是决定金属的质量和性能的关键因素。在关于金属材料的标准中对其化学成分都进行了规定。目前金属材料化学成分分析，从样品前处理上可分为干法分析和湿法分析，从分析方法上可分为化学分析法和光谱分析法。

2.5.2 金属材料常用的前处理方法

1. 干法灰化法

将样品进行炭化，然后灰化，把样品中的所有有机物燃烧完全，最后只留下不挥发的残留物。一般灰化温度为450～600℃。温度不宜过高，否则容易造成元素损失。

2. 湿法消解法

用液体或液体与固体混合物作氧化剂，在一定温度下分解样品中的有机物质。

湿化消解法常用的氧化剂有 HNO_3、H_2SO_4、$HClO_4$、H_2O_2 和 $KMnO_4$。混合酸消解法是破坏生物组织、高分子材料和金属材料的有效方法之一。通常使用的是氧化性酸的混合溶液。混合酸往往兼有多种特性，如氧化性、还原性和络合性，其溶解能力更强。常用的混合酸为 HNO_3-H_2SO_4、HNO_3-$HClO_4$。

3. 微波消解法

利用微波的穿透性和激活反应能力，使样品温度升高，同时采用密封装置，加入一定量的酸溶液，达到使样品中有机物质分解的目的。该法具有消解时间短、反应效率高、易挥发元素损失少、耗用试剂少、利于降低试剂空白值、可减少样品制备过程中的污染或待测元素的挥发损失等优点。微波消解中常用的酸有 HCl、HF 和 HNO_3 等。微波消解处理样品时，试验过程中要防止微波的泄漏，特别值得注意的是要掌握消解样品的种类和称样量之间的关系，严格控制反应条件，防止消解罐因为压力过大而变形，造成安全隐患。

2.5.3　金属材料化学成分仪器分析方法

1. 原子吸收光谱法（atomic absorption spectrometry，AAS）

1）基本原理

构成物质的各元素的原子结构和外层电子的排布不同，不同元素的原子从基态跃迁至第一激发态或者更高能级态时吸收的能量不同，因而形成具有不同特征的元素共振吸收光谱。

利用特定光源（通常是锐线光源，如空心阴极灯）辐射出的待测元素的特征光谱，样品经原子化产生蒸气时，被蒸气中待测元素的基态原子所吸收，通过测定特征光谱被吸收的大小，求出样品中待测元素的含量。原子吸收光谱法一般遵循朗伯-比尔定律，即

$$A = -\lg I/I_0 = -\lg T = KCL$$

式中，A 为吸光度；I 为透射光强度；I_0 为发射光强度；T 为投射比；L 为光通过原子化器的光程；K 为一个与元素浓度无关的常数；C 为样品溶液中待测物质的浓度。由于 L 是不变值，所以

$$A = KC$$

该式是原子吸收分析测量的理论依据。通过测定标准系列溶液的吸光度，绘制工作曲线，根据测得的样品溶液的吸光度，在标准曲线上即可查得样品溶液的浓度。

2）仪器设备

（1）仪器：原子吸收分光光度计。仪器组成为光源、原子化器、光学系统、检测系统、数据记录系统。按试样原子化方式，原子吸收光谱法可分为火焰原子吸收

光谱法（flame atomic absorption spectrometry，FAAS，简称火焰法）和石墨炉原子吸收光谱法（graphite furnace atomic absorption spectrometry，GFAAS，简称石墨炉法）。

（2）原子吸收分光光度计的特点：火焰原子吸收光谱法具有分析速度快、精密度高、干扰少、操作简单等优点。火焰原子吸收光谱法的火焰种类有很多，目前广泛使用的是乙炔-空气火焰，可以分析 30 多种元素，其次是乙炔-氧化亚氮火焰，可使测定元素增加到 60 多种。火焰原子吸收光谱法的测试浓度水平可达 μg/mL。石墨炉原子吸收光谱法的测试浓度水平可达 μg/L，但是重现性较差。这两种方法均不能实现多元素同时分析，且对于难熔元素（如 W）、非金属元素测定困难。

3）原子吸收分光光度计检验步骤

（1）样品前处理。样品前处理是原子吸收光谱法测定重金属含量的关键步骤之一。目前生物材料的前处理方法主要有湿法消解法、干法灰化法、微波消解法等，将样品中的待测元素完全溶解于液体中。

（2）金属离子标准系列溶液制备：①金属离子标准储备液，应是符合有关规定（药典、标准、作业指导书等）的标准物质。②金属离子标准系列溶液，是指将待测元素的标准储备液用稀释剂稀释至仪器推荐的浓度范围的溶液。金属离子标准系列溶液应当天配制。

（3）测试步骤：①选择合适的方法，如火焰法、石墨炉法、氢化物法、冷原子吸收法（根据检验中的含量和待测元素而定）。②调节仪器。仪器一般有自动调节成常用参数的功能，使用时应按被测元素的实际情况予以调整，使仪器达到最佳的工作条件。合理选择如空心阴极灯工作电流、光谱宽度、原子化条件等仪器参数，选择火焰原子化器中火焰条件，如火焰类型、燃气和助燃气的比例、供气压力和气体流量等。石墨炉原子化器应注意干燥-灰化-原子化-净化各阶段的温度、时间、升温情况等程序的合理编制。③待仪器稳定后，采用标准曲线法或者标准加入法进行测定。④记录仪器工作参数、测定值，绘制标准曲线。⑤根据标准曲线计算元素的含量。⑥测试结束后，需对管路进行清洗。关闭载气。

（4）常用的原子吸收定量方法：①标准曲线法。在仪器推荐的浓度范围内，除另有规定外，制备含待测元素不同浓度的对照品溶液至少 5 份，浓度依次递增，并分别加入各品种项下制备供试品溶液的相应试剂，同时以相应试剂制备空白溶液。将仪器按规定启动后，依次测定空白溶液和各浓度对照品溶液的吸光度，记录读数。以每一浓度下 3 次吸光度读数的平均值为纵坐标、相应浓度为横坐标，绘制标准曲线。取供试品溶液，使待测元素的估计浓度在标准曲线范围内，测定吸光度，取 3 次读数的平均值，从标准曲线上查得相应的浓度，计算被测元素含量。绘制标准曲线时一般采用线性回归，也可采用非线性拟合方法回归。②标准加入法。取同体积供试品溶液 4 份，分别置于 4 个同体积的量瓶中，除 1 号量瓶外，其他量瓶分别精密加入不同浓度的待测元素对照品溶液，分别用去离子水稀释至刻度，制成从零开始递增的一系列溶液。按标准曲线法自"将仪器按规定启动后"操作，测定吸光度，记录读数；将吸光度读数与相应的待测元素加入量作图，延长此直线至与含量轴的延长线相交，此交点与原点间的距离就相当于供试品溶液取用量中待测元素的含量。再以此计算供试品中待测元素的含量。此法仅适用于标准曲线法呈线性并通过原点的情况。当用于杂质限度量检查时，取供试品溶液；另取等量的供试品，加入限度量的待测元素溶液，制成对照品溶液。参照上述标准曲线法操作，设对照品溶液的读数为 a，供试品溶液的读数为 b，b 值应小于 $(a-b)$。

4）注意事项

①实验室环境应保持洁净，空气中的尘埃等污染物会影响石墨炉的高灵敏度。②实验室要有良好的排风通风，仪器燃烧器上方应有符合厂家要求的排气罩，应能提供足够恒定的排气量，排气速度应能调节，排气罩应耐腐蚀。应有充足、压力恒定的水源。③取有代表性的样品。取样量要适当，取样量过小，不能保证必要的检测精度和灵敏度；取样量过大，增加了试剂的消耗，稀释倍数增加也会带来结果误差。④前处理要保证所采用的条件可以把样品中的元素都转移到液体中，且不能受到操作条件，如所用的试剂、容器等的污染。制备供试品溶液用的酸、溶剂及有机萃取剂应采用高纯试剂。⑤样品浓度过高时会使信号达到饱和，可适当降低灵敏度或改用该元素的次级谱线，以确保信号强度与被测元素呈线性关系。⑥贮藏溶液的容器一般用聚乙烯塑料等耐腐蚀的材料，不应用玻璃瓶存放水及待测液，因为玻璃瓶中的微量元素会慢慢溶出造成污染。⑦原子吸收光谱法所用器皿的清洗不宜用含铬离子的清洗液，因为铬离子容易渗透到玻璃等容器中，应以硝酸或硝酸/盐酸混合液清洗后再用去离子水清洗为佳。⑧火焰原子吸收光谱法用燃气，石墨炉原子吸收光谱法用高纯氩气，均不可将气体用尽才去更换，因气瓶底部往往沉积了一部分杂质，会污染设备，影响检测结果。⑨当突然停电、停水及气流不足或不稳定时应该马上关闭或调整高压燃气和助燃气的气阀，以保证安全。

2. 原子荧光光谱法（atomic fluorescence spectrometry，AFS）

1）基本原理

气态原子吸收特征波长辐射后，原子的外层电子从基态或低能级跃迁到高能级，经过约 10s 又跃迁至基态或低能级，同时发射出与原激发波长相同或不同的辐射，称为原子荧光。原子荧光分为共振荧光、直跃荧光、阶跃荧光等。

原子荧光光谱法是一种通过测量待测元素的原子蒸气在辐射能激发下产生的荧光发射强度，来确定待测元素含量的方法。

2）仪器设备

（1）仪器：原子荧光光谱仪，主要由光源、原子化器、光学系统、检测器和数据处理系统构成。

目前原子荧光光谱仪采用的原子化器均为氩氢火焰原子化器。原子荧光光谱仪利用硼氢化钠或硼氢化钾作为还原剂，将样品溶液中待测元素还原为挥发性共价气态氢化物（或原子蒸气），与过量氢气和载气（氩气）混合后，导入加热的原子化装置，氢气和氩气在特制火焰装置中燃烧加热，氢化物受热以后迅速分解，被测元素解离为基态原子蒸气，该基态原子的量比单纯加热砷（As）、锑（Sb）、铋（Bi）、锡（Sn）、硒（Se）、碲（Te）、铅（Pb）、锗（Ge）等元素生成的基态原子的量高几个数量级。

（2）原子荧光光谱仪的特点：多元素同时检测，分析速度快；线性范围宽，低浓度时可达 3～5 个数量级；谱线简单，干扰少；砷、汞的检测灵敏度较原子吸收提高至少 1 个数量级；试样消耗少（毫克级），适用于微量样品和痕量无机物组分分析，广泛用于金属、矿石、合金等材料的分析检验。虽然原子荧光光谱仪有很多优点，但是目前测定元素有限（11 种），包括可形成氢化物的元素：砷、锑、铋、硒、碲、铅、锡、锗；可形成原子蒸气态的元素：汞（Hg）；可形成挥发性化合物的元素：锌（Zn）、镉（Cd）。由于其荧光猝灭效应，在测定复杂基体的试样及高含量样品时存在一定的困难。另外，散射光的干扰也是原子荧光光谱分析中的问题，因此原子荧光光谱法在应用方面不及原子吸收光谱法和原子发射光谱法那么广泛，但可作为后两种方法的补充。

3）原子荧光光谱仪检验步骤

（1）样品前处理。原子荧光光谱仪分析的对象是以离子态存在的 As、Se、Ge、Te、Hg 等原子，样品必须是水溶液或能溶于酸。不同价态的 As、Sb 具有不同的氢化反应速率，As(III)、Sb(III)的灵敏度分别比相同浓度的 As(V)、Sb(V)高约 1.5 倍。而在酸性溶液中，As、Sb 常以五价存在，为避免测定结果偏低，提高灵敏度，在上机测定前需要加入硫脲-抗坏血酸，使 As(V)、Sb(V)分别转化为 As(III)、Sb(III)。试验证明在 15%～50%的盐酸介质中，As、Sb 随酸度的增加其荧光强度也随之增加，而 Bi、Hg 在试验范围内影响较小。

（2）配制金属离子对照品系列溶液：其基体含量与溶液组成和供试品溶液尽可能近似。标准储备液应定期更换，标准系列溶液应现用现配。

（3）测试步骤：①在开启仪器前，先开启载气。②选定方法，设置仪器工作参数，包括空心阴极灯灯电流、观测高度、载气流量、屏蔽气的具体流量及氢化反应条件等，将仪器调至最佳状态。③待仪器稳定后，按照原子荧光光谱仪操作规程分别测定空白溶液、金属离子对照品系列溶液、样品空白溶液及供试品溶液。④记录数据，绘制工作曲线，计算结果，制作报告。绘制原子荧光强度与浓度的关系曲线。根据供试品溶液的荧光强度求出金属离子的浓度。⑤测试结束后，需对管路和注射器进行清洗。关闭载气。

4）注意事项

①实验室温度应为 15～30℃。实验室应清洁无污染，否则会对测量产生影响，

特别是汞。②原子荧光光谱仪所测定金属含量都特别低，所以一定要注意防止污染，包括试剂、器皿及环境等。试验所用的酸最好选用优级纯。原子荧光光谱分析所用的器皿在试验前用 15% 的硝酸溶液浸泡 24h，然后用超纯水仔细清洗备用。酸液应单独配制，以防交叉污染。③做好仪器预热，保证空心阴极灯的发射强度变化小，光源辐射稳定。汞灯易漂移，尽量连续测量，而且每测 20 个左右样品需重新校正工作曲线。④在一定范围内，荧光强度随灯电流的增加而增大，但灯电流过大会发生自吸现象，噪声也随之增大，同时对灯的寿命也有影响。光电倍增管的负高压在一定范围内与荧光强度成正比，负高压越大信号放大的倍数越大，同时噪声也相应增大，所以在满足分析要求的情况下，不要设置过高的负高压。⑤硼氢化钾浓度的影响。硼氢化钾作为氢化反应的还原剂直接影响荧光强度，为保持硼氢化钾的相对稳定，溶液需呈微碱性。应选择合适的硼氢化钾浓度。硼氢化钾浓度增大，元素的荧光强度随之增大，但背景值也增大。硼氢化钾浓度太低，会使得氢化反应速率慢，而且还原不完全，使得火焰变小，荧光信号弱，灵敏度和精密度降低。硼氢化钾最好现用现配，溶液放置的时间稍长就会被空气氧化并伴有气泡产生，影响溶液的提升量而且还原能力降低，未用完的硼氢化钾溶液应放入温度低于 10℃ 的冰箱保存，最长只能保存一周，过期不能再用。⑥测量结束后一定要用蒸馏水清洗，并清理仪器台面，以免酸腐蚀仪器。

3. 电感耦合等离子体发射光谱法（inductively coupled plasma-optical emission spectrometry，ICP-OES）

1）基本原理

该法是以电感耦合等离子体发射作为激发光源进行发射光谱分析的方法，依据各元素的原子或离子在电感耦合等离子炬激发源的作用下变成激发态，利用激发态的原子或离子返回基态时所发射的特征光谱来测定物质中元素的组成和含量。

2）仪器设备

（1）仪器：电感耦合等离子体发射光谱仪，主要由电感耦合等离子体光源、进样装置、分光系统、检测器、数据处理系统构成。

（2）电感耦合等离子体发射光谱仪的特点：分析精度高，对多数元素有较好的检出限，特别是有利于难熔化合物的分解和元素激发，检出限比原子吸收光谱法要低几个数量级；可测 70 多种元素，并可同时测定多种元素；基体干扰少；线性范围宽；利用标准谱线库可进行定性和半定量分析；对有些元素优势不明显，如碱金属，灵敏度不如原子吸收光谱法；卤素元素中溴、碘可测定，氟、氯不能测定；一般气动雾化进样法的雾化效率只有不到 10%，且雾化器容易堵塞，造成工作不稳定。

3）电感耦合等离子体发射光谱仪检验步骤

（1）供试品溶液的制备。

（2）配制金属离子对照品系列溶液：其基体元素的组成、总盐度、有机溶剂和酸的浓度尽可能与供试品溶液保持一致。

（3）测试步骤：①开机，仪器工作参数优化，包括射频（RF）功率、辅助气流量、垂直观测高度、雾化器压力等参数，将仪器调整至最佳测定状态。②选择灵敏度高、光谱干扰少、背景值低的谱线作为分析谱线。③依次测定对照品系列溶液，以发射强度均值对元素含量绘制标准曲线。若供试品溶液中元素含量超过测定范围，则用消化液稀释后测定。根据标准曲线计算样品中元素含量。

4）注意事项

①实验室环境保持一定的温度和湿度，注意防尘。仪器上方要有良好的排风系统。②仪器的供电线路要符合仪器的要求。③等离子体光谱仪要用高纯氩气，纯度在4个9以上。④气体控制系统要经常检查和维护。定期清理气体管道中的杂质和水珠。⑤雾化器、炬管等要定期用酸洗、水洗，最后用无水乙醇清洗并吹干，保持进样系统及炬管的清洁。⑥使用中尽量减少开停机的次数。仪器频繁开启容易造成损坏。⑦使用塑料器皿，不使用玻璃器皿，防止玻璃器皿中离子的溶出而干扰测试。⑧由于测试的元素处于痕量和超痕量水平，因此需使用超纯水，溶剂使用高纯酸或超纯酸。⑨把有的元素分成几组配制，避免谱线干扰或形成沉淀。⑩做完试验，及时清理样品、标准溶液等，减少挥发对仪器的腐蚀。

4. 电感耦合等离子体质谱法（inductively coupled plasma mass spectrometry, ICP-MS）

1）基本原理

该法是以等离子体为离子源的一种质谱型元素分析方法。测定时样品由载气（氩气）引入雾化系统进行雾化后，以气溶胶形式进入等离子体中心区，在高温和惰性气体中去溶胶化、气化解离和电离，转化成带正电荷的正离子，经离子采集系统进入质谱仪，质谱仪根据质荷比进行分离，根据元素质谱峰强度测定样品中相应元素的含量。

2）仪器设备

（1）仪器：电感耦合等离子体质谱仪，主要由样品引入系统、电感耦合等离子体离子源、接口、离子透镜系统、四极杆质量分析器、检测器等构成，其他支持系统有真空系统、冷却系统、气体控制系统、计算机控制及数据处理系统等。

（2）电感耦合等离子体质谱仪的特点：优点为仪器操作简单、测试周期短、灵敏度高（达 ng/mL 或更低）、干扰少、精密度高、速度快以及可提供精确的同位素信息等。缺点为实际检测成本高。它主要用于痕量及超痕量元素分析和同位素比值分析，多种元素可以同时测定，并可与其他色谱分离技术联用，进行元素价态分析。

3）电感耦合等离子体质谱仪检验步骤

（1）供试品溶液制备。

（2）金属离子标准系列溶液的制备：①标准品储备液的制备，分别取单元素标准溶液适量，用 10%硝酸溶液稀释成金属离子混合标准储备液。②分别精密量取金属离子混合标准储备液，用 10%硝酸溶液稀释成金属离子混合标准系列溶液。③精密量取内标元素锗、铟、铋单元素，加水稀释成内标溶液。

（3）测定：①开机点火。②调谐及优化参数。③调谐完毕，根据不同仪器的要求选用适宜校正方程对测定的元素校正。④仪器的内标进样管插入内标溶液中，依次将仪器的样品管插入各浓度的金属离子标准系列溶液中进行测定（浓度依次递增）。⑤以测量值为纵坐标，浓度为横坐标，绘制标准曲线。⑥将仪器的样品管插入空白溶液、供试品溶液中，测定，读数，从标准曲线上计算出供试品溶液的浓度。⑦测试完毕，清洗样品管，关闭冷却水循环机、排风扇及总气源阀门，关机。

4）注意事项

同上文电感耦合等离子体发射光谱法的注意事项。

5. X 射线荧光光谱法（X-ray fluorescence spectrometry，XRF）

1）基本原理

物质的基态原子吸收特定波长的 X 射线后，外层的电子被激发至高能态，处于高能态的电子极不稳定，又跃迁至基态或低能态，同时发射出荧光；荧光强度正比于试样中待测元素浓度，通过测定荧光强度即可确定试样中元素含量。

2）仪器设备

（1）仪器：X 射线荧光光谱仪。X 射线荧光光谱仪可分为：波长色散型 X 射线荧光光谱仪和能量色散型 X 射线荧光光谱仪。它们之间的区别是波长色散型的分光是靠分光晶体，能量色散型的是利用半导体检测器的高分辨率，并配以多道脉冲分析器，直接测量样品 X 射线荧光的能量。

（2）X 射线荧光光谱仪的特点：优点为谱线简单，X 射线荧光只发射特征线，而不发射连续线，且主要采用 K 系和 L 系荧光；分析灵敏度高，大多数元素检出限低；测定元素含量范围宽；X 射线荧光光谱法本身具有非破坏性，试样不用消解处理，操作简便、快速。缺点为该方法要求样品较高的均一性，同时受基体效应的影响，分析结果存在偏差，通常需要进行一定程度的校正。

3）样品制备

采用 X 射线荧光光谱分析的样品可以是固态，也可以是液态。成分不均匀的金属，试样要重熔，快速冷却后车成圆片。表面不均匀的样品要打磨抛光。对于粉末样品，要研磨至 300～400 目，然后压成圆片。对于不能得到均匀平整表面的固体样品，可以把试样用酸溶解，再沉淀成盐类进行测定。对于液态样品可以滴在滤纸上，用红外灯蒸干水分后测定，也可以密封在样品槽中。所测样品不能含有水、油和挥发性成分，更不能含有腐蚀性溶剂。

4）注意事项

①实验室环境应保持一定的温度和湿度。②X 射线荧光光谱仪从根本上来说是一种相对测量仪器，因此在使用过程中需要进行标定和校准。③为保证有害元素含量的控制效果，X 射线荧光光谱仪的测量数据应与其他测量手段结合起来使用。对于有害元素含量的最终裁定，不应该仅仅依靠单一的测量手段。④样品的处理应尽量保证测量精度。⑤无论清洁还是测试操作，都要避免异物进入测试窗口，不能使用硬物直接接触测试窗口，防止损伤探测器窗口和 X 射线管窗口。

2.6 金属材料的金相分析技术

2.6.1 金相分析概述

金相分析是金属材料试验研究的重要手段之一，主要借助于光学显微镜和电子显微镜来研究金属及合金在不同状态下组织结构以及各种缺陷的特征，如相的尺寸、形貌、分布及取向关系，晶粒的大小、晶粒间界的尺寸、取向关系、位错、孔洞、裂纹、断口等。金相分析对于金属类产品的质量控制，产品的失效分析有重要意义。通过金相分析可以研究金属及合金的组织与其化学成分的关系；可以确定各类合金材料经过不同的加工及热处理后的显微组织；可以判别金属材料的质量优劣。

2.6.2 金相分析设备

切割机、砂轮机、镶嵌机、抛光机、光学显微镜等。

2.6.3 金相分析步骤

1. 取样

应根据样品的特点及检验目的分别选取具有代表性的部位。例如，分析机械零件失效的原因时应在破坏最严重处和远离破裂处分别切取，从而有利于观察显微组织的变化，分析失效的原因。研究铸件组织时，由于组织的不均匀性，应从表层到中心同时切取几个试样,分析各个部位显微组织的差异,了解结晶组织的变化。研究退火处理的机械零件时,由于其内部组织比较均匀,可切取任意截面试样进行分析。由于器械样品尺寸和形状不同,因而有时需要切割样品。切取试样时,应小心操作,不得因加工过热而改变其组织。取样的常用方法有:锯、车、刨、气割、砂轮切割和线切割等。试样的大小视具体情况而定,以便于握持,易于磨制为准。通常方形试样的边长为 12～15mm,圆柱形试样尺寸为 Φ(12～15mm)×15mm。要得到一个尽可能无变形的平面以便下一步制样。图 2-3 为金相试样的切取。图中的 1、2、4、5 主要用于检验非金属夹杂物的数量、大小、形状;检验晶粒的变形程度;检验钢材的带状组织以及通过热处理对带状组织的消除程度。图中的 3 主要用于检验从表面到中心的金相组织变化情况;检验表层各种缺陷;检验表面热处理结果;检验非金属夹杂物在整个断面上的分布;测定晶粒度等。

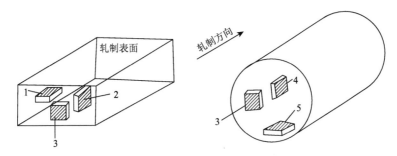

图 2-3　轧制型材金相试样的切取

1. 与轧制表面平行的纵断面;2. 与轧制表面垂直的纵断面;3. 横断面;4. 放射纵断面;5. 切向纵断面

2. 镶嵌样品

对于细小和形状特殊的试样(如丝、带等),不便于磨制和抛光时,须将其镶嵌在树脂中或利用专用夹具夹持,以便进行磨制和抛光操作。保持良好的边缘和保护表层的样品均需要镶嵌。

镶嵌有两种方法:①热压镶嵌(也称热镶)。将样品放置在镶样压力机模具中,加入树脂,样品在加热和加压下完成镶嵌。热镶适合镶嵌批量大的样品。镶嵌好的样品质量高,尺寸、形状统一,且时间短。热镶时需要使用镶样机。②冷镶。将样品放置在模型中,按照体积或质量仔细准确地称出两种或三种组分的量,然后将它们充分混合并倾倒在样品上。有三种树脂可以选择:环氧树脂、丙烯酸树脂和硬质树脂。在以上所有冷镶树脂中,环氧树脂的收缩率最低。虽然它的固化时间相对较长,但与大多数材料的黏结都是非常出色的。这种材料也可用于真空注入。环氧树脂在以正确比例混合后就会发生化学反应而聚合。硬化环氧树脂是硬塑性的，并且不受中等热度或化学品的影响。丙烯酸树脂是一种简便的树脂，因为它的固化时间短且空隙少。这种树脂是由聚合物组分合成的，这些组分在另外加入催化剂后便硬化。硬化丙烯酸树脂是热塑性的，并且不发生化学反应。硬质树脂同丙烯酸树脂一样属于催化剂类，固化时间较短，硬化后样品是硬塑性的。需要注意的是，必须在镶样前对样品进行清洁，表面应保证无油污和其他污染物，以获得树脂与样品之间最好的黏结效果。

3. 机械制样

机械制样是最常用的金相样品制备方法。机械制样分以下两个步骤：①磨样。磨制试样是为了得到平整的磨面，为抛光做准备。磨样应尽量保证不产生新的变形。磨样可分为粗磨和细磨。粗磨过程将所有样品的表面磨为相似的表面。用锉刀、砂轮或粗砂纸将试样表面磨平、修整成平整合适的形状，不做表面层金相检验的试样应倒角，以免抛光时撕裂抛光布。注意磨制时应不断用冷却液进行冷却以免试样表面过分发热而引起内部组织变化。试样的细磨一般在由粗到细的金相砂纸上进行，细磨的目的是消除粗磨过程中产生的较粗、较深的磨痕，为抛光做好准备。手工操作时应注意，将砂纸平铺在玻璃板上，一手将砂纸按住，一手将试样轻压在砂纸上，向一个方向推进。细磨时，从粗砂纸到细砂纸依次进行（金相砂纸标号依次为 W50、W28、W14、W10、W5）；每更换一次砂纸，试样须转90°与前次磨制方向垂直并保持一个方向，磨至旧磨痕完全消失，新磨痕均匀一致时为止；每次磨制后更换新砂纸前，试样必须用清水冲洗，以免上一道工序的粗砂粒带到细砂纸上而形成深的划痕。磨削时不可用力过重，否则容易产生过深的划痕。②抛光。细磨后的试样用水冲洗后就可进行抛光。抛光的目的是去除试样磨面上经细磨所产生的均匀而细微的划痕，使检验面呈光亮的镜面。抛光一般分为机械抛光、化学抛光、电解抛光三种，最常用的为机械抛光。机械抛光在金相试样抛光机上进行，抛光机的电动机带动抛光盘高速旋转。抛光时要握紧试样，将被磨面轻压在旋转的抛光盘上，用力要轻，并应使试样沿着抛光盘半径方向上来回移动，要不断地在抛光盘上加抛光液（抛光液是微粒磨料加水而成的悬浮液），抛光时间不宜太长，到划痕完全消失为止。抛光后的试样表面用水冲洗干净，浸以乙醇备用。对于那些软的、韧性样品一般采用氧化物抛光。无论采用何种方法，切取的试样经粗磨、细磨、抛光后加工影响面（损伤层）逐渐消除，得到平整光滑的磨面。抛光好的磨面如镜面，在低倍显微镜下观察应没有明显的刻痕和蚀坑，这时就可以进行浸蚀。

4. 浸蚀

抛光后的试样在金相显微镜下观察，只能看到光亮的表面及某些非金属夹杂物。要在显微镜下观察到抛光样品的组织必须进行金相腐蚀。腐蚀的方法有很多种，主要有化学腐蚀、电解腐蚀、恒电位腐蚀，最常用的为化学腐蚀。对于不同的材料，可选用不同的浸蚀剂，其选用可查相关手册。常用的化学浸蚀剂见表 2-7。

表 2-7　常用的化学浸蚀剂

序号	浸蚀剂名称及成分		适用范围
1	硝酸乙醇溶液 硝酸 1~5mL	乙醇 100mL	淬火马氏体、珠光体、铸铁等
2	苦味酸乙醇溶液 苦味酸 4g	乙醇 100mL	珠光体、马氏体、贝氏体、渗碳体
3	盐酸、苦味酸乙醇溶液 盐酸 苦味酸 乙醇	5mL 1g 100mL	回火马氏体及奥氏体晶粒
4	盐酸、硝酸乙醇溶液 盐酸 硝酸 乙醇	10mL 3mL 100mL	高速钢回火后晶粒、氮化层、碳氮化层
5	氯化高铁、盐酸水溶液 氯化高铁 盐酸 水	5g 50mL 100mL	奥氏体-铁素体不锈钢、18-8 不锈钢
6	混合酸甘油溶液 硝酸 盐酸 甘油	10mL 20mL 30mL	奥氏体不锈钢、高 Cr-Ni 耐热钢
7	氯化高铁、盐酸水溶液 氯化高铁 盐酸 水	5g 20mL 100mL	纯铜、黄铜及其他铜合金

序号	浸蚀剂名称及成分		适用范围
8	过硫酸铵水溶液		纯铜、黄铜及其他铜合金
	过硫酸铵	10g	
	水	100mL	
9	氢氧化钠水溶液		铝及铝合金
	氢氧化钠	1g	
	水	100mL	
10	硫酸铜-盐酸溶液		高温合金
	硫酸铜	5g	
	盐酸	50mL	
	水	50mL	
11	赤血盐-氢氧化钠水溶液		碳化钛镀层
	赤血盐	5g	
	氢氧化钠	5g	
	水	100mL	

浸蚀时可用棉花蘸上浸蚀剂在磨面上轻轻擦拭，或将磨面完全浸入浸蚀剂中。浸蚀时间视金属的性质、检验目的及显微检验的放大倍数而定，以能在显微镜下清晰显出金属组织为宜。若浸蚀不足可继续浸蚀；但浸蚀过度则需重新抛光。试样经过浸蚀后，立即用清水冲洗，然后用酒精棉球擦拭并吹干，至此金相试样的制备工作全部结束，即可在显微镜下进行组织观察和分析研究。

5. 金相显微组织检验

金相显微镜操作按仪器说明书规定进行。显微镜的放大倍数有50倍、100倍、250倍、500倍和1000倍。刚开始观察时，通常选择放大倍数较小的镜头，这样有利于找对要观测的部位，然后逐次增大放大倍数。放大倍数的增大通过旋转物镜即可实现。在观测高倍材料时，应保证试样表面水平，否则成像虚幻。通过目镜选择好试样后进行拍照，即将显微镜的图片信号传输到计算机上，选择"freeze"，然后点击"拍照"图标，最后选择保存位置即可。成像后，可以再调节曝光度、亮度和对比度等。

金相检验包括浸蚀前的检验和浸蚀后的检验，浸蚀前主要检验金属材料的夹杂物、晶粒度等。浸蚀后的检验对象为试样的显微组织。金相组织的判定是金相分析的核心，它包括定性和定量两方面。在常规的金相检验中，以各种金相检验标准作为判定的依据。医疗器械金属材料金相判定标准包括但不限于：《金属平均晶粒度测定方法》（GB/T 6394—2017）、《钢中非金属夹杂物含量的测定　标准评级图显微检验法》（GB/T 10561—2005）、《钛及钛合金高低倍组织检验方法》（GB/T 5168—2020）。

2.6.4　注意事项

金相制样需遵循以下原则：①如果是首次制备一种样品，每道工序后都必须在显微镜下检查样品。这样比较容易发现何时出现假象。根据假象的来源找到改进方法。②制样时间越短越好，当超过必要的时间时，既浪费耗材又有可能对样品造成损伤。

使用金相显微镜的注意事项：①取用镜头时，应避免手指接触透镜的表面，镜头平时应放在干燥器中妥善有效保管。②物镜与试样表面接近时，调节时勿使物镜镜头与试样碰触。

2.7　金属材料腐蚀电位分析技术

2.7.1　金属材料腐蚀电位分析意义

金属材料是医疗器械中常用的一大类材料，可以用于金属植入物，如支架、骨结合植入物等。金属基生物材料植入体内时，容易受到植入环境的影响，发生腐蚀，导致金属的强度等力学性能降低，使用寿命缩短。产生的腐蚀产物金属离子使植入部位甚至整个人体产生如炎症、过敏及毒性等不良反应。测试器械的耐腐蚀性能可以评价金属的耐腐蚀性，对金属材料腐蚀机理进行研究，分析腐蚀产物对人体的风险，金属器械的失效原因，改进及优化金属材料耐腐蚀工艺等，对于医疗器械的临床安全和有效性具有重要意义。

2.7.2　金属腐蚀分类

按照腐蚀形态，金属的腐蚀可以分为均匀腐蚀和局部腐蚀两大类。局部腐蚀又可分为：①金属材料在某些环境介质中，经过一定的时间后，大部分表面不发生腐蚀或腐蚀很轻微，但在个别的点或微小区域内出现蚀孔或麻点，且随着时间的推移，蚀孔从金属表面向内部扩展形成小孔状空穴或蚀坑，金属表面产生点状的局部腐蚀，这种现象称为点蚀。点蚀受到环境因素，如卤素离子、氧化性离子、pH、温度、溶液流动等的影响；也受材料因素，如合金成分和显微组织的影响。

点蚀对小型器械如支架等有危害，支架的完整性会因为特定点上的腐蚀而遭到破坏。②晶粒间界是结晶方向不同的晶粒间紊乱错合的界域，因而，它们是金属中各溶质元素偏析或金属化合物（如碳化物和 σ 相等）沉淀析出的有利区域。在某些腐蚀介质中，金属材料沿着或紧挨着晶粒间界发生的腐蚀称为晶间腐蚀。晶间腐蚀发生后扩展很快，可以使晶粒之间丧失结合力，使植入物容易断裂并释放大量腐蚀产物到组织中。出现这种腐蚀的金属主要有不锈钢、铝及铝合金、铜合金和镍合金等。③缝隙腐蚀是由于金属表面与其他金属或非金属表面形成狭缝或间隙，在狭缝内或近旁发生的局部腐蚀。骨钉的头部和骨固定板钻孔的区域容易受到缝隙腐蚀的影响。缝隙腐蚀是在电介质溶液（特别是含有卤素离子的介质）中，在金属与金属或非金属表面之间狭窄的缝隙内，氧的扩散受到限制，缝隙内的氧被耗尽后，电介质溶液中的卤素离子，如氯离子流入，形成酸，导致 pH 降低而使金属加速氧化。几乎所有的金属都可能产生缝隙腐蚀，且依赖于钝化膜而腐蚀的金属，如不锈钢，最容易产生这种腐蚀。缝隙腐蚀主要受缝隙的几何因素、环境因素和材料因素影响。④应力腐蚀是由腐蚀环境和静态或单向变化的拉应力共同作用而引起的一种局部腐蚀。腐蚀发生在不能迅速再钝化的微观裂纹的顶部，裂纹的增长导致植入物的断裂。发生应力腐蚀必须同时满足材料、环境、应力三者的特定条件。不锈钢在盐水中易发生应力开裂，是植入装置失效的潜在原因之一。

2.7.3 金属材料腐蚀常用的电化学测试方法

目前有很多方法可以测定金属腐蚀性能。由于绝大多数腐蚀过程的本质是电化学性质的，因此在腐蚀及其控制的试验研究中，电化学测试是非常重要的，它是一种评价金属腐蚀性能的通用测试方法，该方法简单方便，灵敏度高，能测出瞬时的腐蚀状况或变化情况，而且是一种原位测量技术，可以直接反映金属电极表面的实际腐蚀情况。

金属腐蚀的电化学测试主要包括：电极电位测试、极化曲线测试、极化电阻测试等。

1. 电极电位测试

任何一个电化学腐蚀过程都是发生在腐蚀金属与所接触的导电介质（电解质溶液）的界面上。当金属与电解质溶液接触时，在金属/溶液界面处将产生电化学双电层，此双电层两侧的金属与溶液相之间的电位差称为电极电位。电极电位决定着电化学反应的方向。每一种金属都有自己的电极电位。通常电极电位为负值表示金属容易转变为离子状态进入溶液，电极电位越负表明金属越不耐腐蚀。电极电位为正值表示金属不容易离子化，电极电位越正表明金属越耐腐蚀。通常所讲的电极电位都是相对电极电位，是可以测量的，即任一金属电极与氢电极组成无液体接界电位的电池电动势就是该金属的电极电位。国际上统一规定，氢电极的标准电极电位为零。

电极电位的测量通常有两种情况：①测量腐蚀体系无外加电流作用时的自然腐蚀电位（即开路电位）及其随时间的变化。②测量金属在外加电流作用下的极化电位及其随电流或随时间的变化。

通过测量金属的自然腐蚀电位可以得到该金属在给定介质中的腐蚀倾向。将实测的电极电位与已发表的许多金属/水溶液体系的电位-pH 图进行比较，可以预测该金属在试验条件下是否会发生腐蚀以及可能的腐蚀产物的主要成分。测量电极电位随时间的变化还可以了解腐蚀金属表面状态的变化。一般来说，在电极电位随时间变得更正的过程中，金属表面保护膜的形成和修补将降低腐蚀速率；而在电极电位随时间变得更负的过程中，金属表面保护膜受到破坏，使腐蚀加剧。电极电位测定可以应用于点蚀、缝隙腐蚀、晶间腐蚀、应力腐蚀等局部腐蚀的试验研究和预防预测中。

2. 极化曲线测试

1）极化曲线测试原理

在发生电化学腐蚀时，金属表面上形成无数腐蚀电池，微阳极发生氧化反应，微阴极发生还原反应。对于均匀腐蚀来说，与氧化反应（释放出带负电荷的电子）对应的电流为阳极电流（I_a），取正值；与还原反应（得到电子）对应的电流为阴极电流（I_e），取负值。在阳极电流作用下阳极区的电位由平衡电位（$E_{o,e}$）向正方向移动，可得到阳极极化曲线。在阴极电流作用下阴极区的电位由平衡电位向负方向移动，可得到阴极极化曲线。将此两条极化曲线画在一张图上可得极化曲线图。

2）极化曲线测量方法

当浸泡在腐蚀介质中的金属有外加电流流过时，同样会发生腐蚀金属电极的极化。在外加阳极电流作用下，金属的电位由自然腐蚀电位向正方向移动，一般情况下使腐蚀速率降低。极化曲线的实际测量通常是在外加电流作用下进行的。

极化曲线测量方法一般分为两类：

（1）控制电流法，以电流为自变量。遵循规定的电流变化程序，测定相应的电位随电流变化的函数关系。控制电流法的实质是，在每一个测量点及每一个瞬间，流过的电流都被恒定在规定的数值上，故又称为恒电流法。由此法测定得到的极化曲线称为恒电流极化曲线。

（2）控制电位法，以电位为自变量。遵循规定的电位变化程序，测定相应的电流随电位变化的函数关系。控制电位法的实质是，在每一个测量点及每一个瞬间，电位被恒定在规定的数值，故又称为恒电位法。由此法测定得到的极化曲线称为恒电位极化曲线。

控制电流法和控制电位法按其自变量的变化特征又分为稳态法、准稳态法和连续扫描法。

3）稳态和准稳态极化曲线测量技术

测量系统由极化电源、电流与电位检测器、电解池与电极系统等组成，其中，电极系统包括工作电极（WE，即被测量的金属试样，也称研究电极或试验电极）、辅助电极［AE，也称对电极（CE）］和参比电极（RE），简称三电极系统。最基本的极化电源是恒电位仪，具有自动控制电位、响应迅速、精度高等优点。

在极化曲线测量中，为方便电流强度与电流密度的换算，在可能的情况下，研究电极暴露面积常取 $1cm^2$。为此，需要对电极做封样处理。封样处理时应避免产生缝隙，否则将严重干扰试验结果。实验室常用的封样方法有蜡封、环氧树脂封样或涂料涂封。还可以采用热固性或热塑性材料镶嵌（或浇铸）试样，也有用聚四氟乙烯专用夹具压紧研究电极的非工作表面。

4）动态扫描测量系统

测量动电位极化曲线的电位扫描系统特征是加到恒电位仪上的基准电压随时间呈线性变化，因此，研究电极的电位（E）随时间（t）的线性变化。

3. 极化电阻测试

极化电阻 R_p 被定义为腐蚀金属电极的极化曲线（E-i 曲线）在自腐蚀电位（E_{corr}）处的斜率。极化电阻与金属在腐蚀电位或其附近的全面（均匀）腐蚀速率有关。极化电阻测量是一种测量全面腐蚀速率的精确的方法，通常用于实时腐蚀监测，也可用来对合金及缓蚀剂等全面腐蚀抗力顺序进行分级排列。

2.7.4 不同种类腐蚀的电化学评价方法

1. 晶间腐蚀电化学评价方法

不锈钢晶间腐蚀可以通过基于动电位扫描技术发展而来的电化学动电位再活化法进行评价。该方法具有快速、简便、定量和非破坏性检验的优点。

2. 点蚀敏感性电化学评价方法

通过极化曲线可以评价金属材料特别是不锈钢的耐点蚀性能。通过测定钝化膜开始发生局部破坏的击穿电位（E_b）表征点蚀电位，从而评价金属和合金的点蚀敏感性。YY/T 0695—2008 给出了小型植入器械腐蚀敏感性的循环动电位极化标准测试方法,评价样品在模拟生理环境下的潜在腐蚀敏感性。测试方法简述如下。试样作为工作电极,参比电极一般用饱和甘汞电极,对电极多用铂电极或石墨电极。工作电极放入加有测试溶液的电解池中,参比电极和对电极同时加入电解池中,将电极与恒电位仪连接,静止电位的变化速率稳定在 3mV/min 以内。随后从静止电位开始动态扫描,扫描从阴极向阳极方向进行。当达到峰值电位或电流密度达到大于击穿电位对应电流密度的两个数量级时,变换电位扫描方向。当与正向扫描曲线相交(即恢复到钝化状态,曲线成为完整的环形),或电流密度降低至零或达到源自然腐蚀(开路)电位时,结束试验。以电位(mV)-电流密度(mA/cm^2)的对数作图。将逆向扫描曲线与正向扫描曲线在钝化区相交点所对应的电位定义为保护电位(E_p)。也有人将外加电流降低至零时所对应的电位定义为保护电位。

金属腐蚀会受到 pH、温度和电解质的影响,因此在做金属腐蚀性能研究时,应该充分考虑测试溶液、扫描速率、电位扫描范围等的影响。扫描速率会影响击穿电位和极化曲线钝化区的图形。建议扫描速率采用 0.167mV/s 或 1mV/s。一般要根据器械预期用途、与生理条件相关的环境选择测试溶液。所选溶液 pH 代表最终的生理环境。空气(二氧化碳)可能引起 pH 的波动。pH 的显著变化可能表明测试溶液变质,可能是由试样或容器的降解产物引起的。测试溶液一旦变质,应更换。若想研究降解产物及/或其影响,测试溶液可不进行更换。报告应对试样进行详细描述,包括试样的冶金和表面状况。如果试样并非最终器械,应详细描述试样的制备方法。报告中还应包括试验条件,列举最终静止电位(E_r)和静止电位的记录时间,击穿电位(E_b)和保护电位(E_p),每次试验前后都应记录溶液的 pH、循环极化曲线。

影响击穿电位和保护电位测量结果的因素有很多,例如:①扫描速率。试验表明,点蚀电位随电位扫描速率的增大而升高。扫描速率对点蚀电位的影响与金属或合金类型有关。保护电位也受扫描速率等试验条件的影响,主要与点蚀孔发展程度有关,与金属在点孔内部的腐蚀电位相对应。②试样表面状态。试样表面越粗糙,击穿电位越低,因此规定了一定的表面研磨要求。

3. 缝隙腐蚀敏感性电化学评价方法

利用电化学(阳极)极化,促进金属加速发生缝隙腐蚀,然后对某些电化学参数进行评定。《不锈钢缝隙腐蚀电化学试验方法》(GB/T 13671—1992)给出了不锈钢在氯化物环境中的抗缝隙腐蚀性能的评价方法,适用于不同钢种或不同状态的比较,也可用于评价外科植入金属材料的抗缝隙腐蚀性能。具体方法如下:用规定的人工缝隙夹具将 1cm^2 的不锈钢试验表面与尼龙网一起构成人工缝隙,在恒温的氯化钠溶液中,用恒电位法使其极化到 0.800V(饱和甘汞电极),诱发缝隙腐蚀。然后立即将电位降至某一预选钝化电位,如果在该电位下材料对缝隙腐蚀敏感，腐蚀将继续发展；反之，试样将发生再钝化。以缝隙腐蚀表面能够再钝化的最正电位为判据，评价材料的抗缝隙腐蚀性能，即再钝化电位越高（越正），抗缝隙腐蚀性越好。

2.7.5 电化学腐蚀相关标准

YY/T 1427—2016《外科植入物 可植入材料及医疗器械静态和动态腐蚀试验的测试溶液和条件》

YY/T 0528—2018《牙科学 金属材料腐蚀试验方法》

YY/T 1552—2017《外科植入物 评价金属植入材料和医疗器械长期腐蚀行为的开路电位测量方法》

YY/T 0695—2008《小型植入器械腐蚀敏感性的循环动电位极化标准测试方法》

GB/T 13671—1992《不锈钢缝隙腐蚀电化学试验方法》

2.8 高分子材料分子量和分子量分布分析技术

2.8.1 概述

分子量及分子量分布均为高分子材料重要的参数。高分子材料的许多性能不仅受到平均分子量的影响，也随分子量分布的宽度和形状而改变。兼顾到使用性能和加工性能两方面的要求，需对高分子的分子量加以控制。测定聚合物分子量分布是研究和验证聚合和降解动力学的有力工具。

根据统计方法不同，分子量分布可以分为：①按照分子数分布函数的统计平均得到的是数均分子量（M_n）。②按照分子重量分布函数的统计平均得到的是重均分子量（M_w）。③按照 Z 量统计平均得到的是 Z 均分子量（M_Z）。④用黏度法测得的平均分子量为黏均分子量（M_η）。四者的关系一般是：$M_Z > M_w > M_\eta > M_n$。大部分热力学性质依赖于 M_n。与形变有关的性质，如熔体和溶液的黏度，主要由 M_w 决定。黏弹性如熔体弹性，依赖于 M_Z。重均分子量与数均分子量的比值被称为多分散性指数，即 $d = M_w/M_n$。d 越大，说明分子量越分散；$d = 1$ 说明分子量呈单分散。

2.8.2 分子量测定方法

1. 黏度法

在聚合物的分子量测定方法中，黏度法是最常用的方法。一定温度下，高分子稀溶液的黏度与其分子量之间呈正相关性，随着分子量的增大，高分子稀溶液的黏度增大。通过测定高分子稀溶液黏度随浓度的变化，即可计算出其平均分子量。如果高分子的分子量越大，则它与溶剂间的接触表面也越大，摩擦就大，表现出特性黏度也大。溶液的黏度一方面与聚合物的分子量有关，同时也决定于聚合物分子的结构、形态和在溶剂中的舒展程度。因此，黏度法用于测定分子量只是一种相对方法，只有在相同溶剂、相同温度、相同分子性状的情况下才可以用来比较聚合物分子量的大小。

分子量与特性黏度的关系如下：

$$[\eta] = KM_\eta \alpha$$

式中，M_η 为黏均分子量；K 为比例常数，受温度的影响较明显；α 为与高分子链在溶液中的形态有关的参数，主要取决于高分子在某温度下在溶剂中的舒展程度，在一定的分子量范围内，α 是常数。线型柔性链大分子在良溶剂中，高分子链伸展，α 值大，α 接近于 0.8～1.0；当溶剂溶解能力减弱时，α 减小；在 θ 溶剂中，高分子链紧缩，$\alpha = 0.5$；硬棒状的刚性高分子链，$1 < \alpha \leq 2$。温度的变化对 α 也有影响，分子量范围不同时，α 值不同。对于一定的聚合物-溶剂体系，在一定温度下，一定分子量范围内，α 和 K 值为常数，可从手册中查得或通过试验测定，如采用渗透压法、光散射法等。只要知道 K 和 α 值，即可根据所测得的[η]值计算试样的分子量。

通常测定黏度的方法有：①测定液体在毛细管里的流出速度。②测定圆球在液体中落下的速度。③测定液体在同轴圆柱体间对转动的阻碍。其相对应的仪器分别称为毛细管黏度计、落球式黏度计和旋转式黏度计。

毛细管黏度计适用于牛顿流体运动黏度的测定。通过测定一定体积的液体在重力的作用下流经毛细管所需的时间，以求得流体的运动黏度或动力黏度。常用的毛细管黏度计有平氏毛细管黏度计和乌氏黏度计。乌氏黏度计（图 2-4）常用来测定高聚物极稀溶液的特性黏度，用来计算平均分子量。具体测试过程为：取样品，按照规定配制成一定浓度的溶液，取溶液沿洁净、干燥的乌氏黏度计的管 2 内壁注入 B 中，将黏度计垂直固定于恒温水浴槽中，并使水浴的液面高于球 C 的中部，放置 15min 后，将管口 1、3 各接一乳胶管，夹住管口 3 的胶管，自管口 1 处抽气，使供试品溶液的液面缓缓升高至球 C 的中部，先开放管口 3，再开放管口 1，使供试品溶液在管内自然下落，用秒表准确记录液面自测定线 m_1 下降至测定

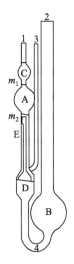

图 2-4　乌氏黏度计

1. 主管；2. 宽管；3. 侧管；4. 弯管；A. 测定球；B. 储器；C. 缓冲球；D. 悬挂水平储器；E. 毛细管；m_1、m_2. 测定线

线 m_2 处的流动时间（T）。取溶剂同法操作，记录溶剂流出时间（T_0）。按下式计算特性黏度：

$$[\eta] = \frac{\ln \eta_r}{C}$$

式中，η_r 为 T/T_0；C 为供试品溶液的浓度，g/mL。

特性黏度的大小受下列因素影响：①分子量。线型或轻度交联的聚合物分子量增大，$[\eta]$ 增大。②分子形状。分子量相同时，支化分子在溶液中的形状趋于球形，$[\eta]$ 较线型分子的小。③溶剂特性。聚合物在良溶剂中，大分子较伸展，$[\eta]$ 较大；而在不良溶剂中，大分子较卷曲，$[\eta]$ 较小。④温度。在良溶剂中，温度升高，对 $[\eta]$ 影响不大；而在不良溶剂中，若温度升高使溶剂变为良好，则 $[\eta]$ 增大。当聚合物的化学组成、溶剂、温度确定后，$[\eta]$ 只与聚合物的分子量有关。

黏度法是一种相对的方法，该方法适用于分子量在 $10^4 \sim 10^7$ 范围内的聚合物，且设备简单，操作方便，测定时间短，通常不需要标准样品，有较好的试验精确度，所以成为常用的检测技术，在生产、科研和质量控制中得到广泛应用。该法测得的分子量为相对值，但无法测定聚合物的分子量分布。

2. 渗透压法

渗透压法测得的分子量是数均分子量，而且是绝对分子量。该法操作简单、快捷且经济，适用于分子量范围是 $10^4 \sim 10^6$ 的聚合物，但是准确度较差，受外界温度影响较大。

3. 端基测定法

线型聚合物的化学结构明确，而且分子链端带有可供定量化学分析的基团，因此通过测定链端基团的数目，就可确定已知质量样品中的分子链数目。用端基测定法测得的是数均分子量。端基分析对缩聚物的分子量测定应用较广，烯类加聚物的分子量较大，且无可供化学分析的端基，除非用一种带有可分析基团的引发剂或终止剂，使高分子链的末端带有一个可分析的基团。试样的分子量越大，单位质量聚合物所含的端基数就越少，测定的准确度就越差。该法可分析的分子量上限为 10^4 左右。该法所用设备简单，可测定渗透压法不能测定的小分子聚合物的分子量。对高聚物结构要求严格，杂质对结果影响很大，特别是溶质，与其他测定分子量的绝对方法配合，可测定聚合物的支链数目，从而判断聚合过程中的链转移情况。

4. 沸点升高和冰点降低法

由于溶液中溶剂的蒸气压低于纯溶剂的蒸气压，所以溶液的沸点高于纯溶剂的沸点，溶液的冰点低于纯溶剂的冰点。溶液的沸点升高值 ΔT_b 和冰点降低值 ΔT_f 正比于溶液的浓度，而与溶质的分子量成反比。

沸点升高：

$$\Delta T_b = K_b C/M_n$$
$$K_b = RT_b^2/1000I_v$$

冰点降低：

$$\Delta T_f = K_f C/M_n$$
$$K_f = RT_f^2/1000I_e$$

式中，C 为溶液的浓度；M_n 为溶质的分子量；K_b 为溶液沸点升高常数；K_f 为溶液冰点升高常数；T_b 为纯溶剂的沸点，K；T_f 为纯溶剂的冰点，K；I_v 为 1g 溶剂的汽化热；I_e 为 1g 溶剂的熔融潜热；R 为摩尔气体常量。

在各种浓度下测定沸点升高和冰点降低的 ΔT，以 $\Delta T/C$ 对 C 作图，并外推至浓度为零，根据下式计算分子量：

$$(\Delta T / C)_{C\to 0} = K / M$$

5. 超速离心沉降法

利用超速离心沉降法测定蛋白质的分子量是在离心转速（8000～20000r/min）下进行的，离心开始时，分子颗粒发生沉降，一段时间后，沉降的结果造成了浓度梯度，因而产生了蛋白质分子反向扩散运动，当反向扩散与离心沉淀达到平衡时，浓度梯度就固定不变了。

$$M = RTs/D(1-V\rho)$$

式中，M 为蛋白质的分子量；R 为摩尔气体常量；T 为热力学温度；D 为扩散系数；V 为蛋白质的微分比容，m^3/g；ρ 为溶剂密度，g/mL；s 为沉降系数。此式称为 Svedberg 方程，代入各种数据可计算出蛋白质的分子量。

超速离心沉降法测定蛋白质试验成本较低，设备简单，但受外界影响较大，式中的扩散系数、介质密度、微分比容都要通过试验或其他路径获得，操作比较麻烦。

6. 凝胶渗透色谱法（gel permeation chromatography，GPC）

凝胶渗透色谱法（又称凝胶色谱技术）是目前应用最广泛的分子量和分子量分布测定方法。凝胶渗透色谱法是一种液相色谱法，当高聚物溶液通过填充有微孔凝胶的柱子，聚合物的分子或粒子因具有不同的流体力学体积而被分离。

凝胶色谱仪的组成：输液泵、进样器、色谱柱、检测器和数据处理系统。其分离的核心部件是一根装有多孔性载体的色谱柱。常用的载体有苯乙烯和二乙烯基苯共聚的交联聚苯乙烯凝胶，多孔硅胶和多孔玻璃球等，它们的孔径大小有一定的分布，球的表面和内部含有大量彼此贯穿的孔。按照样品所溶解的溶剂（如四氢呋喃、氯仿、二甲基亚砜等）来选择色谱柱，再按照样品分子量范围来选择柱子的型号，样品分子量应该处在排阻极限和渗透极限范围内。

当被分析的样品通过输液泵随着流动相进入色谱柱后，体积比凝胶孔穴尺寸大的分子不能渗透到凝胶孔穴中而受到排斥，只能从凝胶粒间流过，最先流出色谱柱，保留时间最短；中等体积的分子可以渗透到凝胶的一些大孔中而不能进入小孔，比体积大的分子流出色谱柱时间稍后；体积比凝胶孔穴尺寸小得多的分子能全部渗透到凝胶孔穴中，最后流出色谱柱，保留时间最长。分离后的高分子按分子量从大到小被洗脱出色谱柱进入检测器。用一组已知分子量的单分散性聚合物标准品，分别测定它们的保留时间，以保留时间代表分子的尺寸大小，先确定保留时间与分子量的关系，建立分子量的对数值与保留时间之间的校正曲线（lg$M$-T）。再在同样的测试条件下测定样品的保留时间，根据校正曲线计算出样品的分子量。一般而言，一种聚合物的 GPC 校准曲线不能用于另一种聚合物，因而用 GPC 测定某种聚合物的分子量时，需先用该种聚合物的标样测定校正曲线。但是除了聚苯乙烯、聚甲基丙烯酸甲酯等少数聚合物的标样外，大多数的聚合物标样不易获得，只能借用聚苯乙烯的校正曲线，因此测得的分子量有误差，只具有相对意义。

该方法操作简便、测定周期短、数据可靠、重复性好。

7. 光散射法[3]

当光束进入介质时，除了入射光方向外，其他方向上也能看见光的现象称为光散射。光散射是介质内由分子热运动引起的光学不均匀性产生的。对于纯溶剂来说，是由密度的局部涨落引起的；对于高分子溶液来说，除了密度的局部涨落外，还有浓度的局部涨落。因而高分子溶液的散射光强度远比溶剂的散射光强度大得多，并且强烈依赖于高分子的分子量、链形态、溶液浓度、散射光角度和折光指数增量（d_n/d_c 值）等基本参数，从而得到高分子的绝对分子量。小角激光光散射法（low angle laser light scattering，LALLS）可在高分子稀溶液中进行小角度（2°～7°）散射光强的测量，从而计算出稀溶液中高分子的重均分子量（M_w）。用 LALLS 测定时，首先测得纯溶剂及 4～5 个不同浓度高分子溶液的瑞利因子（R_θ），使用折光指数仪测定不同浓度溶液的 Δn，以 $\Delta n/C$ 对 C 作图，外推至 $C \to 0$，得到 d_n/d_c 值，以 d_n/d_c 计算出 K 值；然后以（KC/R_θ）对浓度（C）作图，得到一条直线，由截距和斜率分别求得 M_w 和第二位力系数（A_2）。

光散射法是绝对方法，分子量测定范围为 $10^4 \sim 10^7$，得到的是重均分子量。该方法不需要标准品、校正曲线，即可直接求得高聚物、多糖、蛋白质等多种高分子物质的绝对分子量。一次测定除了可以得到重均分子量外，还可以得到均方半径、第二位力系数等多个数据，同时也能较好地研究聚电解质在溶液中的形态。

8. 质谱法

1) 基质辅助激光解吸电离飞行时间质谱法

基质辅助激光解吸电离飞行时间质谱法（matrix-assisted laser desorption ionization time-of-flight mass spectrometry，MALDI-TOF MS）在测定生物大分子的分子量方面已成为一种强有力的分析手段。它的原理是将待测物悬浮或溶解在一个基体中，基体与待测物形成混晶，当基体吸收激光的能量后，均匀传递给待测物，使待测物瞬间气化并离子化。MALDI-TOF MS 的原理是离子在电场作用下加速飞过飞行管道，根据到达检测器的飞行时间不同而被检测，即测定离子的质荷比（m/z）与离子的飞行时间成正比。

该方法具有灵敏度高、准确性高、样品用量少等优点，单电荷峰占主要部分，碎片峰少，非常有利于对复杂混合物的分析，且能耐受较高浓度的盐、缓冲液和其他难挥发成分，降低了对样品预处理的要求，是测定生物大分子的分子量常规方法无法比拟的。

2) 电喷雾电离质谱法

电喷雾电离质谱法（electrospray ionization mass spectrometry，ESI-MS）是在毛细管的出口处施加一高电压，所产生的高电场使从毛细管流出的液体雾化成细小的带电液滴，随着溶剂蒸发，液滴表面的电荷强度逐渐增大，最后液滴崩解为大量带一个或多个电荷的离子，致使分析物以单电荷或多电荷离子的形式进入质谱的技术。ESI-MS 测定蛋白质大分子是根据一簇多电荷的质谱峰群，通过解卷积的方式计算得到蛋白质的分子量。ESI-MS 可以产生多电荷峰，使得测试的分子量范围扩大。

该方法需要样品量少，灵敏度、准确度高，可以与多种分离技术（如毛细管电泳、高效液相色谱等）联用，是非挥发性、热不稳定性、极性强的复杂化合物的分子量的检测方法。

9. 凝胶电泳法

凝胶电泳法测定蛋白质的分子量时，蛋白质的电泳迁移率主要取决于其在一定 pH 条件下所带的净电荷量、分子大小（即分子量）和形状的差异性。该方法具有设备简单、快速灵敏等优点。凝胶电泳法常用到十二烷基硫酸钠-聚丙烯酰胺凝胶电泳法（SDS-PAGE），SDS 是一种阴离子表面活性剂，加入到电泳系统中能使蛋白质的氢键和疏水键打开，并结合到蛋白质分子上，使各种蛋白质-SDS 复合物都带上相同密度的负电荷，其数量远远超过了蛋白质原有的电荷量，因此蛋白质亚基的电泳迁移率主要取决于其亚基的分子量大小，而电荷因素可以忽略。采用 SDS-PAGE 测定蛋白质分子量时，根据蛋白质标准品分子量的对数-迁移率所做的标准曲线，可求得样品的分子量。SDS-PAGE 可分为还原电泳法和非还原电泳法，非还原电泳法中二硫键未打开，还原电泳法中二硫键被还原，蛋白质分子能充分伸展，二者相比，还原电泳法的测定结果更为准确。SDS-PAGE 目前已成为蛋白质定性鉴别、定量分析的一种经济、快速的方法，但精确度较低，做好电泳谱图需要一定的技术。

参 考 文 献

[1] 徐祖耀，黄本立，鄢国强. 材料表征与检测技术手册. 北京：化学工业出版社，2009.

[2] 巴迪·D. 拉特纳，艾伦·S. 霍夫曼，弗雷德里克·J. 舍恩，等. 生物材料科学：医用材料导论. 顾忠伟，刘伟，俞耀庭，等译校. 北京：科学出版社，2011.

[3] 王明君，姚善泾. 小角激光光散射法测定纤维素硫酸钠的分子量. 过程工程学报，2009，9（6）：1159-1163.

[4] 许国旺，等. 现代实用气相色谱法. 北京：化学工业出版社，2004.

[5] 刘虎威. 气相色谱方法及应用. 北京：化学工业出版社，2000.

[6] 胡盛寿. 医用材料概论. 北京：人民卫生出版社，2017.

（柯林楠）

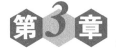

第3章

>>

材料的物理性能评价技术和方法

材料的力学性能评价方法

生物医学材料的最终使用目的是制成生物体内可接受的器官和器件，因此，这样的生物医学材料必须与生物结构（包括器官）的力学性能相容[1,2]。生物医学材料应具备适当的力学性能：有一定的静载强度（包括抗拉强度、抗压强度、弯曲强度和剪切强度）；有适当的弹性模量和硬度；有良好的耐磨性（其中抗摩擦磨损性能是人工关节材料的关键）；有耐腐蚀和耐腐蚀疲劳性；有良好的润滑性等。

人们要有效地使用材料，首先必须要了解材料的力学性能以及影响材料力学性能的各种因素[3]。每种材料的失效形式均与其相应的力学性能有关，如图 3-1 所示。结合材料的失效形式，人们可以通过设计试验来了解材料各方面的力学性能。以下主要介绍几种常见的金属材料力学性能试验，包括拉伸试验、压缩试验、扭转试验、硬度试验、冲击试验、疲劳试验等。

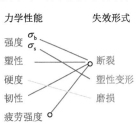

图 3-1　力学性能和失效形式的关系

3.1.1　拉伸试验

金属力学性能试验方法是检测和评定冶金产品质量的重要手段之一，其中拉伸试验是应用最广泛的力学性能试验方法[4]。拉伸性能指标是研制、生产和验收金属材料最主要的测试指标之一，拉伸试验过程中的各项强度和塑性性能指标是反映金属材料力学性能的重要参数。影响拉伸试验结果准确度的因素很多，主要包括试样、试验设备和仪器、拉伸性能测试技术和试验结果处理几大类，为获得准确可靠的、试验室间可比较的试验数据，必须将这些因素加以限定，使其影响降至最小。

1. 拉伸试样

为了便于比较试验结果，试验材料要按照 GB/T 228 系列国家标准中的有关规定做成比例试样，即

圆形截面试样：

$$l_0 = 10d_0（长试样）$$
$$l_0 = 5d_0（短试样）$$

矩形截面试样：

$$l_0 = 11.3\sqrt{A_0}\quad（长试样）$$
$$l_0 = 5.65\sqrt{A_0}\quad（短试样）$$

式中，l_0 为试样的初始计算长度（即试样的标距）；A_0 为试样的初始截面面积；d_0 为试样在标距内的初始直径。

实验室里使用的金属拉伸试样通常制成标准圆形截面试样，如图 3-2 所示。

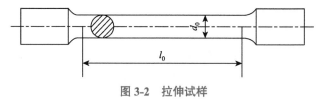

图 3-2　拉伸试样

2. 拉伸试验原理

拉伸试验是测定金属材料力学性能最基本的试验，是了解材料力学性能最全面、最方便的试验。下述试验主要是测定低碳钢在轴向静载拉伸过程中的力学性能。在试验过程中，利用试验机的自动绘图装置可绘出低碳钢的拉伸图（图 3-3）。由于试样在开始受力时，其两端的夹紧部分在试验机的夹头内有一定的滑动，故绘出的拉伸图最初一段是曲线。

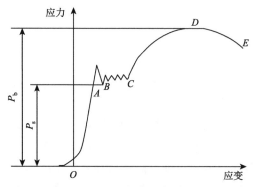

图 3-3　试样拉伸应力-应变曲线

P_s：屈服载荷；P_b：最大载荷；$A \sim E$ 为各阶段分界点

对于低碳钢，在确定屈服载荷 P_s 时，必须注意观察试样屈服时测力度盘上主动针的转动情况，国际规定主动针停止转动时的恒定载荷或第一次回转的最小载荷值为屈服载荷 P_s，故材料的屈服极限为

$$\sigma_s = \frac{P_s}{A_0}$$

试样拉伸达到最大载荷之前，在标距范围内的变形是均匀的。从最大载荷开始，试样产生颈缩，截面迅速变细，载荷也随之减小。因此，测力度盘上主动针开始回转，而从动针则停留在最大载荷的刻度上，指示出最大载荷 P_b，则材料的强度极限为

$$\sigma_b = \frac{P_b}{A_0}$$

试样断裂后，将试样的断口对齐，测量出断裂后的标距 l_1 和断口处的直径 d_1，则材料的延伸率 δ 和截面收缩率 ψ 分别为

$$\delta = \frac{l_1 - l_0}{l_0} \times 100\%$$

$$\psi = \frac{A_0 - A_1}{A_0} \times 100\%$$

式中，l_0 和 A_0 分别为试验前的标距和横截面积；l_1 和 A_1 分别为试验后的标距和断口处的横截面积。

如果断口不在试样标距中部的三分之一区段内，则应按国家标准规定采用断口移中法来计算试样拉断后的标距 l_1。其具体方法是：试验前先在试样的标距内用刻线器刻画等间距的标点或圆周 11 个，即将标距长度分为 10 等份。试验后将拉断的试样断口对齐，如图 3-3 所示，以断口 O 为起点，在长段上取基本等于短段的格数得 B 点。当长段所余格数为偶数时，如图 3-4（a）所示，则取所余格数的一半得 C 点，于是 $l_1 = AB + 2BC$。当长段所余格数为奇数时，如图 3-4（b）所示，可在长段上取所余格数减 1 之半得 C 点，再取所余格数加 1 之半得 C_1 点，于是 $l_1 = AB + BC + BC_1$。

当断口非常接近试样两端部，而与其端部的距离等于或小于直径的两倍时，需重做试验。

3. 拉伸试验特点

拉伸试验操作简单、方便，通过试验获得的应力-应变曲线包含了大量信息，很容易看出材料的各项力学性能，如比例极限、弹性模量、屈服极限、强度极限等，因此拉伸试验成为应用最广泛的力学性能试验方法。

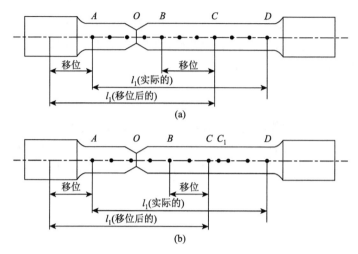

图 3-4　采用断口移中法计算试样拉断后的标距 l_1

（a）长段所余格数为偶数；（b）长段所余格数为奇数

拉伸试验中材料在达到破坏前的变形是均匀的，能够得到单向的应力与应变关系，但其缺点是难以获得大的变形量，缩小了测试范围。

3.1.2　压缩试验

压缩试验主要用于测定材料的压缩屈服极限及抗拉强度，并通过试验观察材料在压缩过程中的各种现象（主要是变形和破坏形式），以此来比较各种材料的压缩机械性能的特点。以下主要以低碳钢（塑性材料）与铸铁（脆性材料）的压缩试验为例进行介绍[5]。

1. 压缩试验原理

将试样放在试验机的两压板之间，开动试验机缓慢进行加载，使试样受到缓慢增加的压力作用，示力指针缓慢匀速转动，并利用试验机的绘图装置自动绘出压缩 $P\text{-}\Delta l$ 曲线（图 3-5）。

由于试样两端不可能得到理想的平行，试验时必须使用球形承垫（图 3-6），并且试样应置于球形承垫中心，借以球形承垫的自动调节作用实现试样的轴向受压。

2. 压缩曲线的解析

1）低碳钢的压缩

试样开始变形时服从胡克定律，压缩曲线呈直线［图 3-5（a）］。在开始出现变形增长很快的非线性小段时，表示材料到达了屈服阶段，但这时并不像拉伸那样有明显的屈服阶段，只是示力指针暂停转动或稍有返回，这暂停或返回的最小值即为压缩屈服载荷 P_{SC}。此后，图形呈曲线上升，材料产生显著的残余变形，试样长度显著缩短，而直径增大。试验机压板与试样两端面之间的摩擦力，使试样两端的横向变形受到阻碍，因而试样被压成鼓形。随着载荷的逐渐增加，塑性变形迅速增长，试样的横截面积也随之增大，而增大的面积又能承受更大的载荷，因此试样越压越扁，甚至可以压成薄饼状而不破裂，所以无法测出其最大载荷 P_{bc} 和抗压强度 σ_{bc}[6]。

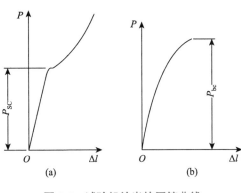
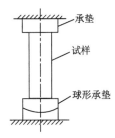

图 3-5 试验机绘出的压缩曲线   图 3-6 球形承垫

（a）低碳钢；（b）铸铁

根据测出的压缩屈服载荷 P_{SC}，由公式 $\sigma_{SC} = P_{SC}/S_0$（其中 S_0 为横截面积）即可求出材料的压缩屈服极限 σ_{SC}。

2）铸铁的压缩

铸铁试样在压缩时与拉伸明显不同，其压缩曲线上虽然仍没有明显的直线阶段和屈服阶段，但曲线明显变弯 [图 3-5（b）]，表明试样在达到最大载荷 P_{bc} 前就出现了明显的塑性变形，而其最大载荷 P_{bc} 也要比拉伸时的 P_b 大很多倍。当载荷达到最大载荷 P_{bc} 后稍有下降，然后破裂，并能听到沉闷的破裂声。

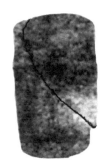

铸铁试样破裂后呈鼓形，并在与轴线大约呈 45°角的斜面上破裂（图 3-7），此破坏主要是由剪切应力引起的。

图 3-7 铸铁试样压缩下的破坏

由公式 $\sigma_{bc} = P_{bc}/S_0$ 即可求出材料的抗压强度。

3. 压缩试验特点

相比拉伸试验，压缩试验可以产生很大的变形量，弥补了材料在拉伸力学性能测试中的不足。材料试验表明,对于多数金属材料,拉伸试验在材料破坏前给出的应力-应变关系与压缩试验相同,因此压缩试验在金属成形的材料试验中有着广泛的用途。但是压缩试验因为材料端面的摩擦效应,一般难以获得均匀变形,必须有良好的润滑条件来消除摩擦或将摩擦效应降到极小,才能获得较准确的材料性能[7]。

3.1.3 扭转试验

扭转试验是观察试样在扭转力偶作用下试样受力和变形的行为。通过观察材料的破坏方式来测定材料的剪切屈服极限及剪切强度极限。

1. 扭转试样

采用圆形截面试样,如图 3-8 所示,在试样表面画一条纵线,以便观察试样的扭转变形。

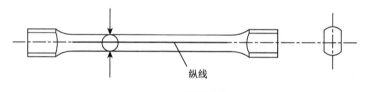

纵线

图 3-8 扭转试样

2. 扭转试验机的工作原理

扭转试验机如图 3-9 所示。在机体上有一个基本固定的夹头,用两平面和夹紧螺栓固定扭转试样的一端。基座上有一个能水平移动的电动减速装置,其左端是一个可旋转的夹头,以夹持试样的另一端。当电动减速器转动时,带动活动夹头转动,而使试样的一端相对于另一端发生了转动,故试样发生扭转而产生变形。

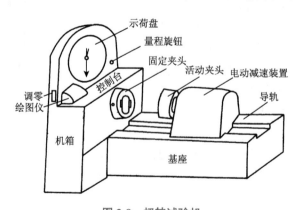

图 3-9 扭转试验机

作用于试样的扭转力矩，通过与固定夹头相连的称量机构而平衡，同时又带动载荷指针转动而指示出所受扭转力矩的大小。它还带动绘图仪的画笔左右移动，这个移动的扭转力矩坐标在记录纸上与纸的长度方向相垂直。

活动夹头的转动量代表了试样一端相对于另一端的转动，即扭转角。扭转角的大小由活动夹头上的刻度线来指示。同时还通过转动传感器将扭转角信号输入绘图仪中，带动绘图仪纸筒转动送出记录纸，在记录纸的长度方向构成转角坐标。

在试验过程中，随着试样扭转变形的增加，试样所受的扭转力矩也发生变化，绘图仪即可画出扭转力矩-扭转角的试验曲线。

在扭转力矩示荷盘的右下方，有一个量程旋钮用以改变扭转力矩的测量量程。其测量范围有 100N·m、200N·m、500N·m、1000N·m。当把旋钮转动到指定的量程时，示荷盘上的刻度标示值随之变化，以利于直接读取。在示荷盘左边的侧面上有一个转动轮，往上或往下转动可调整示荷盘指针的零点（一般情况下不要去转动它）。

扭转试验时的变形速度，可通过改变电动机的转速来调整。由于本机采用可控硅直流电机，调速可在一个很大的范围内无级调整。调速由机器操纵面板的开关和旋钮来控制。控制台面板如图 3-10 所示，面板各开关、旋钮的功能如下所述。

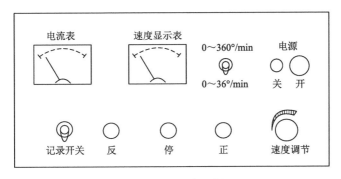

图 3-10　控制台面板

电源开关：按下"开"，接通整机电源；按下"关"，断开整机电源。

活动夹头转动速度设置如下。

快速设置：将速度设置开关拨至 0～360°/min 处，表示活动夹头转动速度在 0～360°/min 的范围内变化，具体的速度通过速度调节钮的转动量来调整。

慢速设置：将速度设置开关拨至 0～36°/min 处，表示活动夹头转动速度在 0～36°/min 的范围内变化，具体的速度通过速度调节钮的转动量来调整。

电机开关按钮：电机的转动由三个按钮决定，"正"为正转，"反"为反转，"停"为不转。改变电机转向时，应先按"停"然后再换向。

记录开关：此开关用于开关记录仪，当一切准备就绪后即可打开记录仪。用完关闭，以免电机转动空走纸。

3. 扭转试验原理

试样承受扭矩时，材料处于纯剪切应力状态，是拉伸以外的又一重要应力状态，常用扭转试验来研究不同材料在纯剪切应力状态下的机械性质。

低碳钢试样在发生扭转变形时，其 τ-φ 曲线如图 3-11 所示，类似低碳钢拉伸试验，可分为四个阶段：弹性阶段、屈服阶段、强化阶段和断裂阶段，相应地有三个强度特征值：剪切比例极限、剪切屈服极限和剪切强度极限。对应这三个强度特征值的扭矩依次为剪切扭矩 τ_p、屈服扭矩 τ_s、极限扭矩 τ_b。

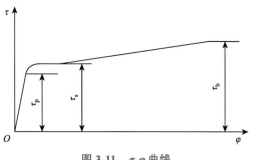

图 3-11　τ-φ 曲线

在比例极限内，τ 与 φ 呈线性关系，材料完全处于弹性状态，试样横截面上的剪切应力沿半径线性分布。如图 3-12（a）所示，随着 τ 的增大，开始进入屈服阶段，横截面边缘处的剪切应力首先到达剪切屈服极限，而且塑性区逐渐向圆心扩展，形成环塑性区，如图 3-12（b）所示，但中心部分仍然是弹性的，所以 τ 仍可增加，τ-φ 的关系成为曲线，直到整个截面几乎都是塑性区[5]，如图 3-12（c）所示。

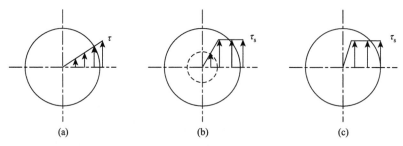

(a)　　　　　　　　　　(b)　　　　　　　　　　(c)

图 3-12　试样横截面剪切应力分布

当 τ-φ 出现屈服平台时，示力度盘的指针基本不动或有轻微回摆，由此可读出屈服扭矩 τ_s，低碳钢扭转的剪切屈服极限值可由下式求出：

$$\tau_s = 3M_s / 4W_n$$

式中，τ 为剪切应力；M 为扭矩；W_n 为抗扭截面模量。

屈服阶段过后，进入强化阶段，材料的强化使扭矩又有缓慢上升，但变形非常明显，试样的纵向画线变成螺旋线，直至扭矩到达极限扭矩值 τ_b 进入断裂阶段，试样被剪断，由示力度盘的从动针可读出 τ_b，则低碳钢扭转的剪切强度极限可由下式求出：

$$\tau_b = 3M_b / 4W_n$$

4. 试样的破坏现象分析

试样被扭转，材料处于纯剪切应力状态，在试样的横截面上有剪切应力作用，同时在与轴线呈 ±45° 的斜截面上，会出现与剪切应力等值的主拉应力和主压应力[6]，如图 3-13 所示。

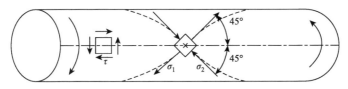

图 3-13　试样受力分析

低碳钢的抗剪能力比抗拉和抗压能力差，试样将会从最外层开始，沿横截面发生剪断破坏，而铸铁的抗拉能力比抗剪和抗压能力差，则试样将会在与杆轴呈 45° 的螺旋面上发生拉断破坏。

3.1.4　硬度试验

金属硬度试验按受力方式可分为压入法和刻画法两种，一般采用压入法；按加力速度可分为静力试验法和动力试验法两种，其中静力试验法最为普遍，常用的布氏硬度试验、洛氏硬度试验、维氏硬度试验等均属于静力压入试验法[8]。

1. 布氏硬度试验

1）布氏硬度试验的原理

对一定直径的硬质合金球施加试验力压入试样表面，经规定的保持时间后，卸除试验力，测量试样表面压痕的直径，见图 3-14。

由压头球直径 D 和测量所得的试样压痕直径 d 可算出压痕表面积，即

$$S = \frac{1}{2}\pi D(D - \sqrt{D^2 - d^2})$$

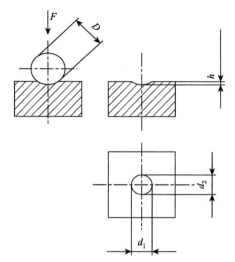

图 3-14　布氏硬度测量原理图

于是布氏硬度值可由布氏硬度 = 常数×试验力/压痕表面积算出，即

$$\mathrm{HBW} = 0.102 \times \frac{2F}{\pi D(D - \sqrt{D^2 - d^2})}$$

式中，$d = (d_1 + d_2)/2$；D、d 单位为 mm；F 单位为 N。

试验时，根据被测材料不同，球的直径、试验力及试验力保持时间按表 3-1 选择。

表 3-1　球直径、试验力和试验力保持时间选择表

金属种类	布氏硬度范围 HBS（HBW）	试样厚度/mm	$0.102F/D^2$	球的直径/mm	试验力 F /kN（kgf）	试验力保持 时间/s
黑色金属	140~450	3~6 2~4 <2	30	10.0 5.0 2.5	29.42（3000） 7.355（750） 1.839（187.5）	12
	<140	>6 3~6	10	10.0 5.0	9.807（1000） 2.452（250）	12
非铁金属	>130	3~6 2~4 <2	30	10.0 5.0 2.5	29.42（3000） 7.355（750） 1.839（187.5）	30
	36~130	3~9 3~6	10	10.0 5.0	9.807（1000） 2.452（250）	30
	8~35	>6	2.5	10.0	2.452（250）	60

注：1kgf = 9.80665N。

2）布氏硬度试验的特点

布氏硬度试验的优点是其硬度代表性好，由于通常采用的是直径 10mm 的压头球，

3000kgf 试验力,其压痕面积较大,能反映较大范围内金属各组成相综合影响的平均值,而不受个别组成相及微小不均匀度的影响,因此特别适用于测定灰铸铁、轴承合金和具有粗大晶粒的金属材料。它的试验数据稳定,重现性好,精度高于洛氏硬度试验,低于维氏硬度试验。此外,布氏硬度值与抗拉强度值之间存在较好的对应关系。

布氏硬度试验的缺点是压痕较大,成品检验有困难,试验过程比洛氏硬度试验复杂,要分别完成测量操作和压痕测量,因此要求操作者具有一定的经验。

3)布氏硬度试验的应用

布氏硬度试验主要用于组织不均匀的锻钢和灰铸铁的硬度测试,锻钢和灰铸铁的布氏硬度与抗拉强度有着较好的对应关系。布氏硬度试验还可用于有色金属、钢材和经过调质热处理的半成品工件,采用小直径压头球可以测量小尺寸和较薄材料。布氏硬度试验多用于原材料和半成品的检测,由于压痕较大,一般不用于成品检测。

布氏硬度试验一般用于测试各种硬度不高的钢材、铸铁、有色金属等,也用于测试经淬火、回火但硬度不高的钢件。由于布氏硬度试验的压痕较大,试验结果能更好地代表试样的硬度[9]。

2. 洛氏硬度试验

1)洛氏硬度试验的原理

试验采用顶角为 120°的金刚石圆锥压头或者直径为 1.588mm 的淬火钢球压头,测试时先加预载荷 F_0,压头从起始位置 0-0 到 1-1 位置,压入试样深度为 h_1,后加总载荷 F(为主载荷加上预载荷),压头位置为 2-2,压入深度为 h_2,停留数秒后,将主载荷卸除,保留预载荷。由于被测试样弹性变形恢复,压头略为提高,位置为 3-3,实际压入试样深度为 h_3(h_3 为 3-3 到 0-0 距离),因此在主载荷作用下,压头压入试样的深度 $h = h_3 - h_1$,如图 3-15 所示。

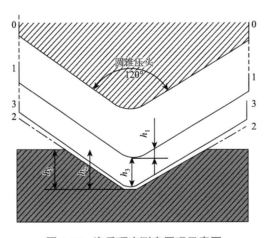

图 3-15　洛氏硬度测定原理示意图

试验时，根据被测材料不同，压头类型、试验力按表 3-2 选择，对应的洛氏硬度标尺为 HRA、HRB、HRC 三种。

表 3-2　压头、试验力选择表

符号	压头类型	载荷/kgf	硬度有效范围	使用范围
HRA	金刚石圆锥体	60	70～85	适用于测量硬质合金、钢表、淬火层或渗碳层
HRB	直径为1.588mm钢球	100	25～100	适用于测量非铁金属退火、淬火等
HRC	金刚石圆锥体	150	20～67	适用于调质钢、淬火钢等

2）洛氏硬度试验的特点

洛氏硬度试验的优点为：操作较为简便；压痕小，对工件损伤小，归于无损检测一类，可对成品直接进行测量；测量范围广，较为常用的就有 HRA、HRB、HRC 三种标尺，可以测量各种软硬不同，厚薄不同的材料。

洛氏硬度试验的缺点为：测量结果有局限性，对每一个工件测量点数一般不少于 3 个[10]。

3）洛氏硬度试验的应用

洛氏硬度试验测量范围：可用于成品和薄件，但不宜测量组织粗大不均匀的材料。

3. 维氏硬度试验

1）维氏硬度试验的原理

维氏硬度试验是用一个相对面夹角为 136° 的正四棱锥体金刚石以规定的试验力 F 压入试样表面，保持规定时间后，卸除试验力，测出压痕表面积。维氏硬度值是试验力 F 与压痕表面积 S 之比，即 $HV = F/S$，其试验原理如图 3-16 所示。

$$HV = 常数 \times 试验力/压痕表面积 \approx 0.1891F/d^2$$

式中，HV 为维氏硬度符号；F 为试验力，N；d 为压痕两对角线 d_1、d_2 的算术平均值，mm。实用中是根据对角线长度 d 通过查表得到维氏硬度值。国家标准规定维氏硬度压痕对角线长度范围为 0.020～1.400mm[11]。

2）维氏硬度的表示方法

维氏硬度表示为 HV，维氏硬度符号 HV 前面的数值为硬度值，后面为试验力值。标准的试验保持时间为 10～15s。如果选用的时间超出这一范围，在力值后面还要注上保持时间。例如：

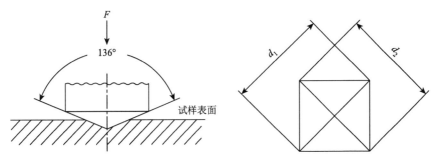

图 3-16　维氏硬度试验原理示意图

600HV30 表示采用 294.2N（30kgf）的试验力，保持时间 10～15s 时得到的硬度值为 600。

600HV30/20 表示采用 294.2N（30kgf）的试验力，保持时间 20s 时得到的硬度值为 600。

3）维氏硬度试验的分类和试验力选择

维氏硬度试验按照试验力大小的不同可细分为三种试验，即维氏硬度试验、小负荷维氏硬度试验和显微维氏硬度试验，见表 3-3。

表 3-3　维氏硬度试验的三种方法

试验力范围/N	硬度符号	试验名称
$F \geqslant 49.03$	$\geqslant$HV5	维氏硬度试验
$1.961 \leqslant F < 49.03$	HV0.2～<HV5	小负荷维氏硬度试验
$0.0980 \leqslant F < 1.961$	HV0.01～<HV0.2	显微维氏硬度试验

维氏硬度试验可选用的试验力很多，见表 3-4。

表 3-4　推荐的维氏硬度试验力

维氏硬度试验		小负荷维氏硬度试验		显微维氏硬度试验	
硬度符号	试验力/N	硬度符号	试验力/N	硬度符号	试验力/N
HV5	49.03	HV0.2	1.961	HV0.01	0.0980
HV10	98.07	HV0.3	2.942	HV0.015	0.1471
HV20	196.1	HV0.5	4.903	HV0.02	0.1961
HV30	294.2	HV1	9.807	HV0.025	0.2452
HV50	490.3	HV2	19.61	HV0.05	0.4903
HV100	980.7	HV3	29.42	HV0.1	0.9807

注：1. 维氏硬度试验可使用大于 980.7N 的试验力；2. 显微维氏硬度试验力为推荐值。

试验力的选择要根据试样种类、试样厚度和预期的硬度范围来确定。标准规定，试样或试验层的厚度至少为压痕对角线长度的 1.5 倍。试验后试样背面不应出现可见的变形痕迹。

4）维氏硬度试验的特点

维氏硬度试验的优点：

（1）维氏硬度试验的压痕是正方形，轮廓清晰，对角线测量准确，因此，维氏硬度试验是常用硬度试验方法中精度最高的，同时它的重复性也很好，这一点比布氏硬度试验优越。

（2）维氏硬度试验测量范围宽广，可以测量目前工业上所用到的几乎全部金属材料，从很软的材料（几个维氏硬度单位）到很硬的材料（3000 个维氏硬度单位）都可测量。

（3）维氏硬度试验最大的优点在于其硬度值与试验力的大小无关，只要是硬度均匀的材料，可以任意选择试验力，其硬度值不变。这就相当于在一个很宽广的硬度范围内具有一个统一的标尺。这一点又比洛氏硬度试验更加优越。

（4）在中、低硬度值范围内，在同一均匀材料上，维氏硬度试验和布氏硬度试验会得到近似的硬度值。例如，当硬度值为 400 以下时，$HV \approx HB$。

（5）维氏硬度试验的试验力可以小到 10N，压痕非常小，特别适合测试薄小材料。

维氏硬度试验的缺点：试验效率低，要求较高的试验技术，对于试样表面的光洁度要求较高，通常需要制作专门的试样，操作麻烦费时，通常只在实验室中使用。

5）维氏硬度试验的应用

维氏硬度试验主要用于材料研究和科学试验方面。小负荷维氏硬度试验主要用于测试小型精密零件的硬度、表面硬化层硬度和有效硬化层深度、镀层的表面硬度、薄片材料和细线材的硬度、刀刃附近的硬度、牙科材料的硬度等，由于试验力很小，压痕也很小，试样外观和使用性能都可以不受影响。显微维氏硬度试验主要用于金属学和金相学研究，测定金属组织中各组成相的硬度，研究难熔化合物脆性等。显微维氏硬度试验还用于极小或极薄零件的测试，零件厚度可薄至 3μm[11]。

3.1.5 冲击试验

在实际工程机械中，有许多构件常受到冲击载荷的作用，机器设计中应力求避免冲击波负荷，但由于结构或运行的特点，冲击载荷难以完全避免，为了了解材料在冲击载荷下的性能，必须做冲击试验。

冲击试验的意义在于测量材料在冲击载荷作用下的冲击吸收功以及测定材料的冲击韧度 α_K。

1. 冲击试样

工程上常用的金属材料的冲击试样一般为带缺口槽的矩形试样，做成制品的目的是便于揭露各因素对材料高速变形时的冲击抗力的影响。缺口形状和试样尺寸对材料的冲击韧度 α_K 的影响极大，要保证试验结果能进行比较，试样必须严格按照冶金工业部颁布的标准制作[12]。故测定 α_K 的冲击试验实质上是一种比较性试验，其冲击试样形状如图 3-17 所示。

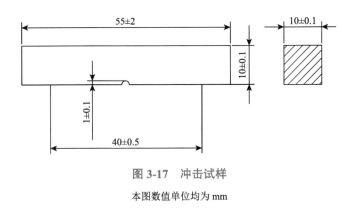

图 3-17　冲击试样

本图数值单位均为 mm

2. 冲击试验原理

冲击试验是一种动态力学试验，它是将具有一定形状和尺寸的 U 型或 V 型缺口的试样，在冲击载荷作用下折断，以测定其冲击吸收功 A_K 和冲击韧度 α_K 的一种试验方法。

冲击试验通常在摆锤式冲击试验机上进行，其原理如图 3-18 所示。试验时将试样放在试验机支座上，缺口位于冲击相背方向，并使缺口位于支座中间[图 3-18（b）]。然后将具有一定质量的摆锤举至一定的高度 H_1，使其获得一定位能 mgH_1。释放摆锤冲断试样，摆锤的剩余能量为 mgH_2，则摆锤冲断试样失去的势能为 mgH_1-mgH_2。如果忽略空气阻力等导致的各种能量损失，则冲断试样所消耗的能量（即试样的冲击吸收功）为

$$A_K = mg(H_1-H_2)$$

式中，A_K 的具体数值可直接从冲击试验机的表盘上读出，其单位为 J。将冲击吸收功 A_K 除以试样缺口底部的横截面积 S_N（cm^2），即可得到试样的冲击韧度 α_K：

$$\alpha_K = A_K/S_N$$

对于 Charpy U 型缺口和 V 型缺口试样的冲击吸收功分别用 A_{KU} 和 A_{KV} 表示，它们的冲击韧度分别用 α_{KU} 和 α_{KV} 表示。

α_K 作为材料的冲击抗力指标，不仅与材料的性质有关，试样的形状、尺寸、缺口形式等都会对 α_K 产生很大的影响，因此 α_K 只是材料抗冲击断裂的一个参考性指标，只能在规定条件下进行相对比较，而不能代换到具体零件上进行定量计算[13]。

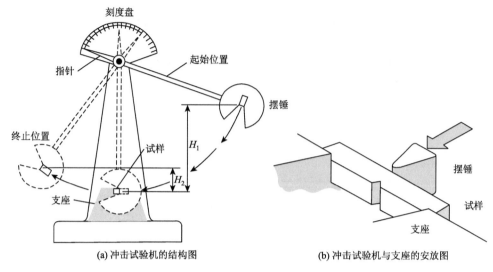

(a) 冲击试验机的结构图　　　　　(b) 冲击试验机与支座的安放图

图 3-18　冲击试验的原理图

3. 试样温度及温度测量

对于室温冲击试验，在 10~35℃下进行，如要求严格，则控制在 20℃±2℃下进行（国际标准规定 23℃±5℃）。

对于高温冲击试验，将试样加热至规定的试验温度，允许温度偏差为±2℃。由于试样从高温炉移出至室温环境和与支座接触，温度均会降低，按本方法结合打击时间，需附加过热度（也应考虑过热对材料性能的影响）。

对于低温冲击试验，将试样冷却至规定温度，允许温度偏差为±2℃。由于试样从低温移出至室温环境和与支座接触，温度均会升高，按本方法结合打击时间，需附加过冷度。

试样加热或冷却所选用的热源或冷源和介质应安全、无毒、不腐蚀试样。

4. 影响冲击韧性或冲击吸收功大小的因素

长期生产实践证明 A_K、α_K 对材料的组织缺陷十分敏感，能灵敏地反映材料品质、宏观缺陷和显微组织方面的微小变化，因而冲击试验是生产上用来检验冶炼和热加工质量的有效方法之一。由于温度对一些材料的韧脆程度影响较大，为了确定材料由塑性状态向脆性状态转化的趋势，可分别在一系列不同温度下进行冲击试验，测定出 A_K 值随试验温度的变化。试验表明，A_K 随温度的降低而减小；在某一温度范围，材料的 A_K 值急剧下降，表明材料由韧性状态向脆性状态转变，此时的温度称为韧脆转变温度。根据不同的钢材及使用条件，其韧脆转变温度的确定有冲击吸收功、脆性断面率、侧膨胀值等不同的评定方法。

5. 冲击试验断口评定方法

对于金属夏比冲击断口形貌的测定，目前的国家标准《金属材料 夏比摆锤冲击试验方法》（GB/T 229—2020）规定了三种方法：①比较法；②直接测量法；③放大测量法[13]。

结合标准规定的方法，通常采用的韧性断面率（纤维断面率）评定方法有四种，具体如下：

（1）比较法：将断口与如国际标准或美国 ASTM E23 标准给定的标准实物断口形貌图比较确定。

（2）直接测量法：测量断口晶状断裂部分面积的长度和宽度（作近似矩形面积）或上、下底高（作近似梯形面积），计算其面积。

（3）放大测量法：①把试样断口拍片放大，利用求积仪测量。②利用低倍显微镜等光学仪器（图像分析技术）测量。

（4）用带标尺的方孔卡片法、网格卡片法。

夏比冲击断口形貌的评定，其准确度并不很高。按照英国标准《缺口棒试验 第5 部分：结晶度的测定》（BS 131-5:1965）提示，前述的比较法，对于有经验的操作人员能达到约 10%的准确度，而其他几种方法准确度相对高些，但不如比较法简单方便。图 3-19 所示为管线钢 L555MB 的冲击试样在–20℃条件下打断的试样断口。

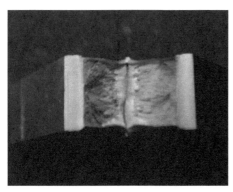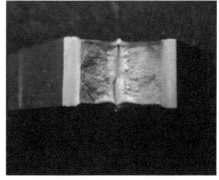

图 3-19　冲击试样断口

在做冲击试验的过程中，试验设备、试样及试验过程都会影响试样数据的稳定性。每当一组冲击试验数据分散比较严重时，就应该考虑是哪些方面出现问题影响了数据的稳定性。

6. 常用的仪器设备简介

1）万能试验机

（1）万能试验机的工作原理。

万能试验机（图 3-20）是现代电子技术与机械传动技术相结合的产物，是充分发挥了机电各自特长而构成的大型精密测试仪器，可对各种材料进行拉伸、压缩、弯曲、剥离、剪切等多项性能试验，有测量范围宽、精度高、响应快等特点，并且工作可靠，效率高，可对试验数据进行实时显示记录、打印。

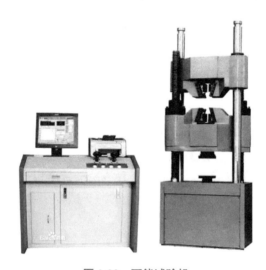

图 3-20　万能试验机

万能试验机是由测量系统、驱动系统、控制系统及计算机（计算机系统型拉力试验机）等结构组成。

a. 测量系统

ⅰ. 力值的测量

力值通过测力传感器、放大器和数据处理系统来实现测量，最常用的测力传感器是应变片式传感器。

所谓应变片式传感器，就是由应变片、弹性元件和某些附件（补偿元件、防护罩、接线插座、加载件）组成，能将某种机械量变成电量输出的器件。应变片式的拉、压力传感器国内外种类繁多，主要有筒状力传感器、轮辐式力传感器、S双连孔型传感器、十字梁式传感器等类型。

从材料力学相关知识可知，在小变形条件下，一个弹性元件某一点的应变 ε 与弹性元件所受的力成正比，也与弹性元件的变形成正比。以 S 双连孔型传感器为例，当传感器受到拉力 P 的作用时，弹性元件表面粘贴有应变片，因为弹性元件的应变与外力 P 的大小成正比，故将应变片接入测量电路中，即可通过测出其输出电压，从而测出力的大小。

对于传感器，一般采用差动全桥测量，即将所粘贴的应变片组成桥路，R_1、R_2、R_3、R_4 实际为阻值相等的 4 片（或 8 片）应变片，即 $R_1 = R_2 = R_3 = R_4$，当传感器受到外力（拉力或压力）作用时，传感器弹性元件产生应变而使各电阻值发生变化，其变化值分别为 ΔR_1、ΔR_2、ΔR_3、ΔR_4，结果原来平衡的电桥现在不平衡了，桥路就有电压输出，设为 ΔE，则

$$\Delta E = [R_1 R_2/(R_1 + R_2)^2](\Delta R_1/R_1 - \Delta R_2/R_2 + \Delta R_3/R_3 - \Delta R_4/R_4)U$$

式中，U 为外电源供给桥路的电压。进一步简化为

$$\Delta E = (\Delta R_1/R - \Delta R_2/R + \Delta R_3/R - \Delta R_4/R)U/4$$

将 $\Delta R_i/R_i = K\varepsilon_i$ 代入上式，则有

$$\Delta E = (UK/4)(\varepsilon_1 - \varepsilon_2 + \varepsilon_3 - \varepsilon_4)$$

式中，K 为电阻系数。

简单来说，外力 P 引起传感器内应变片的变形，导致电桥的不平衡，从而引起传感器输出电压的变化，通过测量输出电压的变化就可以知道力的大小。

一般来说，传感器的输出信号都是非常微弱的，通常只有几毫伏，如果直接对此信号进行测量是非常困难的，并且不能满足高精度测量要求。因此必须通过放大器将此微弱信号放大，放大后的信号电压可达 10V，此时的信号为模拟信号，这个模拟信号经过多路开关和 A/D 转换芯片转变为数字信号，然后进行数据处理。至此，力的测量告一段落。

ⅱ. 形变的测量

形变测量装置可用来测量试样在试验过程中产生的形变。该装置上有两个夹头，经过一系列传动机构与装在测量装置顶部的光电编码器连在一起，当两夹头间的距离发生变化时，带动光电编码器的轴旋转，光电编码器就会有脉冲信号输出。再由处理器对此信号进行处理，就可以得出试样的变形量。

ⅲ. 横梁位移的测量

其原理与变形测量大致相同，都是通过测量光电编码器的输出脉冲数来获得横梁的位移量。

b. 驱动系统

驱动系统主要用于试验机的横梁移动。其工作原理是由伺服系统控制电机，电机经过减速箱等一系列传动机构带动丝杆转动，从而达到控制横梁移动的目的。通过改变电机的转速，可以改变横梁的移动速度。

c. 控制系统

顾名思义，就是控制试验机运作的系统。人们通过操作台可以控制试验机的

运作，通过显示屏可以获知试验机的状态及各项试验参数，若该试验机带有计算机，也可以由计算机实现各项功能并进行数据处理分析、试验结果打印。试验机与计算机之间的通信一般都是使用 RS232 串行通信方式，它通过计算机背后的串口（COM 口）进行通信，此技术比较成熟、可靠，使用方便。

d. 计算机

计算机用来采集和处理分析数据。进入试验界面后，计算机会不断采集实时试验数据，实时画出试验曲线（常用力-位移曲线），自动求出各试验参数及输出报表。

（2）电子万能试验机与液压万能试验机的区别。

电子万能试验机与液压万能试验机均属于材料力学检测仪器，但在结构设计、使用性能、应用范围等方面具有各自的特点，用户可根据所在行业具体使用环境来决定选用电子万能试验机还是液压万能试验机。电子万能试验机与液压万能试验机的区别如下。

a. 在结构特点上

电子万能试验机主要采用伺服电机作为动力源，丝杠、丝母作为执行部件，实现试验机移动横梁的速度控制。在传动控制上，目前主要有两种形式，同步带和减速机；在测力上，电子万能试验机均采用负荷传感器。

液压万能试验机主要采用高压液压源为动力源，采用手动阀、伺服阀或比例阀作为控制元件进行控制。普通液压万能试验机只能通过人工手动实现加载，属于开环控制系统，受价格因素的影响，测力传感器一般采用液压压力传感器。而电液伺服类万能试验机则是采用伺服阀或比例阀作为控制元件进行控制，国内有些厂家也已经采用高精度负荷传感器进行测力。

b. 在使用性能上

电子万能试验机不用油源，所以更清洁，使用维护更方便；它的试验速度范围可以调整，试验速度可达 0.001~1000mm/min，速比可达 100 万倍之多，试验行程可按需要而定，更灵活；测力精度高，有些甚至能达到 0.2%；体积小、质量轻、空间大、方便加配相应装置来做各项材料力学试验，真正做到了一机多用。目前国内的主流试验机厂家生产的电子万能试验机，均可以做到载荷控制、应变控制、位移控制的三闭环控制。

液压万能试验机受油源流量的限制，试验速度较低。手动液压万能试验机，操作较为简易，价格便宜，但控制精度较低；电液伺服万能试验机的性能与电子万能试验机相比，除试验速度低外，控制精度也不逊色；采用负荷传感器的微机控制电液伺服万能试验机，力值精度也可以达到 0.5%左右，且在做大吨位的材料力学试验时，更可靠、更稳定、性价比更高。

c. 在应用范围上

电子万能试验机广泛应用于各种金属、非金属及复合材料，如木材、塑料型材、电线电缆、纸张、薄膜、橡胶、医药和食品包装材料、织物等进行拉伸性能指标的测试。同时它可根据用户提供的国内、国际标准定做各种试验数据处理软件和试验辅具。数字显示电子万能试验机适合只求力值、抗拉强度、抗压强度等相关数据的用户，如需求取较为复杂参数，微机控制电子万能试验机是更好的选择。

从性价比方面来说，30t 以下，电子万能试验机更有优势。液压万能试验机主要用于金属和非金属材料的零件、部件、构件的拉伸、压缩、弯曲等力学性能试验。液压万能试验机是工矿企业、建筑建材、质检中心、水利水电、桥梁工程、科研院所、大专院校力学试验室理想的试验设备。手动控制的液压万能试验机，价格便宜，适合工矿企业的成品检验、单一材料指标测试；而电液伺服万能试验机，则适合要求较高的钢铁、建材检测类的试验室。30t 以上，电液伺服万能试验机与电子万能试验机相比，更有价格优势。

2）扭转试验机

扭转试验机主要用于测定各种材料及零部件在扭转力作用下的性能及物理参数，是大专院校、科研院所、质检部门及有关生产单位理想的试验检测设备。一般的扭转试验机具有结构紧凑、操作简单、维护方便等特点，其控制系统以单片机为核心，自身带有显示和控制键盘，可独立操作并显示扭矩值、转角值和扭转角速度。采用微机控制时，配置全中文用户界面软件，可自动进行数据的采集处理，可打印试验报告和扭矩-转角曲线，在试验运行过程中动态显示扭矩值、转角值、扭转角速度和扭矩-转角曲线，可进行软件标定，并具有超载保护功能。

根据检测的产品分类，扭转试验机分为弹簧扭转试验机、线材扭转试验机和材料扭转试验机。

（1）弹簧扭转试验机。

弹簧扭转试验机采用国外先进技术，全数字放大、采集、闭环控制，使显示稳定、精度高、使用方便。主结构中高精密减速机具有传动平稳、噪声低、速度精度高、调速范围宽、使用寿命长等特点。测量时，扭转扭矩、角度为数字显示。此外，机器具有峰值保持、过载保护、刚度计算、结果打印、数据查询等功能，且手动加荷，左右旋随意选择，操作简单，检测速度快，装夹方便，如图 3-21 所示。

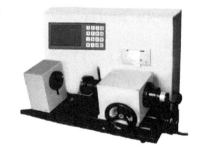

图 3-21　弹簧扭转试验机

弹簧扭转试验机可分为手动弹簧扭转试验机和自动弹簧扭转试验机两种，其具体技术参数分别如表 3-5 和表 3-6 所示。

表 3-5　手动弹簧扭转试验机技术参数

参数	型号						
	TNZ-S50Nmm	TNZ-S100Nmm	TNZ-S200Nmm	TNZ-S500Nmm	TNZ-S1000Nmm	TNZ-S2000Nmm	TNZ-S5000Nmm
最大试验扭矩/(N·mm)	50	100	200	500	1000	2000	5000
扭矩最小读数值/(N·mm)	0.001	0.01			0.1		
扭转角最小读数值/(°)	0.1						
量程/%	2~100						
试验力准确度/%	±1						
位移测量准确度/%	±1						
加力盘、扭矩盘间距离/mm	0~70						
试验机级别	1 级						
变形示值误差	$\leqslant\pm(50+0.15L)$						
供电电源	220V，50Hz						
试验机尺寸	500mm×300mm×460mm						
质量/kg	约 40						

注：L 表示示值，下同。

表 3-6　自动弹簧扭转试验机技术参数

参数	最大试验扭矩/(N·mm)						
	50	100	200	500	1000	2000	5000
扭矩最小读数值/(N·mm)	0.001	0.01			0.1		
扭转角最小读数值/(°)	0.1						
量程/%	2~100						
试验力准确度/%	±1						
位移测量准确度/%	±1						
加力盘、扭矩盘间距离/mm	0~70						
试验机级别	1 级						
变形示值误差	$\leqslant\pm(50+0.15L)$						
供电电源	200V，50Hz						
试验机尺寸	500mm×300mm×460mm						
质量/kg	约 45						

（2）线材扭转试验机。

金属线材扭转试验机（图 3-22）适用于测定直径（或特征尺寸）为 0.1～10.0mm 的金属线材在单向或双向扭转中承受塑性变形的能力及显示线材表面和内部的缺陷。其主要功能有单向扭转和双向扭转：①单向扭转即试样绕自身轴线向一个方向均匀旋转 360°作为一次扭转，至规定次数或试样断裂；②双向扭转即试样绕自身轴线向一个方向均匀旋转 360°作为一次扭转，至规定次数后，向相反方向旋转相同次数或试样断裂。

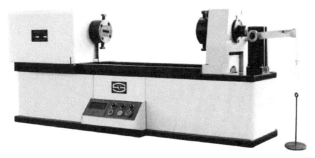

图 3-22　线材扭转试验机

线材扭转试验机的技术参数如表 3-7 所示。

表 3-7　线材扭转试验机的技术参数

参数	型号	
	XC-1、XC-3	XC-6、XC-10
能夹持金属线材直径/mm	0.1～1 或 0.1～3	1～6 或 1～10
两夹头之间标距/mm	0～300	0～500
钳口夹具体外径/mm	65	74
平钳口夹持范围/mm	0～3	0～3
圆钳口 1 夹持范围/mm	无	3～6
圆钳口 2 夹持范围/mm	无	6～10
扭转速率/(r/min)	60、90、120、180、300	30、60、90、120
圈数最小读数值	0.1	0.1
试验机尺寸（长×宽×高）	940mm×400mm×560mm	1360mm×430mm×600mm
试验机质量/kg	100	130
供电电源	220V，50Hz	220V，50Hz
噪声/dB(A)	<50	—

（3）材料扭转试验机。

材料扭转试验机（图 3-23）主要是对材料进行扭转试验，由高精度扭矩传感器检测扭矩，光电编码器检测转角，数字显示检测结果，主要供有关科研部门、各类大专院校和工矿企业的力学实验室用来测定材料的扭转性能。该扭转试验机可实时显示试验角度及扭矩，也可选择峰值检测，试验机可自动记录试样断裂前的最大扭矩。试验结束后可选择查询或打印当次试验结果，可显示当前的年、月、日、时、分、秒。

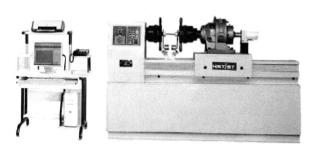

图 3-23　材料扭转试验机

材料扭转试验机分为手动和全自动微机控制两种机型，其技术参数分别如表 3-8 和表 3-9 所示。

表 3-8　手动材料扭转试验机技术参数

参数	各型号的参数				
	NZ-10Nm	NZ-20Nm	NZ-50Nm	NZ-100Nm	NZ-200Nm
最大试验扭矩/(N·m)	10	20	50	100	200
扭矩测量范围/%	10～100				
扭矩最小读数值/(N·m)	0.01			0.1	
扭矩示值相对误差/%	±1				
扭转角最小读数值/(°)	0.1				
最大扭转角/(°)	99999				
扭转角测量相对误差/%	±1				
试样尺寸/mm	0.1～200				
夹头间最大间距/mm	200				
试验转动方向	双向				
试验机级别	1 级				
供电电源	220V，50Hz				
主机尺寸（长×宽×高）	950mm×350mm×370mm				

表 3-9　自动材料扭转试验机技术参数

参数	型号				
	NZ-500Nm	NZ-1000Nm	NZ-2000Nm	NZ-3000Nm	NZ-5000Nm
最大试验扭矩/(N·m)	500	1000	2000	3000	5000
扭矩测量范围/%	1～100				
扭矩最小读数值/(N·m)	0.01	0.1		0.1	
扭矩示值相对误差/%	±1				
扭转角最小读数值/(°)	0.1				
最大扭转角/(°)	99999				
扭转角测量相对误差/%	±1				
扭转速率/(r/min)	1～720				
试样尺寸/mm	0.1～500				
夹头间最大间距/mm	500				
试验转动方向	双向				
试验机级别	1级				
供电电源	220V，50Hz				
主机尺寸（长×宽×高）	1260mm×500mm×1000mm				

3）摆锤式冲击试验机

摆锤式冲击试验机是冲击试验机的一种，是用于测定金属材料在动负荷下抵抗冲击的性能，从而判断材料在动负荷作用下的质量状况的检测仪，如图 3-24 所示。摆锤式冲击试验机可根据控制方式的不同，分为手动摆锤式冲击试验机、半

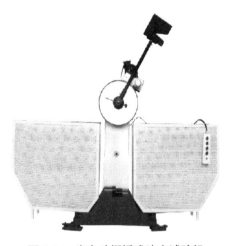

图 3-24　半自动摆锤式冲击试验机

自动摆锤式冲击试验机和全自动摆锤式冲击试验机。这里介绍的为半自动摆锤式冲击试验机，该冲击试验机操作简单，效率高，扬摆、挂摆、冲击、放摆均为电动控制，并能利用冲断试样后的剩余能量自动扬摆为下次冲击试验做好准备，特别适用于连续做冲击试验的实验室和大量做冲击试验的冶金、机械制造等行业。

摆锤式冲击试验机的技术特点为：

（1）试验机主机为单支承柱式结构，悬臂式挂摆方式，摆锤锤体呈 U 型。

（2）通过手控盒来控制整个冲击试验过程。

（3）可根据需要选择普通摆锤式冲击试验机、数显式摆锤冲击试验机和计算机控制摆锤式冲击试验机。

（4）具体的冲击功大小，可选择在刻度盘上读取，或用液晶显示屏显示，再或者直接从计算机显示屏上直观读取。

（5）冲击刀采用螺钉安装固定，更换简单方便。

（6）主机装有安全防护销，并且配备了安全防护网。

7. 冲击试验过程电气控制原理

（1）按动取摆按钮，通过继电器、离合器和接触器的动作，接通 LD；摆锤扬至最高位置后，碰到微动开关，电机停转，其他电器线路复位，保险销伸出。

（2）按动退销按钮，保险销退回。

（3）按动冲击按钮，接通阀用电磁铁，实现摆锤冲击，并能使全部电气线路复位。

（4）自动扬摆：在接通电源后，伺服电机一直逆时针旋转，这样它所拖动的接点一直处于断开状态。当摆锤处于停止或落下方向转动时，电源接点亦不可接通，当摆锤向扬摆方向转动，并且它的转动角速度大于伺服电机的速度时，电源接点接通，并使继电器接通，当摆锤角速度逐渐下降至小于伺服电机的速度时，电源自动接点断开，并使继电器动作，这时接通离合器和接触器，使拖动电机转动，进行扬摆。

摆锤式冲击试验机工作条件：

（1）温度在 10～35℃ 范围内。

（2）相对湿度不大于 85%。

（3）周围无腐蚀性介质的环境。

（4）安装在厚度不小于 150mm 的混凝土地基上或固定在荷载大于 880kg 的基础上。

（5）机座上安装基准面的水平度调至 0.2/1000 以内。

3.1.6　疲劳试验

疲劳试验用以测定材料或结构疲劳应力或应变循环数的过程。疲劳是循环加载条件下发生在材料某点处局部的、永久性的损伤递增过程[14]。经足够的应力或应变循环后，损伤积累可使材料出现裂纹，或是裂纹进一步扩展至完全断裂。出现可见裂纹或完全断裂统称疲劳破坏。

按破坏循环次数的高低，疲劳试验分为两类[15]：①高循环疲劳（高周疲劳）试验，对于此种试验，施加的循环应力水平较低；②低循环疲劳（低周疲劳）试验，此时循环应力常超过材料的屈服极限，故通过控制应变实施加载。

按材料类别划分疲劳试验有金属疲劳试验和非金属疲劳试验[16]。

按工作环境划分疲劳试验包括高温疲劳试验、热疲劳（由循环热应力引起）试验、腐蚀疲劳试验、微动摩擦疲劳试验、声疲劳（由噪声激励引起）试验、冲击疲劳试验、接触疲劳试验等。

对于生物医学材料，疲劳测试主要为医疗器械成品的疲劳性能测试，主要包括下文介绍的几类长期植介入人体的医疗器械。

1. 血管支架体外脉动耐久性测试

1）测试方法概述

该测试方法适用于血管支架的疲劳/耐久测试，该测试使支架承受流体负载，模拟支架在体内的受载和（或）直径变化[17]。支架应放到可使其直径产生周期性变化的模拟血管中。一般来说，有两种常用的试验方法：生理压力测试方法要求模拟血管在生理压力、脉动速度和尽可能高的测试频率下具有与自体血管相似的顺应性；直径控制法（也称为应变控制法）需要使用直径测试系统和模拟血管来保证在测试频率下达到预期的直径的最小值和最大值，或相同的直径变化量及支架平均直径。无法直接测量支架时，可以通过测量模拟血管外径后进行支架外径与模拟血管外径之间关系的换算得到支架外径。

2）测试设备

（1）压力测量系统：在测试频率下能精确测量罐内压力的压力传感器。

（2）尺寸测量装置：线边位移传感器、激光测量装置及高速摄像设备。

（3）温度控制系统：经过校准的温度控制和测量系统。

（4）循环计数系统：用来测量加载在支架/模拟血管上载荷的循环次数。

3）测试样品准备

（1）样品最好选择经过所有生产工序（包括灭菌处理）、满足临床植入质量标准的成品。

（2）样品规格需在对所有规格进行应力/应变分析基础上选择疲劳耐久性能最恶劣的规格进行测试。

（3）测试样品数量根据实验目的进行选择。

（4）根据样品规格选择合适规格的模拟血管/测试用管，保证支架在模拟血管/测试用管中有足够的贴壁性能，从而不会发生移位。

（5）模拟血管应变。

4）测试参数

（1）温度：控制在 37℃±2℃。

（2）溶液：测试溶液为磷酸盐缓冲液（PBS）或作用相同的溶液。

（3）生理压力：预期血管中的变化压力。

（4）生理脉动频率。

（5）生物抑制剂：微生物生长会影响测试后支架表面特性的评价，可以使用生物抑制剂抑制微生物的生长，但这些抑制剂不能对测试支架产生降解或其他方面产生影响。

（6）模拟血管老化：有些模拟血管由于某些环境因素（如紫外光照）的影响可能会老化，要尽量避免模拟血管暴露在这样的环境中。

（7）支架装载：支架装载到模拟血管内时应尽量位于模拟血管中心位置，避免受到模拟血管两端的影响。

（8）测试频率确定。

（9）测试确认：当支架以相同的压力和频率进行测试时，应确认在整个疲劳测试过程中，支架和血管内壁保持良好的贴合。

（10）接受标准：要建立一个详细的实验方案来描述评价支架的所有程序。

2. 经导管植入式人工心脏瓣膜支架疲劳测试

1）测试方法概述

（1）经导管瓣膜支架疲劳评估的内容。

（a）在至少模拟体内中度高血压的条件下组件/瓣膜的应力/应变分析，以及其他相关的负载模式。

（b）结构材料/组件的疲劳特性。

（c）器件/瓣膜的疲劳寿命评估。

（2）在模拟体内条件下结构组件的应力/应变分析。

经导管瓣膜在模拟体内条件下的应力/应变分析应在所有结构组件如支撑结构、网格和附属部件上进行。应考虑其他瓣膜组件如瓣叶、缝线或织物的反应载荷。

应力/应变分析应充分代表释放后瓣膜直径范围和与植入部位相关的载荷条件。如果没有对所有释放后瓣膜的直径进行分析，需要进行分析来识别最可能失效的器械尺寸和释放后瓣膜的直径。

应力/应变分析应说明器械将承受的所有生理载荷条件。在单个分析中可能无法模拟所有的复合载荷模式，然而应说明任何分离或叠加的载荷模式的合理性。生理载荷取决于植入部位和器械设计，并且可能包括但不限于以下指标：

（a）通过瓣膜的压差（与中度高血压条件相关的最小压力）；

（b）开闭过程中发生的瞬态应力；

（c）径向扩张和压缩；

（d）扭转；

（e）弯曲；

（f）轴向拉伸；

（g）轴向压缩；

（h）线性/横向压缩（如挤压变形）。

应在植入部位解剖结构变异和病理变化的情况下考虑上述情况。

制造商应识别和说明适当的体内载荷条件的合理性。表 3-10 和表 3-11 中提供了与正常血压、高血压和低血压条件相关的压力。

表 3-10　用于左心人工心脏瓣膜的使用环境（成人）

参数		一般条件		
环境介质		心内/血液中		
温度/℃		34～42		
心率/bpm		30～200		
心输出量/(L/min)		3～15		
患者自身条件产生的血压和合成压力载荷	动脉峰值收缩压/mmHg	动脉末期舒张压/mmHg	通过闭合瓣膜的峰值压差 [a]	
			主动脉 ΔPA/mmHg	二尖瓣 ΔPM/mmHg
正常血压	120	80	100	120
低血压	60	40	50	60
高血压　轻度	140～159	90～99	115～129	140～159
中度	160～179	100～109	130～144	160～179
严重	180～209	110～119	145～164	180～209
非常严重	≥210	≥120	≥165	≥210

a. 通过闭合主动脉瓣膜的峰值压差用以下关系进行评估：ΔP_{aortic} 约为主动脉关闭尖峰处的压力。假定左心室压力为零，ΔP_{aortic} = 动脉末期舒张压 + 1/2（动脉峰值收缩压−动脉末期舒张压）。

通过闭合二尖瓣的峰值压差评估为等同动脉峰值收缩压。

$1mmHg = 1.33322 \times 10^2 Pa$。

表 3-11　用于右心人工心脏瓣膜的使用环境（成人）

参数	一般条件			
环境介质	心内/血液中			
温度/℃	34～42			
心率/bpm	30～200			
心输出量/(L/min)	3～15			
前向流量/mL	25～100			
患者自身条件产生的血压和合成压力载荷	右心室峰值收缩压/mmHg	肺动脉末期舒张压/mmHg	通过闭合瓣膜的峰值压差 [a]	
			肺动脉 ΔPP/mmHg	三尖瓣 ΔPT/mmHg
正常血压	18～35	8～15	13～25	18～35
低血压	15	5	10	15
高血压　轻度	40～49	15～19	28～34	40～49
高血压　中度	50～59	20～24	35～42	50～59
高血压　严重	60～84	25～34	43～59	60～84
高血压　非常严重	85～120	≥35	60～78	85～120

a. 通过闭合肺动脉瓣的峰值压差用以下关系进行评估：$\Delta P_{pulmonic}$ 约为肺动脉瓣关闭尖峰处的压力。假定右心室压力为零，$\Delta P_{pulmonic}$ = 肺动脉末期舒张压 + 1/2（右心室峰值收缩压−肺动脉末期舒张压）。

通过闭合三尖瓣的峰值压差评估为等同右心室峰值收缩压。

　　应力/应变分析应包括在每个负载阶段器械完整的应力/应变历史。完整的应力/应变历史可能包括但不限于以下指标：

　　（a）初装、热定型扩张、制造、测试和检验；

　　（b）压握/装载到输送系统；

　　（c）释放；

　　（d）回收和再释放（如适用）；

　　（e）生理载荷条件。

　　应力/应变分析应包括制造过程中产生的不包括在测试样本（如材料试样）中的残余应力/应变以及与制造过程相关的任何应力集中。残余应力/应变可能来自压握过程、器械装载到输送系统的过程和释放过程。

　　瓣膜运动和关闭的几何模型并非总是对称的。这对柔性瓣叶的瓣膜尤其适用，几何不对称结构能促进不对称结构的关闭。确保没有低估最大压力是很重要的。为此，应在整个瓣膜/组件几何模型中进行应力/应变分析，除非已证明在对称条件下简化模型的使用能代表全面的分析。

在应力/应变分析中应使用每种材料适当的基本模型，包括时间相关、温度相关和/或非线性模型（视情况而定）。应根据代表实际结构组件的材料测试，开发基本模型或对现有基本模型进行适当常量的评价，包括材料过程和暴露的环境（如灭菌）。模拟植入部位的几何和机械性能应包括在分析中并说明其合理性。

应对任何应力/应变分析进行验证，以论证预测结果的可信度。当由制造商进行确认活动并证明其合理性时，确认应包括有限元分析（finite element analysis，FEA）预测结果与实际试验测量结果的对比。注意，应与独立测量结果进行对比。

2）疲劳特性

对于特定材料和瓣膜设计，需确定最适合的表征和评估方法并说明其合理性。然而，特别的表征技术需与随后采用的寿命评估方法一致。对每个结构材料/组件进行疲劳表征以便更好地确定疲劳分析需要的所有性能。

用于确定材料属性的测试样本应确保该样本代表了心脏瓣膜组件的实际材料（如显微结构、结晶度、密度）。例如，应确定镍钛合金组件的材料属性（如相变温度）。用作测试样本的瓣膜组件应代表实际临床组件（如制造方法、缺陷组）。所有测试样本应暴露在与临床瓣膜制造条件相同的环境。制造商要说明疲劳表征规定的应力或应变水平的合理性，并应包含组件在体内承受的预期应力或应变的最恶劣情况。制造商应说明测试循环率/频率的合理性。测试应在与疲劳特性影响有关的代表性生理环境中进行。测试应充分代表释放后瓣膜直径范围和与植入部位相关的载荷条件。如果没有对所有释放后瓣膜的直径进行测试，需要进行分析来识别最可能发生疲劳失效的器械尺寸。

需要注意，疲劳测试应保留预期的体内失效机理。例如，在进行疲劳裂纹扩展测试时，镍钛合金表现出对测试频率和环境的相对不敏感。如果采用加速方案（如增加测试频率），制造商应说明所选择的测试频率的合理性。

疲劳特性通常分为四种主要类别：应力/寿命表征，用于传统的应力/寿命评估；应变/寿命表征，用于传统应变/寿命评估；疲劳裂纹扩展，用于损伤容限分析；组件疲劳测试，用于论证抗疲劳强度。

（1）应力/寿命（S/N）表征。

通过在各种循环应力水平和负载率条件下产生的失效数据来进行典型的 S/N 表征，以便对规定的设计寿命确定最大的容许应力。

测试应在包括幅值和平均值的应力水平条件下进行，该条件至少和在中度高血压压力和其他相关体内载荷条件下 FEA 的预测一样苛刻，制造商需要说明这些条件下的安全系数的合理性。制造商应规定测试频率和环境，包括测试温度和代表性生理流体，并说明合理性。注意，对于所有的材料，当暴露在腐蚀环境中时可能不存在传统定义的疲劳极限。

（2）应变/寿命（ε/N）表征。

应力表征是控制疲劳测试的基本原理以及作为一种监测传统工程材料疲劳性能和疲劳失效的方法，与之相比，应变则提供了一种更具实践性和更适合的材料分析方法（如镍钛合金自身的超弹性能）。通过在各种循环应变振幅水平和平均应变水平条件下产生的失效数据来进行应变/寿命表征，以便对规定的设计寿命确定最大的容许应变。在应变/寿命表征对镍钛合金更适合的情况下，制造商应说明这种替代方法的合理性。

测试应有充分的应变幅值和平均值范围跨度，以便建立和描述材料的疲劳反应。制造商要说明疲劳表征规定的应变水平的合理性，并应包含组件在体内承受的预期应力或应变的最恶劣情况。制造商应规定测试频率和环境，包括测试温度和代表性生理流体，并说明合理性。注意，对于所有的材料，当暴露在腐蚀环境中时可能不存在传统定义的疲劳极限。

（3）疲劳裂纹扩展（da/dN）表征。

疲劳裂纹扩展测试与损伤容限分析有关。该分析利用疲劳裂纹扩展关系，这种关系支配源自材料/组件固有缺陷的裂纹扩展。因此，断裂韧性和疲劳裂纹扩展性能把裂纹扩展速率、疲劳裂纹扩展和循环断裂驱动力的适当测量方法（通常看作是循环应力强度因子）联系起来，该联系是针对组件材料确定的。

疲劳裂纹扩展测试可以在代表性测试样本或实际组件上进行。在两种情况下，应知道裂纹驱动力的适当测量方法。通常使用更标准的断裂样本更为方便和普遍，该样本的断裂驱动力解决方案容易得知和利用。由于裂纹扩展运动学取决于载荷模式（如开放相对剪切），应进行测试以便模拟预期的体内裂纹扩展模式。

除非测试样本的平面应变条件得到保证，否则应在至少和实际组件厚度相同的样本上进行测试。机加工凹槽可用于帮助和控制裂纹的形成，但可能需要在产生可接受的裂纹扩展和/或韧性数据之前在样本上预制裂纹。然而，在预制裂纹时应谨慎处理以避免样本超载。例如，对于镍钛合金，超载会引起大量的压缩应力促使附近裂纹的产生，从而导致扩展阻滞和潜在非最恶劣情况的裂纹扩展。由于相同的原因，通常应在渐增的裂纹驱动力下进行测试，以便减缓潜在的裂纹阻滞效应。

测试应具有裂纹驱动力从临界值或预期最小值到接近韧性范围的跨度，以充分建立和描述材料的疲劳裂纹扩展性能。例如，通常镍钛合金确实表现出临界特性，临界值以下无裂纹扩展发生。如果在随后的损伤容限分析中使用了临界值，制造商应确定其存在以及证明其合理性。

（4）组件疲劳测试。

可以利用组件疲劳测试来论证组件在体内承受的环境更恶劣的条件下的疲劳

寿命。测试应产生代表组件在体内承受的预期应力或应变最恶劣情况的应力或应变，制造商需要说明这些条件下的安全系数的合理性。由于组件测试条件可能仅近似于体内载荷，可能需要经确认的组件测试应力分析来论证测试条件是代表体内载荷的。

应为"失效"建立一个清晰的定义，并与风险分析中识别出的特定失效模式一致。应在测试前、测试过程中和测试后对样品的失效进行描述和评价。在测试过程中每隔一段时间应进行评价和文件记录以区分测试器械来自疲劳诱发的损害，制造商应说明间隔时间的合理性，以区分疲劳诱导损伤和测试缺陷。测试器械应不影响测试引起的潜在疲劳诱发损害。

3）疲劳寿命评估

在完成疲劳表征的基础上，应对结构组件的寿命进行评估以评价疲劳相关失效模式的风险。当由制造商来确定特定材料和瓣膜设计最适合的寿命评估方法并说明其合理性时，该特殊方法应与适当的辅助表征技术一致。如果一种通用材料的疲劳特性（如 ε/N 或疲劳裂纹扩展）是成熟的，它可以用于多个失效模式的疲劳寿命评估，前提是该材料数据能代表每个特殊失效模式的材料和载荷。疲劳寿命评估可以采用确定性或概率性方法。如果记录了疲劳安全系数，应说明安全系数计算的方法。

（1）应力/寿命（S/N）评估。

应力/寿命结构疲劳寿命是基于应力/寿命数据得出的，目的是在应力分析中确定的最大应力条件下确定预测寿命。应力/寿命评估应反映出疲劳数据的固有变异性以及应力分析的测量可信度。

应力/寿命评估应识别和说明容许差异的影响，如尺寸公差和制造相关的缺陷、材料差异（如空隙、杂质、材料属性差异），并评估保证差异存在的方法是否在制造商合理说明的接受标准范围内。

（2）应变/寿命（ε/N）评估。

应变/寿命结构疲劳寿命是基于应变/寿命数据得出的，目的是在应变分析中确定的最大平均应变和交替应变条件下确定预测寿命。应变/寿命评估应反映出疲劳数据的固有变异性以及应力分析的测量可信度。

应变/寿命评估应识别和说明容许差异的影响，如尺寸公差和制造相关的缺陷、材料差异（如空隙、杂质、材料属性差异），并评估保证差异存在的方法是否在制造商合理说明的接受标准范围内。

（3）损伤容限分析（DTA）。

对于许多经导管瓣膜，大多数部件的横截面尺寸非常小，接近几百微米。对于这些小组件，典型的疲劳临界裂纹是接近几十微米，明显低于 DTA 假设的大裂纹。

　　DTA 方法对于小组件器械疲劳评估仅在以下情况是适合的：当器械的几何尺寸足够大，在经过数千次循环和足够长的时间后，仍保持稳定的裂纹扩展且保留器械的功能。与大裂纹的疲劳裂纹扩展相反，短裂纹的疲劳裂纹扩展取决于附加的参数，如测试样品的几何形状、初始裂纹尺寸和材料显微结构。计算应力强度因子的方法尚未对该裂纹尺寸类型进行确认；源自短裂纹数据的试验方法尚未成熟或标准化。

　　小部件的传统 DTA 的应用，不适合作为预测组件疲劳寿命的主要分析方法。然而，DTA 概念可能对致力于质量保证目的的检验范围的确立有帮助。

　　（4）组件论证评估。

　　组件论证评估包含以下验证，即组件测试表明器械可以在适当的置信水平通过疲劳测试。

　　组件测试通常用于论证组件在达到或超出预期体内条件的情况下合格的概率。除非测试是在多个载荷条件下进行，否则可能无法在超出组件论证测试持续时间方面做出有意义的推断。因此，组件测试通常用作对其他寿命评估的补充。然而，如果组件测试是在高于充分条件范围下进行的，则有可能在体内的条件下预测组件寿命。

　　值得注意的是，论证评估的可信度应反映出受试组件的数量及其实际组件群的表现，测试过程中检测失效的能力，以及在模拟的体内条件下和测试应力分析中的测量可信度。

　　（5）测试至失效。

　　为了比较样本计算分析得出的高应力或应变的预测区域与观察到的样本失效区域，在通过疲劳测试的样本中选出一个样品继续进行测试，和/或在新样本中选出的一个样品在夸张的应力或应变水平（如步应力范式）下进行测试以决定其失效方式。制造商应说明所采用样品数目和测试条件的合理性。如适用，制造商应利用这些样本的失效结果来论证该结果与应力/应变分析预测结果的一致性。

　　（6）疲劳腐蚀后评估。

　　疲劳测试完成后，应对样本进行详细的显微表面观察以检查任何腐蚀迹象。

3. 人工心脏瓣膜耐久性测试

1）测试方法概述

　　人工心脏瓣膜耐久性测试方法内容包括测试设备、测试方案制定和测试方法的相关要求[18]。人工心脏瓣膜应在适当的载荷条件下进行测试，同时在适当的流体环境中模拟器械功能并规定需要的循环次数，以证明器械在体内的耐久性。

2）测试设备

　　（1）压力测量设备：安装在测量系统中用来测量跨瓣压差的压力传感器应具

有测试循环率 50 倍的固有频率或谐振频率。除非有其他合理说明，最小测量精度应为±0.65kPa（±5mmHg）。

（2）循环计数系统：用来测量测试瓣膜的开闭次数。

3）测试参数

测试在与表 3-10 或表 3-11 中规定的正常血压条件一致且至少为 200×10^6 次循环的定义压差下进行。需要说明循环率和负载条件的合理性。测试循环率应根据器械设计和结构材料确定，因为这些因素会影响耐久性测试的结果。用于儿童的产品可以参考表 3-12～表 3-20 关于儿科人群推荐的测试条件。

表 3-12　儿科定义

儿科分组	大致年龄段	推荐的定义
新生儿	出生至 1 个月	0＜年龄＜30 天
婴儿	1 个月至 1 岁	30 天≤年龄＜1 岁
幼儿	1 岁至 5 岁	1 岁≤年龄＜5 岁
儿童	5 岁至 13 岁	5 岁≤年龄＜13 岁
青少年	13 岁至 21 岁	13 岁≤年龄＜22 岁

表 3-13　脉动流测试条件（左心）

儿科分组	心脏收缩期百分比/%	平均动脉压（MAP）/mmHg	心率/bpm	心脏输出量/(L/min)
新生儿	50	45	60，150，200	0.5，1，1.5
婴儿	50	55	60，120，200	1，2，3
幼儿	45	65	60，100，160	1.5，3，4.5
儿童	40	80	60，80，140	2，3.5，5
青少年	35	100	45，70，120	2，5，7

表 3-14　脉动流测试条件（右心）

儿科分组	心脏收缩期百分比/%	平均动脉压（MAP）/mmHg	心率/bpm	心脏输出量/(L/min)
新生儿	50	20	60，150，200	0.5，1，1.5
婴儿	50	20	60，120，200	1，2，3
幼儿	45	20	60，100，160	1.5，3，4.5
儿童	40	20	60，80，140	2，3.5，5
青少年	35	20	45，70，120	2，5，7

表 3-15　稳态反向压力和前向流条件（左心）

儿科分组	稳态反向压力/mmHg	稳态前向流量/(L/min)
新生儿	40，80	5，10，15
婴儿	40，80，120	5，10，15，20
幼儿	40，80，120	5，10，15，20
儿童	40，80，120，160	5，10，15，20，25
青少年	40，80，120，160，200	5，10，15，20，25，30

表 3-16　稳态反向压力和前向流条件（右心）

儿科分组	稳态反向压力/mmHg	稳态前向流量/(L/min)
新生儿	5，10，20	5，10，15
婴儿	5，10，20	5，10，15，20
幼儿	5，10，20	5，10，15，20
儿童	5，10，20，30	5，10，15，20，25
青少年	5，10，20，30，40	5，10，15，20，25，30

表 3-17　AWT 测试条件（左心）

儿科分组	最小二尖瓣压差峰值/mmHg	最小主、肺动脉压差峰值/mmHg
新生儿	75	50
婴儿	90	60
幼儿	97	67
儿童	105	75
青少年	120	90

注：AWT 表示加速磨损试验（accelerated wear testing）。

表 3-18　AWT 测试条件（右心）

儿科分组	最小三尖瓣压差峰值/mmHg	最小肺动脉压差峰值/mmHg
新生儿	30	10
婴儿	30	10
幼儿	30	10
儿童	30	10
青少年	30	10

表 3-19　FEA/疲劳寿命分析条件（左心）

儿科分组	FEA 压差峰值/CO/[mmHg/(L/min)]	疲劳寿命分析周期判定（等同年限）/年
新生儿	70/1，70/5	5
婴儿	90/3	7
幼儿	110/4，110/5	10
儿童	135/5	10[a]
青少年	160/7	10[a]

a. 美国 FDA 中等同年限为 15 年。

表 3-20　FEA/疲劳寿命分析条件（右心）

儿科分组	FEA 压差峰值/CO/[mmHg/(L/min)]	疲劳寿命分析周期判定（等同年限）/年
新生儿	30/1.5	5
婴儿	30/3	7
幼儿	30/4.5	10
儿童	35/5	10[a]
青少年	40/7	10[a]

a. 美国 FDA 中等同年限为 15 年。

4）结果评价

完成耐久性测试后，瓣膜预计会出现一些较小的损坏。然而，失效的表征为过度的结构破坏和/或功能损害。应为"失效"建立一个清晰的定义，并且与风险分析中识别出的具体失效模式一致。结构退化的例子包括穿孔、撕裂、瓣叶膨大分层、磨损、闭合不完全、断裂、过度变形、任何个别组件失效、其他机械故障和/或磨损。功能损害的例子包括过度返流和/或过度跨瓣前向流压差。

如果瓣叶的局部弯曲或折叠导致冗余的瓣叶材料过早退化，其中冗余的瓣叶是由放置设备到指定的使用范围的低端的瓣环造成的，应进行弯曲或折叠区域的瓣叶材料的附加评价（如组织学评价、扫描电子显微镜评价等）。结果应与那些放置于最大瓣膜直径的测试瓣膜进行定性比较。

可以考虑附加比较短的生理节拍率（<200bpm）的耐久性测试。

5）实时磨损试验

除了加速磨损试验，可以考虑在生理条件（如心跳率<200bpm）下循环计数小于 200×10^6 次的磨损试验。试验结果可用于评价加速耐久性测试结果的有效性。

6）动态失效模式

应识别出与瓣膜结构性破坏相关的潜在失效模式。一种可能的评价方法是把经过200×10⁶次循环的耐久性试验后完好保存下来的瓣膜样品在相同或更苛刻的条件下进行扩展的耐久性试验。根据器械设计、材料和结构可以采用其他评价方法。应对使用的方法进行合理说明。

3.2 材料的颗粒粒度分析方法

粒度分析又称"机械分析",是研究碎屑沉积物中各种粒度的百分含量及粒度分布的一种方法。对于纳米材料,其颗粒大小和形状对材料的性能起着决定性的作用。因此,粒度分析对纳米材料的颗粒大小、形状的表征和控制具有重要的意义。

一般固体材料颗粒大小可以用颗粒粒度概念来描述。但由于颗粒形状的复杂性,一般很难直接用一个尺度来描述一个颗粒大小。因此,在粒度大小的描述过程中广泛采用等效粒度的概念。对于不同原理的粒度分析仪器,所依据的测量原理不同,其颗粒特性也不相同,只能进行等效对比,不能进行横向直接对比。

3.2.1 颗粒大小及形状表征

颗粒的大小和形状是粉体材料最重要的物理特性表征量。颗粒大小的表征方法主要有三种:三轴径,如三轴算术平均值、三轴调和平均值、三轴几何平均值;定向径,如定方向径、定方向等分径、定方向最大径;当量径,如等体积球当量径、等表面积球当量径、比表面积球当量径、投影圆当量径、等周长圆当量径。

科学地描述颗粒的形状对粉体的应用有很大的帮助。同颗粒大小相比,描述颗粒形状更加困难。为方便归一化,人们规定了某种方法——形状的描述量化,并且是无量纲的量。这些形状表征量统称为形状因子,主要有球形度、扁平度、延伸度、形状系数等。

3.2.2 粒度分析测量方法

1. 直接观察法

直接观察法又称显微镜法,是一种测定颗粒粒度的常用方法。根据材料颗粒的不同,既可以采用一般的光学显微镜,也可以采用电子显微镜。与其他粒度分析方法相比较,显微镜法的优点在于直接测量粒子本身,而不是测定与粒子相关的某些性质，操作者可以直接观察粒子的大小、形状、外观和分散情况。对于电子显微镜法，粒度分析还可以和电子显微镜的其他技术联用，实现对颗粒成分和晶体结构的测定，这是其他粒度分析法不能实现的。但是显微镜法也有一定的缺点，如有较大的统计误差，一次粒度分析不能真实反映颗粒的分布状态；对强电子束轰击下不稳定的样品及制样困难的生物和微乳样品难以应用。

光学显微镜测定范围为 0.8~150μm，小于 0.8μm 则观察不到。扫描电子显微镜和透射电子显微镜常用于直接观察大小在 1~5nm 范围内的颗粒，适合纳米材料的粒度大小和形貌分析。

2. 筛分法

振动筛分和音波筛分的优点为统计量大、代表性强、价格便宜、操作简单、按质量分布，缺点为人为因素影响大、重复性差、非规则形状粒子有误差、速度慢，应用范围的下限是粒度为 3μm。

3. 沉降法

沉降法是利用不同大小的颗粒在液体介质中沉降速度的差异来测量粉体粒度分布的最经典的方法之一，可分为重力沉降法（微米级）和离心沉降法（纳米级）。该方法的优点为易于测量质量分布、代表性强、理论经典、不同厂家仪器结果对比性好、价格较为便宜，缺点为对于小粒子测试速度慢、重复性差、非球形粒子误差大、不适用于混合物料、动态范围比较窄。传统的重力沉降法的测定范围一般仅适合粒度为 1~5μm 的粒子，而离心沉降法可以达到纳米级的分离效果。

4. 激光粒度分析法

粒度大小不同的颗粒在各个角度上色散光强不同，利用检测到的光强信号可以反演出颗粒群的粒度分布。粒度大小不同的颗粒在各个角度上的色散理论主要有米氏色散理论、夫琅禾费衍射理论。该方法的优点为测量的动态范围大、测量速度快、操作方便、适用面较广，缺点为无法从根本上保证测量数据的真实性和可靠性。光在行进中遇到微小颗粒时会发生散射，大颗粒的散射角较小，小颗粒的散射角较大，仪器能接受的散射角越大，则仪器的测量下限就越低。

5. 其他颗粒粒度测量方法

1）电传感法

该方法的测量原理为当一个小颗粒通过小孔时，所产生的电感，即电压脉冲与颗粒的体积成正比。

2）电超声分析法

电超声分析法是新出现的粒度分析方法，粒度测量范围为 5～100μm。分析原理为当超声波在样品内部传导时，能在一个宽范围的超声波频率内分析声波的衰减值，通过测得的声波衰减谱，可以计算衰减值与粒度的关系。

3）电泳法

在电场力作用下，带电颗粒在悬浮体系中定向迁移，颗粒迁移率的大小与颗粒粒度有关，通过测量其迁移率可以计算颗粒粒度。

4）费氏法

费氏法属于稳流状态下的气体透过法。在恒定压力下，空气先透过被测颗粒的堆积体，然后通过可调节的针型阀流向大气。

5）质谱法

该方法的基本原理是测定颗粒动能和所带电荷的比率、颗粒速度和电荷数，从而获得颗粒质量，结合颗粒形状和密度则可求得颗粒粒度。

3.3 材料的表面性能测试方法

3.3.1 表面分析的重要性

固体的表面状态对于材料的性能有着极其重要的影响。例如，材料的氧化和腐蚀、强韧性和断裂行为、半导体的外延生长等，都与表面层或几个原子层以内原子尺度上的化学成分和结构有着密切的关系。因此，要求从微观的，甚至是原子和分子的尺度去认识表面现象。

3.3.2 表面分析技术的内容

表面分析技术是对材料表面进行原子数量级的信息探测的一种实验技术[19]。其原理是利用电子束、离子束、光子束或中性粒子束等作为激发源作用于被分析试样，再以被分析试样所反射、散射或辐射释放出来的电子、离子、光子作为信号源，然后用各种检测器（探头）并配合一系列精密的电子仪器来收集、处理和分析这些信号源，就可以获得有关试样表面特征的信息。表面分析仪器的分类有显微镜类（通过放大成像以观察表面形貌为主要用途的仪器），分子谱仪（通过表面不同的发射谱以分析表面成分、结构为主要用途的仪器）。

3.3.3 表面分析技术的应用

表面分析技术主要应用在以下几个方面。

（1）表面形貌分析（表面宏观形貌＋显微组织形貌），主要分析仪器为光学显微镜、扫描电子显微镜、透射电子显微镜等（图 3-25）。

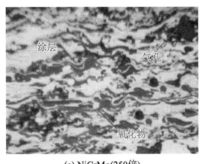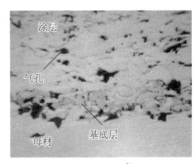

(a) NiCrMo(250倍)　　　　(b) FeNiB(250倍)

图 3-25　表面形貌分析示例图

（2）表面成分分析（元素组成＋元素化学态＋沿表面横纵向分布），主要分析仪器为 X 射线光电子能谱仪、俄歇电子能谱仪、低能离子衍射谱仪。

（3）表面结构分析（原子排列＋晶胞特点＋外来原子特点等），主要分析仪器为 X 射线衍射仪、电子衍射仪、中子衍射仪等。

其中：

（1）光学显微镜是在微米尺度上观察材料的普及方法；

（2）电子显微镜（SEM、TEM）则将观察尺度推进到微米和亚微米以下的层次；

（3）SEM 在材料的断口形貌分析上用得较多；

（4）TEM 的试样制备虽然比较复杂，但在研究晶体材料的缺陷及相互作用上十分有用。

3.3.4　常用表面分析仪器及应用

1. 显微镜

显微镜包括：光学显微镜（OM）、电子显微镜（如：SEM、TEM）。

使用目的：涂层微观组织结构。

使用过程：取样→镶嵌→磨制→抛光→腐蚀→金相试样→观察（OM、SEM 或 TEM）。

金相显微镜与数码相机、图像处理器相连，可直接获取理想的金相照片，并根据组织中各相的灰度可进行定量金相分析，获取各相的相对含量。其分辨率为 1～0.2μm。

1）透射电子显微镜

（1）TEM 工作原理。

TEM 是在一个高真空系统中，由电子枪发射电子束，穿过被研究的样品，经电子透镜聚焦放大，在荧光屏上显示出高度放大的物像，还可作摄片记录的一类最常见的电子显微镜。

（2）成像原理。

TEM 的成像原理与光学显微镜相同，透视通过透镜聚焦成像。但也有区别：照明光源不同、聚焦透镜不同、图像显示方式不同，TEM 可形成电子衍射图像。

（3）TEM 的结构。

TEM 包括电子光学系统、照明系统、观察系统、记录系统、电源与控制系统、样品室、成像系统、真空系统，如图 3-26 和图 3-27 所示。

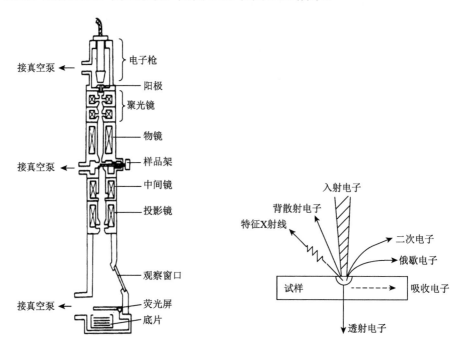

图 3-26　透射电子显微镜的镜体剖面示意图　　图 3-27　电子束与固体样品作用时产生的信号

（4）TEM 的应用。

使用 TEM 观察时，样品要受到以下几方面的影响：真空的影响、电子损伤的影响、电子束透射能力的影响。试样制备方法主要有直接透射法、复型法、切片法、离子刻蚀减薄法。TEM 主要应用在相分布、表面形貌、位错、层错、晶界、孪晶界等的观察。

2）扫描电子显微镜

（1）SEM 成像原理。

SEM 是利用扫描电子束从样品表面激发出各种物理信号来调制成像的（图 3-28）。通常使用的物理信号有二次电子和背散射电子，因为这两种电子来自表层及浅层的区域,对涂层的形貌非常敏感,故能用来进行形貌分析。与其他分析方法相比,SEM 具有以下特点:①分辨本领高,二次电子像的分辨率达 5nm;②放大倍率可连续变化 20 倍至 80 万倍;③景深长、视野大、成像富有立体感;④试样制备简单。

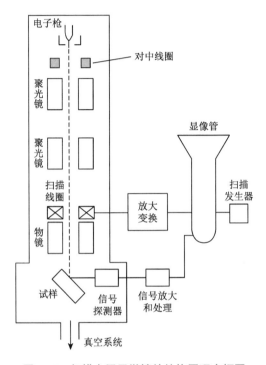

图 3-28　扫描电子显微镜的结构原理方框图

(2)SEM 的结构。

SEM 由电子光学系统、信号的收集和图像显示系统及真空系统构成。

(3)SEM 试样的制备。

除了含水量较多的生物软组织样品外,其他固体材料的试样制备都比较简单。对于导电材料,只有几何尺寸和质量的要求,具体大小因 SEM 的型号不同而有所差异。对于导电性差的材料或绝缘材料,通常要蒸镀一层薄的导电材料,如金、银、碳等,方可采用 SEM 观察。

(4)SEM 的应用。

背散射电子的信号既可以用来进行成分分析,也可以用于形貌分析,但是进行形貌分析的分辨率远比二次电子低。利用原子序数造成的衬度变化对金属和合金进行定性的成分分析,试样中重元素对应于图像上的亮区,轻元素对应于暗区。

3）扫描隧道显微镜

（1）扫描隧道显微镜工作原理。

扫描隧道显微镜（STM）的恒高模式：高度不变，记录隧道电流，通过电流大小反映高度变化。该模式的限制为对样品表面要求很高。恒电流模式：隧道电流不变，记录针尖的上下运动轨迹。

（2）STM 系统结构。

特点：近场成像；精度控制极其严格；高度：0.01Å；水平方向：0.1Å。

压电陶瓷器件：1mV～1000V 电压产生 0.1nm 到数微米的位移。控制热漂移。

（3）STM 的应用。

STM 的主要应用：①表面结构观测：原子级空间分辨率，表面物理和化学过程，生物体系。②纳米结构加工：操纵原子和分子，制备纳米尺度的超微结构。

（4）STM 试验方法。

原子级的超高空间分辨能力：实现关键是 STM 针尖的几何形状。STM 针尖状况：存在一定的不确定性，针尖偶然出现原子或原子簇的突起，获得可重复的图像仍是目前的首要问题。常用针尖材料：Pt-Ir（铂-铱）针尖、W（钨）针尖。针尖原子的电子态：d 电子态、s 电子态。样品制备比较简单，适用于各种导电样品，或者将有机、生物、颗粒状物质固定在导电基底上。金属样品制备时应避免环境中的污染物质，使用超高真空 STM。半金属如石墨，过渡金属二硫化物、三硫化物，取其新鲜表面即可检测。半导体同金属物质，使用超高真空 STM。绝缘体应先沉积金膜。

4）原子力显微镜

（1）原子力显微镜工作原理。

原子力显微镜（AFM）的恒力模式：保持作用力（即微悬臂的形变）不变，记录针尖上下运动轨迹，即获得表面形貌；此模式使用最广泛。恒高模式：保持高度不变，直接测量微悬臂的形变量；此模式对样品表面要求很高。

（2）AFM 系统结构如图 3-29 所示。

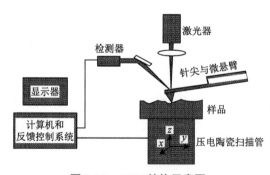

图 3-29　AFM 结构示意图

（3）AFM 的应用。

AFM 的主要应用：①表面结构观测：原子级空间分辨率，表面物理和化学过程，生物体系。②纳米结构加工：操纵原子和分子，制备纳米尺度的超微结构和信息存储器。③力学性能研究：硬度、弹性、塑性和表面微区摩擦性质研究。

（4）AFM 试验方法。

样品制备比较简单，需要样品保持高清洁度，表面无污染。将纳米粉体样品单层或亚单层分散并固定在基片上。对于生物样品，直接固定在基片上，为保持生物活性，大多在溶液环境中测定。对于纳米薄膜样品，可直接测定。

2. X 射线衍射分析

X 射线衍射（XRD）分析的应用主要有：物相定性分析、物相定量分析、点阵常数测定、应力测定、晶体取向测定等。

1）XRD 物相定性分析

XRD 物相定性分析的过程：首先获得衍射花样，然后计算镜面间距（布拉格衍射公式）并测定相对强度，接着检索 PDF 卡片并核对 PDF 卡片，最后进行分析判定。

2）XRD 物相定量分析

对于 XRD 物相定量分析，常用的有三种方法：①外标法（单线条法），用分析相的纯样品的某一衍射线为标准；②内标法，用掺入试样内的某已知物相的衍射线为标准；③直接对比法，用试样中另一相的衍射线为标准。

3. 电子探针显微分析

电子探针显微分析（EPMA）中电子探针的主要功能是进行微区成分分析，它是在电子光学和 X 射线光谱学原理的基础上发展起来的一种高效率分析仪器。其原理是用细聚焦电子束入射到试样表面，激发出样品原子的特征 X 射线，分析特征 X 射线的波长或特征能量便可知道样品中所含元素的种类，分析特征 X 射线的强度便可知道它们的相对含量。电子探针显微分析仪的结构与扫描电子显微镜结构大体相同，只是检测器是 X 射线谱仪。因此现代的电子探针是作为附件安装在扫描电子显微镜或透射电子显微镜上，以满足对试样进行形貌、成分、结构三位一体同位分析的需要。

4. 电子能谱分析

电子能谱分析法是采用电子束或单色光源（如 X 射线、紫外光）照射样品，对产生的电子能谱进行分析的方法。

1）俄歇电子能谱分析

俄歇电子能谱（AES）分析是用具有一定能量的电子束（或 X 射线）激发样品产生俄歇效应，通过检测俄歇电子的能量和强度，从而获得有关材料表面化学成分和结构的信息的方法。图 3-30 和图 3-31 分别表示的是俄歇电子的跃迁过程和俄歇电子能谱仪。具有一定能量的激发源（电子束或 X 射线）将原子的内层电子激发出去，处于不稳定状态，次外层电子会向内跃迁，剩余的能量使同级或外层电子激发形成俄歇电子。

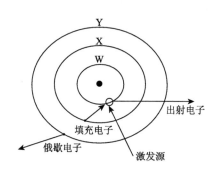

图 3-30 俄歇电子跃迁过程

Y、X、W 代表三个能级

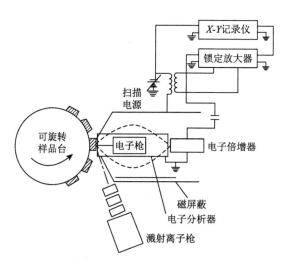

图 3-31 俄歇电子能谱仪示意图

俄歇电子能谱仪的主要组成部分：电子枪、能量分析器、二次电子探测器、（样品）分析室、溅射离子枪和信号处理与记录系统等。其中溅射离子枪不仅可以用来清洁样品表面，还可以用来进行样品逐层减薄，从而进行成分深度分析。

俄歇电子能谱的谱线分为直接谱和间接谱两种。其中，直接谱是指俄歇电子强度对其能量的分布[$N(E)$-E]。而间接谱是由直接谱微分而来，是 $\mathrm{d}N(E)/\mathrm{d}E$ 对 E 的分布 {[$\mathrm{d}N(E)/\mathrm{d}E$]-$E$}。

俄歇电子能谱之所以能够用来进行定性和定量分析，是因为俄歇电子的能量仅与原子本身的轨道能级有关，与入射电子的能量无关。对于特定的元素及特定的俄歇跃迁过程，其俄歇电子的能量是特定的。因此，可根据俄歇电子的动能来定性分析样品表面物质的元素种类。

但是俄歇电子强度除与原子的浓度有关外，还与样品表面的光洁度、元素存在的化学状态以及仪器的状态（能谱仪对不同能量的俄歇电子的传输效率不同）有关，能谱仪的污染程度、样品表面的 C 和 O 的污染、吸附物的存在、激发源能量的不同均影响定量分析结果，所以，俄歇电子能谱分析不是一种很好的定量分析方法，它给出的仅仅是半定量的分析结果。成分深度分析是指分析元素及含量随样品表面深度的变化。具体过程是采用能量为 500eV～5keV 的惰性气体氩离子溅射逐层剥离样品，并用俄歇电子能谱仪对样品原位进行分析，测量俄歇电子信号强度 I（元素含量）随溅射时间 t（溅射深度）的关系曲线，这样就可以获得元素在样品中沿深度方向的分布。

微区分析也是俄歇电子能谱分析的一个重要功能，可以分为选点分析、线扫描分析和面扫描分析三个方面。其中，俄歇电子能谱选点分析的空间分辨率可以达到束斑面积大小。因此，利用俄歇电子能谱仪可以在很微小的区域内进行选点分析。俄歇电子能谱线扫描分析可以在微观和宏观的范围内进行（1～6000μm），可以了解一些元素沿某一方向的分布情况。俄歇电子能谱面扫描可以把某个元素在某一区域内的分布以图像的方式表示出来。

俄歇电子能谱分析的特点：

（1）分析层薄，能提供固体样品表面 0～3nm 区域薄层的成分信息；

（2）可分析元素范围广，可分析出 H 和 He 以外的所有元素，对轻元素敏感；

（3）分析区域小，可用于材料中≤50nm 区域内的成分变化的分析；

（4）能对元素的化学态进行分析；

（5）定量分析精度较低。

目前，利用俄歇电子能谱仪进行表面成分的定量分析，基本上只是半定量的水平，常规情况下相对精度仅为 30%左右，如果能对俄歇电子的有效发射深度估计较为准确，相对精度可提高约 5%。

2）X 射线光电子能谱

（1）X 射线光电子能谱仪的原理。

X 射线光电子能谱（XPS）是指用 X 射线作用于样品表面，产生光电子，通过分析光电子的能量分布得到光电子能谱，用于研究样品表面组成和结构。图 3-32（a）

是光电子的产生机理，X 射线将内层电子激发出，形成光电子。X 射线光电子图谱的纵坐标是相对强度，横坐标是结合能，图 3-32（b）是以 Mg 为激发源得到的银片的 XPS 谱图。图中有 $Ag_3d_{3/2}$ 和 $Ag_3d_{5/2}$ 光电子两个强特征峰用于鉴别银。样品深层产生的光电子在逸出表面的过程中会与样品原子发生非弹性碰撞而损失能量，只有表面或表面以下几个原子层中产生的光电子才会对 XPS 峰有贡献，所以 XPS 对表面分析的灵敏度很高。

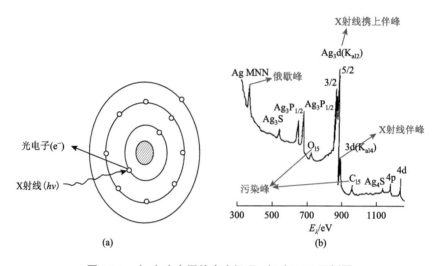

图 3-32 （a）光电子的产生机理；（b）XPS 示例图

X 射线光电子能谱仪通常由以下几部分组成：X 射线激发源、样品台、电子能量分析器、检测器系统、超高真空系统等。

（2）X 射线光电子能谱仪的应用。

a. 定性分析

不同元素的原子，其电子结合能不同，电子结合能是特征性的，因此可以根据电子的结合能对物质的元素种类进行定性分析。

b. 半定量分析

经 X 射线照射后，从样品表面某原子射出的光电子的强度与样品中该原子的浓度呈线性关系，因此可以利用此进行元素的半定量分析。

3.4 材料的 MRI 兼容性测试方法

磁共振成像（magnetic resonance imaging，MRI）是利用人体中的氢原子在外加磁场的作用下产生共振这一特征为基础建立起的一种医学影像学技术。由于其具有空间对比度和组织分辨率较其他方法更为优越，可以多维成像且无电离辐射等优点，自从 19 世纪 80 年代应用于临床以来，发展十分迅速，目前已成为当今医学诊断中最强有力的工具。进行 MRI 检查时必须将人体置于强大的外加磁场中，当带有金属植入物的患者进行此项检查时，强大的磁场与金属物质之间的相互作用可能会对患者造成损伤或对金属植入物的功能造成损坏。因此传统认为，带有金属植入物的患者是禁止进行 MRI 检查的。

　　血管支架是一种已在临床使用多年的长期植入性医疗器械。当植入支架的患者接受 MRI 检查时，存在一定的风险。因此，根据 *Cardiovascular implants—Endovascular devices：Part 2　Vascular stents*（ISO 25539-2:2008）8.6.6 项的规定，需对血管支架的 MRI 安全性和相容性进行评价*。医疗器械在 MRI 下的潜在负效应见表 3-21。

表 3-21　医疗器械在 MRI 下的潜在负效应

MRI 环境	医疗器械所发生的变化	潜在风险和负效应
静磁场（常见）	医疗器械承受一定的扭转力(扭矩)，以使自身与磁力线方向一致	由于器械扭转而撕裂人体组织
静磁场空间梯度（常见）	由于磁力作用和磁场"导弹效应"，医疗器械承受一定的平移力并出现加速运动的趋势	组织撕裂
梯度磁场（成像时施加射频）	dB/dt（磁场强度随时间的变化率）梯度的存在而导致电流的产生	器械功能丧失或器械失效
射频场（成像时施加射频）	射频引起器械温度上升并导致电流的产生	（由热或电引起的）患者烧伤
射频场（成像时施加射频）	器械成像不清晰	器械存在于磁场中而引起 MRI 成像质量下降

　　在 ISO 25539-2:2008 标准中，规定了要按 ASTM F2052、ASTM F2213、ASTM F2182、ASTM F2119 等 4 个标准分别对 MRI 环境下的位移力、扭矩、伪影和射频致热等 4 项性能进行测试与评价[20-24]。后续小节将分别对其进行阐述。

3.4.1　磁致位移力的测试

1. 方法简介

　　磁致位移力的试验方法主要参考了标准 *Standard test method for measurement of magnetically induced displacement force on medical devices in the magnetic*

---

　　* 摘自 CDRH Draft Document: A Primer on Medical Device Interactions with Magnetic Resonance Imaging Systems 的表 1 和表 2。

resonance environment（ASTM F2052-06:2006），对血管支架在 MRI 条件下的位移力进行评价。简单而言，就是将器械用线垂直悬挂，放置在规定的磁力场中，测量其相对于竖直方向的最大偏移角。如果最大偏移角小于 45°，则可认为该器械由磁场引发的位移力小于其自身的重力。此时可以假设该器械由 MRI 环境下位移力引起的风险不会大于该器械在地球重力场作用下日常活动所引发的风险。

2. 意义和应用

该试验是确定 MRI 检查时或在 MRI 环境中医疗器械的存在是否会导致患者受伤的试验之一。如果器械的偏移角小于 45°，那么磁致位移力小于器械受到的重力（器械的质量）。在这种情况下，可认为磁致位移力的危险性并不比在地球重力场中日常活动的危险性高。器械在某一个 MRI 系统中最大静磁场梯度处产生的偏移角小于 45°并不能确保其在磁场强度更高或静磁场梯度更大的系统中产生的偏移角也小于 45°。

3. 仪器设备

试验装置包括一个坚固的无磁性支架，支架可悬挂待测器械且不发生偏移，一个最小刻度为 1°的量角器牢固地安装在支架上，量角器的 0°刻度线位于垂直方向，待测器械悬挂在与量角器 0°刻度线相连的细线上。为使细线的质量与待测器械相比可忽略不计，细线的质量应不超过器械质量的 1%，线应足够长使器械可悬挂于试验装置上并自然下垂。线的移动应不受支架或量角器的制约，悬线可连接在器械上任意合适的位置。

4. 试验样品

器械应为具有代表性的经过最终处理（如灭菌）的成品。测试器械在试验前不应作任何形式的改变。

5. 试验步骤

任何能够产生大梯度水平磁场的磁体均可用于该试验。图 3-33 为安装于 MRI 系统扫描床上的试验装置。测试器械悬挂在与量角器 0°刻度线相连的细线上。调整试验装置位置使器械的质心位于偏移最大的位置，标记此最大偏移位置，所有测试应在相同位置重复进行。抓住器械，使悬线保持竖直，然后释放器械，记录器械从竖直位置到最邻近 1°位置的偏移角 α（图 3-34）。重复以上步骤，每个试验样品至少测试 3 遍。为使器械大部分位于最大偏移角位置，应对器械进行捆绑。如果试验中使用了捆绑器械的物品（如胶带），应证明其带来的额外质量不会对测试产生影响。试验中捆绑器械所用物品的总质量应不超过测试器械质量的 1%。如果器械含有电线或线缆，调整器械使电线或线缆对测量的影响最小。对于此类器械，可能需要进行一系列试验以确定产生最大偏移的试验条件。可能的测试构型包括但不限于：仅有电线、仅有器械、器械带电线且器械处于关闭状态和器械带电线且器械处于开启状态。

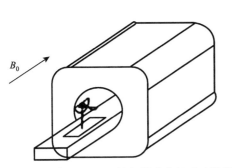

图 3-33　安装于 MRI 系统扫描床上的试验装置

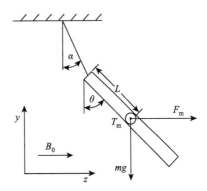

图 3-34　磁场中的测试器械

F_m代表 z 方向位移力；T_m代表 y 方向位移力

3.4.2　磁致扭矩

1. 方法简介

该试验方法主要参考了标准 *Standard test method for measurement of magnetically induced torque on medical devices in the magnetic resonance environment*（ASTM F2213-17），对血管支架在 MRI 条件下的扭矩（磁致扭矩）进行评价。简单而言，MRI 测试系统的静磁场会令器械产生扭转，使器械长轴方向和磁场方向一致。在该试验中，采用扭摆法来评价这个使器械扭转的扭矩。试验中，先将器械放置在一个通过扭转弹簧悬挂的托盘中，再将整套装置放置在 MRI 测试系统的磁场中心，在此位置上磁场强度是一致的。之后通过测定托盘从初始位置到平衡位置的扭转角，来计算出磁致扭矩。最终比较测试到的磁致扭矩最大值和最恶劣情况下的重力扭矩（此数值等于器械质量力乘以器械最大线性尺寸），如果前者小于后者，此时可以假设该器械由 MRI 环境下磁致扭矩引起的风险不会大于该器械在地球重力场作用下日常活动所引发的风险。

2. 意义和应用

该试验是确定 MRI 检查时或在 MRI 环境中医疗器械的存在是否会导致患者受伤的试验之一。如果最大扭矩小于器械最大尺寸与重力的乘积，那么磁致扭矩小于由于重力作用产生的最恶劣重力矩。在这种情况下，可认为磁致扭矩的危险性并不比在地球重力场日常活动的危险性高。这只是保守的估计,可能更大的扭矩也不会对患者带来危害。仅凭这一项试验不足以证明器械在磁共振环境中的安全性。扭矩测量装置的灵敏度应大于重力矩的 1/10。本部分所指扭矩是由 MRI 静磁场和植入物磁矩作用产生的静磁扭矩。本部分不包含由静磁场与涡电流相互作用导致器械旋转而产生的动态扭矩。导线中的电流也可能产生扭矩。

3. 仪器设备

试验装置由一个坚固的结构构成,包含一个由扭簧固定的载物盘,装置所有材料均为非铁磁性材料。试验样品粘贴或捆绑在载物盘上。一个最小刻度为 1° 的量角器固定在支撑结构上,载物盘上有一个标记,可通过这一标记测量载物盘与支撑结构的夹角。旋转旋钮可转动整个支撑结构。在无磁场区域,支撑结构与载物盘之间的平衡夹角为零度扭转角。磁场中的扭矩等于偏转角与弹性系数的乘积。应选择适当的扭簧直径使最大偏转角小于 25°。磁致扭矩测量装置如图 3-35 和图 3-36 所示。

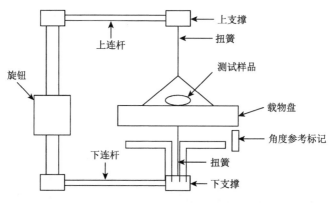

图 3-35 磁致扭矩测量装置示意图

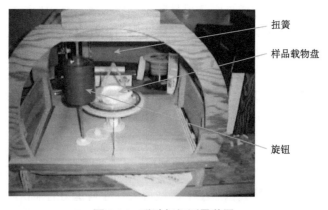

图 3-36 磁致扭矩测量装置

4. 试验样品

依据该试验方法评价的器械应为具有代表性的经过最终处理（如灭菌）的成品。对于测试器械，应报告对最终成品所做的任何改变，如为了试验去掉器械的某一部分。

5. 试验步骤

将试验样品放置在载物盘上，使其某一主轴位于垂直方向。整套装置放在磁体中央的匀场区域。旋转支撑结构，测量样品相对于固定基座的偏转角，在 0°～360°范围内每旋转 10°测量一次。应注意当转至某一角度时，扭矩对角度的导数符号发生改变，偏转角会有一个急剧的变化，这是由于样品偏转至下一个平衡位置。测试应尽可能接近这个偏转位置以获得最大扭矩。使样品的另外两个主轴位于垂直方向，重复以上测试过程。对导线而言，应尽可能按照体内实际构型放置。如果可行，导线应加载体内应用时的电流。

6. 计算

磁致扭矩 $\tau = k\Delta\theta$，其中，$\Delta\theta$ 为载物盘相对于平衡位置的偏转角，平衡位置为在非磁场区域时载物盘相对于固定基座的偏转角；k 为扭簧的弹性系数。

3.4.3 核磁成像条件射频致热分析

1. 方法简介

该试验方法主要参考了标准 *Standard test method for measurement of radio frequency induced heating on or near passive implants during magnetic resonance imaging*（ASTM F2182-11a），对血管支架在 MRI 条件下的射频致热进行评价。

在视野中有植入物和无植入物时产生一对自旋回波图像。计算植入物以外区域参考图像与植入物图像的差值，估算图像伪影。使用自旋回波脉冲序列一旦确立最恶劣条件，应在相同条件下获取梯度回波序列图像对。

待测植入物放置在可模拟人体电属性和热属性的体模材料中。植入物所在位置应有良好的照射条件，可通过评价局部比吸收率（specific absorption ratio，SAR）值表征该位置的照射条件。体模材料是由生理盐水和凝胶剂制成的盐水凝胶。温度探针应放置在植入物升温最大的位置（可能需要试验来确定温度传感器的适宜位置）。体模放置在 MRI 系统或能产生类似射频场的装置中。使用射频场照射约 15min 或者其他足以表征温度升高和局部 SAR 值特征的时间段，所用的射频场应足以在体模中产生约 2W/kg 的全身平均 SAR 值。测试过程分为两步：第一步，在射频照射的 15min 内，使用光纤温度测量探针（或类似技术）测量植入物上或附近多个位置的温度升高情况。同时也测量参考位置的温度升高情况。第二步，移去植入物，使用相同的射频照射条件，测定与第一步中相同位置处的温度升高情况。可利用适当位置处的固定装置完成全部测试。通过探针测量的包括参考位置的各处温度计算局部 SAR 值。参考位置处的局部 SAR 值用来验证第一步和第二步中射频照射条件的一致性。

2. 意义和应用

本小节描述了由包含特定 RF 频率激发的 MRI 过程所致植入物温度升高的试验方法。加热测试需进行两次，第一次带有植入物，第二次移除植入物后在相同位置重复测量。根据两次测量的结果估算出局部 SAR 值和由植入物引起的额外温度升高。依据该方法得出的测量结果可作为计算模型的输入，以评估患者体内植入物所导致的温度升高。综合测量结果和计算模型结果，评价带植入物的患者在 MRI 扫描时的安全性。

3. 仪器设备

1）试验装置

试验装置由一个适当的体模和一个用于产生 RF 场的 MRI 系统或 MRI 测试系统组成。体模、植入物及 MRI 测试系统用来近似模拟 MRI 过程中患者和器械的电环境和生理环境，建立器械在已知 RF 场和标准体模中的热行为。

2）温度传感器

应使用恰当的温度测量仪器，通常使用光纤温度测量探针或荧光温度测量探针，测量 RF 照射期间植入物上及其周围组织温度随时间的变化。温度传感器的分辨率不低于 $0.1℃$，温度探针在任意方向特定轴上的空间分辨率不超过 $1mm$，时间分辨率不少于 4s。

4. 试验样品

由于该试验方法可能用于原型样品或已上市器械，依据该试验方法评价的器械应为预植入或在体状态具有代表性的成品，例如，球囊扩张支架的球囊直径应扩张到一定直径。除上述要求外，测试器械在试验前除了重新定位/缠绕或改变构型使其处于预期最坏情况，不得作任何形式的改变。

5. 试验步骤

1）体模形态

体模的容器及其所有部分应由绝缘的非磁性非金属材料制成。制作一个体模容器，容积大约为 24.6L。若加入可选部分，体模材料的容积约为 28.2L。为了测试更大的器械，可能需要增加凝胶材料的深度。制作时应注意以下问题：

（1）应制作一个体模容器使体模材料能形成相应的尺寸。

（2）体模尺寸为盐水凝胶的尺寸，而非容器的尺寸。

（3）可能需要在感兴趣位置进行多次试验以确保温度探针的位置为最大温升位置。

（4）温度探针应不受 RF 场的干扰，也不能对局部电场产生显著影响。非导电的探针也是可接受的。

2）体模材料

射频致热测试中用来模拟人体组织的体模材料应满足以下要求。

（1）电导率。

在试验温度下盐水凝胶的电导率（conductivity）应为（0.47±10%）S/m。需要注意的是，选择试验温度下的电导率应符合人体体温下的平均电导率。由于在兆赫兹范围内的电导率比在千赫兹范围内的更大，因此使用较低频率下测得的电导率代替 64MHz 和 128MHz 的电导率是有效的（参考 Stuchly 等的人体组织电属性数据和 Athey 等电属性测量过程）。

（2）介电常数。

介电常数（dielectric constant）或相对电容率（ε），在适当的测试频率（64MHz 或 128MHz）下应满足 80±20。

（3）热参数。

体模材料应具有与人体相似的热参数（thermal parameter），扩散率应约为 $1.3\times10^{-7}m^2/s$，比热容约为 4150J/(kg·℃)，与水的比热容相当。

（4）黏度。

黏度（viscosity）应足够大以使体模材料不会产生传质或对流，通常可通过凝胶剂实现。

3）体模材料制备

将 1.32g/L 的 NaCl 和 10g/L 的聚丙烯酸（PAA）溶于水可配制出具备上文描述属性的盐水凝胶。按此配方制备的体模材料在室温下的电导率约为 0.47S/m，且黏度足以防止热对流传递。

注意：①吸水量随着盐浓度的升高而减小。②另一种替代配方是将氯化钠和羟乙基纤维素（HEC）溶于水，参见 ASTM F2119-07（2013）中附录 A1.4。在本测试方法发布之前未对 PAA 和 HEC 凝胶进行对比测试。

为了获得可靠和高重复性的试验结果，必须严格按照混合准则和给定配方制备。需精确遵循以下准则：温度在 20～25℃时凝胶（PAA）的电导率应为（0.47±10%）S/m。电导率可不必在 64MHz 或 128MHz 的条件下测量。21℃时凝胶的比热容为 4150J/(kg·℃)且在 20～40℃时每升高 1℃比热容线性增加 2.35J/(kg·℃)。盐水凝胶的有效期为 2 个月。然而，当凝胶的特性如体积、电导率、颜色或黏度有任何改变时，需要重新制备凝胶。体模材料应密封保存在密闭容器中以防止可能的蒸发或污染。蒸发将改变盐水凝胶的特性。需要注意的是，虽然目标是配制在 64MHz 或 128MHz 时电导率为（0.47±10%）S/m 的凝胶，但是精确配制体模材料比使用简易方法精确测量这些频率下复介电常数更加容易。因此制备时应根据配方小心配制并建议使用一套简易的设备测量低频时（1～15kHz）的电导率以确认配比没有大的错误或偏差。PAA 生理盐水凝胶配方：水为去离子水或蒸馏水，电导率小于 1mS/m。NaCl 为试剂级，纯度大于 99%。需要注意的是，不同的产品有不同的凝胶特性。用以上所列产品制备的盐水凝胶可达到要求的属性。制备 PAA 生理盐水凝胶：①将 NaCl 溶于水中，搅拌直至完全溶解。在 25℃ 且频率低于 15kHz 时测得的电导率为（0.26±10%）S/m。②加入 PAA，搅拌至完全悬浮。③1h 后，搅拌悬浮液使其变成浆体。可使用一个带刀片的厨用搅拌器实现，搅拌器应至少间断性地工作 20min，以消除所有肉眼可辨的块状物。④浆体放置 24h 以备使用，中间不时地搅拌。浆体应呈半透明状、无气泡且无任何肉眼可辨的块状物。⑤在 20～25℃ 且频率低于 15kHz 时测得的电导率为（0.47±10%）S/m。

4）植入物构型和最坏情况构型

所有植入物应以最坏情况构型和取向在凝胶中能产生最大热量的位置进行试验。例如，对复杂的植入物和包含非线性组件的植入物，使用基本的射频知识很难估计它的最坏情况。估计最坏情况时应考虑植入物材料的电磁参数（单层、多层和涂层等）、周边材料（电导率、介电常数、磁导率）、组件数目、类型和尺寸，预期使用的 MRI 环境个数［频率从 8.5MHz（0.2T）到至少 298MHz（7T）］、取向（绝对或相对弯曲度、路径等），说明试验时植入物的最坏情况构型并提供相应的证据。如果植入物临床最坏情况构型未知，需对植入物的多个构型进行测试。需要注意的是，通过器械在体模某一位置的温度升高不能预测在患者体内类似位置处的温度升高，因为局部 RF 强度和方向都有所不同。

所有多组件和可活动的医疗器械及植入物均纳入 MRI 危险医疗器械的范畴。对这些器械需要进行完整和全面的 MRI 致热评价。为了评价这类器械在 MRI 环境中的安全性，应考虑所有相关的器械构型和与入射电场有关的不同取向。当测试构型太多甚至有无限多种时，可限制构型的数量。需要注意以下问题：

（1）MRI 危险医疗器械是指在 MRI 照射时可能产生高热的器械。MRI 危险医疗器械包括有源植入物（AIMDs）、体外供电植入物和细长型金属构件，其长度正好在与 MRI 系统发生共振的临界范围内。

（2）例如，由一个转子板和 3 根活动钢丝组成的转子复位器，3 根钢丝分别卷成环穿过板上最近的槽。这种带有活动钢丝的转子板可能有无穷多种构型。

（3）另一个例子是，外科髋关节假体系统由 3 个不同的帽、5 个不同的嵌入物、3 种不同的球及 4 种不同的柄组成。每个组件可能由 3 种不同的材料制成，有 10 个不同的尺寸型号及 2 种不同的植入方法（骨水泥型和非骨水泥型）。假设植入物系统相对于静磁场（B_0）有 2 种取向，那么对于以上系统，理论上在 1 个磁场强度下就有 583200 种不同的组合。

对于这样的植入物系统确定一种最坏情况也许不太可能，可利用基本射频原理和相关试验使组合的总数减少到可控制的数目。例如，前面提到的髋关节假体系统中的 3 个帽，若证明其中一个帽构型的子集比其他帽有更明显的热效应，则可以此作为最坏情况的依据。另一种解释是，如果帽的设计相似、涂层不同但 RF 特征非常接近（如介电常数），可证明这部分测试是等价的。对所有器械构型，利用多个温度探针位置测试所有可能产生高温升的位置以确定最大温升位置。也可通过电磁和热仿真工具计算电场、磁场、SAR 值和/或器械表面的温度分布预测最大温升位置或二者结合使用，其中计算分析应包括合理的试验验证数据。需要注意的是：

（1）应确保进行了足够多的试验或计算分析以确定产生最大温升的构型。

（2）如果导电组件可弯成大直径的圆圈，那么这种构型可能是最坏情况构型。长度与直径比值较大的细长型器械或尖锐的边缘和点、器械两端和拐角处易产生大的温升。

6. 植入物固定装置

为方便植入物在体模盐水凝胶中的放置，需要一个植入物固定装置。考虑到固定装置可能会对局部场环境产生影响，因此必须采用合适的材料制造（如非金属材料、不导电材料），尺寸应足够小且放置位置合理，离温度测量位置应足够远以不影响周围的局部场分布。图 3-37 为一个适宜的植入物固定装置示意图——直径小于 5mm 的小圆柱体。只要不改变测量位置处局部电环境和热环境，固定装置可放置在任何需要的位置。固定装置应垂直于体模中射频场电场主分量安放，如可垂直于体模底或容器壁安放。由于固定装置与体模中流体材料的不同可能会对局部场产生干扰，因此温度探针或 SAR 值探针的放置位置应远离固定装置，距离至少为固定装置直径的两倍，以减少其对测试的影响。例如，如果固定装置宽5mm，则温度探针与它的距离至少应有 10mm。

7. 植入物在已知电场内的放置和取向

选择一个恰当的位置放置植入物，该位置处背景局部 SAR 值及电场大小已知且幅度足够大，使得无植入物区域的温度升高至少为传感器精度的 10 倍（如对精度为 0.1℃的传感器，温度升高应至少为 1℃）以完成无植入物的测试。另外，应尽可能选择无扰动电场没有显著变化的空间作为植入物的放置空间。为尽量减少热量传递到环境中，植入物与凝胶表面、底部和容器壁的距离至少为 2cm。

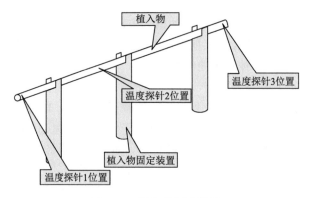

图 3-37　植入物固定装置

（1）对位于 MRI 系统孔腔中心的标准矩形体模，植入物应放置在边缘距离容器壁 2cm 处，该位置存在高度约为 15cm 的均匀的切向电场。

（2）Amjad 等提供了在 1.5T 鸟笼式射频场中如何确定电场及体模内的电场分布的相关信息。

（3）为确定最坏情况，需对多种尺寸和多种构型的样品进行测试。

（4）如果相对于高度均匀的电场区域而言，植入物尺寸较大，则植入物有可能不能完全包含在此区域中。

（5）植入物可能存在特殊的功能或结构，它们会产生比其他部分或结构更高的温升。因此对于较大的植入物，为确保其容易升温的结构位于高电场区域范围内，应比较每个温度探针处有植入物时温度变化与无植入物时背景温度变化的比值 [ΔT（有植入物时）/ΔT（无植入物时，背景），T 为温度]。如果植入物在非高电场区域的 ΔT（有植入物时）/ΔT（无植入物时，背景）值很高，那么需要进行进一步的测试和分析，如改变体模中植入物的取向或使用不同的体模。

8. 体模温度测量装置

对特定的器械或器械构型可通过理论计算和/或试验确定植入物的最大温升位置。在这些位置或其附近固定至少 3 个温度探针，探针的重复定位精度为 ±0.5mm。为了测定每次试验射频能量和局部电场的重复性且不干扰植入物附近电场，在离植入物较远的高电场区域放置一个参考温度探针。以穿过体模几何中心的长轴为对称轴，参考温度探针的一个理想位置是在体模另一侧与植入物相对称的位置（图 3-38）。该位置距离植入物至少 15cm，与植入物所在位置有相似的场强且相对于盐水凝胶长轴有相同的径向距离。测量时需注意以下问题：

（1）如果器械较小不足以放置 3 个探针，那么使用更少的探针也是可接受的。

（2）不同类型的温度探针传感部分不同，需要精确确定每个温度探针传感部分的位置。

（3）体模中的热分布可能是不均匀的。

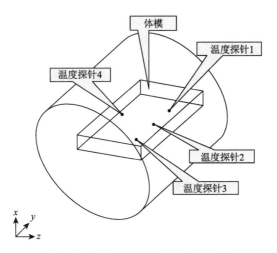

图 3-38　MR 成像过程中植入物上或附近射频致热测试装置示意图

温度探针 1、2、3 在植入物或其附近最大温升处，温度探针 4 为参考温度探针

因此为了确定温度探针的放置位置需要进行大量的试验或计算，以确保获得最大温升。例如，对于细长型植入物，最大温升通常位于植入物的端点处，也可能位于尖角或边缘处。如图 3-38 所示，第一个探针放置在植入物的一端（探针 1），第二个放置在植入物中间部分（探针 2），第三个探针位于植入物的另一端（探针 3）。参考温度探针（探针 4）放置在上文所描述的高电场位置。

9. 植入物温度测量

拍照示意植入物在体模中的位置以及温度探针和植入物的相对位置。同样拍照示意植入物的三维尺寸。在体模中注入生理盐水凝胶并搅拌，使其充分混合，确保温度探针附近没有气泡。在加热测试前和加热测试后应立即目视检查温度探针与植入物的相对位置，因为相对位置的轻微变化会导致测量温度的剧烈变化。关闭磁共振系统腔体内部的风扇，阻止或阻隔体模中的空气对流，这样在温度测试时 MRI 孔腔内没有空气流动。如果风扇无法关闭，在植入物安放好后应盖住体模以减少温度测量过程中空气流动的影响。

10. RF 场的应用

应采用可产生较高 RF 能量的协议使温升满足全身平均 SAR 值达到约 2W/kg。也可采用 SAR 值水平超过 2W/kg 的协议。该试验方法也可使用其他生产商的 MRI 系统和脉冲序列来产生适当的射频场。

11. 体模材料与周围环境的热平衡

使用至少四个温度探针记录射频场应用前至少 2min 的温度以评价温度是否稳定。盐水凝胶和周围环境必须有足够的热平衡，2min 观察时段内前 10s 温度的均方根和最后 10s 温度的均方根变化不超过 0.2℃。扫描室温度每小时的变化应稳定在±1℃内。

12. MRI 系统和 RF 场记录

如可行，记录 MRI 系统估算的全身平均 SAR 值、局部 SAR 值、SAR 峰值和翻转角、单位时间内射频脉冲个数、射频场间断性应用的总时间或总持续时间、沉积在体模中的能量均值。

13. 温度随时间变化的记录

每隔 5s 记录一次各个温度探针的温度，记录应至少从扫描前 2min 开始。射频能量关闭后，应继续监测并记录温度，时间至少为 2min。记录射频应用前的 15min 和试验结束后 15min 扫描室的温度。

需要注意的是，由于使用特殊的盐水凝胶配方，通过搅拌盐水凝胶后测量的凝胶平均温度可能足以计算全身平均 SAR 值。

14. 重复

如果试验需要重复进行，植入物及温度探针都应放置在同一位置进行重复试验。

15. 局部 SAR 值和无植入物测试

通过测量无植入物时固定温度探针位置处的局部温度变化可确定局部温升。测试时探针应放置在相同的空间位置。应注意移除植入物后凝胶中应无小气泡或滞留空气以避免形成热点区。

1）确定局部背景 SAR 值——测量体模中无植入物时的局部能量密度

无植入物时生理盐水凝胶体模中四个温度探针处的局部 SAR 值可通过局部温度测量结果计算，关系式如下：

$$SAR = c\Delta T/\Delta t$$

式中，c 为体模材料的比热容，4150J/(kg·℃)；ΔT 为温差值，℃；Δt 为温升时间，s。

2）量热法测量生理盐水全身（体模）平均 SAR 值

测量体模 SAR 值时，标记应保证带植入物的患者在正常扫描操作模式或一级受控运行模式下不会经受危险的射频高热。体模中植入物在某 WB-SAR 值（全身平均 SAR 值）和局部 SAR 值条件下测得的温升应与正常或一级受控运行模式下活体的升温联系起来。标记中正常或一级受控运行模式下的最大体内温升可作为 MRI 扫描人员评估患者是否可进行特定 MRI 扫描的标准。

NEMA MS 8-2008 中描述了量热法和脉冲能量法测量全身平均 SAR 值的方法。

宜在 MRI 测试系统内体模中的每个物理位置执行一次以下步骤。如果 MRI 测试系统是 MRI 扫描仪，在前述的植入物测试方法和本小节量热法中宜使用相同的 MRI 测试序列，MRI 扫描仪软件版本也应一致以确保产生相同的 RF 能量沉积。在体模中装满电导率为 0.47S/m 的生理盐水（2.5g/L 的 NaCl 溶于去离子水中），量热法测试步骤如下：①确保盐溶液温度与扫描室温度相差不超过 ±0.5℃。②将体模放在扫描床上并搅拌盐溶液。③使用高精度的温度计或温度探针（精度≥0.05℃）测量体模容器中部盐溶液的温度。④为避免盐溶液的蒸发和温度下降，用一个绝热盖盖住体模，否则可能会产生很大的误差。绝热盖应置于体模顶部适当的位置。从绝热盖（射频照射时位于体模上方）的狭缝处插入一个柄来回小心地搅拌，充分混合溶液，但应注意不要移动或影响温度探针。为了减少蒸发引起的温度下降，应在体模顶部再放置一块带狭缝的绝热泡沫，使其漂浮在盐溶液上方。⑤将体模放置于 MRI 测试系统中，位置应与植入物测试时相同，然后施加脉冲序列。体模放置在磁共振孔腔中适当的位置，校准翻转角（预扫描）。保持体模在 MRI 测试系统中相同的物理位置和方向非常重要，只有这样才能获得相同的射频能量沉积。⑥迅速将体模从 MRI 系统中取出，在不打开顶盖的情况下搅拌盐溶液。⑦用高精度的温度计或温度探针（精度≥0.05℃）测试盐溶液的温度。⑧使用关系式计算全身（体模）平均 SAR，$c = 4150$J/(kg·℃)。体模所有表面应采用热绝缘材料进行热绝缘处理。该材料的热导率应小于 0.029W/(m·K)。25mm 或更厚的挤塑聚苯乙烯板可满足此要求。使用 25L 盐水填充体模，填充高度约 9cm 或 3.5in（1in = 2.54cm）。

建议使用的 MRI 测试系统参数和条件：①体模的体重 72kg，身高 166cm，年龄 40。②仅使用 RF 发射体线圈。

3.4.4　核磁成像伪影分析

1. 方法简介

此试验方法主要参考了标准 *Standard test method for evaluation of MR image artifacts from passive implants*［ASTM F2119-07（2013）］，对血管支架在 MR 条件

下的成像质量（图像伪影）进行评价。简单而言，在视场中，在放入器械和不放入器械（放入对照）的情况下，获得一系列的自旋回波（SE）图像。比较对照图片和有器械图片中成像边缘到器械边缘的尺寸，以此来评价核磁成像伪影情况。一旦可以确定伪影最恶劣情况下自旋回波的脉冲序列参数，则在同样的脉冲系列参数条件下，也需拍摄一对梯度回波（GRE）图像。

2. 意义和应用

本部分提供了在系列标准扫描条件下图像伪影的定量测试方法。本部分只适用于已确定为 MR 安全或 MR 特定条件安全的无源植入物。

3. 仪器设备

伪影测试装置示意图如图 3-39 所示。推荐使用静磁场强度为 1.5T 或 3T 的 MR 成像系统。MRI 系统必须具备改变读出编码和相位编码方向的功能。参照物由无畸变介质制成，如直径 0.5in 的尼龙棒。

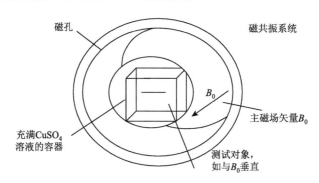

图 3-39　伪影测试装置示意图

4. 试验样品

试验样品为待评价的植入物。依据本部分试验方法评价的器械应为经过灭菌处理的成品。值得注意的是，在试验时不必对器械灭菌，但是试验前器械必须经过包括包装、灭菌等步骤的处理，因为这些处理都可能影响器械的磁性。该试验方法也可用于产品生产过程中任一阶段的半成品。使用半成品代替成品需提供合理的说明。

5. 试验步骤

1）伪影测试中 MR 成像参数设置

建议使用以下 MR 成像测试环境对伪影进行评价。对于特殊的器械，若具备充足的条件可使用其他测试环境。调整视野、层厚和矩阵尺寸使像素尺寸达到准确测量伪影的要求。以下为两种测试环境示例，一种适用于小型植入物，如冠脉支架等，另一种适用于较大的植入物，如髋关节假体等。静磁场强度为 1.5T。

带宽（bandwidth）为 32kHz（必需），视野（field of view，FOV）应足以覆盖植入物及其伪影小型植入物（如冠脉支架等），矩阵大小（matrix size）为 256×256，层厚（slice thickness）为 3mm，大型植入物（如髋关节假体等）矩阵大小为 256×128，层厚为 5mm。使用的两种不同脉冲序列：①脉冲序列，自旋回波为 500ms，梯度回波为 20ms。②脉冲序列，自旋回波为 100～500ms，梯度回波为 15ms，翻转角（flip angle）为 30°。器械应浸入溶液中，如硫酸铜（$CuSO_4$）溶液（1～2g/L），可减小梯度回波效应并将自旋回波维持在合理的水平上，器械用尼龙网悬挂。若硫酸铜溶液不适用某些特殊的器械，可用其他溶液代替，但必须提供合理的说明，氯化镍（$NiCl_2$）和氯化锰（$MnCl_2$）可用作替代品。为获得足够的磁场均匀性，器械与盛放溶液和植入物的容器的壁应至少保持 4cm 的距离。每个图像应包含一个参照物（由尼龙或其他不引起畸变的材料制成）用于精确测量植入物的位置。例如，放置的直径为 0.5in 的尼龙棒，在图像中会显示为一个环，可以此作为参照物。除此之外，每个图像应包含一个可度量距离的物理刻度尺，通常显示在图像上。

2）图像获取

应按以下要求获取一组自旋回波图像对。每个测试图像对由一个只有参照物的图像和一个既包含参照物又包含测试器械的图像组成。植入物应在相对静磁场三个正交的方向进行测试。若植入物的某方向与孔腔不匹配，可忽略。对圆柱形对称器械而言，在与静磁场平行的方向以及任意一个与静磁场垂直的方向测试即可。无论哪种情况，都应包含矢状面图像。对既包含参照物又包含测试器械的图像，在植入物的每个取向上应采用两个读出编码和相位编码方向获取两组图像。对只有参照物的图像，可任意选择一个读出编码和相位编码方向获取一组图像。参照物沿水平坐标轴放置，延伸至被测器械的长度之外，从而参照物可显示在每一个包含测试器械的图像中。

对于每个图像对、每种植入物取向和每个读出/相位编码方向，应获取可包含整个器械的足够多的连续切片图像。例如，一个完全包含在一个切片中的器械有 3 个不同取向乘以 2 个读出/相位编码方向等于 6 幅包含植入物的图像和 3 幅只包含参照物的图像。应使用获得最差（伪影最大）自旋回波图像组的成像条件（取向、读出/相位编码方向、层数）获取梯度回波序列图像。在获取自旋回波图像的位置成像或许是最高效的。

3）伪影尺寸测量

测量植入物边界到伪影（±30%区域）边缘的距离（单位 mm）。使用像素乘以视野（FOV）与矩阵（m）的比值计算距离（单位 mm），视野单位为 m 或 mm。

距离（单位 mm）为距离（像素）与 FOV/m 的乘积。也可通过与 MRI 扫描仪配套的系统控制台软件测量距离。如果需要也可直接目视检查控制台或胶片图像，但这种情况下对伪影边缘的界定应使用保守的定义以确保伪影尺寸不被低估。对于每个图像，当器械边界清晰时，应使用所有图像（前面所述）中的最差情况（最大）距离来表征伪影。如果 MRI 图像是由空白的伪影区域包围空白的植入物区域组成，可能会给表征带来困难。植入物的边界可能不可见。在这种情况下，植入物的边界可能位于空白的中心，使用直尺或游标卡尺而不用 MRI 测量植入物的边界，从而测算出植入物边界到伪影边缘的距离。植入物边界的比例应与 MRI 图像距离的比例相匹配。

3.5　材料孔隙率测试方法

3.5.1　平面孔隙

1. 目的

试验旨在通过测量扫描电子显微镜照片或光学显微镜照片确定缝隙的面积和/或人工血管样本上的材料面积。如果内表面和外表面之间存在差异，应描述两者特征，除非提供对表面进行测量的合理性判断。

2. 设备

使用的设备包括：
（1）用于准备人工血管节段的扫描电子显微镜照片的设备，或激活直视检查的设备和/或通过光学显微镜获得的试样或试样节段的照片；
（2）能够测量孔隙面积和/或材料面积的测量设备。

3. 取样

按照测试方法的要求进行取样。

4. 试验程序

对于每个人工血管样本：
（1）准备扫描电子显微镜照片；
（2）准备用于样本表面直视检查的照片或数字图像（注：放大倍数取决于样本的性质和所用的测量仪器）。

采用测量仪器检查电子显微镜照片，并测定孔隙的大小、每平方毫米的孔隙数量以及材料的面积。应记录所检查的表面（内表面或外表面）。

通过以下等式计算并记录每个试样的孔隙率（F）：

$$F = 100 \times \frac{孔隙总面积}{孔隙总面积 + 材料总面积}$$

计算并记录孔隙率的均值和标准差。

5. 结果的表示

孔隙率按百分比表示。

6. 试验报告和其他信息

试验报告应包括所检查表面、尺寸以及人工血管样本孔隙率的均值和标准差。

3.5.2　重量孔隙

1. 目的

该试验旨在比较人工血管样本的每单位面积的测得重量与样本的产品密度和壁厚。

2. 设备

使用的设备包括：

（1）能够称量准确度为 ±0.1% 的平均样本质量的天平；

（2）准确度为 ±5% 的测定样本体积的设备；

（3）测定无孔材料密度的设备。

3. 取样

按照测试方法的要求进行取样。

4. 试验程序

每个样本的长度应不小于 100mm。测定以下各项：

（1）总质量（m），单位为 g；

（2）总材料体积（V），单位为 cm^3；

（3）通过适用密度（ρ）梯度方法测得的每个试样中纤维或聚合材料的密度，单位为 g/cm^3。

通过以下等式计算并记录每个样本的孔隙率（P）：

$$P = 100 \times \left(1 - \frac{m}{V\rho}\right)$$

计算并记录孔隙率的均值和标准差。

5. 结果的表示

孔隙率按百分比表示。

6. 试验报告和其他信息

试验报告应包括人工血管样本的孔隙率均值和标准差。

3.5.3 微观孔隙（节点间距离）

1. 目的

试验旨在通过扫描电子显微镜照片或微观图像上的测量来测定拉伸或加压聚合物中的主要节点间距离。如果内表面和外表面之间存在差异，应描述两者特征，除非提供对表面进行测量的合理性判断。

2. 设备

使用的设备包括：

（1）用于准备人工血管节段的扫描电子显微镜照片的设备，或激活微观检查的设备和/或通过光学显微镜获得的试样或试样节段的照片；

（2）能够测量节点间距离的器械。

值得注意的是，作为样本制备的一部分，如果在临床条件下加压，应将供试样本放置到中度拉力下。

3. 取样

按照测试方法的要求进行取样。

4. 试验程序

准备试样段的扫描电子显微镜照片或对样本进行放大观察（成像），值得注意的是，放大倍数取决于样本的性质和所用的测量仪器。

测定纤丝或纤维方向的邻近节点内缘之间的距离。对每个图像的至少 6 个位置进行这一测定。

5. 结果的表示

节点间距离的均值和标准差应采用微米（μm）表示。

6. 试验报告和其他信息

试验报告应包括所检查表面、尺寸、每个样本的节点间距离均值以及人工血管样本孔隙率的均值和标准差。

3.6　材料的黏合性能测试方法

评价黏结质量最常用的方法就是测定黏结强度。表征胶黏剂性能往往都要给出强度数据，黏结强度是胶黏技术中一项重要指标，对于选用胶黏剂、研制新胶种、进行接头设计、改进黏结工艺、正确应用胶黏结构很有指导意义。黏结强度是指胶黏体系破坏时所需要的应力，目前主要是通过破坏试验测得的，当然还有无损检验的方法，但目前还不很成熟。了解黏结强度的基本概念、熟悉胶黏破坏的一般类型、研究黏结强度的影响因素、学会黏结强度的测定方法，对于掌握和运用胶黏技术是很有必要的。

3.6.1　黏结强度的基本概念

胶黏结构在使用时，总是要求具有最佳的力学性能，目前评定胶黏体系力学性能优劣的主要指标是黏结强度，研究黏结强度有着重要的理论和实际意义。

黏结强度是指在外力作用下，使胶黏件中的胶黏剂与被粘物界面或其邻近处发生破坏所需要的应力。黏结强度又称为胶接强度。

黏结强度是胶黏体系破坏时所需要的应力，其大小不仅取决于黏合力、胶黏剂的力学性能、被粘物的性质、黏结工艺，而且还与接头形式、受力情况（种类、大小、方向、频率）、环境因素（温度、湿度、压力、介质）和测试条件、试验技术等有关。由此可见，黏合力只是决定黏结强度的重要因素之一，所以黏结强度和黏合力是两个意义完全不同的概念，绝不能混为一谈。

3.6.2　黏结强度的分类

根据黏结接头受力情况不同，黏结强度具体可以分为剪切强度、拉伸强度、剥离强度、不均匀扯离强度、压缩强度、冲击强度、弯曲强度、扭转强度、持久强度、疲劳强度、抗蠕变强度等。

1. 剪切强度

剪切强度是指黏结件被破坏时，单位黏结面所能承受的剪切力，其单位用兆帕（MPa）表示。剪切强度按测试时的受力方式又分为拉伸剪切强度、压缩剪切强度、扭转剪切强度和弯曲剪切强度等。不同性能的胶黏剂，剪切强度也不同，在一般情况下，韧性胶黏剂比柔性胶黏剂的剪切强度大。大量试验表明，胶层厚度越薄，剪切强度越高。影响最大的测试条件是环境温度和试验速度，随着温度升高剪切强度下降，随着加载速度的减慢剪切强度降低，这说明温度和速度具有等效关系，即提高测试温度相当于降低加载速度。

2. 拉伸强度

拉伸强度又称均匀扯离强度、正拉强度，就黏接件而言，是指黏结受力破坏时，单位面积所承受的拉伸力，单位为 MPa。因为拉伸比剪切受力均匀得多，所以一般胶黏剂的拉伸强度都比剪切强度高很多。在实际测定时，试样在外力作用下，由于胶黏剂的变形比被粘物大，加之外力作用的不同轴性，很可能产生剪切，也会有横向压缩，因此在扯断时就可能出现同时断裂。若能增加试样的长度和减小黏结面积，便可降低扯断时剥离的影响，使应力作用分布更为均匀。弹性模量、胶层厚度、试验温度和加载速度对拉伸强度的影响基本与剪切强度相似。

3. 剥离强度

剥离强度是指在规定的剥离条件下，使黏结件分离时单位宽度所能承受的最大载荷，其单位用 kN/m 表示。剥离的形式多种多样，一般可分为 L 型剥离、U 型剥离、T 型剥离和曲面剥离。

随着剥离角的改变，剥离形式也变化。当剥离角小于或等于 90°时为 L 型剥离，大于 90°且小于或等于 180°时为 U 型剥离。这两种形式适合刚性材料和挠性材料黏结的剥离。T 型剥离用于两种挠性材料黏结时的剥离。剥离强度受试样宽度和厚度、胶层厚度、剥离强度、剥离角度等因素影响。

4. 不均匀扯离强度

不均匀扯离强度表示黏结接头受到不均匀扯离力作用时所能承受的最大载荷，因为载荷多集中于胶层的两个边缘或一个边缘上，故是单位长度而不是单位面积受力，单位是 kN/m。

5. 冲击强度

冲击强度是指黏结件承受冲击载荷而被破坏时，单位黏结面积所消耗的最大功，单位为 kJ/m^2。按照接头形式和受力方式的不同，冲击强度又分为弯曲冲击强度、压缩剪切冲击强度、拉伸剪切冲击强度、扭转剪切冲击强度和 T 型剥离冲击强度等。冲击强度的大小受胶黏剂韧性、胶层厚度、被粘物种类、试样尺寸、冲击角度、环境湿度、测试温度等影响。胶黏剂的韧性越好，冲击强度越高。当胶黏剂的模量较低时，冲击强度随胶层厚度的增加而提高。

6. 持久强度

持久强度就是其在长时间静载荷作用下，单位黏结面积所能承受的最大载荷，单位为 MPa。持久强度受加载应力和试验温度的影响，随着加载应力和温度的提高，持久强度下降。

7. 疲劳强度

疲劳强度是指对黏结接头重复施加一定载荷至规定次数不引起破坏的最大应力。一般把第 10 次时的疲劳强度称为疲劳强度极限。一般来说，剪切强度高的胶黏剂，其剥离强度、弯曲强度、冲击强度等总是较低的；而剥离强度大的胶黏剂，它的冲击强度、弯曲强度较高。不同类型的胶黏剂，各种强度特性也有很大差异。

3.6.3　剪切强度的测定方法

1. 金属与金属黏结剪切强度的测定

1）原理

试样为单搭接结构，在试样的搭接面上施加纵向拉伸剪切力，测定试样能承受的最大负荷。搭接面上的平均剪切应力为胶黏剂的金属对金属搭接的拉伸剪切强度，单位为 MPa。

2）装置

（1）试验机。使用的试验机应使试样的破坏负荷在满标负荷的 15%～85%。试验机的力值示值误差不应大于 1%。试验机应配备一副自动调心的试样夹持器，使力线与试样中心线保持一致。试验机应保证试样夹持器的移动速度在 5mm/min±1mm/min 内保持稳定。

（2）量具。测量试样搭接面长度和宽度的量具精度不低于 0.05mm。

（3）夹具。胶接试样的夹具应能保证胶接的试样符合要求。在保证金属片不破坏的情况下，试样与试样夹持器也可用销、孔连接的方式。但不能用于仲裁试验。

3）试样

（1）除非另有规定，否则标准试样的搭接长度是 12.5mm±0.5mm，金属片的厚度是 2.0mm±0.1mm，试样的搭接长度或金属片的厚度不同对试验结果会有影响。

（2）建议使用 LY12-CZ 铝合金、1Cr18Ni9Ti 不锈钢、45 碳钢、T2 铜等金属材料。

（3）常规试验的试样数量不应少于 5 个。仲裁试验的试样数量不应少于 10 个。

对于高强度胶黏剂，测试时如出现金属材料屈服或破坏的情况，则可适当增加金属片厚度或缩短搭接长度。两者中选择前者较好。

测试时金属片所受的应力不要超过其屈服强度 σ_s，金属片的厚度 δ 可按下式计算：

$$\delta = (L \cdot \tau)/\sigma_s$$

式中，δ 为金属片厚度；L 为试样搭接长度；τ 为胶黏剂拉伸剪切强度；σ_s 为金属材料屈服强度，MPa。

4）试样制备

（1）试样可用不带槽或带槽的平板制备，也可用单片制备。

（2）胶接用的金属片表面应平整，不应有弯曲、翘曲、歪斜等变形。金属片应无毛刺，边缘应保持直角。

（3）胶接时，金属片的表面处理、胶黏剂的配比、涂胶量、涂胶次数、晾置时间等胶接工艺以及胶黏剂的固化温度、压力、时间等均按胶黏剂的使用要求进行。

（4）制备试样都应使用夹具，以保证试样正确搭接和精确定位。

（5）切割已胶接的平板时，要防止试样过热，并应尽量避免损伤胶接缝。

5）试验条件

试样的停放时间和试验环境应符合下列要求：

（1）试样制备后到试验的最短时间为 16h，最长时间为 30d。

（2）试验应在温度为 23℃±2℃、相对湿度为 45%～55% 的环境中进行。

（3）对仅有温度要求的测试，测试前试样在试验温度下停放时间不应少于 0.5h；对有温度、湿度要求的测试，测试前试样在试验温度和湿度下停放时间一般不应少于 16h。

6）试验步骤

（1）用量具测量试样搭接面的长度和宽度，精确到 0.05mm。

（2）把试样对称地夹在上下夹持器中，夹持处到搭接端的距离为 50mm±1mm。

（3）开动试验机，在 5mm/min±1mm/min 内，以稳定速度加载。记录试样剪切破坏的最大负荷，记录胶接破坏的类型（内聚破坏、黏附破坏、金属破坏）。

7）试验结果

对金属搭接的胶黏剂拉伸剪切强度 τ 按下式计算，单位为 MPa：

$$\tau = F/(b \cdot l)$$

式中，F 为试样剪切破坏的最大负荷；b 为试样搭接面宽度；l 为试样搭接面长度。

试验结果以剪切强度的算术平均值、最高值、最低值表示，取 3 位有效数字。

2. 非金属与金属黏结剪切强度的测定

非金属材料如橡胶、玻璃等与金属黏结的剪切强度测定，可采用在两片金属之间黏结非金属材料的方法。现以橡胶与金属黏结剪切强度的测定为例。

橡胶的厚度为 2.0mm±0.3mm，宽度为 5mm±0.5mm，长度为 15mm±0.5mm，金属板的规格为 70mm×20mm×2mm，搭接长度为 15mm。

橡胶与金属黏结面的错位不应大于 0.2mm。测试时应使试样中心线与试验机的施力轴线相一致，以 50mm/min±5mm/min 加载速度拉伸剪切，记录破坏时的最大负荷，按下式计算剪切强度 τ，单位为 MPa：

$$\tau = F/(b \cdot l)$$

式中，F 为破坏负荷；b 为试样黏结面宽度；l 为试样黏结面长度。

该方法试样数量不应少于 5 个，经取舍后不得少于原数的 60%，取算术平均值，允许偏差为±15%。

3. 非金属材料黏结剪切强度的测定

非金属材料黏结剪切强度的测定可仿效金属与金属黏结剪切强度测定方法进行。代表同一试验的试样不得少于原试验数量的 60%，取算术平均值，保留 3 位有效数字。每一试样测得的数值与平均值的偏差不应超过±5%。

测定高低温的剪切强度时，需将试样置于加热或冷却装置中，并在所要求的温度下保持 30～45min，然后施力拉伸。

3.6.4　拉伸强度的测定方法

1. 金属黏结拉伸强度的测定

两圆柱体试样的直径应一致，同轴度为±0.1mm，两黏结平面平行度为±0.2mm，加工粗糙度为 5.0μm。试样黏结按工艺要求进行，为确保胶层厚度一致，可将 Φ0.1mm×(2～3)mm 的铜丝在叠合前放入胶层内，用专用装置定位固化。

测定前从胶层两旁测量圆柱体的直径 d（精确到 1×10^{-6}m）。测定时将试样装于拉力试验机的夹具上，调整施力中心线，使其与试样轴线相一致，以 10～20mm/min 的加载速度拉伸，拉断时记录破坏负荷。拉伸强度 σ 按下式计算，单位为 MPa：

$$\sigma = F/A$$

式中，F 为试样破坏时的负荷；A 为试样黏结面积，$A = \pi d^2/4$。

每组黏结试样不应少于 5 个，按允许偏差±15%取算术平均值，保留 3 位有效数字。

如果需要测定高低温时的拉伸强度，应将试样和夹具一起放入加热或冷却装置内，在要求温度下保持 40～60min，然后再进行测定。

2. 非金属与金属黏结拉伸强度的测定

非金属与金属黏结拉伸强度的测定，采用两金属间夹一层非金属的方法。在此，介绍一下橡胶与金属黏结拉伸强度的测定方法。

橡胶厚度为 2mm±0.3mm。

试样按工艺条件要求黏结，黏结面错位不应大于 0.2mm。测试时将试样装在夹具上，调整位置使施力方向与黏结面垂直，以 50mm/min±5mm/min 的加载速度拉伸，记录破坏时的最大负荷。按下式计算拉伸强度 σ_c，单位为 MPa：

$$\sigma_c = F/A$$

式中，F 为试样破坏时的负荷；A 为黏结面积，$A = \pi d^2/4$。

试样不得少于 5 个，经取舍后不应少于原数量的 60%，取其算术平均值，允许偏差为 ±10%。

3.6.5 剥离强度的测定方法

1. 挠性材料对刚性材料剥离强度极限的测定

挠性材料对刚性材料剥离强度极限的测定按 GB/T 2790—1995 标准进行。该标准规定了挠性材料与刚性材料黏合的胶接试样的 180°剥离试验的装置、试样制备、试验步骤和结果处理，适用于测定由两种被粘材料（一种是挠性材料，另一种是刚性材料）组成的胶接试样在规定条件下，胶黏剂抗 180°剥离性能。

1）测定原理

两块被粘材料用胶黏剂制备成胶接试样，然后将胶接试样以规定的速率从胶接的开口处剥开，两块被粘物沿着被粘面长度的方向逐渐分离。通过挠性被粘物所施加的剥离力基本上平行于胶接面。

2）测定装置

（1）拉伸试验装置。具有适宜的负荷范围，夹头能以恒定的速率分离并施加拉伸力的装置。该装置应配备力的测量系统和指示记录系统。力的示值误差不超过 2%。整个装置的响应时间应足够短，以不影响测量的准确性为宜，即当胶接试样被破坏时，所施加的力能被测量到。试样的破坏负荷应处于满标负荷的 10%～80%。

（2）夹头。夹头之一能牢固地夹住刚性被粘物，并使胶接截面平行于所施加的力。另一个夹头能牢固地夹住挠性被粘物，此夹头是自校准型号的，因此施加的力平行于胶接面，并与拉伸试验装置的传感器相连。

3）试样

（1）被粘材料。

被粘材料的厚度要以能经受住所预计的拉伸力为宜，其尺寸要精确测量。

　　被粘试片的厚度由胶黏剂供需方约定，推荐被粘试片的厚度为金属 1.5mm；塑料 1.5mm；木材 3mm；硫化胶 2mm。挠性被粘试片的厚度与类型对试验结果影响较大，必须加以记录，当被黏试片厚度大于 1mm 时，厚度测量精确到 0.1mm；当被粘试片厚度小于 1mm 时，厚度测量精确到 0.01mm。

　　（a）刚性被粘试片。刚性被粘试片宽度为 25.0mm±0.5mm，除非另有规定，长度为 200mm 以上的长条。

　　（b）挠性被粘试片。挠性被粘材料应能弯曲 180° 而无严重的不可回复的变形。挠性被粘试片的长度不小于 350mm。它的宽度为：边缘不磨损材料，与刚性被粘试片的宽度相同；边缘易磨损材料，如棉帆布，试片两边比刚性被粘试片各宽 5mm。

　　（2）试样制备。

　　按胶黏剂的产品说明书进行试样的表面处理和使用胶黏剂。在每块被粘试片的整个宽度上涂胶，涂胶长度为 150mm。

　　得到边缘清晰的黏结面的适宜方法是在被粘材料将被分离的一端放一片薄条状材料（防黏带），使不需黏合的部分的试片不被粘住。

　　按胶黏剂制造者推荐的方法胶接试片并使胶黏剂固化。

　　制备试样如需加压，应在整个胶接面上施加均匀的压力，推荐施加压力可达 1MPa。最好配备定时撤压装置。为了在整个胶接面上得到均匀的压力分布，压机平板应是平行的。如果做不到，应当在压机平板上覆盖一块有弹性的垫片，此垫片厚度约为 10mm，HA（硬度，邵尔 A）约为 45，此时建议施加压力可达 0.7MPa。

　　试样制备的另一方法是将两块尺寸适宜的板材胶接成扩大试样件，然后再将试样从扩大试样件上切下。切下时应尽可能减少切削热及机械力对胶接缝的影响。必须除去扩大试样件上平行于试样长边的最外面的 12mm 宽的狭条部分。

　　测定试样胶黏剂层的平均厚度。

　　（3）试样的数目。

　　每批次试样的数目不少于 5 个。

　　4）试验步骤

　　将挠性被粘试片未胶接的一端弯曲 180°，将刚性被粘试片夹紧在固定的夹头上，而将挠性被粘试片夹紧在另一夹头上。注意使夹头间试样准确定位，以保证所施加的拉力均匀地分布在试样的宽度上。开动机器，使上下夹头以恒定的速率分离，夹头的分离速率为 100mm/min±10mm/min。

　　记下夹头的分离速率和当夹头分离运行时所受到的力，最好是自动记录。继续试验，直到至少有 125mm 的胶接长度被剥离。注意胶接破坏的类型，即黏附破坏、内聚破坏或被黏附破坏。

　　在剥离过程中，剥开的挠性部分有时会在胶接部分上蹭过去，为了减少摩擦，可使用适当的润滑剂，如甘油或肥皂水，只要它不影响被黏附破坏物即可。

5）试验结果处理

对于每个试样，从剥离力和剥离长度的关系曲线上测定平均剥离力，以 N 为单位。计算剥离力的剥离长度至少要 100mm，但不包括最初的 25mm，可以用划一条估计的等高线或测面积法来得到平均剥离力。

记录下在这至少 100mm 剥离长度内的剥离力的最大值和最小值，按下式计算相应的剥离强度 $\sigma_{180°}$，单位为 kN/m：

$$\sigma_{180°} = F/b$$

式中，$\sigma_{180°}$ 为剥离强度；F 为剥离力；b 为试样宽度。

计算所有试验的平均剥离强度、最小剥离强度和最大剥离强度，以及它们的算术平均值。

2. 胶黏剂 T 剥离强度的测定

胶黏剂 T 剥离强度按 GB/T 2791—1995 标准进行测定。该标准规定了挠性材料与挠性材料黏合的胶接试样 T 型剥离试验装置、试样制备、试验步骤和试验结果的处理，适用于测定由两种相同或不同挠性材料组成的胶接试样在规定条件下的胶黏剂的抗 T 型剥离性能。

1）测定原理

挠性材料对挠性材料胶接的 T 型剥离试验是在试样的未胶端施加剥离力，使试样沿着胶接线产生剥离，所施加的力与胶接线之间角度可不必控制。

2）测定装置

（1）拉伸试验装置。具有适宜的负荷范围，夹头能以恒定的速率分离并施加拉伸力的装置。该装置应具备力的测量系统和记录系统。力的示值误差不超过 2%，整个装置的响应时间应足够短，以不影响测量的准确性为宜，即当胶接试样破坏时，所施加的力能被测到。试样的破坏负荷应处于满标负荷的 10%～80%。

（2）夹头。夹头应能牢固地夹住试样。

3）试样制备

（1）被粘材料。

挠性材料的厚度应以能承受预计的拉伸力为宜，厚度要均匀，不超过 3mm，并能承受剥离弯曲角度而不产生裂缝。试样尺寸长为 200mm，宽为 25mm±0.5mm，其尺寸要精确测量并写入试验报告。

（2）试样制备。

试样制备同上文"挠性材料对刚性材料剥离强度极限的测定"中的试样制备。

（3）试样的数目。

每个批号试样的数目不少于 5 个。

4）试验步骤

将挠性试片未胶接一端分开，对称地夹在上下夹持器中。夹持部位不能滑移，以保证所施加的拉力均匀地分布在试样的宽度上。开动试验机，使上下夹持器以 100mm/min±10mm/min 的速率分离。

试样剥离长度至少要有 125mm，记录装置同时绘出剥离负荷曲线，并注意破坏的形式，一般包括黏附破坏、内聚破坏或被黏附破坏。

5）试验结果处理

对于每个试样，从剥离力和剥离长度的关系曲线上测定平均剥离力，以 N 为单位。计算剥离力的剥离长度至少要 100mm，但不包括最初的 25mm，可以用划一条估计的等高线或用测面积法来得到平均剥离力。

记录下在这至少 100mm 剥离长度内的剥离力的最大值和最小值，按下式计算相应的剥离强度 σ_T，单位为 kN/m：

$$\sigma_T = F/b$$

式中，σ_T 为剥离强度；F 为剥离力；b 为试样宽度。

计算所有试验试样的平均剥离强度、最小剥离强度和最大剥离强度。

3. 压敏胶黏带 180°剥离强度测定方法

压敏胶黏带 180°剥离强度按 GB/T 2792—2014 标准进行测定。该标准规定了用剥离法测量分开压敏胶黏带与被粘板材所需力的测定方法。压敏胶黏带与被粘物为片、膜材料时，将采用金属校直板进行测定。

1）测定原理

用 180°剥离方法施加应力，使压敏胶黏带对被粘材料黏结处产生特定的破裂速率所需的力。

2）测定装置

（1）辊压装置。压辊是用橡胶覆盖的直径为 84mm±1mm，宽度为 45mm 的钢轮子。橡胶邵氏硬度 A 为 60±5，厚度为 6mm。压辊质量为 2000g±50g。

（2）拉力试验机。应符合 JB 9375—2014 中关于鉴定试验机的要求，并附有能自动记录剥离负荷的绘图装置。

3）试样制备装置

（1）胶黏带。胶黏带宽度分别为 20mm±1mm、25mm±1mm，长度约为 200mm。

（2）试验板。胶黏带与板材黏合时，试验板表面应平整，试验时不应产生弯曲变形，试验板尺寸为长度 120mm±1mm，宽度 40mm±1mm，厚度 1.5～2mm。

（3）校直板。胶黏带与片、膜材料黏合时，应使用金属校直板，其尺寸为长度 120mm±1mm，宽度 65mm±1mm，厚度 1.5mm±1mm。

4）试样制备

被粘材料、表面处理方法、试样制备后的停放时间等应按产品工艺规程要求进行。

为了保证在试验时胶黏带与被粘片、膜材料保持 180°分离角度，用胶黏带将试片顺长度方向的两侧粘贴在金属校直板上。

5）试验步骤

（1）用精度不低于 0.05mm 的量具测量胶黏带宽度。

（2）将胶黏带剥开，切去外面的 3～5 层，均匀撕剥胶带（在黏合长度内不能接触手或其他物体），使胶黏带与被粘材料一端黏结，其夹角大于 30°，被粘材料的另一端下面放置一条长度约为 200mm，宽度为 40mm 的涤纶膜或其他材料，然后用辊压装置的轮子在自重下以约 120mm/s 的速度对试样来回滚压 3 次。

（3）达到产品工艺规程规定的停放时间后，将试样自由端折过 180°，并剥开黏合面约 10mm。将被粘材料夹在下夹持器上，试样自由端夹在上夹持器上。应使剥离面与试验机力线保持一致。

（4）试验机以 300mm/min±10mm/min 的下降速度连续剥离。有效剥离黏合面长度约 100mm，并由自动记录装置绘出剥离曲线。

6）试验结果

（1）180°剥离强度计算（求积仪法）。

压敏胶黏带 180°剥离平均强度 $\sigma_{180°B}$ 按下式计算，单位为 g/cm：

$$\sigma_{180°B} = C \times A/(l \times b)$$

式中，$\sigma_{180°B}$ 为 180°剥离平均强度；A 为记录曲线中取值范围内的面积；C 为记录纸单位高度的负荷；l 为记录曲线中取值范围内的长度；b 为胶黏带实际宽度。

（2）180°剥离强度计算（读数法）。

在记录曲线的取值范围内，依次等分读取不少于 10 个测定值，然后按下式计算压敏胶黏带 180°剥离平均强度 $\sigma_{180°B}$，单位为 g/cm：

$$\sigma_{180°B} = H/b$$

式中，$\sigma_{180°B}$ 为 180°剥离平均强度；H 为记录纸读取的负荷平均值；b 为胶黏带实际宽度。

4. 胶黏剂剪切冲击强度的测定

剪切冲击强度是指试样承受一定速度的剪切冲击载荷而破坏时，单位胶接面积所消耗的功，其单位用 J/m^2 表示。胶黏剂剪切冲击强度按 GB/T 6328—1999 标准进行测定。

1）测定原理

由 2 个试块胶接构成的试样，使胶接面承受一定速度的剪切冲击载荷，测定试样破坏时所消耗的功，以单位胶接面积承受的剪切冲击破坏力计算剪切冲击强度。

试块为具有规定的形状、尺寸、精度的块状被粘物。

试样为将上下两试块通过一定的工艺条件胶接制成的备测件。

受击高度为摆锤刀刃打到以上试块时，刀刃到下试块上表面的距离。

2）仪器设备

（1）试验机。胶黏剂剪切冲击试验机应采用摆锤式冲击试验机。其摆锤的速度为 3.35m/s。试样的破坏功应选在试验机度盘容量的 15%～85%范围内。

（2）夹具。所用夹具应能保证试样的受击高度在 0.8～1.0mm 范围内，并使试样的受击面及下试块的上表面与摆锤刀刃保持平行。

（3）量具。所用量具的最小分度值为 0.05mm。

3）试块及试样制备

（1）试块制备。

（a）试块材质。试块可采用钢、铝、铜及其合金等金属材料和木材、塑料等非金属材料制作。但木材试块，需用容积密度大于 0.55g/cm^3 的白桦木或与此相当的直木纹树种。上下试块的容积密度应大致相同。有节疤、斑点、腐朽和颜色异常等的木材，不能用来加工试块。木材的含水率保持在 12%～15%（以全干质量为基准）。

（b）试块尺寸。上试块尺寸为：长度 25mm±0.5mm，宽度 25mm±0.5mm，厚度 10mm±0.5mm；下试块尺寸为：长度 45mm±0.5mm，宽度 25mm±0.5mm，厚度 25mm±0.5mm。

（c）非金属试块在加工时，应注意不要因过热而损伤试块。

（2）试样制备。

（a）试块胶接表面的预处理方法、胶黏剂涂布及试样制备工艺等，应按产品的工艺规程确定。

（b）木材试块胶接时上下试块的木纹方向要一致。

在没有特殊要求的情况下，金属试样一般取 10 个，非金属试样一般取 12 个。

4）试验步骤

（1）将常态条件下停放的试样，在试验环境（温度 23℃，相对湿度 50%）下停放 30min 以上。

（2）在开动试验机之前，用量具在胶接处分 3 处度量其长度和宽度，精确到 0.1mm。取其算术平均值，计算胶接面积。

（3）按要求将试样安装在夹具上。

（4）开动试验机，使摆锤落下打击试样，记录试样的破坏功 W_1。

（5）将被打掉的上试块再与下试块叠合，重复（4）操作 1 次，记录试样的惯性功 W_0。

（6）记录每个试样的破坏类型，如界面破坏、胶层内聚破坏、混合破坏和试块变形状态。

5）试验结果

剪切冲击强度 I_s 按下式进行计算，单位为 J/m²：

$$I_s = (W_1 - W_0)/A$$

式中，W_1 为试样的冲击破坏功；W_0 为试样的惯性功；A 为胶接面积。

测试结果用剪切冲击强度的算术平均值表示，取 3 位有效数字。

5. 压敏胶黏带初黏性的测试方法

物体和压敏胶黏带黏性面之间以微小压力发生短暂接触时，胶黏带对物体的黏附作用称为初黏性。压敏胶黏带初黏性的测试执行 GB/T 4852—2002 标准。

1）测定原理

将一钢球滚过倾斜板上的胶黏带黏性面。根据规定长度的黏性面能够黏住的最大钢球尺寸，评价其初黏性大小。

2）测试装置

（1）斜面滚球装置。

本装置主要由倾斜板、放球器、支架、底座及接球盒等部分组成。

（a）倾斜板。以厚约 2mm 的玻璃板覆在厚约 7mm 的钢板上组成倾斜板。两板间可衬入毫米坐标纸，作为安放试样、调节钢球起始位置的标记。

（b）放球器。放球器应能调节倾斜板上的钢球起始位置，释放钢球时对球应无任何附加力。

（c）支架。支架用于支持倾斜板，并可在 0°～60° 范围内调节板的倾角。

（d）底座。底座应能调节并保持装置的水平状态。

（e）接球盒。接球盒用于承接板上滚落的钢球，其内壁衬为软质材料。

（2）钢球。

以 GCr15 轴承钢制造，精度不低于《滚动轴承 球 第 1 部分：钢球》（GB/T 308.1—2013）规定的 0 级，可作为测试用钢球。按其英制直径的 32 倍值编排球号，测试时应使用球号连续的一组钢球。平时应存放在防锈油中，有锈迹、伤痕的球必须及时更换。

（3）聚酯薄膜。

采用厚度为 0.025mm 的薄膜，其长度约为 110mm，宽度比试样约宽 20mm。

（4）清洗剂和擦拭材料。

清洗剂可采用化学纯的丙酮、乙酸乙酯、乙醇等适宜的溶剂。擦拭材料采用脱脂纱布等柔软的纤维织物，这类材料应不含有可溶于上述溶剂的物质。

3）试样

试样宽度为 10~80mm，长度约为 250mm，除去最外层 3~5 圈胶黏带后，以约 300mm/min 的速度解开卷状胶黏带（对片状制品则以同样速度揭去其隔离层），每隔 200mm 左右载取 1 个试样，取 4 个以上试样。

试样拉伸变形较大时，允许有不大于 3min 的停放时间，使其复原。

取样时不允许手或其他物体接触试样测试段。

4）测试步骤

（1）准备工作。

（a）将斜面滚球装置调至水平位置，除特殊规定外，将倾斜板的斜角调到 3°。

（b）用蘸有清洗剂的脱脂纱布，擦洗玻璃表面和聚酯薄膜的两面，再用纱布擦干净。

（c）将擦去防锈油的钢球，放入盛有清洗剂的容器内浸泡数分钟，取出后，用清洁的清洗剂和纱布反复清洗擦拭，然后再用干净纱布擦拭干净，清洗后的钢球应用干净的竹（木、塑料）制镊子等工具夹取。

（d）将胶黏带试样黏性面朝上放置在倾斜板上。在规定部位覆上聚酯薄膜作为助滚段。助滚段应平整，无气泡、皱褶等缺陷。助滚段以下 100mm 范围为测试段。

（e）用胶黏带将助滚段两侧及试样下端固定在倾斜板上。必要时，也可以用胶黏带沿测试段两侧边缘加以固定，使试样平整地贴合在板上。

（f）用镊子把钢球夹入放球器内，调节放球器的前后位置，使钢球中心位于助滚段起始线上，一个试样允许作多次测试，但应调节放球器的左右位置，使钢球每次滚过的轨迹不重合。

试样宽度大于 25mm 时，以试样中央 25mm 的区域为有效测试区域。

（2）预选最大球号钢球。

（a）轻轻打开放球器，观察滚下的钢球是否在测试段内被黏住（停止移动逾 5s 以上）。从大至小，取不同球号的钢球进行适当次测试，直至找到测试段能黏住的最大球号钢球。

（b）取上述最大球号钢球和球号相邻的大小两个球，在同一试样上各进行一次测试，以确认最大球号的钢球。

（3）正式测试。

取 3 个试样，用最大球号钢球各进行 1 次滚球测试。若某试样不能黏住此钢球，可换用球号仅小于它的钢球进行 1 次测试，若仍不能黏住，则必须从准备工作开始进行重新测试。

5）测试结果

（1）测试结果以钢球球号表示。

（2）在 3 个试样各自黏住的钢球中，如果 3 个都为最大球号钢球，或者 2 个为最大球号钢球，而另一个的球号仅小于最大球号，则测试结果以最大球号表示；如果 1 个为最大球号钢球，而另两个钢球球号仅小于最大球号，则测试结果以仅小于最大球号的钢球球号表示。

6. 压敏胶黏带持黏性的测定

沿粘贴在被粘物上的压敏胶黏带长度方向悬挂一个规定质量的砝码时，胶黏带抵抗位移的能力称为持黏性。一般用试片在试验板上移动一定距离的时间或一定时间内移动的距离表示。压敏胶黏带持黏性的测试执行 GB/T 4851—2014 标准。

1）测定原理

将贴有试片的试验板垂直固定在试验架上，试片下端悬挂规定质量的砝码。一定时间后测量在试验板上的试片位移量或测定试片位移至完全脱离试验板所需的时间。

2）测试装置

（1）试验架。由可调水平的底座和悬挂、固定试验板用的支架等组成。试验架应使悬挂在支架上的试验板工作面与水平面的角度保持 90°。

（2）试验板。材质为不锈钢，试验板工作面粗糙度 R_a 为 0.2。表面划损的板应及时更换。

（3）砝码。采用钢、铜等金属材料制造。砝码与加载板及圆柱销的总质量应为 1000g±10g。

（4）加载板。材质和尺寸同试验板。其工作面粗糙度 R_a 应不高于 3.2。

（5）圆柱销。圆柱销用钢材制造，用于连接砝码和加载板，其尺寸为长度约 45mm，直径 5mm。

（6）辊压装置。应符合《胶粘带剥离强度的试验方法》（GB/T 2792—2014）的要求。

（7）清洗剂和擦拭材料。应符合《压敏胶粘带初粘性试验方法（滚球法）》（GB/T 4852—2002）的要求。

（8）量具。最小分度值不大于 0.05mm 的游标卡尺。

（9）计时器。可采用任何以秒为计时单位的钟表，必要时也可采用自动计时系统记录测试时间。

3）试片

除去胶黏带试样最外层的 3～5 圈胶黏带后，以约 300mm/min 的速率解开试样，每隔 200mm 左右，在胶黏带中部取宽度 25mm，长度约 100mm 的试片共 5 个。

试样解卷后，除拉伸变形较大时，允许有不大于 3min 的停放时间外，一般应立即裁取试片，进行测试。试片和板的粘贴部位不允许接触手或其他物体。

4）测试步骤

（1）用清洗剂和纱布擦洗试验板和加载板，然后用干净的纱布将其仔细擦干，如此反复清洗 3 次以上，直至板的工作面经目视检查达到清洁为止。清洗以后不得用手或其他物体接触板的工作面。

（2）将试片平行于板的纵向粘贴在试验板和加载板中部，用辊压装置以约 300mm/min 的线速度在试片上来回辊压 3 次。

（3）试片在板上粘贴后，应在测试条件（温度 23℃、相对湿度 50%）下放置 20min。然后把试验板垂直固定在试验架上，轻轻用销连接加载板和砝码。记录测试起始时间。

（4）到达规定时间后，测量试片在试验板上的位移量，或者测定试片位移至脱离试验板的时间。观察测试现象，如试片在试验板上移动时是发生内聚破坏还是发生界面破坏等。

5）测试结果

测试结果取 5 个试片测试值的最大值、最小值和算术平均值。其中，位移量数据精确到 0.1mm；时间数据大于 1h 的精确到分，1h 以内的精确到秒。

参 考 文 献

[1]　崔福斋. 无源医疗器械及医用材料. 北京：中国医药科技出版社，2010.

[2]　胡盛寿，奚廷斐，孔德领，等. 医用材料概论. 北京：人民卫生出版社，2017.

[3]　陈文哲. 材料现代分析方法与新材料技术的发展. 理化检验-物理分册，2002，38（11）：466-472.

[4]　桂立丰. 机械工程材料测试手册：力学卷. 沈阳：辽宁科学技术出版社，2001.

[5]　束德林. 工程材料力学性能. 北京：机械工业出版社，2007.

[6]　孙红云. 金属材料的拉伸试验的影响因素及操作要求. 现代测量与实验室管理，2008（6）：27-29.

[7]　黄俊，杜成斌，杨辉. 材料力学拉伸和扭转模拟实验课件的研发. 实验技术与管理，2008，25（1）：69-72.

[8]　董湘怀. 金属塑性成形原理. 北京：机械工业出版社，2011.

[9]　邹桂生. 材料加工系列实验. 北京：清华大学出版社，2005.

[10]　中国钢铁工业协会. 金属材料 布氏硬度试验 第 1 部分：试验方法（GB/T 231.1—2018）. 北京：中国标准出版社，2018.

[11]　马真兰，丛红梅，陈华，等. 浅谈金属硬度及硬度试验. 冶金标准化与质量，2005，43（1）：6-8.

[12]　王开运. 2009 版洛氏硬度、布氏硬度和维氏硬度试验方法标准的变化. 铸造技术，2011，32（7）：1009-1013.

[13]　中国钢铁工业协会. 金属材料 夏比摆锤冲击试验方法（GB/T 229—2020）. 北京：中国标准出版社，2020.

[14]　鲁连涛，盐泽和章，森井佑一，等. 高碳铬轴承钢超长寿命疲劳破坏过程的研究. 金属学报，2005（10）：60-66.

[15]　鲁连涛，张卫华. 金属材料超高周疲劳研究综述. 机械强度，2005（3）：388-394.

[16]　陈文哲. 材料力学性能测试技术的进展与趋势. 理化检验-物理分册，2010，46：108.

[17]　ISO. Cardiovascular implants: endovascular devices: Part 2　Vascular stents (ISO 25539-2: 2008). Switzerland: ISO, 2008.

[18]　国家食品药品监督管理总局. 心血管植入物人工心脏瓣膜 第 3 部分 经导管植入式人工心脏瓣膜（YY/T

1449.3—2016）. 北京：中国标准出版社，2016.

[19] 李慕勤，李俊刚，吕迎. 材料表面工程技术. 北京：化学工业出版社，2010.

[20] ASTM. Standard test method for measurement of magnetically induced displacement force on medical devices in the magnetic resonance environment（ASTM F2052: 2014）. West Conshohocken，United States，2014.

[21] ASTM. Standard test method for evaluation of MR image artifacts from passive implants（ASTM F2119: 2013）. West Conshohocken，United States，2013.

[22] ASTM. Standard test method for measurement of radio frequency induced heating on or near passive implants during magnetic resonance imaging（ASTM F2182: 2011a）. West Conshohocken，United States，2011.

[23] ASTM. Standard test method for measurement of magnetically induced torque on medical devices in the magnetic resonance environment（ASTM F2213: 2004）. West Conshohocken，United States，2004.

[24] ASTM. Standard practice for marking medical devices and other items for safety in the magnetic resonance environment（ASTM F2503: 2013）. West Conshohocken，United States，2013.

（刘　丽）

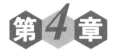

材料的老化和有效期确认方法

4.1　材料的实时老化试验

4.1.1　概述

老化是指材料或制品在加工、储存和使用过程中由于内外因素的综合作用，其物理化学性质和力学性能逐渐劣化的现象。老化有物理老化和化学老化两种类型，对于高分子材料而言，物理老化是不涉及聚合物分子结构的变化，仅是由于物理作用而发生的可逆性的变化；化学老化是指聚合物在加工、储存、运输和使用过程中，要经受各种外界环境因素，如热、光照、臭氧、湿热、空气污染、机械应力、高能辐射以及聚合物本身内在因素的影响，使聚合物的性能下降的不可逆的变化。老化可使高分子材料出现斑点、裂缝、粉化、失泽和变色等外观改变。也可因分子量和结构的变化引起材料溶解、溶胀、变硬、变脆等物理性能的变化。老化还可造成材料力学性能（如强度）的改变。一般来说，材料的老化试验可分为两大类：一类是自然老化试验，这类试验的特点是利用自然环境条件或自然介质进行的试验，主要有大气老化试验、仓库储存试验、埋地试验、海水浸渍试验、水下埋藏试验等；另一类是人工老化试验，这类试验的特点是利用人工的方法，在室内或设备内模拟近似于大气环境条件的某种特定的环境条件，并强化某些因素，以期在较短的时间内获得试验结果。这类试验通常都有加速材料老化的作用，所以又称为"人工加速老化试验"，也称为"人工模拟试验"或"人工模拟环境试验"[1, 2]。

高分子材料类医疗器械主要由各种形式（晶体、玻璃、无定形等）的化学功能基团组成，并含有添加剂，如抗氧化剂、无机填充剂、色素和加工助剂。材料的组成、结构、产品的用途、组装和灭菌过程等因素，结合产品使用和储存条件变量决定了材料的化学和物理性能的退行性变，从而影响医疗器械产品的功能特性。医疗器械或材料的老化是指随着时间的延长而导致性能的变化，特别是与安全性和有效性相关的性能。这些性能与随时间变化引起的材料固有结构和构象的变化相关，如氧化链断裂、氧化水解、结晶度变化和受环境影响的其他因子的综合效应，在老化试验时应该考虑包括任何随时间变化影响产品功能特性的因素。

4.1.2 材料/医疗器械老化试验

在医疗器械新产品上市前，能够准确地预测医疗器械中聚合物性能变化对于确保其在有效期内被使用是非常重要的，一般通过材料/医疗器械老化试验可确认医疗器械产品的质量在有效期内不发生任何影响安全性和有效性的变化。老化试验测试内容包括材料/医疗器械产品自身性能测试和包装材料性能测试两大方面。材料/医疗器械自身性能测试需包括所有与医疗器械密切相关的物理、化学、生物相容性测试项目；包装材料性能测试则包括包装完整性、包装强度和微生物屏障性能评价项目[3]。

1. 材料/医疗器械老化试验指南

YY/T 0681.1—2018[4]中规定了无菌医疗器械包装和材料老化试验指南，主要如下：

（1）必须对已经经历老化（包括加速和实际时间）的包装和材料评价其物理性能和完整性。

（2）所选择的试验宜能对材料或包装的最关键或最容易因老化应力而导致的失败的性能进行挑战。

（3）需要考虑选择的物理性能有抗弯曲、抗穿孔、抗拉伸、抗撕裂、抗冲击、耐磨性、变黄指数、微生物屏障、密封强度和胀破强度。

（4）可使包装经受一个确认过的包装完整性试验，如示踪气体检测、染色液泄漏、气泡泄漏或微生物方法。

（5）必须在任何包装货架期试验开始前先建立可接受准则。零时刻的性能数据可用于在货架期试验末期与包装性能数据进行比较。

2. 材料/医疗器械产品自身性能检测

评价材料/医疗器械产品自身性能的老化试验的主要步骤和程序如下[4]：

（1）在进行医疗器械产品老化试验之前，首先应了解并收集医疗器械各组成材料的化学名称、化学结构式/分子式、分子量分布、组成比例、符合的标准等基本信息，了解材料的生物相容性、加工性能的适宜性、预期用途的适宜性和稳定性（耐温、耐湿、耐腐蚀、耐光照、耐氧化等），建立生物材料/医疗器械的分析评价文件，并对其理化性能进行表征，主要包括形态学（玻璃态、非结晶质、半晶体、高晶体等）、热转化点［熔点（T_m）、玻璃化转变温度（T_g）、热变形温度（T_a）］、添加剂、过程助剂、残留溶剂等，了解关键工艺（如塑料件的注塑或挤出、黏结方法及黏结剂、包装形成方式、灭菌方法等），建立老化试验接受准则——老化后产品与包装的性能指标降低的可接受程度（一般不应低于老化前的 80%）。

（2）确定老化试验条件，包括温度、相对湿度、仪器等。

（3）选择老化试验检测项目。对于医疗器械产品来说，主要检测按注册或备案时产品技术要求的项目，所选择的试验宜能对材料最易因老化应力而导致的失败的性能进行挑战。

（4）选择老化试验样品。医疗器械货架期验证试验所用样品应与常规生产的终产品相同，至少应包括三个代表性批次的产品，而且应设定每一检测项目的最低检测样品数量，以确保检测结果具有统计学意义。

（5）建立老化试验方法，一般包括加速老化试验和/或实时老化试验，最后进行综合评估，主要评估老化后允许性能指标值的降低程度，如规范或标准有规定，应符合其要求。

3. 包装材料性能检测

医疗器械的包装，作为医疗器械产品的一部分，其有效期具有保持医疗器械最终产品正常发挥预期功能的作用。如果包装不能满足医疗器械的货架期，就意味着该器械可能不再具有已知的性能指标及预期功能，在使用中具有潜在的风险。参照 GB/T 19633.1—2015[5]，灭菌医疗器械包装即无菌屏障系统应评价的特性主要涵盖以下五个方面：①微生物屏障特性；②生物相容性和毒理学特性；③物理和化学特性；④与成型和密封过程的适应性；⑤与预期灭菌过程的适应性。

1）包装完整性的试验项目

（1）内压试验。

将无菌包装浸入水中，同时向包装内加压，记录任何漏出的气泡。

（2）染色液穿透试验。

向包装内注入足够的染色液，使其能覆盖包装的最长边，深约 5mm，让染色液与密封边保持接触最短 5s，最长 20s，旋转包装，使各边接触染色液，通过包装的透明面目力检验密封区。染色液透过密封区到达另一侧或染色液通过确定的通道进入密封区内部的迹象作为泄漏点存在的迹象。将老化前和老化后的试验结果进行对比，依据染色液穿透试验方法，所有样品在 5～20s 之间均未观察到有染色液穿透到包装的密封区域，判定为符合要求[6]。

（3）气体感应试验。

使用具有可追踪性的气体向无菌包装内加压，随后用相应的气体传感器或其他测量仪器检测材料上是否有穿孔或密封处是否有通道。

（4）粗大泄漏试验。

用穿孔器在包装中央穿一个孔，将气源插入样品中，将包装浸没在水下约2.5cm，并保持至少 5s。向包装内施加空气，缓慢对包装充气至大于或等于最小试验压力，检验整个包装上显示破损区域的气泡流，从水中取出包装，标出所有观察到的破损区域。将老化前和老化后的试验结果进行对比，如无气泡产生，证明样品包装无泄漏[7]。

目前一般选取染色液穿透试验和粗大泄漏试验作为包装完整性试验选定项目。

2）包装强度的物理试验项目

（1）拉伸密封强度试验。

该试验通过拉伸测试一段密封部分材料来测量包装密封的强度。该法不能用来测量接合处的连续性或其他密封性能，只能测量两材料间密封的撕开力。试验步骤如下：裁取试样宽度为 15mm，在材料试验机上进行试验，夹具初始间距设为 25mm，夹具移动速度设为 200mm/min，尾部握持方法可选用支持 180°方案，记录样品至破坏所承受的最大力。比较老化前和老化后的密封强度值的变化。一般接受标准定为加速老化试验后各试验点样品的密封强度平均值应大于老化前试验样品平均值的 80%[7]。

（2）胀破试验。

将完整密封的包装放入包装密封性/耐破性测试仪，仔细插入压力输入装置，用包装的中心点作为压力的输入点，开始充气加压直到包装发生破坏，记录发生破坏时的压力，并比较老化前和老化后的胀破压力值。该测试接受标准定为加速老化试验后各试验点样品的胀破压力平均值应大于老化前试验样品平均值的 80%[8]。

（3）蠕变试验。

蠕变压力取胀破压力值的 80%，取老化前和加速老化后的完整包装，充气至蠕变压力，在此压力下保持 30s，观察包装破坏的情况。比较老化前和老化后样品包装发生破坏的情况。

3）材料的微生物屏障特性的评价

（1）不透性材料的微生物屏障特性的评价。

对于不透性材料，证实该材料是不透性材料，就意味着满足微生物屏障要求。ISO 11607-1:2019 附录 C 规定，无菌屏障系统的不透气材料应按 ISO 5636-5:2013（对应的国家标准是 GB/T 458—2008）进行透气性试验。

（2）透气性材料的微生物屏障特性的评价。

对于透气性材料（又称多孔材料）的微生物屏障特性评价，直接的试验方法是，在规定的试验条件下，使携有细菌芽孢的气溶胶（参考 ISO/DIS 22611:2003 规定的对手术衣的阻滞菌气溶胶的试验方法）或携有细菌芽孢的微粒（参考 ISO 22612:2005 规定的对手术衣的干态阻菌试验）流经样品材料，从而对样品进行试验。在此规定的试验条件下，用通过材料后的细菌或微粒的数量与其初始数量进行比较，来确定该材料的微生物屏障特性。由于这些微生物挑战试验十分复杂，试验条件要求苛刻，试验费用昂贵，未得到国际上的普遍认同。ISO 11607-1:2019 中描述到，经确认的物理试验方法，只要与经确认过的微生物挑战法进行过比对，其所得的数据也可用于确定微生物屏障特性[9]。

4.1.3　实时老化试验

医疗器械货架有效期的确认和验证试验类型通常可分为实时老化试验和加速老化试验两类。其中，实时老化试验指将某一产品在预定的储存条件下放置，直至监测到其性能指标不能符合既定要求为止；加速老化试验是指将产品放置在比正常储存或使用环境更严格或恶劣的条件下，在较短的时间内测定器械或材料在正常使用条件下发生变化的方法[10]。

利用实时老化试验验证产品的有效期，主要指在产品预期的流通仓储环境下放置，直到设计的有效期期满为止，检测其包装系统性能，再检测包装完整的产品其自身性能（如拉伸性能、硬度、体积电阻率、表面电阻率、击穿强度、憎水性、傅里叶变换红外光谱以及 X 射线光电子能谱）变化情况，并将这个性能试验的结果和进行老化试验前的样品性能试验结果进行对比，以此来判断产品的有效期是否设计的合理。实时老化试验中，制造商应根据产品的实际生产、运输和储存情况确定适当的温度、湿度、光照等条件，在设定的时间间隔内对产品进行测试。由于我国大部分地区为亚热带气候，推荐验证试验中设定的温度、相对湿度条件分别为：25℃±2℃，60%±10%[11, 12]。

实时老化试验的优点是简单易行、结果可信度高，但如果按实际储存时间和实际环境储存条件进行检测需要很长的时间才能获得结果，因此在实时有效期结果获得以前，有必要进行加速老化试验提供确定有效期的实验数据。一般来说，医疗器械产品的实时老化试验和加速老化试验应同时进行。实时老化试验结果是验证产品货架期的直接证据。当加速老化试验结果与其不一致时，应以实时老化试验结果为准。如果加速老化试验结果满足要求，只代表产品的货架期被有条件确认；实时老化试验结果才是验证产品货架期的直接证据。如果实时老化试验结果不能满足要求，货架期必须减少到能使实时老化试验获得成功的最长有效期。若产品已按加速老化试验有效期投入市场，必须进行认真评审，采取相应的措施（如召回）。

4.2.1 加速老化试验理论

医疗器械/材料的加速老化通常指将样品置于某一较高温度,以缩短时间来模拟实际时间的老化。目前用于医疗器械的高分子材料大部分比较常用并经过良好的表征,根据以碰撞理论为基础的阿伦尼乌斯(Arrhenius)模型建立的加速老化简化方案(simplified protocol for accelerated aging),也称"10度原则"(10-degree rule),可在一定温度范围内适用于良好表征的聚合物[10]。

加速老化试验设计[12]是建立在假设材料变质所涉及的化学反应遵循阿伦尼乌斯反应速率函数基础上的。该函数以碰撞理论为基础,确认化学反应产生变化的反应速率的增加或降低按照以下公式进行:

$$r = \mathrm{d}q / \mathrm{d}t = A\mathrm{e}^{(-\varphi/kt)}$$

式中,r 为反应进行的速率;A 为材料的常数(频率因子);φ 为表观活化能,eV;k 为玻尔兹曼常量,$0.8617 \times 10^{-4}\mathrm{eV/K}$;$t$ 为热力学温度。

大量化学反应的研究结果表明温度升高或降低 10℃会导致化学反应速率增加一倍或减半,则可根据阿伦尼乌斯反应速率函数建立加速老化简化公式:

$$\mathrm{AAT} = \mathrm{RT}/Q_{10}^{[(T_{\mathrm{AA}}-T_{\mathrm{RT}})/10]}$$

式中,AAT 为加速老化时间;RT 为实时老化时间;Q_{10} 为温度升高或降低 10℃的老化因子;T_{AA} 为加速老化温度;T_{RT} 为室温或环境温度。

上述公式反映了加速老化试验中加速老化时间与对应的货架期的关系。其中,Q_{10} 一般设定为 2。当生产企业对医疗器械和包装的材料的评估资料不齐备时,Q_{10} 可保守设定为 1.8。如果生产企业在加速老化试验中设定的 Q_{10} 大于 2,则应同时提供详细的相关研究资料。此外,设定较高的加速老化温度可减少加速老化试验的时间。但是,较高的温度可能导致医疗器械原材料/组件和包装材料的性质发生改变或引发多级或多种化学反应,造成试验结果的偏差,因此加速老化温度一般不应超过 60℃。如果生产企业在加速老化试验中设定了更高的加速老化温度,亦应提供详细的相关研究资料。需要说明的是,当医疗器械的原材料/组件在高温状态下易发生退化和损坏时,则不应采用加速老化试验验证其货架期[11]。

4.2.2 加速老化试验原则

不管采用哪种加速老化试验方案，在进行加速老化试验研究时必须考虑各种影响因素。

（1）在确立加速老化试验方案时，选择的环境条件应代表在实时正常使用环境老化条件下真实发生产品失效的条件。

（2）验证试验可以作为破坏试验的补充替代。验证试验要求在规定的时间点结束时进行试验，然后返回到老化环境中继续试验，然而这种方法只适用于当验证试验值的选择不会削弱检测的产品性能时。

（3）当使用的加速老化试验模型产生非线性关系时，表明在某些温度，而不是所有试验温度下发生了多发性化学反应、二级或三级复合反应或自动催化反应。在这种情况下，增加温度会不利于恶化在工作或储存条件下的材料性能。在这样的情况下，应考虑在储存条件或正常使用条件下进行老化试验。

（4）如果可能，采用的加速老化试验应在高应急条件较短的时间内进行，以便推导主要的失效模式。根据产品或产品部件主要的降解机理和应急知识，可以明显提高试验计划的效果，这些应急条件可以采用加强的环境应急条件，如温度、氧、化学物质或辐射。

（5）所有试验样品应包括构成产品的相同成分和部件，采用生产相同的过程、方法和程序生产的产品。另外，最终包装产品应进行一个标准的消毒周期，需要附加的消毒周期或几种不同的消毒方法结合使用可以代表更恶劣的常规生产情况[10]。

4.2.3 加速老化试验方案

1. 加速老化试验设计指南

（1）必须在器械和包装材料表征的基础上考虑温度限，以确保选择适宜的保守老化因子。根据材料的标准和预期的储存条件来确定试验所用温度。材料表征和组成是建立加速老化温度限的要素，温度选择宜避免材料发生任何物理转化。

（2）室温或环境温度（T_{RT}）。选择能代表实际产品储存和使用条件的温度。需要注意的是，该温度通常为 20～25℃，25℃的温度被认为是保守值。

（3）加速老化温度（T_{AA}）。结合考虑研究中的材料表征，选择一个加速老化试验的温度。加速老化温度越高，加速老化因子（AAF）越大，从而加速老化时间越短。必须注意，不能只靠提高加速老化温度来缩短加速老化时间，温度过高时材料可能会发生反应，而这在实际温度或室温下是不会发生的。可按照以下指南选择温度：

（a）选择 T_{AA} 要考虑研究材料的热转化温度，宜选择低于材料的任何转化温度或低于使材料发生扭曲的温度。例如，选择的温度至少比材料的 T_g 低 $10℃$。

（b）将 T_{AA} 保持在或低于 $60℃$，除非证实更高的温度适宜。不推荐使用高于 $60℃$ 的温度，因为在许多聚合系统中，发生像结晶度、自由基形成和过氧化物降解之类的非线性变化的概率较高。需要注意的是，如果包装中含有液体或其他不稳定成分，出于安全的考虑可能需要选择较低的温度。

（c）通过材料表征表明提高老化温度不可行时，只能选择实际时间的老化试验。

（4）加速老化因子的确定。加速老化试验采用的原则是温度每增加 $10℃$，材料退化过程中反应速率随 Q_{10} 增大而成比例加速。对于常用的医用高分子材料通常选择 $Q_{10} = 2$，也就是说在高于使用或储存温度时每增加 $10℃$ 反应速率加倍[4]。

2. 加速老化试验步骤

（1）选择老化因子（Q_{10}）值。确定高分子配方中的成分，特别是确认这些成分的质和量，所有的添加剂（如抗氧化剂、填充剂和加工助剂）。将这些成分的材料逐个和综合分析，以确定降解的基本原理，选择试验方法准确评价降解的程度和对产品性能的影响。如果在以前的试验中没有测定其他的反应速率系数，选择反应速率系数 $Q_{10} = 2$。

（2）根据市场需求、产品需求等确定所期望的包装货架期。

（3）确定老化试验的时间间隔，包括零时刻。采用和加速老化试验相同批次的产品/材料进行大气环境（实时）老化试验，老化试验采用相同的方式和时间间隔分组。另外，为了控制风险，大气环境老化产品应在试验过程中选择一定的时间间隔和在产品的最终有效期后进行测试。

（4）确定试验条件，环境温度（T_{RT}）和加速老化温度（T_{AA}）。选择产品在正常使用和储存条件下的环境温度（通常在 $20\sim25℃$）。尽管可以选择其他合理的温度，对于大部分一次性使用医疗器械首选 $22℃$。为了在最大程度上缩短试验时间，根据加速老化试验指南选择加速老化试验的温度，如果不涉及特殊的温度敏感性材料（如聚氯乙烯），最适合的首选试验温度是 $50\sim60℃$。在 $60℃$，加速老化的时间关系是 3.7 周相当于在大气环境 $22℃$（室温）下 1 年的老化。对于某些高分子结构，极端的湿度效应影响长期的性能。如果在试验设计中包括湿度，对于高湿度条件采用的相对湿度应大于 85%，低湿度条件应小于 20%。

（5）用 Q_{10}、T_{RT} 和 T_{AA} 计算试验持续时间。

（6）确定医疗器械/包装材料的特性、密封强度和完整性试验、样品规格和可接受准则。

（7）在 T_{AA} 下对样品进行加速老化，另外，同时在环境温度下对样品进行实际时间的老化。

（8）加速老化后评价相对于产品自身性能和包装系统性能的改变情况。

（9）在实际时间的老化后，评价材料性能变化。如同所有的加速老化技术一样，最终医疗器械产品的有效期必须由实际时间的老化研究数据来加以证实[4, 10]。

4.3　材料有效期确认方法

4.3.1　概述

医疗器械/材料货架有效期（shelf life）指医疗器械形成终产品后能够发挥拟定作用的时间段。货架有效期的终点即为产品失效期（expiration date）。超过此期限后，医疗器械产品将可能不再具有预期的性能参数及功能[13]。目前，我国《医疗器械监督管理条例》和《医疗器械说明书和标签管理规定》明确提出了医疗器械产品有效期的管理要求。医疗器械的说明书、标签应当标明下列事项：生产日期和使用期限或者失效日期。然而，并不是所有的医疗器械均需要有一个确定的货架有效期。当某一医疗器械产品的原材料和包装材料性能随时间推移而不会发生显著性改变时，则没有必要确定一个严格的货架有效期，如未灭菌供货的普通金属接骨板和金属接骨螺钉等。另外，当某一医疗器械的稳定性较差或临床使用风险过高时，其货架有效期则需要进行严格的验证，如含有活性药物和可降解涂层材料的药物洗脱支架。特别是对于以灭菌状态供应的医疗器械产品，制造商应指定一个经过验证的确定的货架有效期[11, 14]。

《医疗器械生产质量管理规范附录无菌医疗器械》中所指的无菌医疗器械是指由生产企业生产并灭菌后以无菌状态供应、医疗单位不需再进行灭菌而直接使用的医疗器械。国家食品药品监督管理总局令第 15 号《医疗器械分类规则》中根据产品结构特征的不同，将医疗器械分为无源医疗器械和有源医疗器械。根据医疗器械的使用形式，无菌医疗器械主要涉及类别为：①无源接触人体器械：液体输送器械，输液（血）器等；改变血液体液器械，如体外循环及血液处理器械等；医用敷料，如不/可吸收外科、创面、包扎等；侵入器械，借助手术全部或者部分通过体表侵入人体，接触体内组织、血液循环系统、中枢神经系统等部位的医疗器械等，如避孕和计划生育器械、宫内节育器放置器等；其他无源接触人体器械，如无菌导尿管、无菌检查手套等；②有源接触人体器械：植入器械，如植入式心脏起搏器、人工耳蜗植入体等。在无菌医疗器械中无菌植入性医疗器械和一次性使用无菌医疗器械占了绝大部分，而且其中的大部分都属于高风险的医疗器械，与普通医疗器械相比，无菌植入性医疗器械的货架有效期更需在其获准上市前经过严格的货架有效期验证，以保证产品在指定的期限内保持稳定性，避免因器械失效而引发的额外风险[14]。

4.3.2　材料有效期的影响因素

影响医疗器械货架有效期的因素主要包括外部因素和内部因素。外部因素主要包括：①储存条件，如温度、湿度、光照、通风情况、气压、污染等；②运输条件，如运输过程中的震动、冲撞；③生产方式，采用不同方式生产的同一医疗器械产品可能具有不同的货架有效期；④生产环境，如无菌医疗器械生产场所的洁净度、温度和湿度、微生物及悬浮粒子负荷等；⑤包装，如在不同尺寸容器中包装的产品可能具有不同的货架有效期；⑥原辅材料来源改变的影响，如采购单位、采购批号改变；⑦其他影响因素，如生产设备改变的影响及设备所用清洗剂、模具成型后不清洗的脱模剂的影响。内部因素一般包括：①医疗器械中各原材料/组件的自身性能，各原材料/组件随时间的推移而发生退化，导致其化学性能、物理性能或预期功能的改变，进而影响医疗器械整体性能，如某些高分子材料和组合产品中的药物、生物活性因子等；②医疗器械中各原材料/组件之间可能发生的相互作用；③医疗器械中各原材料/组件与包装材料（包括保存介质，如角膜接触镜的保存液等）之间可能发生的相互作用；④生产工艺对医疗器械中各原材料/组件、包装材料造成的影响，如生产过程中采用的灭菌工艺等；⑤医疗器械中含有的放射性物质及其放射衰变后的副产物对医疗器械中原材料/组件、包装材料的影响；⑥无菌包装产品中微生物屏障的保持能力。内部因素和外部因素均可不同程度地影响医疗器械产品的技术性能指标，由于影响因素很多，不可能将全部影响医疗器械货架有效期的因素进行规避，但应尽可能将各因素进行有效控制，使其对医疗器械技术性能指标造成的影响降至最低[11, 13]。

4.3.3　材料有效期的验证方案

医疗器械/材料货架有效期包括产品有效期和包装有效期。根据灭菌状态、结构形式不同，其有效期的验证方案也有所不同：①无菌医疗器械的货架有效期与其包装的货架有效期密切相关，通常是根据相关标准和法规的要求通过对产品及其包装进行老化试验来确定的。一般来说，对于长期使用的无源无菌医疗器械，如使用期限在 5 年以上的，一般以金属、陶瓷等材料为主，可重点考虑包装与器械的相互作用，宜以包装的货架有效期验证为主。对于使用期限在 5 年以下及短期和暂时使用的无源无菌医疗器械，主要是医用高分子（聚合物）材料为主，应对产品和包装的货架有效期同时进行验证。其有效期验证可采用加速老化或实时老化试验，实时老化试验的研究是唯一能够反映产品在规定储存条件下实际稳定性的方法，应遵循极限试验和过载试验原则。如果按实际储存时间和实际环境储存条件进行试验需要很长的时间才能获得结果，在实时有效期结果获得以前，有必要进行加速老化试验提供确定有效期的试验数据，加速老化试验的具体要求可参考 ASTM F1980-16[14]。对于包装的有效期验证，建议选择最终成品包装的初始完整性和维持完整性的检测结果。在进行加速老化试验研究时应注意：产品选择的环境条件的老化机制应与在实际正常使用环境老化条件下真实发生产品老化的机制一致。对于在加速老化研究中可能导致产品变性而不适于选择加速老化试验方法研究其包装的有效期验证，可以以实时老化方法进行测定和验证[15]。②对于有源医疗器械的有效期研究，一般从两方面入手：一方面，应从产品的安全有效性进行分析研究。可采用《电子设备可靠性预计手册》（GJB/Z 299C—2006）中的元器件计数可靠性预计法来计算产品的有效期，再结合其他非电子元器件供应商的声明情况，综合确定产品的有效期。根据长期稳定性试验或者加速老化试验结果，来推断其有效期。另一方面，应重点关注医疗器械中关键部件的有效期或使用限制次数的研究，可以是关键部件的生产商提供的研究依据，也可以是企业内部进行的研究和验证。③对于非灭菌产品，产品有效期的确定应该建立在科学试验的基础上，如稳定性试验，其目的就是考察产品在温度、湿度、光线的影响下随时间变化的规律，为产品的生产、包装、储存、运输条件提供科学依据，同时通过试验建立产品的有效期。

医疗器械货架有效期的研究应贯穿于产品研究与开发的全过程，在产品上市后还应继续进行有效期的研究，可分为两个阶段：第一阶段，产品研究与开发阶段，其有效期验证程序如下：①制造商要为医疗器械产品设定保证运输、储存和使用需要的货架有效期。②制造商需对用于生产和包装医疗器械的材料、组件和相关生产工艺，以及涉及的参考资料进行全面评估。如必要，还需进行实验室验证和调整生产工艺。③制造商根据评估结果设计医疗器械产品的货架有效期验证方案，并按照方案确定该医疗器械产品的货架有效期。如验证结果不能被制造商所接受，则需对产品进行改进，并于改进后进行重新验证。④制造商需要制定一个严格的质量管理文件以确保生产、运输和销售的产品在货架有效期内[11]。第二阶段，在生产经营活动过程中的继续研究。产品研究与开发阶段对产品有效期的研究，一般是在特定环境和极限条件下进行的研究，最常见的方法为加速老化稳定性试验，但最终有效期研究的确定，应以实时老化试验研究的结果为依据。首先，要做好产品的留样工作。企业应切实做好产品的日常留样和留样观察工作，并注意对包装和关键部件进行留样。产品的日常留样观察结果也可作为产品实时稳定性验证的数据支持。其次，做好货架有效期实时稳定性验证试验。①医疗器械货架有效期的验证试验应采用与常规生产相同的终产品进行。验证的医疗器械建议至少包括三个代表性批次的产品，推荐采用连续三批。留样数目应充分考虑实时货架稳定性验证试验的检验项目与检验时间点。②实时稳定性试验，包括时间点、检验项目、检验方法、样品规格等应尽量与注册阶段对产品有效期的加速老化试验研究保持一致。有包装要求的，除了对产品进行稳定性试验外，还需要包括包装稳定性试验。③实时稳定性试验结果是验证产品货架有效期的直接证据。当加速老化试验结果与其不一致时，应以实时稳定性试验结果为准。最后，当出现以下情况时，应对产品有效期进行重新评估和验证：①产品有效期内发现不良事件或频繁的质量投诉时；②运输、储存条件发生变化，对产品的安全有效性产生显著影响时；③产品实现过程中的生产工艺、生产要素、原材料等发生重大变化时；④有新的标准或研究文献对医疗器械的有效期提出新的要求，或出现同类产品在有效期内发现质量事故时。

由于医疗器械种类繁多，目前也没有普遍适用的一套用于指导全部医疗器械产品有效期验证的技术标准或指导文件。因此，对于医疗器械有效期的研究仍然是热点之一，从业者应能运用风险管理的分析模式和方法，在极限条件下进行医疗器械/材料货架有效期的挑战性试验和研究。

参 考 文 献

[1] Hukins D W L, Mahomed A, Kukureka S N. Accelerated aging for testing polymeric biomaterials and medical devices. Med Eng Phy, 2008, 30（10）: 1270-1274.

[2] 黄文捷, 黄雨林. 高分子材料老化试验方法简介. 汽车零部件, 2009, 9: 71-74.

[3] 国家食品药品监督管理局. 无源植入性医疗器械货架寿命申报资料指导原则. (2011-03-24) [2020-07-02]. https://www.nmpa.gov.cn/xxgk/fgwj/gzwj/gzwjylqx/20110324120001523.html.

[4] 国家药品监督管理局. 无菌医疗器械包装试验方法 第 1 部分: 加速老化试验指南（YY/T 0681.1—2018）. 北京: 中国标准出版社, 2019.

[5] 国家食品药品监督管理总局. 最终灭菌医疗器械包装 第 1 部分: 材料、无菌屏障系统和包装系统的要求（GB/T 19633.1—2015）. 北京: 中国标准出版社, 2016.

[6] ASTM. Standard test method for detecting gross leaks in medical packaging by internal pressurization（bubble test）（ASTM F2096-11）. US: American Society for Testing Materials, 2011.

[7] ASTM. Standard test method for seal strength of flexible barrier materials（ASTM F88/F88M-15）. US: American Society for Testing Materials, 2009.

[8] 王爱萍, 吴平. ISO 11607 和 EN868 医疗器械包装系列标准要点解读. 中国医疗器械信息, 2007, 31（5）: 371-375.

[9] 王春仁, 许伟. 医疗器械加速老化实验确定有效期的基本原理和方法. 中国医疗器械信息, 2008, 14（5）: 67-70.

[10] 国家食品药品监督管理总局. 无源植入性医疗器械货架有效期注册申报资料指导原则（2017 年修订版）. (2017-05-26) [2020-07-02]. https://www.nmpa.gov.cn/ylqx/ylqxggtg/ylqxzhdyz/20170526165601413.html.

[11] Wang Z, Tian B, Qiao W, et al. Real-time aging monitoring for IGBT modules using case temperature. IEEE T Ind Electron, 2016, 63（2）: 1168-1178.

[12]　Clark G S. Shelf Life of Medical Devices. FAD's Good Guidance Practices，GGP's，1991，27.

[13]　贾健雄. 浅谈无源植入性医疗器械货架寿命的验证. 中国医疗器械信息，2011，17（11）：14-17.

[14]　ASTM. Standard guide for accelerated aging of sterile barrier systems for medical devices（F1980-16）. US：American Society for Testing Materials，2016.

[15]　国家食品药品监督管理总局. 一次性使用输注泵（非电驱动）注册技术审查指导原则.（2018-01-10）[2020-07-02]. https://www.nmpa.gov.cn/directory/web/nmpa/xxgk/ggtg/qtggtg/20180110171601867.html.

（刘　昕）

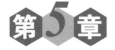

第5章

>>

材料类医疗器械产品技术要求和检测方法

5.1 一次性输注器械的技术要求和检测方法

5.1.1 一次性输注器械的种类

一次性输注器械主要包括药液输注和储存的器械、血液输注器械。一次性输注器械是使用量大、覆盖人群面广的医疗器械，临床应用极为广泛，我国每年的使用量达 50 多亿支。

5.1.2 所涉及的医用材料[1, 2]

一次性输注器械采用的高分子材料主要有聚氯乙烯、聚丙烯、聚乙烯和乙烯-乙酸乙烯酯共聚物等。

聚氯乙烯成本低，综合性能优良，一直是用量最大的一次性医疗输注器械用高分子材料。世界各国的研究资料和使用实践表明：聚氯乙烯树脂及其添加剂对人体健康和环境存在隐患。国家相关部门已禁止聚氯乙烯用于食品包装、儿童玩具和奶嘴等。相对于食品包装，药液和血液与聚氯乙烯制作的医疗输注器械直接接触后，对人体、参与体液循环所带来的负面影响更加严重。

由于环氧乙烷灭菌存在污染环境，其残留物危害患者健康等问题，研制耐辐照灭菌注射器材料是当前的研究热点。耐辐照聚丙烯材料应运而生。将受阻胺、受阻酚和亚磷酸酯稳定剂添加到聚丙烯材料中，研究其耐射线辐照灭菌性能，结果表明，单独使用任何一类添加剂热稳定效果均不理想，特别是受阻酚热稳定剂会使材料发黄。二级或三级受阻胺与受阻酚、亚磷酸酯稳定剂配合使用效果最为优良，制备的耐辐照聚丙烯材料各项性能满足医用塑料的要求。此外，自润滑、抗菌等功能性新材料的研制是注射器材料研究的另一个重要领域。

随着输液技术的不断进步，医院的输液方式经历了开放式、半开放式到全封闭式的过程。输液容器也由最初的玻璃瓶到聚氯乙烯输液袋和现在广为使用的聚丙烯塑料瓶及聚烯烃输液袋。其中，聚烯烃输液袋是输液包装材料发展的趋势。

5.1.3　一次性输注器械产品技术要求基本原则

一次性使用输注器械上市的基本原则是安全、有效。安全、有效是每个医疗器械制造商都应遵循的最基本原则。要求制造商在产品设计、生产、使用、报废处置过程中遵循该基本原则，对风险进行全过程管理。

研发者对一次性使用输注器械要系统地说明产品研究、设计、开发过程，从技术层面论述产品用途、设计、技术特征、工艺方案可靠性、安全性评价、有效性验证、标准制定依据、安全风险管理、临床研究情况、最终产品工艺方案、灭菌方法选择及灭菌工艺的验证情况、有效期验证等。若工艺中加入对人体有潜在毒性的物质，需要说明最终产品中残留量的检测方法、结果及限量标准依据。

1. 原材料的控制要求

一次性使用输注器械广泛采用医用高分子材料制造，对这些材料的要求是：需要具备纯度高、化学上惰性、稳定性好、耐生物老化等特性。主要技术要求：一是要有良好的生物相容性；二是溶出物不得超过相关标准中规定的限量，对聚氯乙烯制备的用于血液及输液包装的产品还应有醇溶出物（DEHP）的要求；三是要有使用性能要求。值得注意的是，需要提交全部原材料选择依据，原料来源、成分、分子式及质量标准。对所选用的原材料进行质量控制并符合材料相关的标准要求，具有稳定的原材料供货渠道以保证产品质量。仅注明所用材料简称是不够的，如聚氯乙烯，应完整列出所用材料的信息，如材料名称、化学分子式、型号及分子量等内容。明确每种添加剂、润滑剂、黏结剂或其他添加物的成分和使用量。

对于生产企业自己研制生产输注器械粒料的，生产企业需要提供详细的配方研制报告，其中包括符合《一次性使用输液器　重力输液式》（GB 8368—2018）、《输血（液）器具用聚氯乙烯塑料》（GB/T 15593—2020）等相关标准要求的验证报告。如果器具生产企业使用的是外购聚氯乙烯等输注器械粒料，则要求粒料提供方提交符合标准的安全性检测报告。对于不同批次的进料，粒料提供方都要提供符合标准要求的出厂检验报告，器具生产企业对每批进料按标准规定进行检验。

2. 输注器械类产品的物理机械性能要求

对一次性使用输注器械尺寸,包括内径、外径、长度、宽度;构造类型;预充容量;残留容积;鲁尔接头;药液过滤器;连接强度;管的延展性;防泄漏;滑动性能;液体流速;耐折叠/弯曲性能;输液针、注射针强度、韧性,以及特有的物理特性和技术指标都要进行规定并验证。

3. 一次性使用输注器械生产条件及灭菌控制要求

无菌医疗器械是直接与人体血液、组织、药物相接触的特殊产品,对其生产的各个环节,特别是对生产环境必须严格要求和控制才能保证产品质量,防止生产环境对产品的污染。所以,无菌医疗器械必须在洁净厂房内生产,达到规定的洁净度级别的要求,并符合《医疗器械生产质量管理规范无菌医疗器械附录》的相关规定。

洁净区以微粒和微生物为主要控制对象,微粒污染与微生物污染问题需要从源头控制。对洁净区的尘粒、浮游菌、沉降菌进行监测,同时还对环境温度、湿度、新鲜空气量、压差等有明确要求。环境空气中不应有或尽可能降低有碍产品质量和人体健康的气体,如环己酮、环氧乙烷、甲醛等。工作服不能脱落纤维和颗粒性物质,但应能阻留人体脱落物。热原反应是一次性使用输注器械最严重的不良反应之一,需要注意热原是用灭菌的方法无法消除的。除内毒素外,化学致热物质也可引起热原反应。因此,必须从生产工艺及过程控制来保证防止热原物质侵入产品。

灭菌方法的选择及过程控制是非常重要的一个环节。灭菌条件的选择对于灭菌效果也有非常重要的影响,生产企业需要提供确定的灭菌方法和详细的灭菌条件、程序步骤,包括验证方法和无菌保证水平;照射剂量或灭菌终产品中环氧乙烷的最大残留量等相关信息。适宜的灭菌方法和医疗器械灭菌过程的确认与常规控制要求可按照《医疗保健产品灭菌 湿热 第 1 部分:医疗器械灭菌过程的开发、确认和常规控制要求》(GB 18278.1—2015)、《医疗保健产品灭菌 环氧乙烷 第 2 部分:GB 18279.1 应用指南》(GB/T 18279.2—2015)、《医疗保健产品灭菌 辐射 第 2 部分:建立灭菌剂量》(GB 18280.2—2015)标准执行。鉴于灭菌方法对材料性能的影响以及可能带来的危害作用,不同的灭菌方法对包装材料的要求不同。为保证达到无菌的目标,在灭菌方法的选择上要充分考虑到产品与灭菌过程的适应性;产品与包装的适应性;包装与灭菌过程的适应性;包装后器械有效期的确认等。

5.1.4 输注器械材料对药物的吸附问题

一次性使用输液器对某些药物的吸附影响了临床疗效。影响输注器械对药物吸附的因素非常复杂，主要因素有输液管、过滤器材质、添加剂、输注药物浓度、注射液的 pH、输注管长度、输注速度、输注时间、药物配伍、溶媒等。

　　输液管路对药物的吸附作用与管路的材质有关，不同材质输液器对药物的吸附作用不同。目前用于输注器械的材料除 PVC 外，聚乙烯（PE）、高密度聚乙烯（HDPE）、乙烯-乙酸乙烯酯共聚物（EVA）、超低密度聚乙烯等材料已在临床上得到应用。目前生产企业不断研发新材料输注器械，部分药品专用输液器已成为研发热点之一，目的是供临床选择适宜的药物输注装置，为患者用药的准确性和有效性奠定基础。为避免由于器械对药物的吸附而导致药物浓度不足进而对治疗产生影响，方法之一是在说明书中注明本产品对哪些药品有吸附作用，吸附量为多少，以供临床使用时参考。因此，选用适当材质的输液器、适宜的管路长度、适当的输液溶媒、适宜的药物浓度、适当的流速（将药物吸附降到最低限度），都是保证临床用药剂量准确性的有效方法。

5.1.5　避光输液器与药物相容性问题

　　对于临床上需要在避光条件下输注的药物，为了保证其治疗的安全有效性，需要在输液过程中对输液器械进行避光处理。对 290～450nm 波长的避光率需要达到《专用输液器　第 3 部分：一次性使用避光输液器》（YY 0286.3—2017）的要求，有效防止药液输注过程中的光化学反应发生。避光输液器的研发有逐年增多的趋势，因此，虽然避光剂的选择不尽一致，但避光剂与药物相容性问题值得关注。

　　需要重点评价避光剂本身及经加工后的型材是否符合《医疗器械生物学评价　第 1 部分：风险管理过程中的评价与试验》（GB/T 16886.1—2011）相关项下的具体要求，即生物学性能评价符合安全要求等。详细说明避光剂成分名称、结构、理化性能、生物安全性以及生产企业的资质；产品在酸、碱液以及酯溶性试剂中的溶出成分与数量的研究情况；颜料微粒脱落情况；避光效果研究，避光光波范围及避光效果、透光率；与药物相互作用研究，选择空白、普通输液器、避光输液器三组进行对照试验，分析药物安全性能的变化情况，提供符合临床使用安全性的研究报告。需要强调的是全过程避光输液，避光输液器与药液接触的各部件都应具有避光性能，包括避光管路、过滤器、滴斗、静脉输液针等。同时要能保证输液过程易于观察，了解输液滴速的快慢变化、气泡清除情况等，提高输液的安全性。为避免避光剂对药液产生影响，避光输注器械类产品生产企业在保证产品质量和性能满足临床需要的前提下，生产过程中可采用将避光剂用在管壁外的方式，减少避光剂与药液的接触使用。

5.1.6 材料残留物与溶出物引发的安全性问题[3]

材料在生产加工中可能产生或残留引起机体反应的有毒物质，包括材料中残留有毒性的低分子物质；材料聚合过程中残留的有毒性、刺激性单体；材料及制品在灭菌过程中吸附的化学毒剂和高温引发的裂解产物等。因此，明确产品的生产加工过程极为重要，包括各种加工工艺和各种加工助剂的使用情况。安全性评价资料还包括对加工溶剂、残留单体或小分子残留物等有害物质的控制水平及毒性评价。输液器溶出物对药物的影响越来越受到重视，进行可抽提物成分与潜在生物学危险评价时需要注意可抽提物不仅是水的抽提物，还应包括植物油、聚乙二醇和其他提取剂的抽提物。可以选择采用不含增塑剂 DEHP 的聚乙烯材料、超低密度聚乙烯材料制造的输液器，临床用于紫杉醇等以聚氧乙烯蓖麻油和乙醇作增溶剂的药物输注；选择采用 EVA 材料制造的血袋，用于在低温下储存冷冻血液成分等。

5.2 骨科医疗器械产品的技术要求和检测方法

5.2.1 骨科医疗器械产品的种类

据统计，2019年我国骨科医疗器械市场规模约340亿元，同比增长率约16.0%，2020 年，我国骨科医疗器械市场规模约 360 亿元，预计到 2024 年，市场规模将达 607 亿元。与发达国家行业内增速逐渐放缓不同，在国民健康意识的增强、护理观念的转变、人口老龄化以及科技的进步、技术的发展的推动下，未来十年我国有望继续保持高速增长。

5.2.2 骨科医疗器械所用的材料[4]

骨科医疗器械由外科植入物用金属材料制成，包括纯钛、Ti6Al4V 钛合金、TC4 钛合金、TC4ELI 钛合金、Ti6Al7Nb 钛合金、00Cr18Ni14Mo3 不锈钢、00Cr18Ni15Mo3N 不锈钢、高氮不锈钢、锻造钴铬钼合金等。

5.2.3 植入性骨科产品的技术要求和检测方法

1. 产品的技术资料

产品的基本信息包括：①产品各型号、各组件、各关键部位（如接骨板的各种孔型、接骨螺钉的头部及螺纹部分等）的结构图。②产品各组件的材料牌号及其符合的国家标准、行业标准、国际标准，材料牌号的描述应与其符合的标准一致。进口产品的材料牌号及符合标准不应超过原产国上市证明文件/说明书批准的范围。③接骨板螺钉孔径的具体标称值及公差，接骨板长度、宽度、厚度、角度的具体标称值，接骨板螺钉孔的孔数。④接骨螺钉直径的具体标称值及公差和长度的具体标称值。⑤各型号产品的具体适用部位（如股骨近端、胫骨平台、股骨干等）。

对于改进型产品，应在设计原理、结构形式、特征尺寸、力学性能和预期用途等方面与中国境内已上市同类产品进行对比，以证明其具有相同的安全有效性。

提供产品力学性能，如金属接骨板弯曲强度和等效弯曲刚度；金属接骨螺钉最大扭矩和最大断裂扭转角；金属角度固定器压弯性能（压弯刚度和压弯强度）、侧板弯曲性能（弯曲刚度、弯曲强度和等效弯曲刚度）、角度固定器及侧板弯曲疲劳性能等确定依据的研究资料。

明确产品从人体取出期限及其确定依据。

关于产品生产工艺和过程控制：①详述产品的生产过程，提供生产工艺流程图。②明确特殊过程和关键工艺，提供特殊过程的确认资料以及关键工艺的验证资料。例如，阳极氧化工艺验证资料中，对于经着色阳极氧化处理的产品，可通过表面元素分析法验证其氧化层未引入与基体材料不一致的新元素；对于经微弧阳极氧化处理的产品，可通过表面元素分析法验证其氧化层元素组成，应对引入的新元素提供质量控制要求；应通过适当的生物学试验方法（至少包括细胞毒性）来评估该工艺下产品的生物安全性。③明确产品的清洗过程，提供经清洗过程后加工助剂残留控制的验证资料。④明确原材料及生产工艺中涉及的各种加工助剂（如切削液、抛光剂等）的质量控制标准。

灭菌产品应参照《无源植入性医疗器械货架寿命申报资料指导原则》提供产品货架寿命的验证资料。鉴于此指导原则涵盖的产品为金属材料产品，仅要求对包装系统的性能稳定性进行验证。对于不同包装、不同灭菌方式的产品应分别提供验证资料。

明确非灭菌产品推荐采用的灭菌方法并提供确定依据。

对于经辐射灭菌的产品，明确辐照剂量并提供确定依据；对于经环氧乙烷灭菌的产品，提供关键工艺参数的确定依据。

注册产品标准应符合相关国家标准、行业标准和有关法律、法规的相应要求。在此基础上，生产企业应根据产品的特点，制定保证产品安全、有效、质量可控的技术要求。注册产品标准中试验方法应依据有关国家标准、行业标准、国际标准等制定，或应经过验证。可采用的标准如下所示：

YY/T 0340—2009《外科植入物　基本原则》

YY/T 0640—2016《无源外科植入物 通用要求》

YY 0341—2009《骨接合用无源外科金属植入物 通用技术条件》

YY 0017—2016《骨接合植入物 金属接骨板》

YY 0018—2016《骨接合植入物 金属接骨螺钉》

YY/T 0856—2011《骨接合植入物 金属角度固定器》

GB/T 13810—2017《外科植入物用钛及钛合金加工材》

GB 4234.1—2017《外科植入物 金属材料 第1部分：锻造不锈钢》

ISO 5832-2:2018《外科植入物 金属材料 第2部分：纯钛》

ISO 5832-3:2016《外科植入物 金属材料 第3部分：锻造钛6-铝4-钒合金》

ISO 5832-11:2014《外科植入物 金属材料 第11部分：钛6-铝7-铌合金》

ISO 5832-12:2019《外科植入物 金属材料 第12部分：锻造钴-铬-钼合金》

GB/T 14233.2—2005《医用输液、输血、注射器具检验方法 第2部分：生物学试验方法》

2. 技术要求

（1）产品的化学成分和显微组织。

（2）不锈钢产品的耐腐蚀性能。

（3）产品的表面质量，包括外观、表面缺陷和表面粗糙度。

（4）产品重要部位尺寸和公差：接骨螺钉顶径和底径，接骨板螺钉孔的孔径。

（5）产品的力学性能，如：

（a）硬度。

（b）金属接骨板弯曲强度和等效弯曲刚度。对于符合《外科植入物 接骨板弯曲强度和刚度的测定》（YY/T 0342—2002）规定的金属接骨板，即接骨板的直形部分长度≥50mm、螺钉孔的孔距≥10mm、螺钉孔的孔数≥4，当接骨板螺钉孔的孔数为4或5时，最外孔距离接骨板边缘的距离≥10mm，横截面弯曲的接骨板距中心平面的偏离量不超过接骨板宽度的1/6时，应规定其弯曲强度和等效弯曲刚度。对于不符合YY/T 0342—2002标准规定的金属接骨板，应在技术要求中明示接骨板的长度、螺钉孔的孔距、螺钉孔的孔数，当接骨板为4孔或5孔时，明示最外孔距离接骨板边缘的距离，横截面弯曲的接骨板距中心平面的偏离量。

（c）金属接骨螺钉最大扭矩和最大断裂扭转角。对于不同材料、不同螺纹形式、不同标称直径、不同头部形式（如球形、锥形、锁定型等）螺钉的最大扭矩和最大断裂扭转角应分别规定。

（d）金属角度固定器压弯性能（压弯刚度和压弯强度）、侧板弯曲性能（弯曲刚度、弯曲强度和等效弯曲刚度）、角度固定器及侧板弯曲疲劳性能。

（6）锁定型金属接骨板系统中锁定接骨板与锁定接骨螺钉的配合性能。

（7）灭菌产品的无菌性能。

3. 质量控制重点及方法

（1）股骨柄力学性能验证。

为了证明产品可以长期安全有效地应用于预期患者，申请者应在申报的产品中选择最差情况的股骨柄和股骨颈实施动态疲劳试验，最差情况的选择建议采用有限元分析方法并给出分析报告。动态疲劳试验应包括：

带柄股骨部件的柄部疲劳性能应根据 ISO 7206-4:2010 进行试验并符合其要求，股骨柄疲劳次数应达 5×10^6 次；注意应按照产品 CT（即股骨头中心到股骨柄最远端点的距离）值范围的不同（CT$\leqslant$120mm、120mm$<$CT$<$250mm、CT$\geqslant$250mm）选取对应的试验条件，分别通过有限元分析方法得出最差情况并进行疲劳试验。

带柄股骨部件的头颈部疲劳性能应根据 ISO 7206-6:2013 进行试验并符合其要求，股骨颈疲劳次数应达 10^7 次。

（2）产品涂层力学测试研究。

磷酸钙涂层应符合 ASTM F1609-08（2014）的规定。

羟基磷灰石涂层应符合 GB 23101.2—2008 的规定。

对于等离子喷涂于基体表面的金属涂层，应规定涂层厚度、孔隙率和平均孔隙截距的要求，提供测试方法和评价标准。按照 ASTM F1044-05（2017）、ASTM F1147-05（2017）、ASTM F1160-14（2017）分别进行剪切试验、拉伸试验、剪切疲劳试验，并考虑对涂层的弯曲疲劳性能进行评价。一般情况下，剪切强度应不低于 20MPa，拉伸强度应不低于 22MPa，疲劳试验应达到 10^7 次正应力循环不失效，并提供载荷的确定依据。还应按照 ASTM F1978-18 进行耐磨性能试验，涂层的磨损满足 100 个周期后，质量损耗总值小于 65mg。

（3）对于组配式的股骨柄，申请者应对组件之间连接、微动和腐蚀进行评估，并对结果的可接受性进行论证。

（4）髋关节磨损试验。

申请者应对产品关节面的匹配合理性予以论证，如摩擦面选择依据、球头直径对磨损量的影响等，并选取预期配合使用关节面的最差情形进行磨损试验，提供其结果可接受的依据。髋关节的磨损试验应按照 YY/T 0651 系列标准、ISO 14242 系列标准、ISO 17853 等标准进行。

（5）针对高交联超高分子量聚乙烯髋臼内衬，应按《外科植入物用大剂量辐射交联超高分子量聚乙烯制品标准要求》（YY/T 0811—2010）要求列出材料各参数接受限及其确定的依据。

（6）陶瓷股骨头、陶瓷内衬的性能要求。

对于陶瓷股骨头应提供：破碎试验（接触破坏试验）、疲劳试验、人体模拟破碎试验（通过疲劳试验后进行）、脱出试验、旋转稳定性试验等资料。

对于陶瓷内衬应提供：破碎试验（接触破坏试验）、疲劳试验、人体模拟破碎试验（通过疲劳试验后进行）、压出试验、旋转稳定性试验、撬出试验等资料。

（7）MRI 兼容性测试。

若申请者对申报产品进行了 MRI 兼容性的相关验证，需根据 ASTM F2052-15、ASTM F2213-06（2011）、ASTM F2182-11a、ASTM F2119-07（2013）对产品在核磁环境下的磁致位移力、磁致扭矩、射频致热、伪影等项目进行评估。应根据研究报告，列出 MRI 试验设备，磁场强度、比吸收率（SAR）等试验参数，以及温升、位移力、扭矩和伪影评估结果，相关信息在说明书中予以明示。

若申请者未对申报产品进行 MRI 兼容性的相关验证，应重点明确该产品尚未在核磁环境下对其温升、移位状况及伪影进行测试评估，并在说明书的警示中注明相关内容，提示其存在的风险，应审慎使用。

（8）生物相容性评价。

产品的生物相容性评价应按照《医疗器械生物学评价 第 1 部分：风险管理过程中的评价与试验》（GB/T 16886.1—2011）中的系统方法框图及国家食品药品监督管理局《关于印发医疗器械生物学评价和审查指南的通知》（国食药监械〔2007〕345 号）中的审查要点进行风险评价，在缺乏相关数据时，补充必要的生物相容性测试。

（9）产品灭菌确认。

对于经辐射灭菌的产品，需明确辐照剂量及相关的验证报告，具体的剂量确定依据可参照 GB 18280 系列标准。

对于经环氧乙烷灭菌的产品，需提供灭菌结果确认和过程控制报告，具体可参照 GB 18279 系列标准。

非灭菌包装的终产品，应明确推荐采用的灭菌方法并提供确定依据，建议根据《医院消毒供应中心 第 2 部分：清洗消毒及灭菌技术操作规范》（WS 310.2—2016）。

（10）产品有效期（货架寿命）的验证资料。

灭菌产品应参照《无源植入性医疗器械货架寿命申报资料指导原则》提供产品有效期（货架寿命）的验证资料。不同包装、不同灭菌方式的产品应分别提供验证资料。灭菌验证资料中需要明确灭菌产品的包装材料、包装工艺及方法、加速老化试验或/和实时老化试验报告。加速老化试验中应明确试验温度、湿度、加速老化时间的确定依据；老化试验后需要对包装完整性和包装强度的评价试验，如染色液穿透试验、气泡试验、材料密封强度试验、模拟运输等。若申请者提供其他医疗器械产品的灭菌验证资料，则应提供其与本次申报产品在原材料、灭菌方法、灭菌剂量、包装材料、包装工艺、包装方式及其他影响阻菌性能的因素方面具有等同性的证明资料。

对于非灭菌产品，产品有效期的确定应该建立在科学试验的基础上，如稳定性试验，其目的是考察产品在温度、湿度、光线的影响下随时间变化的规律，为产品的生产、包装、储存、运输条件提供科学依据，同时通过试验建立产品的有效期。因此，申请者在申报产品注册时应提供产品有效期（包括产品性能稳定性保证期限）的验证报告及内包装材料信息。

5.3 眼科器械的检测方法

5.3.1 眼科器械的种类

眼科植入物及辅助器械有角膜接触镜、人工晶体、眼内填充物、组织工程羊膜、角膜基质片、角膜基质环、人工玻璃体植入体等。

5.3.2 眼科器械所使用的生物医用材料的种类[5-7]

制造人工晶体的材料应具备以下特点：光学性能好、屈光指数高、可见光透过率高（透光率大于 90%）；质量轻、抗拉力强；眼内理化性能稳定，耐用性强，无生物降解作用；无毒、无致炎、无致癌性；无抗原性；易加工。人工晶体从材料上分，有硬性材料聚甲基丙烯酸甲酯（polymethylmethacrylate，PMMA），俗称有机玻璃，软性材料有硅凝胶、水凝胶等，以及由 PMMA 衍生出来的丙烯酸酯类人工晶体。

1）聚甲基丙烯酸甲酯

PMMA 自 1933 年开始用于工业制品中，并最先被人们用来制造人工晶体。经过多年的临床验证表明，PMMA 材料具有很好的物理特性：质轻、不易破碎、性能稳定、耐用，屈光指数高（1.491～1.497），透光率好（＞92%），抗拉力强，可铸压成型，可抛光切削。同时，PMMA 材料还具有较好的化学特性和生物相容性：抗老化、化学稳定性好，抗酸、碱、盐和有机溶剂，不会被机体的生物氧化反应所降解。作为人工晶体材料，PMMA 也存在一定的缺点，例如：其硬度较高，手术中与角膜内皮直接接触可导致内皮细胞损伤；不耐热，使用温度在 100℃ 以下，PMMA 为固态，超过 100℃ 的环境将变成凝胶状；不能耐受高温、高压消毒；易被钇铝石榴石（YAG）激光损伤，而且激光治疗后会释放具有生物毒性作用的单体。近年来随着小切口无缝线超声乳化手术的发展，产生了对可折叠（软性）人工晶体的需求，硬性材料 PMMA 的应用逐渐受到了限制。

2）硅凝胶

硅凝胶（silicone gel）是我国20世纪70年代中期开发研制成功的软性人工晶体生物医学材料。周开遗等于1979年报道了硅凝胶人工晶体植入50例，这是最早临床应用软性人工晶体的报道。经过多年的努力，硅凝胶人工晶体在我国30多个省区市的医院中得到推广应用，我国是软性人工晶体植入最多的国家。硅凝胶的基本结构是以二甲基乙烯基硅氧烷为端基的聚甲基硅氧烷，简称甲基乙烯基硅酮。硅凝胶的相对密度低（约为1.037），热稳定性好，耐高压，在220～240℃下不发生老化，因此可进行高压或煮沸消毒。硅凝胶的折射率约为1.41，屈光指数为1.41～1.46，比PMMA的低，因此同等屈光度的硅凝胶晶体较PMMA晶体要厚。其生产过程不使用抛光剂，因而在晶体表面没有抛光剂残留，不会引起无菌性前房积脓。硅凝胶的透光率超过92%，人工晶体成品表面的高光洁度使其具有极佳的成像性能。由于硅凝胶在水中几乎无质量，因而植入后支持它的眼内组织所受的张力和压力就很小。硅凝胶的分子结构稳定，抗老化性优良，生物相容性好。硅凝胶人工晶体强度高，可反复折叠夹持而不出现裂纹、断裂或影响视光学特性。晶体折叠后不互相粘连，有利于顺利植入，符合白内障小切口人工晶体植入以减轻或消除术后散光的要求。植入器系统克服了使用镊子的弊端，使硅凝胶折叠人工晶体的术后散光在目前所有晶体中是最小的。硅凝胶的缺点是：韧性差，抗拉力和抗撕力差，屈光指数低，人工晶体光学面中心厚度较高。同时，硅凝胶易产生静电反应，眼内代谢产物易黏附于晶体内，从而影响晶体的透明度。

3）水凝胶

水凝胶是继硅凝胶后用于制作软性人工晶体的三种主要材料之一，其化学成分为聚羟乙基甲基丙烯酸甲酯。水凝胶具有网状空间结构，可使水分子、离子以及小分子物质自由通过。由于含有羟基，故水凝胶具有吸水性。脱水状态时，质硬，半透明，可进行抛光处理。吸水后膨胀，体积增加。当吸水率为40%时，屈光指数为1.43，充分复水后质柔韧透明。水凝胶人工晶体可折叠或脱水植入，然后复水成形（含水量38%～60%），复水后恢复软性并且线性长度增加15%，更加适合于小切口手术。因其亲水性，不需要用黏弹性物质帮助植入眼内，故比PMMA更适合于YAG激光的术后治疗。水凝胶的低合水性（18%），使其比PMMA具有更好的生物相容性，其对细菌的黏附力比PMMA小20倍。

水凝胶人工晶体在YAG激光后囊截开时不易受损伤，因此对YAG激光的损伤有很强的抵抗力。水凝胶记忆性强、化学稳定性好、表面无黏合力、室温下性能不受影响、耐热耐压，因此所制作的人工晶体可采用高压灭菌。

水凝胶人工晶体尚存在以下缺点：①当手术并发晶体悬韧带或后囊破裂时不适合用；②不能阻止晶体上皮细胞的生长，需要进行囊截开的病例较多；③当后囊突然破裂或手术切开时，人工晶体可能掉入玻璃体；④水凝胶具有网状结构，因此具有渗水性，易使污染物存留。某些物质能附着在镜片的表面，眼内分子较小的新陈代谢产物还可进入其内部，沉淀于镜片的高分子结构中，从而改变人工晶体的生物相容性和光学性能，使其透明度降低。

4）丙烯酸酯

丙烯酸酯人工晶体是由苯乙基丙烯酸酯和苯乙基甲基丙烯酸组成的共聚体，从而减少此材料的极性和含水量，成为疏水性材料，具有与 PMMA 相当的光学和生物学特性，但又具有软性，可被延长或牵拉至原来的 2 倍，且释放后能在 10s 内恢复到原来的长度和形状。由于其屈光指数高达 1.51，所以人工晶体较薄，折叠后的人工晶体能轻柔而缓慢展开。通过一个特殊的装置证明这种材料制成的人工晶体有较强的黏性，较 PMMA 和硅凝胶人工晶体更易附着于囊袋内，从而保持晶体的正常位置。

但也有的医生认为，丙烯酸酯人工晶体植入囊袋后不久即黏附在囊膜上，较难取出。同样，重新打开囊袋植入二期人工晶体也较困难，除非在第一次手术后立即进行。还有的医生反映丙烯酸酯人工晶体容易出现折痕或被镊子等器械损伤。所有这些并发症可能源于丙烯酸酯人工晶体的疏水性，不符合人体生理需求。

5）亲水性丙烯酸酯

亲水性丙烯酸酯是将 2 分子甲基丙烯酸羟乙酯（HEMA）和 1 分子甲基丙烯酸甲酯通过主价（化学键）交联共聚方式结合成的大分子有机物，其既具有良好的机械性能和光学性能，又具有良好的弹性和亲水性（含水量 26%，HEMA 的特点）。它相对亲水的晶体表面组织相容性极佳，有很好的柔性表面，在折叠植入过程中晶体表面不会改变和损伤，可减少异物反应。同水凝胶一样，由于此种材料的亲水性，晶体内部发生钙等物质混浊的报道较常见。

6）丙烯酸酯多聚物

丙烯酸酯多聚物是由苯乙基丙烯酸甲酯、苯乙基丙烯酸酯及其他交联体聚合而成的一类多聚物，可被高度纯化，性质稳定，透明性极佳。在 37℃时屈光指数为 1.544，较 PMMA 高，因此同等屈光度人工晶体，丙烯酸酯多聚物材料可做得更薄，更适合于小切口植入。晶体弹性较小，由折叠状态到完全展开需 3~5s，因此操作起来比较安全。经过大量的理化及毒理学研究表明，丙烯酸酯多聚物有极好的化学稳定性和生物相容性，无毒性，植入眼内安全。

7）记忆体材料

记忆体材料为甲基丙烯酸甲酯、羟乙基甲基丙烯酸甲酯、甲基丙烯酸酯羟基苯酚及乙烯乙二醇二丙烯酸酯交联聚合而成的三维共价网状结构。该材料在高于 25℃时质软。加热使人工晶体变软后，将其卷曲并冷却，呈硬质卷筒形状。通过小切口植入眼内，经体温加热，利用"记忆"效应会缓慢恢复到原有形态。记忆体材料为亲水性，可吸水 20%，屈光指数为 1.47，可耐高温高压，有极好的生物相容性。

5.3.3 医用材料类眼科器械设计开发的基本要求

（1）明确产品基本信息。如材料配方（包括镜片保存液）、结构图示、镜片基本光学设计信息（如单焦/多焦、球面/非球面，前后表面应分开描述）、产品灭菌方法和有效期、镜片的佩戴方式（如日戴）、一次佩戴最长允许时间、推荐更换周期、镜片表面是否经过修饰处理、产品包装容器材料，着色镜片还应明确镜片着色处理目的。

申报产品为增强着色型镜片时，配方描述应明确申报镜片各颜色对应的着色剂配比含量、各颜色占镜片的比例含量，着色剂总含量占镜片比例的上限，同时列出申报产品所有颜色图案的彩色图示（图示应能体现出镜片的颜色、花纹图案）。

（2）明确申报产品的工作原理。列出结构示意图（建议工程制图），给出完整设计的叙述性描述，该描述中至少应该包括以下内容：物理形状、生产描述（如车削或者浇铸）以及任何总体形状的变化，同时重点描述光学设计（包括内外表面），并提供支持性资料。

（3）明确镜片表面是否经过修饰处理，如有应详述表面修饰处理的工艺和作用。

（4）明确镜片材料组成成分。建议以表格形式提供镜片原料（包括引发剂、交联剂、着色剂等）及镜片保存液成分的中文标准化学名称、结构式、作用及含量，如有材料牌号或商品名称也应一并列出。如果申报时将聚合后材料描述为有特定含义的缩写时，则应提供该缩写名称的依据和支持资料。镜片保存液配方可单独列表描述。

（5）提供产品原材料相关资料，包括各原材料来源、质量控制标准、验证数据、供货协议和供应商资质证明文件等。申请者应提交相关资料以说明各组分的安全性、有效性，如材料安全性数据表、相关毒理学数据、临床应用史等支持资料。若为着色镜片，需提供染料的安全性证明资料。

（6）型号规格。对于存在多种型号规格的产品，应当明确各型号规格间的区别。对于进口产品型号规格的确认应有依据。

（7）描述产品具体采用包装容器的材料和规格。提供包装材料的评价性资料，包括其来源、质量控制标准及包装容器材料的安全性研究资料，或能够支持包装容器材料用于申报产品安全性的证明性资料及适用性分析。

5.3.4 质量控制评价要求及方法

（1）详述产品技术要求中性能指标及检验方法的确定依据，提供采用的原因及理论基础，提供涉及的研究性资料、文献资料和/或标准文本。当强制性标准中的技术要求无明确评价指标时，申请者需结合产品实际情况制定相应评价指标并经验证。

应提供透氧系数标称值的确定依据及相应验证资料。若为增强着色类软性接触镜，应提供褪色验证的技术资料。产品光学面若为特殊光学设计，如环曲面、多焦、非球面设计等均应提供相应技术验证资料。

（2）有关萃取率确定依据和溶剂选择依据及验证资料，建议参考如下内容提供。

a. 溶剂选择

提供的溶剂选择依据及验证资料能表明所选取溶剂的适用性，有机溶剂至少含有一种萃取能力较强的溶剂。

b. 样品的选择

（i）选择成品片进行试验。

（ii）送检镜片如非全部是申报产品，宜对送检样品典型性进行评价，如彩色镜片可从染料种类、配方总量等方面考虑。

c. 对于现有成熟材料镜片的萃取率限量建议

对于现有成熟材料镜片萃取率限量的申报建议考虑如下方法之一，如有其他更适用于确认申报产品萃取率限量的方法，请详述可替代如下方法的理由并提供相应验证资料。

（i）萃取率总限量可用本企业通过生物学评价的材料确定，即产品技术要求中制定的各溶剂萃取率总限量不应高于已通过全项生物学评价的材料的各溶剂实际萃取率。该材料原则上应与申报产品主要生产工艺相同且具有相同的配方。

（ii）可按《医疗器械生物学评价 第 17 部分：可沥滤物允许限量的建立》（GB/T 16886.17—2005）原则，搜集镜片材料各组分的毒理学数据，对于未能收集/未获得的毒理学数据的组分，可根据风险分析进行评价，最终确定镜片萃取率的总限量。注意应提供涉及具体数值的计算过程及参考文献。

d. 对于新材料镜片的萃取率限量的确定方法

应对可萃取物质进行定量和定性分析，通过合适的色谱法、光度法及湿法分析来测定镜片萃取出的物质，从而确定聚合过程中残留单体、交联剂和引发剂含量。提供镜片材料各个组分的限量制定依据，可通过各物质的毒理学数据确定。

（3）生物相容性评价研究。

生物相容性评价研究资料需包括生物相容性评价的依据和方法，产品所用材料的描述及与人体接触的性质，实施或豁免生物学试验的理由和论证，对于现有数据或试验结果的评价。

对于延长佩戴角膜接触镜、新材料的日戴角膜接触镜产品，考虑到缺乏材料相关临床使用史和具有产品连续累积使用带来的风险，建议申请者参考《医疗器械生物学评价 第 1 部分：风险管理过程中的评价与试验》（GB/T 16886.1—2011）标准中持久黏膜接触项目及《眼科光学 接触镜 第3部分：软性接触镜》(GB 11417.3—2012) 标准进行生物学评价。

增强着色镜片可通过染料的毒理学分析选择生物相容性最不利的镜片，建议考虑每种染料的毒理学数据、染料种类和用量。

（4）灭菌/消毒工艺研究。

描述用于保证产品无菌的质量保证体系，明确产品灭菌工艺（方法和参数）和无菌保证水平（SAL），提供灭菌确认报告。如果灭菌使用的方法容易出现残留，需明确残留物信息及采取的处理方法，并提供研究资料。

（5）产品有效期和包装研究。

提供产品有效期的验证报告（包括产品物理、化学稳定性和包装密封稳定性的验证资料），不同包装或容器的产品需分别提供，且应符合相应国标要求。如果企业提供加速试验资料，还应提供产品的实时稳定性研究方案，以及符合相应国标要求的阶段性实测数据报告，以获得相关的研究数据。

5.3.5　医用材料类眼科器械产品检测方法

医用材料类眼科器械产品检测方法需符合 GB 11417 系列眼科光学接触镜强制性国家标准，并结合申报产品实际特性制定，考虑但不限于如下内容。

（1）光学性能：后顶点焦度、柱镜焦度、柱镜轴位、棱镜度、透光性能（可见光区透过率、色觉和紫外光区要求）。

（2）几何尺寸：基弧半径或给定底直径的矢高、总直径、接触镜的光学区。

（3）物理性能：折射率、含水量、透氧、褪色试验。

（4）化学性能：萃取试验、防腐剂的摄入和释放。

（5）微生物要求。

（6）稳定性：辐射老化试验、有效期。

（7）内在质量和表面缺陷：杂质及表面疵病、边缘轮廓。

5.4　心血管器械的技术要求和检测方法

5.4.1　心血管器械的种类

生物医用材料在心血管植入物的领域应用广泛，包括血管内假体、血管支架、人工血管、心血管补片及心包膜、人工心脏瓣膜及瓣膜修复器械、心脏封堵器。其中，血管内假体通常由假体和/或输送系统组成。假体通常由移植物（覆膜）和支撑结构组成，移植物一般采用高分子材料制成，支撑结构一般采用金属材料制成，并通过缝合或嵌入的方式固定在移植物上。血管内假体一端可设计为锚定结构，以增强假体的固定能力。通过将血管内假体部分或全部置于血管管腔内，对患者的自体血管或人工血管进行修复、替换或者建立旁路血管通道，用于治疗动脉瘤、动脉夹层等血管病变，如胸主动脉覆膜支架、腹主动脉覆膜支架、术中支架，属于Ⅲ类医疗器械。血管支架通常由支架和/或输送系统组成。支架一般采用金属或高分子材料制成，其结构一般呈网架状。经腔放置的植入物扩张后通过提供机械性的支撑，以维持或恢复血管管腔的完整性，保持血管管腔通畅。支架可含或不含表面改性物质（不含药物，如涂层）。为了某些特殊用途，支架可能有覆膜结构。支架可用于治疗动脉粥样硬化，以及各种狭窄性、阻塞性或闭塞性等血管病变，如冠状动脉支架、外周动脉支架、肝内门体静脉支架，属于Ⅲ类医疗器械。人工血管一般采用完全或部分的生物材料、合成编织型材料、合成非编织型材料制成，用于置换血管、在血管间旁路移植或形成分流。心血管补片及心包膜一般采用膨体聚四氟乙烯等高分子材料和/或生物组织材料制成，用于修复自体心血管、心室/房间隔缺损、瓣叶裂隙穿孔等。人工心脏瓣膜及瓣膜修复器械一般采用高分子材料、动物组织、金属材料制成，可含或不含表面改性物质，用于替代或修复天然心脏瓣膜（如主动脉瓣、二尖瓣、肺动脉瓣及三尖瓣），如外科生物心脏瓣膜、外科机械心脏瓣膜、经导管植入式心脏瓣膜、心脏瓣膜成形环。心脏封堵器通常由封堵器和/或输送系统组成。封堵器的网状或伞状结构一般采用金属材料制成，其余部分一般采用高分子材料制成，放置于心脏缺损、异常通路或特殊开口等处，并封堵该位置，达到阻止异常血流流通的目的，用于控制动脉瘤、某些肿瘤动静脉畸形引起的血管出血或用于外周血管系统的动脉和静脉栓塞。

5.4.2　心血管器械所用的生物医用材料[8]

1. 天然材料

天然材料来源于自然界，常见的应用于血管支架的天然材料有胶原蛋白、弹性蛋白、丝素蛋白、壳聚糖，以及最近研究比较热的某些脱细胞组织的组织工程材料等。天然材料来源广泛、易于获取、适宜细胞的定居黏附、促进细胞生长、利于细胞增殖和分化，为血管内壁再生出近似于天然的血管内膜组织提供了良好的支撑条件。Weinberg 等在 20 世纪 80 年代，首次制备出了以胶原蛋白为基底的材料，表面生长血管内皮细胞的天然血管支架。自此，有大量的研究工作者在此基础上构建血管移植材料。但有部分研究表明，来源于动物的天然组织力学顺应性差，低于抵抗生理血压所需的极限值。例如，壳聚糖是甲壳素脱乙酰化的产物，是目前已知的天然多糖中唯一的碱性氨基多糖，具有无毒性、无刺激性、生物相容性、生物可降解性等优良性能。但壳聚糖分子间及分子内有强烈的氢键相互作用，呈紧密的晶态结构，所以只能溶于酸和酸性水溶液，强度和韧性也明显不足。有报道称，天然材料存在免疫原性，异体血管支架材料移入人体后，引起人体急性免疫反应。急性免疫反应是最常见的一种异体移植免疫反应，一般发生在血管支架植入术后的 1 周至 6 个月内，患者的临床表现为发热，全身不适，放入支架部位疼痛，部分患者会出现植入的支架材料功能丧失。因此，人们渐渐把目光转向了可降解合成材料。

2. 可降解合成材料

可降解合成材料是近年来材料研究应用的重点和热点之一，可以在体内降解，降解产物是人体新陈代谢的中间产物，可被人体代谢吸收。可降解合成材料的降解时间、力学性能等可以设计和控制，且材料本身无免疫原性，因此改善了材料的生物安全性。Xu 等报道，其研究团队制备了聚 L-丙交酯和聚乙酸内酯合成共聚物可降解支架。此后，越来越多的合成材料进入人们的视野，如聚乳酸（PLA）、聚己内酯（PCL）、聚乙醇酸（PGA）等[8]。而后的研究中，暴露出了可降解合成材料的某些弊端，例如，PGA 降解的速率问题；PGA 的降解半衰期约为 2 周，由于降解速率过快，在天然组织形成之前不能提供足够的支撑强度；PCL 的亲水性差，不利于细胞黏附生长，还有一些人工合成材料不具备细胞可识别的特定位置信息，从而不具备良好的细胞亲和性；等等。这些缺点限制了可降解合成材料在组织工程血管支架领域中的应用。

3. 复合材料

在血管支架材料研究的进程中，我们清晰地看到天然材料和可降解合成材料均具有优点，也有缺点，能将这两种材料完美融合，让其发挥各自的优点，是近年来血管支架材料领域研究的热点。人体的组织在组成、结构及功能方面都具有一定的复杂性。因此，对组织工程用生物可降解材料的要求也是多方面的，在需要材料具有良好的生物相容性和生物活性的同时，又需要其具有一定的力学性能。单一材料构建的组织工程支架无法同时满足这些要求。因此，利用具有不同性质的材料构建组织工程复合材料引起广泛关注。通过改变支架材料的组成、配比，可以获得具有多种优良性能的组织工程复合材料。Gundy 等研究了聚乳酸/纤维蛋白复合支架，其研究结果表明，该支架材料对细胞的生长无影响，未改变细胞的基因表达。此外，也有越来越多的研究团队将壳聚糖等生物大分子与左旋聚乳酸（PLLA）形成的复合材料应用于组织工程血管支架材料的研究。

5.4.3　心血管器械的设计开发要点

冠状动脉药物洗脱支架一般由预装支架及输送系统组成，支架包含支架平台、药物涂层、载体聚合物，申请者在开展临床前研究时，应特别对支架平台及药物涂层分别进行研究。需要考虑的设计开发验证指标见表 5-1。

表 5-1　心血管器械的设计开发验证技术指标

序号	评价项目	序号	评价项目	序号	评价项目
1	支架相变温度 A_f（如适用）	20	输送系统的外径	39	扭转性
2	支架外表面	21	适用导丝的最大直径	40	推送性
3	支架的标称内径/外径	22	球囊的有效长度	41	追踪性
4	支架的标称扩张长度	23	球囊的直径	42	轮廓效应/喇叭口
5	球囊扩张支架装载后最大截面尺寸	24	导管断裂力	43	移除力
6	支架支撑单元和桥筋厚度	25	尖端构型	44	狗骨头效应
7	支架径向回缩率	26	射线可探测性	45	止血性
8	支架轴向短缩率/伸长率	27	无泄漏	46	药物定性鉴别及药物含量
9	支架可视性	28	耐腐蚀性	47	药物剂量密度
10	支架的抗挤压性能/径向支撑力	29	导管座	48	体外药物释放
11	支架的疲劳性能	30	水合性判定	49	可降解涂层的降解特征
12	支架空白表面积	31	球囊充压时间	50	涂层牢固度
13	支架 MRI 相容性	32	球囊泄压时间	51	涂层耐久性
14	支架耐腐蚀性	33	最大推荐充盈压力	52	溶剂残留
15	支架的化学成分	34	球囊额定疲劳	53	化学性能
16	支架的显微组织（如适用）	35	模拟使用/贴壁性	54	生物相容性
17	支架的应力应变分析	36	输送系统抗折性	55	灭菌确认
18	输送系统外表面	37	扭转结合强度	56	货架期
19	输送系统的有效长度	38	柔顺性		

1. 支架平台设计

支架平台是冠状动脉药物洗脱支架的组成部分，用于在血管中扩张后提供机械支撑，一般由金属材料如钴铬合金、不锈钢等制成，通常为球囊扩张式。由于支架平台材料、平台花纹设计（包括厚度）对终产品性能有很大影响，因此在产品研发初期应能够选择合适的平台材料和花纹设计，可以通过实验室验证和有限元分析相结合的方式获得更好的支架平台设计，试验条件需考虑生理条件。

对于首次应用于支架平台的金属材料，应对其安全性开展评价。

技术资料中应提供支架平台的设计参数，如支架厚度，冠的数量、高度、宽度、角度，连接杆数、宽度、角度等，若不同规格型号支架平台设计尺寸不同，应分别明确。

2. 药物涂层设计

目前，冠状动脉药物洗脱支架中常用的药物包括紫杉醇、雷帕霉素及其衍生物，其作为药品使用时的安全性和有效性研究数据，对于备选药物的筛选十分重要。但由于药物洗脱支架中药物是在靶血管部位释放、吸收，单纯作为药品使用的毒理学研究资料并不足以支持其安全性，因此药物剂量密度选择、单支架中所含药物总剂量选择、药物与载体聚合物配方选择、药物的体外/体内释放特征及体内外相关性评价都是十分必要的。虽然通常药物洗脱支架植入后的血药浓度远远低于系统性使用后的浓度，但靶血管壁中的局部组织浓度会远远高于系统性使用后的血药浓度，因此应开展必要的组织病理学研究，评估靶血管、远端心肌等组织的毒理学风险。

当病变累积血管长度较长时，如果申请者预期将支架进行重叠使用，那么毒理学风险也会明显提高。

3. 载体聚合物

药物同载体聚合物混合形成涂层，部分产品设计包含底涂层以改善同支架平台界面结合情况。设计开发时应对载体聚合物的材料选择进行论证，如聚合物的平均分子量（特性黏度）、分子量分布、旋光度（如适用）、可降解聚合物涂层的降解特征、聚合物与动脉组织的生物相容性等。

载体聚合物将足够的药物涂覆在支架平台上，并影响药物从支架表面的释放动力学，对于涂层外观（包括肉眼及显微条件下）、涂层厚度、涂层均匀性、涂层完整性（牢固度）等研究十分重要。

为更合理保障药物涂层在支架平台上的稳定性，应对即刻和远期涂层完整性（牢固度）进行评价。对于即刻涂层完整性（牢固度），应评估涂层在支架扩张至标称直径、扩张至最大直径及脉动条件下涂层完整性（牢固度），应评估 $\geq 10\mu m$ 和 $\geq 25\mu m$ 颗粒的数量以及对不能出现的微粒的粒径上限进行评估，同时可通过扫描电子显微镜等技术评估涂层的外观。对于远期涂层完整性（牢固度），可结合疲劳试验进行，由于可降解涂层随时间推移会失去完整性，因此可结合其降解特性设定研究的观察时间点。

载体聚合物材料以及药物涂层配方，对终产品的性能具有重要意义，如材料发生老化、配方比例或载体聚合物对药物稳定性产生影响，将可能对终产品性能产生显著影响。申请者应对载体聚合物材料稳定性、药物涂层配方及药物同载体聚合物相互作用进行评价。

需要注意的是，灭菌工艺可能会对药物涂层产生不可逆的影响，因此需考虑灭菌工艺的影响。

对于载体聚合物材料，建议提供以下信息：物理化学基本信息，如平均分子量（特性黏度）、分子量分布、玻璃化转变温度（T_g）、熔点（T_m，如适用）、密度等；化学结构，共聚物应明确不同结构单元比例；载体聚合物在涂层中的作用机理；聚合物鉴别，如红外光谱或任何其他表征及分析方法；聚合物中催化剂、溶剂、单体等杂质的残留水平；混合物应明确各成分的质量分数。

5.4.4 心血管器械的评价方法

在开展临床试验前应进行动物试验研究以评价产品的安全性和初步可行性。动物试验包括动物试验安全性研究、体内药物释放动力学研究和体内药代动力学研究三个部分，开展动物试验前需制定合理的研究方案。

1. 动物试验安全性研究

动物试验安全性研究是使用合适的、公认的健康动物模型，对产品的输送性能（输送、扩张和回撤过程）、系统毒性、局部毒性、有效性等进行评价。

由于冠状动脉药物洗脱支架产品中药物与其作为药品应用时具有较大差异，因此建议通过动物试验结合已有的文献资料来确定药物剂量密度、单支架中所含药物总剂量及药物与载体聚合物配方、涂层厚度，同时对安全范围进行评估。

首次应用于支架产品的药物，建议在进行系统的动物试验安全性研究之前，对支架中药物的全身性暴露水平、植入血管和心肌暴露水平进行评估。

在动物试验安全性研究中，为了评估终产品导致的安全性问题，一般选择裸支架、聚合物涂层支架、药物涂层支架三组进行安全性研究，从而确认病理学改变的影响因素，在研究中建议同时选择已上市冠状动脉药物洗脱支架产品作为对照，可更好地评估申报产品在新生内膜生长、内皮化情况、纤维蛋白沉积、炎症反应、血栓形成等方面的性能。

目前，支架重叠使用的情形在临床上是较普遍的，因此对于重叠使用条件下的安全性研究是十分必要的。

关于动物试验，建议从以下几个方面进行考虑。

1）动物模型

猪在冠状动脉大小、解剖结构以及支架植入之后内膜生长随着时间变化的特征方面与人类具有较好的相似性，因此长期被用作冠状动脉血管内器械的研究和评价。但由于试验动物和人类血管对支架植入后的反应存在固有差异，所以动物试验主要用于评价产品的安全性，而非长期有效性。在药物剂量密度选择及产品作用机理研究方面可考虑采用较小的动物模型（如兔子髂动脉）。

2）动物数量

建议在每个随访时间点上至少使用 3～4 只试验动物进行评价。如果有试验动物过早死亡的情况，建议应补充相应数量的动物。

3）评价指标

动物试验应在预设的随访时间点对方案中规定的评价指标进行评估。

建议对支架植入动脉和心脏进行影像学评估、大体解剖评价和组织病理学评价，评价的指标建议包括但不限于血管壁和支架结构完整性、支架贴壁不良情况、新生内膜形态学、管腔面积、新生内膜面积、内弹力板面积、面积狭窄百分比、每个支柱的新生内膜厚度、内皮化程度、损伤评分、炎症评分、血栓形成、纤维蛋白位置和数量、纤维化情况、肉芽肿等。

建议对每个支架至少分三段进行评价，同时报告不同段的组织病理学切片结果，而不是仅提供一张切片图。组织病理学切片图均应为彩色且可辨识。当涉及重叠支架应用时，应对重叠部位重点评估。

除了靶血管位置，支架两端（近端或远端 5mm）血管、心肌及其他重要器官或组织，也应进行详细的组织病理学评价。特别是支架中药物可能会对远端心肌组织产生毒性反应，因此需对远端心肌组织进行完整的大体和组织病理学评价，评价支架相关性病理学改变。

在动物试验过程中，出现任何非预期动物死亡情况，都应对死亡原因进行深入调查。应进行尸检，包括对所有植入支架的动脉进行评价，确认动物死亡原因。同时应记录动物出现的任何临床症状（如发热、过敏、肾功能或肝功能损伤）。

4）观察时间

建议在动物试验过程中设置多个随访时间点，一般需至少随访 6 个月。随访时间点应结合产品的设计属性进行设定。

2. 体内药物释放动力学研究

体内药物释放动力学研究常用方法包括以下两种类型。

（1）直接测定膨胀支架中残留药物量来评价药物释放情况，直至完成药物洗脱曲线的测定。该方法建立的体内释放曲线表征了支架中药物释放至周围组织和全身循环的情况。

（2）通过测定靶血管组织中药物浓度来评价药物释放水平。该方法建立的体内释放曲线主要反映支架中药物从周围组织释放至全身循环中的情况。

体内药物释放动力学研究中应设置合理的取样时间点，且应完全覆盖支架植入后到至少释放 80%标称药物量或达到平台期的洗脱曲线。体内药物释放研究中每个取样点至少六个样品。以药物释放累计百分比与时间的关系报告释放曲线，建议报告个体值、平均值、标准差。

3. 体内药代动力学研究

合理情况下，该研究可与体内药物释放动力学研究同时开展，但取样时间点可能不同。建议对血液、动脉组织以及支架植入近端和远端心肌组织中的药物浓度进行评价，并对远端组织，如肝脏、肺和肾脏中的药物浓度进行分析。对于支架周围的组织，应持续进行监测，直至药物浓度低于检测限。

对于血药浓度数据，相关参数包括血药浓度-时间曲线下面积（AUC）、峰值血药浓度（C_{max}）、达峰时间（T_{max}）、消除半衰期（$T_{1/2}$）及总体清除率（CL_t）等。

如果药物的代谢产物具有一定的治疗作用或毒性作用，也应该对代谢产物进行分析。

在体内药代动力学研究中，需考虑支架重叠使用以及药物剂量安全范围上限，以评估最高药物暴露剂量水平下的药代动力学信息。建立合理、科学的生物分析方法，并对方法学进行研究。获取体内药物释放数据后，建议进一步开展体内-体外相关性分析，评估产品体内外药物释放间有意义的相关性，并确认体外释放研究方法的合理性。更改体外释放方法时，需重新进行体内-体外相关性分析。

5.5　外科敷料和止血防粘连产品的技术要求和检测方法

5.5.1　外科敷料和止血防粘连产品的种类

外科敷料分为不可吸收的外科敷料（材料）和可吸收的外科敷料（材料）两大类。创面敷料可吸收外科敷料（材料），主要有可吸收外科止血材料，一般由有止血功能的可降解吸收材料制成，呈海绵状、粉末状或敷贴状等形态。无菌提供，一次性使用。手术中植入体内，用于体内创伤面渗血区止血、急救止血和手术止血，或腔隙和创面的填充。胶原蛋白海绵、胶原海绵、可吸收止血明胶海绵、可吸收止血海绵、生物蛋白海绵、微纤维止血胶原（海绵）、医用胶原膜、即溶止血微粉、止血微球、微孔多聚糖止血粉、微纤维止血胶原（粉）、可溶可吸收性止血绒、可吸收止血颗粒、可降解止血粉、复合微孔多聚糖止血粉、微纤维止血胶原（网）、医用即溶止血纱布、可降解止血纱布、可降解性止血绫、明胶海绵、可吸收止血医用膜、可吸收止血流体明胶、可吸收再生氧化纤维素、生物止血膜、壳聚糖止血海绵，属于Ⅲ类医疗器械。可吸收外科防粘连敷料，一般由有防粘连功能的可降解吸收材料制成片状或液体。无菌提供，一次性使用。手术中植入体内，施加于易发生粘连的两个组织界面处，用于防术后粘连。

5.5.2 创面敷料涉及的医用材料种类[9]

1. 传统敷料

传统敷料又称惰性敷料，如纱布、棉垫、绷带等，成本低廉、制作工艺简单，是迄今为止临床应用最广的敷料。但在应用中传统敷料也有很多缺点及局限性，如无法保持创面湿润，肉芽组织易长入纱布的网眼中，敷料渗透时易导致外源性感染等。目前，一些商家采用浸渍、涂层等方式改善敷料的辅助性能，如采用凡士林或三酰甘油制备的油纱布可解决敷料与创面肉芽组织粘连的问题，进一步将 3%的三溴酚铋掺入凡士林油纱布可制备成对低渗创面具有良好治疗效果的 Xeroform 敷料。此外，将抗生素掺入到敷料内部可有效起到局部创面抗感染效果，避免全身应用抗生素引起的其他不良反应，是一种简单而有效的抑菌方式。尽管浸渍、涂层等方式对传统敷料的粘连性、抗菌性均有明显的改进，但是该类敷料仅可起到物理保护作用，对创面无促进愈合作用，这也导致创面生物敷料应运而生。

2. 生物敷料

生物敷料是 Winter 在 20 世纪 60 年代初期提出的创伤修复"湿润愈合"理论基础上发展起来的新型创面修复及保护敷料。该类敷料与传统敷料相比，是一种更接近于理想要求的敷料，具有良好的生物相容性、可降解性、保湿性，与创面组织粘连程度轻，降低新生组织损伤，主要从保持愈合环境湿润、减轻疼痛、低氧或无氧微酸环境、酶学清创功能四方面促进伤口愈合。根据敷料材质来源可将其分成天然生物敷料和人工合成敷料。天然生物敷料通过对天然材料加工提取成型而来，主要包含动物皮类生物敷料（自体皮、同种异体皮、异种皮）和非动物皮类生物敷料（藻酸盐类敷料、胶原类敷料、壳聚糖类敷料）。下文归纳了几种常见的天然生物敷料的研究进展。

1）动物皮类生物敷料

动物皮类生物敷料包括自体皮、同种异体皮、异种皮，其中自体皮是最理想的敷料，但同时对患者造成的痛苦也是最大的；同种异体皮的渗透性、黏附性与自体皮相似，但由于同种异体皮敷料主要来源于尸体皮，其应用存在宗教和伦理方面的问题，临床应用较少，主要是作为一种对比的试验材料。自体皮和同种异体皮的皮源极为有限，当遇到大面积创伤时无法满足需要，因此与人体皮肤结构组成相似的异种皮成为一种较为理想的创伤敷料。猪源性生物敷料作为异种皮敷料的代表，与人有较高的同源性，且来源广泛、价格低廉、保存和使用相对简便，故应用猪为原材料加工制成的创面敷料被广泛应用。朱蕾等采用猪内脏膜制成的新型生物敷料可加速皮肤创面上皮化过程，使伤口愈合时间提前，提高皮肤创面愈合质量，促进胶原生成。猪源性生物敷料几乎具备同种异体皮所具有的所有生物学特性，但难以解决排斥反应、血运重建和抗菌性差等问题，且无法抵御细菌感染。

2）胶原类敷料

胶原类敷料通常以动物 I 型胶原或III型胶原制备而成，在创面愈合过程中可促进成纤维细胞增殖并加速创面内皮细胞的迁移，具有抗原性弱、生物可降解性良好、生物相容性好的特点，经过适度交联后具有止血促凝作用。纯胶原类敷料稳定性较差，吸收渗液能力不强，故临床为弥补胶原类敷料的不足，多将胶原与壳聚糖、聚乙烯醇、透明质酸等物质复合，使该敷料在一定程度上改善性能。例如，将银鲤的鱼鳞胶原蛋白与壳聚糖以 1.00∶0.25 的比例加工形成复合膜状敷料，具有良好的机械强度及抗感染性，且延长胶原的降解时间。叶春婷等以 I 型胶原蛋白和聚乙烯醇为主要原料，利用聚乙烯醇膜良好的柔韧性和抗张强度，克服单纯胶原膜力学强度不足的缺陷，制备出具有良好细胞相容性、充足孔径与孔隙率、良好力学强度的胶原类敷料。由于胶原类敷料吸收渗液能力差，不适用于渗出性和感染性创面。

3）藻酸盐类敷料

藻酸盐类敷料是由一种不能溶解的多糖藻酸盐制成的贴附性膜。该类敷料具有极强的吸湿性，能吸收相当于自身质量近 20 倍的渗出物，适用于高渗出慢性创面。创面渗出液中钠离子可与敷料钙离子等金属离子发生交换，不溶于水的藻酸钙转变成溶于水的藻酸钠，从而在创面表面形成一层稳定的藻酸钠网状凝胶，使创面能够维持一个湿润的环境，有利于伤口愈合及皮肤再生，加速创面愈合。创面表面形成的藻酸钠网状凝胶具有良好的密封性，阻止细菌进入创面。Thomas 等研究发现藻酸盐可活化巨噬细胞来抵御病原微生物的侵入。此外，藻酸盐还可作为金属离子载体与多种金属离子（如具有优良抗菌效果的银离子、铜离子、锌离子）结合形成盐。藻酸盐类敷料同时具有良好的止血功能，例如，藻酸锌纤维具有凝血效应和增强血小板活性的作用；不溶于水的藻酸锌可加工成具有缓释锌离子的功能性纤维。由于藻酸盐类敷料较强的吸水膨胀性，需辅助固定，不适用于干燥或有硬痂的创面。

3. 人工合成敷料

随着生物、化工行业的快速发展，以高分子化合物为原料的合成敷料种类也日益增多，与天然材料相比，人工合成材料能更好地控制材料的合成过程、调节材料的分子量、改善材料的成型技术。因此，以人工合成材料制备的敷料比天然生物敷料具备明显的优势，如易观察、是良好的药物载体等，根据材料的成型技术可分为薄膜型敷料、泡沫型敷料、水凝胶型敷料和水胶体型敷料。

1）薄膜型敷料

薄膜型敷料通常采用聚乙烯、聚氨酯、聚四氟乙烯等透明生物医用弹性材料。此类敷料透明、易观察，可维持创面湿润，保持神经末梢浸没在渗出液中，减轻患者疼痛。但此类敷料吸湿性欠佳，不适于渗液过多的创面，渗出物易积于膜下而引发感染，通常复合其他材料达到避免感染的目的。Lee 等采用静电纺丝技术将聚氨酯、壳聚糖及磺胺嘧啶银制备成敷料，可有效抑制铜绿假单胞菌、革兰氏阴性菌等细菌的增殖能力，进而在创面愈合过程中起到抗感染效果。薄膜型敷料主要适用于表皮伤、缝合创面和低渗创面，代表产品有 Opsite、Tegaderm 和 Bioclusive 等。

2）泡沫型敷料

泡沫型敷料原材料通常采用聚氨酯、聚乙烯醇等，具有多孔结构，有利于吸收渗出液，氧气、二氧化碳等气体几乎能完全透过。泡沫型敷料可塑性强，可作为药物载体，对创面具有良好的保护作用，可提供一个温暖、湿润有利于创面愈合的微环境，且该敷料轻，患者感觉较舒服。但由于泡沫型敷料的多孔结构，肉芽组织易长入，脱膜时造成二次损伤，且易感染；该敷料无压敏胶，需使用辅助材料加以固定；敷料不透明，难以观察创面生长情况。泡沫型敷料在大创面、高渗出物创面方面具有良好的优势，如下肢静脉溃疡、糖尿病足等。

3）水凝胶型敷料

水凝胶型敷料是将聚丙烯酰胺、环氧聚合物等亲水性高分子材料置于可渗透的聚合物衬膜上。此类敷料可避免创面组织脱水，保持创面的湿润环境，同时水凝胶与创面组织接触时可发生反复的水合作用，能够持续地吸收创面渗出物，并依靠自身创面渗出液中的胶原蛋白降解酶降解坏死组织，进而有助于肉芽组织生长，加速创面愈合。此外，水凝胶具有温和的降温效果，可显著降低炎症发生率，舒缓患者疼痛感。但该敷料易发生膨胀，致使敷料与伤口发生分离，无细菌屏障功能，容易导致创面周围皮肤浸渍，且无黏性，需外层敷料固定。目前临床上多采用水凝胶与抗菌药物联合应用以取长补短，如银离子具有抑菌灭菌的作用，可形成抗菌环境。范小莉等通过联合使用水凝胶与银离子可加速创面愈合过程。水凝胶型敷料主要适用于干燥性难愈合创面、压力性溃疡和化学损伤。

4）水胶体型敷料

水胶体型敷料由两部分构成，内层水胶体层和外层不透水层，常采用明胶、果胶及羧甲基纤维素作为水胶体层，为便于敷料黏附于创面上，还会加入适量液状石蜡和橡胶黏结剂。水胶体型敷料与创面无粘连，具有密闭创面、吸收渗液的能力，水胶体层的厚度决定敷料吸收能力的大小。此外，水胶体含内源性的酶可加速坏死组织的溶解，并活化白细胞、巨噬细胞，进而达到清创作用，加速创面愈合。但该敷料不透明，无法直接观察创面情况；敷料完全密闭，无气体交换能力，易产生异味；胶体吸收渗液后膨胀，易感染。水胶体型敷料适用于慢性溃疡、褥疮。

5.5.3　防粘连产品所涉及的材料种类

粘连是结缔组织纤维带与相邻的组织或器官结合在一起而形成的异常结构。组织粘连是外科手术后常见的临床现象和患者愈合的必经过程，若在腹腔、盆腔等手术中出现粘连现象，则会引起小肠梗阻、继发性不孕症和腹腔、盆腔疼痛等多种并发症。粘连所引起的严重并发症需要手术治疗，而且粘连的发生会增加后续手术的难度，导致手术时间延长、术中出血增多、周围组织器官损伤概率增加，甚至使腹部放化疗和再次手术的难度和风险显著增加，加重患者的痛苦和经济负担，所以预防术后粘连的发生是毋庸置疑且意义重大的。

1. 聚乳酸医用膜

聚乳酸是多个乳酸分子在一起，分子间的—OH 与—COOH 脱水缩合形成的聚合物。聚乳酸医用膜是以高分子量聚乳酸为基本原料，白色织物状，经叠层技术制成的表面改良聚乳酸膜，具有良好的生物相容性和成骨细胞增殖能力。它的主要特点有：良好的生物相容性，对组织无刺激性，良好的机械性能，质地柔软，具有可吸收性，能在体内完全降解为乳酸单体，最终经三羧酸循环形成二氧化碳和水，无毒性。聚乳酸医用膜在体内降解吸收后在局部形成模样间皮组织，为神经组织提供光滑的组织床，从而能有效防止局部瘢痕组织的增生和粘连的形成。聚乳酸医用膜能明显减少炎症反应，但对纤维化没有明显的影响。聚乳酸医用膜在椎板切除术中使用方便，能起到硬膜和骶棘肌之间的物理隔离作用，具有良好的防硬膜粘连性能。但因聚乳酸自身疏水性大，导致其对细胞的黏附性较差，常常引起炎症；同时没有微孔，不利于分泌物或血液渗透，且不存在特殊的止血效果，降解周期也难以控制，如能止血、减少血肿形成则更有利于预防粘连。需对其进行亲水改性，现在被改性为多种可降解复合医用膜，在椎板切除术后防止硬膜粘连方面具有良好的应用前景。有人通过纳米粒子的不同大小、形状、材料来调整聚乳酸的性质，进而得到广阔的工作空间。

2. 几丁糖医用膜

几丁糖是一种无毒性、无刺激性、无免疫抗原性、无热原性、不溶血、无致突变反应，具有良好的生物相容性、生物可降解性及生物学活性的高分子多糖类物质。它是一种组织相容性良好的可吸收降解的体内植入生物材料，具有止血、抑菌、促进上皮细胞生长、抑制成纤维细胞生长、防粘连等功能。几丁糖的凝血机制尚不完全明确，但是其凝血作用是较为确切的，被认为是一种具有良好生物相容性的局部止血剂。Kim 等研究了几丁糖的抑菌作用机制，发现其带电荷的氨基基团与细菌表面的大分子的带负电荷的羧基基团相互作用，形成高分子电解质复合体，阻止营养物质渗透细胞壁而发挥抑菌活性。如果能从分子水平揭示其机制，就可有针对性地在几丁糖分子结构中引入相关基团，使其抑制成纤维细胞生长增殖的作用更加明显，从而增强抗组织粘连的效果。几丁糖独特的抑菌、抗菌性以及促进止血的功能，已成为止血材料的研究热点。关于几丁糖促进上皮细胞生长、抑制成纤维细胞生长的机制也不十分明确，可能是通过影响成纤维细胞的某些活性，如刺激成纤维细胞自分泌某些细胞因子（如白细胞介素），进而抑制成纤维细胞合成，分泌胶原的功能。研究证实，几丁糖及其衍生物通过抑制成纤维细胞增殖而减少瘢痕组织增生，进而预防组织粘连。几丁糖有效预防硬膜外瘢痕粘连及使骨诱导因子在局部浓集利于骨缺损的修复。几丁糖与右旋糖酐改性而成的凝胶被证明能明显减少鼻腔的瘀血及粘连，并被证明可以显著减少腹部伤口粘连，且不影响切口的愈合。但是，由于几丁糖具有向低处流动的特点，可能会随患者体位改变而流出体外，并且术后 3 周几丁糖开始被吸收，6 周时降解吸收完全，晚期来自后方的纤维组织仍可长入椎管内，使硬膜与瘢痕组织粘连，因此必将影响术后的疗效。而几丁糖医用膜就是将几丁糖做成膜的形式，克服了几丁糖易流动的缺点，可在椎板术后放在硬膜外而达到预防粘连的作用。几丁糖医用膜还存在其他问题，如膜与机体黏附性较差；植入前期出现原因不明的轻度炎症反应；降解速率不易控制等。几丁糖医用膜虽然存在这些问题，但已在动物试验中证明在预防硬膜外粘连、腹腔粘连及周围神经粘连等方面有显著效果。

3. 聚乙交酯膜

聚乙交酯是聚羟基脂肪酸酯中最简单的线型聚酯，属 α-聚酯类，在体内降解为羟基乙酸，易于参加体内代谢，且聚合物中的酯键易于水解，属非酶性水解。聚乙交酯在体内的降解产物为 CO_2 和 H_2O，经过呼吸系统排出体外。这类聚合物具有可降解性和良好的生物相容性，在一定条件下都可被制成纤维，在医疗领域中得到广泛的应用。由于聚乙交酯的特性，现在被研究用来预防椎板切除后硬膜粘连。王伟等利用新西兰兔试验证实聚乙交酯具有较明胶海绵更显著的防粘连效果。但由于脂肪族聚酯中聚乙交酯是降解速率最快的，且亲水，脆而硬，这些缺点在很大程度上影响其在预防硬膜外粘连的效果，故现在很多学者在进行聚乙交酯改性的研究。目前研究最多的是聚乙丙交酯膜，即聚乙交酯与聚丙交酯通过共聚混合而成。PGLA 具有良好的生物可降解性和合适的机械强度，也被作为材料广泛应用于生物组织工程，并且可通过改变乙交酯和丙交酯的含量，选择不同的聚合方式及成型手段，进而调控力学性能、降解速率，以满足不同的临床要求。改性聚乙交酯克服了单纯聚乙交酯自身的缺点，未来可有广阔的应用前景。改性聚碳酸亚丙酯是聚碳酸亚丙酯（poly propylene carbonate，PPC）与聚 β-羟基丁酸酯［poly(β-hydroxybutyrate)，PHB］的共混物。聚碳酸亚丙酯是 20 世纪 60 年代末日本井上祥平等发现的可以由 CO_2 和环氧丙烷合成的交替共聚物，作为一种脂肪族聚酯，主链上酯基的存在使其具有水解性和生物可降解性。聚碳酸亚丙酯的玻璃化转变温度接近人体温度，因此在人体内具有良好的韧性。但聚碳酸亚丙酯的力学性能和耐热性能差，使其应用范围受到了限制。聚 β-羟基丁酸酯是由细菌发酵产生的一类热塑性聚酯，具有完全的生物可降解性、生物相容性。聚 β-羟基丁酸酯的 pH 脆性极大，限制了其推广应用。通过调整改性聚碳酸亚丙酯共混物的比例，可获取适应不同病例需要的、具有不同强度和硬度的改性的共混材料，可兼具二者优点，提高材料的稳定性、耐热性及脆性。王放等通过细胞毒性试验及白兔体内肌肉植入试验证实改性聚碳酸亚丙酯无细胞毒性，具有良好的生物相容性。

5.5.4　止血类产品的技术要求

1. 原材料控制

应明确产品的起始物质，列明产品生产过程中由起始物质至终产品过程中所需全部材料（主体成分、改性剂及全部辅料）的化学名称、商品名/材料代号、CAS 号、MSDS、化学结构式/分子式、分子量、来源和纯度、使用量或组成比例、供应商名称、符合的标准等基本信息，建议以列表的形式提供。如果材料为某种聚合物，应提供分子式、平均分子量以及分子量分布的测定值（如果能够测定），推荐使用凝胶渗透色谱法测定。如果材料为固体，应提供单位质量和尺寸信息。如果材料是液体，应提供黏度、颜色和 pH 等信息。

若产品的成分中含有胶原或其他动物源性材料，申请材料中应明确动物源性材料的种属和组织，以及胶原或其他材料的特定类型。含动物来源产品的材料应符合《动物源性医疗器械产品注册申报资料指导原则》的相关要求。

应说明原材料的选择依据，起始材料的来源和纯度。原材料应具有稳定的供货渠道以保证产品质量，需提供原材料生产厂家的资质证明及外购协议。应明确所用原材料（主体成分、改性剂及全部辅料）的性能标准和验收标准及相关的安全性评价报告，上述材料应以列表的形式逐一列出。

2. 生产工艺

提交产品的生产工艺管理控制文件，详细说明产品的生产工艺和步骤，列出工艺图表。应包括产品制备及配套使用的器械的工艺路线、关键工序、质量控制指标及相关的验证报告。对生产工艺的可控性、稳定性应进行确认。对生产加工过程中所使用的所有助剂（如溶剂等）均应说明起始浓度、去除措施、残留浓度、对残留量的控制标准、毒性信息以及安全性验证报告。应对生产、加工和包装步骤进行确认。应给出每个过程或步骤的目的、每个过程或步骤中所使用的成分和材料、质量控制措施和所使用的设备。应提供产品加工过程中以及终产品的质量控制要求（包括检测方法、手段）。确证终产品的放行质量控制要求、检测方法、抽样原则及可接收标准。

3. 产品性能

（1）应对每种材料（组分）进行检测，以评价其性质。应控制材料（组分）的质量，如外观、黏度（如适用）、平均分子量、pH、有机挥发性杂质含量，以及微粒物质等。应明确所使用原材料的质量控制要求（标准）、检测方法。应提供选材和质控标准（质量控制要求）确定的依据。

（2）提供从原材料至成品的全部制备过程（包括生产过程）。说明产品的化学配方和生产工艺。说明制备产品所使用的非参与化学反应成分、反应成分（包括催化剂、固化剂和反应中间体）。应当对共聚体（如适用）进行分析，以确定（评价）产品的均一性。

（3）说明对产品的单一组分、复合组分（如适用）及终产品的灭菌方式，应提交灭菌验证资料。

（4）无论是原材料中残留物、产品制备（生产）过程产生的化学残留物，或者是产品制备（生产）过程中引入的化学物质（不期望物质），应进行分析和控制。应对已灭菌终产品通过极性和非极性溶液进行浸提萃取，应采用具有足够灵敏度的方法（如高效液相色谱法）检测潜在的毒性污染物。此外，还应检测挥发性和非挥发性残留物质。

（5）应使用客观（定量）的测定方法详细并充分地表征产品的独有、显著特性，以便使审评人员能对这些特性有一个清楚的认识。

（6）应描述产品的关键物理性质。根据产品性质制定检测项目。固体、凝胶和液体防粘连产品可分别检测其撕裂强度、黏性和黏度。

　　确证产品的组成成分和结构信息是产品能否进行临床前和临床研究的关键，因此需对产品进行全面研究确认，包括产品的物理尺寸、材料和性能。

　　应当提供产品性能研究资料以及产品技术要求的研究和编制说明，产品技术要求的编制说明应阐明产品性能指标及试验方法制定的依据，主要包括物理性能、化学性能等方面的要求及其制定依据。

　　申请者应明确与止血效能有关的直接技术指标，提交有关研究资料，阐明性能指标制定的必要性和科学性。

　　降解性能指标应制定具体，要求明确说明降解周期及降解形式。

　　可吸收止血产品为植入器械，应对热原进行控制，致热反应采用家兔法。若申报企业正常出厂检验时以内毒素水平控制，申报企业应对内毒素检测方法进行验证，并与家兔法测定致热性进行关联性评估，以论证出厂检验项目以内毒素水平替代的科学性和可靠性。

　　特殊性能要求，如杀菌或抑菌性能评价。产品灭菌，提交产品灭菌方法的选择依据及验证报告。器械的灭菌应通过 GB 18278.1—2015、GB/T 18279.2—2015 或 GB 18280 系列标准确认并进行常规控制，无菌保证水平应保证达到 10^{-6}。灭菌过程的选择应至少考虑以下因素：产品与灭菌过程的适应性、包装材料与灭菌过程的适应性、灭菌对产品安全有效性的影响。

　　产品包装验证可依据有关国内、国际标准进行（如 GB/T 19633、ISO 11607、ASTM D4169 等），提交产品的包装验证报告。包装材料的选择应至少考虑以下因素：包装材料的物理化学性能；包装材料的毒理学特性；包装材料与产品的适应性；包装材料与成型和密封过程的适应性；包装材料与灭菌过程的适应性；包装材料所能提供的物理、化学和微生物屏障保护；包装材料与使用者使用时的要求（如无菌开启）的适应性；包装材料与标签系统的适应性；包装材料与储存、运输过程的适应性。

　　货架期包括产品有效期和包装有效期。产品有效期验证可采用加速老化或实时老化试验的研究。实时老化试验的研究是唯一能够反映产品在规定储存条件下实际稳定性要求的方法，应遵循极限试验和过载试验原则。加速老化试验研究的具体要求可参考 ASTM F1980-16。

　　对于包装的有效期验证，建议申请者提交在选择恰当的材料和包装结构合格后的最终成品包装的初始完整性和维持完整性的检测结果。在进行加速老化试验研究时应注意，产品选择的环境条件的老化机制应与在正常使用环境老化条件下真实发生产品老化的机制一致。

　　该类产品首次注册申报时建议可以提交加速老化试验研究资料，重新注册则需要提交实时老化试验验证资料。对于在加速老化研究中可能导致产品变性而不适于选择加速老化试验方法研究其包装的有效期验证，可以以实时老化试验方法测定和验证。

5.5.5 止血类产品的评价方法

1. 产品止血作用机理

提交能够有效证明或阐述该申报产品的止血作用原理的技术或证明性资料。申请者应详细阐明申报产品的止血机理，描述产品如何影响止血过程，产品在止血过程中的优势作用，确认该止血机理结合所申报产品应用是否科学合理。对支持该止血机理的国内外研究文献进行综述，并提交具体支持该止血机理的相关科学文献原文及中文翻译件。阐明是否已有应用相同止血机理的产品在境内外上市，并研究所申报产品是否可能引起血栓形成、凝血障碍等与其使用相关的不良反应。

2. 生物降解研究

申请者应阐明产品的降解机理，提交支持降解机理的试验资料或文献资料。申请者应提交所申报产品的体外降解试验和体内降解试验研究结果。

体外降解研究建议模拟体内条件（如 37℃的环境下，蛋白质水解），研究产品完全吸收降解所需时间及所有的降解产物。建议结合产品特性及临床应用建立合理的体外降解研究方法。建议参照已有的标准方法并与已上市的同类产品进行比较。体外降解研究建议观察指标包括：产品溶解性、降解周期、降解所需的条件及降解速率与降解条件之间的关系，降解的主要产物及含量、形态改变（崩解过程、是否有碎片掉落、碎片溶胀等）。

体内降解研究建议根据体内或预期使用方法、使用部位来研究产品的降解和吸收。建议申请者阐明影响产品降解的因素，如材料的植入量、植入形状、所选择的动物种类、植入部位、参与反应的生物因子等。研究所申报的产品是否会引起异物反应、感染等不良反应。受试动物的种类选择、植入部位选择应当提供选择依据。

体内降解研究建议根据产品降解周期选取多个中间时间点进行观察，并根据该器械在临床使用时患者可能接触到的一次性最大用量（应当提供用量确定的依据），在动物体内植入时进行科学的换算，降解研究报告应说明组成材料种类、材料来源、研究设备、试验方案、试验步骤、支持性科学文献等。体内降解研究应根据初始植入物尺寸、植入物的量、植入物物理机械性能、残留植入物尺寸、植入部位组织反应、镜下切片、局部炎症反应、周围组织长入或修复情况等观察指标对器械的降解程度进行评价。

3. 体内吸收、分布、代谢过程研究

应对所申报产品及其降解产物在体内的吸收、分布、代谢、排泄途径等进行研究，可考虑但并不局限于以下内容：产品及其降解产物的吸收途径、体内分布状态、代谢途径、代谢终产物。

根据产品材料的不断发展，部分可吸收止血医疗器械产品可能宣称具有杀菌或抑菌性能（限于材料本身），申请者应对此开展研究，对这类器械进行体外试验和体内试验，该试验可对产品的杀菌或抑菌作用机理、安全性、有效性（杀菌/抑菌谱）进行初步评价。由于不同产品的材料、组成、作用机理可能不同，申请者应依据不同产品的特点进行试验设计。

体外试验应当在模拟临床使用的状态下进行，例如，试验中所使用的微生物的种类和数量应当和临床上所使用器械植入部位可能感染微生物的状态相似。制定试验方案过程中，应至少考虑以下内容：

（1）试验步骤。

（2）试验所选用微生物的种类、数量及该种类作为接种物的合理性解释。

（3）试验用微生物的准备（说明是否包含血浆）。

（4）微生物接种方法。

（5）对照组和/或对照产品的类型和选取依据。

（6）产品的使用步骤及时间。

（7）微生物培养步骤。

（8）试验样品量。

（9）结果判定标准（如需要）。

体内试验应选取适宜的动物种类及伤口模型，其中伤口模型应涵盖所申报的产品适用范围。制定试验方案过程中，应至少考虑以下内容：

（1）试验步骤。

（2）对照组类型和/或对照产品的类型和选取依据。

（3）动物的种类、数量及该种类作为受试动物的合理性解释。

（4）伤口模型的描述及制备方法。

（5）产品的使用步骤及时间。

（6）观察指标及时间。

（7）结果判定标准（如需要）。

对于生产企业采用新材料制造的产品以及具有其他特殊性能的产品，企业应根据产品特点制定相应的物理、化学、生物性能要求，设计验证该项特殊性能的试验方法，阐明试验方法的来源或提供方法学验证资料。

4. 生物相容性评价研究

生物相容性评价研究应符合《医疗器械生物学评价 第 1 部分：风险管理过程

中的评价与试验》(GB/T 16886.1—2011)对相关用途、使用部位及接触时间的具体要求。产品接触时间是该产品对人体的最大累积作用时间。

建议根据 GB/T 16886.1—2011，按照器械与人体的不同接触时间和接触方式来选择合适的生物学试验方法。符合《关于印发医疗器械生物学评价和审查指南的通知》(国食药监械〔2007〕345号)的应提交相关的证明文件。

生物相容性评价研究资料应当包括：

(1)生物相容性评价的依据和方法。

(2)产品所用材料的描述及与人体接触的性质。

(3)实施或豁免生物学试验的理由和论证。

(4)对于现有数据或试验结果的评价。

5. 生物安全性评价研究

对于含有同种异体材料、动物源性材料或生物活性物质等具有生物安全风险类产品，应当提供相关材料及生物活性物质的生物安全性研究资料，包括说明组织、细胞和材料的获取、加工、保存、测试和处理过程，阐述来源(包括捐献者筛选细节)。

若生产过程涉及动物源性成分，应对生产过程中灭活和去除病毒和/或传染性病原体工艺过程进行描述并提交有效性验证数据或相关资料。对清除(或降低)动物源性材料免疫原性工艺过程应进行描述，提交质量控制指标及验证性试验数据或相关资料，如原料为动物源性材料，建议增加对材料的免疫原性清除或降低效果的具体研究和论述，以确定工艺的有效性。

6. 临床前动物研究

临床前动物试验的目的主要是通过动物来考察产品的安全性，包括对免疫器官和其他毒性靶器官的影响、毒性的可逆性，以及与临床相关的参数，预测其在相关人群中使用时可能出现的不良反应，降低临床试验受试者和临床使用者承担的风险，并为临床试验方案的制定提供依据。

可吸收止血类医疗器械进行人体临床试验前应进行动物试验。建议申请者建立与拟申报器械预期用途相对应的各个外科应用的动物模型。例如，预期用途为适用于普遍手术止血应用，建议动物试验应包括动脉、静脉以及各种组织和器官的毛细血管出血的情况。若申请者预期申报一个特定的动脉出血适应证，应设计试验研究以支持这项特定的适应证。对于应用于神经外科、眼科、泌尿外科止血的预期用途，应设计相应特定的动物试验。

建议动物试验应至少评估以下指标：

1）有效性指标

建议动物试验方案严格按照产品适用范围制定。有效性评价指标应包括有效止血时间、伤口愈合时间、产品降解吸收时间、吸收量与时间关系、残留物检测、与组织的黏附性等相关内容。

2）安全性指标

针对产品临床适应证、临床使用人群、临床使用方法开展相关的动物安全性试验研究。安全性指标一般包括动物的生理状态及不良事件，如动物外观体征，行为活动，体温，局部刺激性，腺体分泌，粪便性状，摄食量，体重，血液学和血液生化学指标（如白细胞分类及绝对和相对计数、白蛋白/球蛋白比例、相关酶类等），大体解剖和组织病理学检查，与降解吸收有关的并发症，是否影响遗传、生殖、发育过程等。

申请者还应在动物试验过程中监测其他并发症，根据目前已确认的风险与已知的不良事件，应进行观察的并发症有过敏、感染、血肿、凝血障碍、伤口愈合时间延长、伤口裂开、粘连形成等。企业应对动物试验中有关并发症进行完整的记录，分析原因并判定与器械的关联性，为产品风险分析和下一步的临床试验奠定理论基础。

为保证人类受试者的合法权益，只有在获得充分动物试验数据，且能证明产品对受试者无潜在安全性担忧时才可考虑进行临床试验。

动物试验研究中拟申报器械一般应与一个已合法上市的类似组分和生产工艺的器械进行对比，对照组的选择、动物例数的选择应当具有统计学意义。应设立空白对照组，观察周期的确定应有一定的科学依据。

申请者应提交详细的动物试验研究方案和研究报告，应至少包括但不局限于以下内容：

（1）试验目的。

（2）试验器材或试剂。

（3）动物的种类、数量及该种类作为受试动物的合理性解释及选择依据。

（4）试验方法（样品准备、动物准备、手术方法）、术前准备、目标器官、手术切口控制等。

（5）对照组类型和/或对照产品的类型和选取依据。

（6）伤口模型的种类及建立方法。

（7）产品的使用步骤及时间。

（8）观察方法、观察指标与观察周期。

（9）数据统计学分析过程。

（10）结果判定标准与试验结论。

（11）有效性标准（如止血时间等）。

（12）安全性指标。

（13）试验研究的结论。

（14）原则相关内容要求进一步确认申报产品具体的适用范围及禁忌证。

7. 有效性研究

应在适当的动物模型上进行产品有效性研究，通过这些研究能合理地推论出对人体的有效性。动物研究也可以作为参考以便更好地设计临床研究方案。动物研究应尽可能地体现手术方法（开放性手术、腔镜下手术）、特定手术部位（如在体壁和内脏之间、肠袢周围）、粘连的类型（如新生粘连形成、原有粘连的再粘连）、粘连的评价方式（如评分、发生率、广泛程度、严重程度），以及拟在人体临床研究中的产品使用方法。

这些研究应进行良好设计并设立对照组，以便显示产品治疗组与对照组之间具有显著的统计学差异。植入后发生的任何感染都应报告并对结果进行统计处理。应对预期用于人体的各不同剂量组进行比较。还应提供对所使用动物模型的基本原理及其局限性的简要讨论。

8. 生物相容性评价及安全性研究

1）生物相容性

产品材料对人体应安全，不能对人体组织、血液、免疫等系统产生不良反应。产品所使用材料的生物相容性优劣是防粘连产品研究设计中首先考虑的重要问题。生物相容性研究应遵循《医疗器械生物学评价 第1部分：风险管理过程中的评价与试验》（GB/T 16886.1—2011）相关要求，与组织接触24h～30d的产品建议进行以下试验：

（1）细胞毒性。

（2）致敏性。

（3）刺激性或皮内反应。

（4）急性全身毒性。

（5）溶血试验。

（6）遗传毒性（Ames回复突变、染色体畸变、小鼠淋巴瘤突变）。

（7）热原试验。

（8）植入试验。

（9）降解试验。

（10）亚慢性毒性。

应根据材料的预期用途制定植入试验、亚慢性毒性试验方案，材料的植入部位、植入时间应模拟临床使用的实际情况。应根据产品特性设计试验方案，试验剂量应高于在体内可检测水平。试验材料应植入到预期使用部位或其附近，评价时间应截止到材料被动物体完全吸收,须监测动物的全身毒性和植入部位的局部反应以及宏观病理学和组织病理学结果。

若接触时间大于 30d,建议进行慢性毒性和致癌性研究(如大鼠 2 年植入试验)。

对于某些材料,若某些生物相容性项目没有必要进行测试,应提供足够的理由或证据说明。但对其他一些材料,根据材料性质可能需要增加测试项目。在进行临床研究之前,应完成所有的临床前安全性研究,致癌性、生殖系统和发育毒性试验可能除外。这些除外的项目取决于遗传毒性试验的结果、是否有可能发生生殖和发育毒性以及产品的预期用途。知情同意书应披露任何一项悬而未决的安全性研究(结果)。如果预期用途是提高生育能力,应进行生殖毒性试验。

2)安全剂量范围

在所有生物相容性和毒性测试中,试验中的产品剂量都应反映用于人体预期使用剂量合理的安全范围。通常应选择一系列剂量进行动物试验,直至剂量达到人体最高用量的 10 倍。如达不到上述安全剂量范围,应证明人体暴露量大于十分之一的动物试验观察中无不良反应剂量的合理性。

3)阻碍或延迟愈合试验

减少粘连形成可能延迟和阻碍期望的愈合过程,动物试验研究时应评价这种情况。在缝线拆除后,位于缝合或吻合部位的防粘连产品不应降低组织支持强度。该试验可以在有效性研究中设计并增加专门观察指标。

4)感染试验

应测试防粘连材料接种细菌后对败血症的发生是否有促进作用,发生这种情况的原因可能是防粘连材料刺激细菌生长、抑制抗生素扩散到感染部位、与产品相关的感染性微生物由手术部位进入血液循环途径增多或其他未知机理导致的败血症。因此,应在防粘连材料存在和不存在的情况下分别给动物接种多种消化道微生物的混合物,针对死亡率和脓肿形成进行评分,这一试验需达到一定的样本量,并采用恰当的试验方案,以确保试验结果具有统计学意义。

5)生殖/发育毒性研究

当需要进行生殖/发育毒性试验时,应使用两个种属的动物进行生殖/发育毒理学(畸形学)研究,评价防粘连材料对排卵/精子形成、受孕、胚胎-胎儿毒性和致畸的潜在影响。应对该类试验进行设计,以便保证产品在预期时点(排卵/受孕、妊娠早期和晚期)下能达到最大接触量,该最大接触量是按照 ADME(吸收、分布、代谢和清除)得出的(见下文的代谢动力学研究)。

6)致癌作用/转移效应

产品材料可能对恶性肿瘤的生长或转移有局部和全身影响。如果产品的组成成分之前未在腹腔或盆腔中植入过,或者有理由怀疑其中一种材料可能影响恶性肿瘤细胞的生长或转移，则应进行适当的试验。如果产品预期可用于癌症患者，则在临床前研究中应进行肿瘤学试验。

9. 代谢动力学研究

应进行代谢动力学研究以确定产品的吸收、分布、代谢、清除的途径和机理及清除时间。如果产品能被代谢，或者转化成可引起毒性的分子实体，代谢动力学研究应明确每一种毒性成分随时间的变化和清除情况。研究应一直进行到不再能检测到任何毒性成分为止。研究应清楚地表明毒性成分的最终去向。在进行临床研究前，代谢动力学或其他数据应证实任何潜在毒性物质都不会引起安全性担忧。

10. 热原

热原物质引起的人体发热反应可能增加粘连发生率。用家兔法或鲎法进行热原测试（应提供选择依据）有助于测定产品中致热原物质的含量水平，从而确保产品植入体内后避免患者产生发热反应。由于医学界针对防粘连产品尚无公认的内毒素水平上限要求"金标准"，因此申请者应研究并建立热原检测方法，确定限度要求，确保生产操作控制要求，这些对保证产品的安全性与有效性至关重要。

11. 灭菌验证

应提供产品灭菌信息，包括灭菌方法（如环氧乙烷、辐射灭菌、过滤灭菌）；灭菌周期的验证方法；无菌保证水平（通常对所有无菌产品均要求无菌保证水平达到 10^{-6}，除非有不需要达到该水平的充分理由）；监测每个批次无菌保证水平的方法；完整的包装说明，包括密封方法。

如果灭菌方法是辐射，应该确定剂量。如果用环氧乙烷（EO）灭菌，应制定环氧乙烷残留量的指标并进行检测（参考 GB/T 16886.7—2015）。

应详细说明用于验证防粘连产品灭菌周期的分析方法，应包括方案和支持灭菌周期验证结果的原始数据及与无菌保证水平相关的计算步骤。

应确认产品的生物负荷，并提供在产品生产过程中控制生物负荷的数据。应明确灭菌常规再验证的时间，以及有必要对灭菌周期进行再验证的条件（超过生物负荷的限定范围，或对产品及包装的变动等）。

12. 有效期验证

应提供产品有效期的验证资料。在稳定性研究中应监测整个有效期内确保产品安全性和有效性的关键参数，在成品技术要求中所描述的参数，并提交所选择测试方法的验证资料。还应通过无菌检查或包装完整性检测证明产品在有效期内保持无菌状态。

在有效期验证试验中，应至少包括三个连续批号的产品，每一个批号的产品应平均分配到各试验组。在验证资料中，将所选参数具有至少 95%可信区间位于有效期可接受限度内的时间作为最终有效期。

若选择加速老化有效期验证试验，应说明所用加速条件的合理性。例如，在标准温度和升高温度情况下的降解机制应该是等效的，即温度改变而 Arrhenius 曲线的斜率保持不变。在不能证实等效性时，即不同温度下可由不同机制引起产品失效，应提交额外的合理性说明。应将加速老化试验研究结果和实时老化试验研究结果进行对比验证。

13. 包装

产品包装验证可根据有关国内、国际标准（如 GB/T 19633、ISO 11607、ASTM D4169 等）进行，提交产品的包装验证报告。直接接触产品的包装材料的选择应至少考虑以下因素：包装材料的物理化学性能；包装材料的毒理学特性；包装材料与产品的适应性；包装材料与成型和密封过程的适应性；包装材料与灭菌过程的适应性；包装材料所能提供的物理、化学和微生物屏障保护；包装材料与使用者使用时的要求（如无菌开启）的适应性；包装材料与标签系统的适应性；包装材料与储存、运输过程的适应性。

直接接触产品的包装容器的技术要求，建议参考《直接接触药品的包装材料和容器办法》提供注册或证明文件，还应包括包装材料的配方信息。

包装容器的质量标准，包括符合国家标准的证明文件、包装容器的验收标准。包装容器的全性能检验报告。

若使用新型包装材料，可以参考原国家食品药品监督管理局印发的《化学药品注射剂与塑料包装材料相容性研究技术指导原则（试行）》《药品包装材料与药物相容性试验指导原则（试行）》（YBB 0014—2015）中规定选择合适项目进行验证，提供相容性试验研究数据。

5.6　体外循环和透析医疗器械的技术要求和检测方法

5.6.1　体外循环和透析医疗器械的种类

血液净化及腹膜透析器具包括一次性使用中空纤维血液透析器、一次性使用中空纤维血液透析滤过器、一次性使用高通量透析器，一次性使用血液净化体外循环血路、一次性使用连续性血液净化管路、一次性使用血液透析浓缩物、一次性使用血液透析干粉、一次性使用血液透析浓缩液、一次性使用血液灌流器、一次性使用选择性血浆成分吸附器、一次性使用吸附性血液净化器、一次性使用阴离子树脂血浆吸附柱、一次性使用血浆胆红素吸附器、一次性使用体外血浆脂类吸附过滤器、一次性使用 DNA 免疫吸附柱、一次性使用蛋白 A 免疫吸附柱。

5.6.2 体外循环和透析医疗器械所涉及的医用材料

1）管路所涉及的医用材料

聚氯乙烯、聚丙烯、聚碳酸酯。

2）灌流器用树脂类材料

吸附性树脂。

5.6.3 一次性使用血液透析管路的要求

1. 原材料控制

血液透析管路所有组件使用的全部组成材料（包括主材及其所有辅材）的化学名称、商品名/材料代号、组成比例、供应商名称、符合的标准等基本信息。应明确每种原材料，包括添加剂、黏合剂及其他成分的使用量等。建议提供的原材料生物学性能符合《医疗器械生物学评价 第 1 部分：风险管理过程中的评价与试验》（GB/T 16886.1—2011）（本指导原则中标准适用最新版本，下同）。与循环血液持久接触要求的评价报告。对于首次用于血液透析管路的新材料，应提供该材料适合用于人体预期使用部位的相关研究资料。

原材料（含外购组件）应具有稳定的供货渠道，提供原材料（含外购组件）生产厂家的资质证明及外购协议。对于生产企业自己研制生产的原材料粒料，应提供详细的配方研制报告，以及符合相应标准如《输血（液）器具用软聚氯乙烯塑料》（GB/T 15593—1995）、《医用输液、输血、注射器具用聚丙烯专用料》（YY/T 0242—2007）、《医用输液、输血、注射器具用聚乙烯专用料》（YY/T 0114—2008）、《输液、输血用硅橡胶管路及弹性件》（YY/T 0031—2008）、《医用输液、输血、注射及其他医疗器械用聚碳酸酯专用料》（YY/T 0806—2010）等要求的检测报告。

如果生产企业使用的是外购粒料，则应要求供方提交原材料标准和检测文件，如符合上述原材料标准的检测报告。同时提供生产企业原材料验收标准和报告。

2. 产品性能研究

设计特征应列明血液透析管路各部件的名称、结构和功能，提供图样，内容应足够详尽。详细描述各部件功能与实现功能的原理、途径与技术指标。若产品具有特殊结构、组件、功能等，应提供相应结构特征、参数和性能分析，以及针对性设计和验证的内容。

列出产品全部材料（包括添加剂、黏合剂等）信息，至少应包括化学名称、商品名/材料代号、组成比例、有机高分子材料的分子结构式、金属材料名称、比例及牌号，无机材料结构式、结晶状况等资料。

1）物理特性

产品的物理特性包括血液透析管路各部件外观、尺寸（外径、内径、长度及精度等）、血液流量、最大使用正负压力、结构密合性能、接头（尺寸、无泄漏等）、色标、采样口、血路容量、气体捕获器预充水平、传感器、保护器、泵管性能、血路顺应性、微粒污染、过滤器性能、保护套等指标。所有组件应具有各自性能要求。若包含特殊组件、结构和功能，应规定组件、结构的尺寸、性能要求。

2）涂层特性

若产品带有涂层，应补充涂层相应要求，列明涂层化学成分和比例信息，提供涂层定性、定量分析（如适用），使用性能评价，覆盖度，涂层的稳定性和安全性评价等文件。

3）化学性能要求

产品的化学性能包括还原物质、重金属残留，酸碱度，蒸发残渣，紫外吸光度等。例如，管路使用特殊原材料，建议补充该原材料中小分子物质、化学添加物等残留物的规定。采用环氧乙烷灭菌产品，需对环氧乙烷及二氯乙醇残留量进行监控。

5.6.4　一次性使用血液透析管路的评价方法

1. 物质溶出检测

血液透析管路会包含各种助剂，如 DEHP 增塑剂、非 DEHP 增塑剂、特殊原材料的化学添加物、黏合剂等物质。这些物质具有一定潜在毒性或被限量使用。为保证产品使用安全性，建议选择相应物质用量最大的成套使用型号，采用适宜浸提溶液（如血液替代溶剂、血液等），以及经过方法学验证的检测方法，检测其溶出总量，并进行人体使用安全性评估。

（1）管路以 DEHP 增塑的聚氯乙烯作为原材料的，采用适宜浸提溶液（如乙醇或水）和检测方法，模拟临床最严格使用条件［如参考《血液透析及相关治疗血液净化装置的体外循环血路》（YY 0267—2016）化学性能检验液制备规定方法，200mL/min 流速和产品宣称临床使用最大血液流速下，37℃循环 5.5h］，检测 DEHP 溶出总量。

（2）管路以非 DEHP 增塑的聚氯乙烯，或非聚氯乙烯的特殊材料作为原材料的，应采用适宜浸提溶液和检测方法，检测在上述模拟临床最严格使用条件下非 DEHP 增塑剂、非聚氯乙烯材料化学添加物的溶出总量。

（3）产品中具有潜在毒性或限量使用的助剂、黏合剂等物质，应检测在上述模拟临床最严格使用条件下这些物质的溶出总量。

提供人体血液接触上述增塑剂、化学添加物、助剂和黏合剂的毒性分析、安全限值和来源文件，并对不同体重适用人群的生理特点分别进行安全性评价。

2. 生物相容性评价研究

提供血液透析管路根据临床预期用途，符合 GB/T 16886.1—2011 要求的生物学评价报告。应注意，血液透析管路为与循环血液直接接触产品，且累计接触时间大于 30d。

3. 生物安全性研究

若血液透析管路含有动物源性材料或生物活性物质等成分，如生物涂层，应当提供相关材料及生物活性物质的生物安全性研究资料等文件，包括说明组织、细胞和材料的获取、加工、保存、测试和处理过程；阐述来源并描述生产过程中对病毒、其他病原体及免疫原性物质去除或灭活方法的验证试验；工艺验证的简要总结。

若血液透析管路包含药物成分物质，应提供药物在生产国或我国药品注册证明文件，明确药物来源和质量要求，以保证药物质量的稳定性；提供药物药理学、药学、毒理、临床不良反应、与高分子材料结合后对材料和药物双向影响等药械结合产品的研究资料，以证明产品的安全性。

4. 灭菌工艺研究

明确产品灭菌方法的选择理由，明确灭菌工艺和无菌保证水平，并提供灭菌确认报告。灭菌过程还应开展以下方面的确认：产品与灭菌方法的适应性、包装与灭菌工艺的适应性、灭菌有效期验证资料、毒性物质残留量研究资料。

5. 有效期和包装研究

有效期验证项目包括产品使用性能和包装完整性。可采用加速老化试验或实时老化试验的研究。实时老化试验的研究，应从产品定型后即开始进行。加速老化试验研究的具体要求可参考《无菌医疗器械包装试验方法 第 1 部分：加速老化试验指南》（YY/T 0681.1—2018）。提交包装验证报告，如包装材料的物理化学、毒理学特性；包装材料与产品的适应性；包装材料与成型和密封过程的适应性；包装材料所能提供的物理、化学和微生物屏障保护；包装材料与使用者使用时的要求（如无菌开启）的适应性；包装材料与标签系统的适应性；包装材料与储存、运输过程的适应性等。

6. 临床前动物试验

若需要，建议提供所有动物试验的完整资料。这应当包括动物试验目的、模型选择的依据；研究中使用的治疗参数与建议用于人体治疗参数的比较；试验方案、检验方法和设备；记录及结果（包括原始数据样本）。

5.6.5 一次性使用血液透析管路的技术要求

1. 原材料

1）材料组成

应明确产品各部分组成材料（包括透析膜、外壳、封口胶、黏合剂、端盖、O 形圈等）的标准化学名称、分子量、型号（或级别）等。生产企业应尽量选择有相关医学应用史的原材料，同时提供原材料生产厂家的资质证明。

2）材料特性

材料特性包括各种原材料的物理特性、化学特性、质量文件、生物学评价资料及相关研究报告。原材料特性是产品最终质量控制的重要因素，建议提供的申报材料应将产品使用材料与已上市材料完整配方进行详细比较（包括增塑剂、添加剂和着色剂等）。

2. 产品结构组成

申报材料应提供产品结构示意图，标明各部分规格，明确不同型号产品之间的区别。其中，透析膜的结构及性能是决定产品性能及临床应用效果的关键技术指标，包括膜面积的大小、纤维数量、纤维内径、纤维壁厚、标称孔径、孔隙率等。另外，透析膜若有其他特性，如对某些蛋白因子的特异性作用等也应详细阐明。上述指标应有相应的数据或电镜图片支持。

3. 适用的行业标准

注册产品标准应根据产品的质控特征确定产品安全有效、质量可控的技术要求，可直接引用或部分采用行业标准《血液透析及相关治疗 血液透析器、血液透析滤过器、血液滤过器和血液浓缩器》（YY 0053—2016），制定注册产品标准的技术指标应不低于行业标准适用条款和说明书中产品技术指标描述。对于不适用项目及产品特性应在标准编制说明中予以说明，注册产品标准中技术要求及试验方法均应经过验证。

4. 产品制造过程的风险管理

生产企业应按照《医疗器械 风险管理对医疗器械的应用》（YY/T 0316—2016）的要求，对能量危害、生物学危害、环境危害、有关使用的危害和由功能失效、维护不周及老化引起的危害等进行分析及采取相应的防范措施，残余风险评价等。风险分析报告内容应完整，至少包括：①风险管理过程；②管理体系与相关人员素质；③安全风险分析，产品设计、开发，材料的选择与使用，产品制造过程，保管与运输，使用过程，风险的最大危害与分析等；④风险的评估，危险的严重水平、风险可接受性等相关内容。

产品风险分析应包括产品工艺控制的相关数据及研究资料。若生产工艺使用黏合剂、溶剂等对人体有潜在毒性的物质，应提供其毒性及残留量验证情况等评价资料。

透析器的灭菌方法及残留物的安全性评价也是重要评估项目。例如，透析器首次使用综合征的发生就和灭菌后残留的环氧乙烷密切相关。不仅不同材料需采用不同的灭菌方法，而且灭菌后的残留物也不相同，都需进行生物学评价。环氧乙烷残留量的控制可参照行业标准《血液透析及相关治疗 血液透析器、血液透析滤过器、血液滤过器和血液浓缩器》（YY 0053—2016）。

热原反应是透析器严重的不良反应之一。热原用灭菌的方法是无法消除的，除内毒素外还存在其他可引起热原反应的化学物质，因此必须从生产工艺及过程控制来防止热原物质侵入产品。进行热原检测时宜采用家兔法，而不应仅依赖检测内毒素来判定潜在热原反应的大小。

5.7　神经植入物的技术要求和检测方法

5.7.1　神经植入物的种类

硬脑（脊）膜补片，用于神经外科硬脑（脊）膜的修补或替代，包括硬脑膜补片、神经外科补片。颅内支架系统，通常由支架和/或输送系统组成。支架一般采用金属材料制成，可覆高分子材料制成的膜。经腔放置的植入物，扩张后通过提供一个机械性的支撑，以维持或恢复颅内血管的通畅性，或辅助弹簧圈治疗出血性病变，用于治疗颅内、颅底动脉血管狭窄或辅助弹簧圈治疗颅内动脉瘤等其他出血性病变。颅内栓塞器械，用于脑血管畸形的血管内或颅内动脉瘤的栓塞治疗。神经修复材料，脱细胞同种异体神经修复材料、脱细胞人工神经鞘管、聚乳酸人工神经管、神经套管。

5.7.2　脑膜补片涉及的医用材料

近几十年来，不少神经外科工作者寻找了一些硬脑膜代用品，概括起来可分为以下九类。

1. 自体筋膜

目前硬脑膜代用品有数种，各有优缺点，而临床应用较广的是自体筋膜材料。自体筋膜具有不发生排斥反应、组织相容性佳的特点，自体膜的提取需另行手术，取材来源有限。

2. 同种异体组织

同种异体组织如冻干人硬脑膜。其优点是具有正常人体脑膜的超微结构，能够起到一定的支撑及保护脑组织的作用，但材料来源有限，受到伦理道德的限制，且具有潜在感染病毒性疾病的可能，现已禁用。

3. 异体生物材料

异体生物材料如牛心包、猪腹膜等。其优点是组织炎症反应轻微，修补后脑膜完整性好，能有效防止脑脊液漏，具有一定的伸展性和弹性，表面光滑，不易与周围组织产生粘连。但在去除异种蛋白抗原性时运用的戊二醛会在材料中残留部分醛基，不易彻底清除，从而阻碍细胞侵入植入组织，具有一定毒性，存在异物反应可能。

4. 人工修补材料

人工修补材料如 TachoComb、Vicryl 等。这类材料一般取材方便、价格低廉，但作为永久性异物，排斥反应很难避免，易致无菌性炎症反应及刺激肉芽组织生成。

5. 丝素蛋白膜

丝素蛋白（silk fibroin）是一种蚕丝蛋白，与皮肤胶原蛋白同属结构蛋白，其材料来源丰富，易于加工。Kim 等应用丝素蛋白膜对硬膜缺损大鼠模型进行硬脑膜修补，就其细胞毒性和抗炎作用进行了一系列研究。结果显示丝素蛋白膜无细胞毒性，而且能有效降低环氧合酶-2（COX-2）及诱导型一氧化氮合酶（iNOS）的表达，同时降低促炎性细胞因子 IL-1β、IL-6 和肿瘤坏死因子-α（TNF-α）的表达，大鼠硬脑膜修复后无脑脊液漏发生。有学者将丝素蛋白制成了静电纺纳米丝素纤维，并对其理化性质、形态（纤维的细度和孔隙率）、结构稳定性和生物相容性方面进行了比较和研究，认为其可用于组织修复及再生等生物医学工程。丝素蛋白膜作为一种新型材料，其长期影响还需要进一步验证，此外如何更好地控制其生物力学性能、孔径和孔隙度、降解速率等以适应硬脑膜组织自身修复的要求，还有待更广泛而深入的探究。

6. 羊膜

羊膜（amniotic membrane）是胎盘的最内层，其表面光滑，无血管、神经及淋巴组织，具有一定的弹性，厚 0.02~0.5mm。羊膜免疫原性较低，且具有抗炎作用。经冻干保存的羊膜仍能保持其组织学结构，孔隙数平均为 $2 \times 10^6 mm^{-1}$，孔径为 0.3~0.4μm，可允许水和一些小分子物质通过，而一般细菌不易通过直径<5μm 的孔隙，使其成为一道屏障。羊膜含有的抑菌因子、次级溶酶体、甾体类激素酶等活性物质，可有效抑制细菌生长。

Tao 等比较了冻干羊膜、谷氨酰胺交联羊膜及自体游离脂肪在减少椎板切除术后硬膜外瘢痕粘连方面的作用。结果显示谷氨酰胺交联羊膜能有效减少硬膜外瘢痕纤维化，降低瘢痕粘连数量及强度，减轻术后并发症。Hao 等将羊膜包裹在被横断的神经周围，发现其能有效地减少神经与周围组织的粘连以及瘢痕的形成，从而保留神经细胞的迁移性并防止牵拉损伤和缺血。羊膜在很多方面符合硬脑膜修补材料所应具备的优点，有望成为一种比较理想的硬脑膜修补材料。

7. 生物基质胶

胶原（collagen）属于纤维状蛋白质家族，是动物细胞外基质和结缔组织的主要成分。胶原的类型很多，其中 I 型最为常见，存在于皮肤、骨骼、肌腱等部位，分子细长，有刚性，由 3 条胶原多肽链形成三螺旋结构。TissuDura 是一种从马跟腱提取的胶原蛋白胶体，经氢氧化钠及浓盐酸灭活处理，无全身及局部毒性，粘连及感染的发生率极低。Pettorini 等在 47 例小儿神经外科手术中应用 TissuDura 作为硬脑膜替代材料，结果显示其能有效地防止脑脊液漏且无炎症反应及术后感染。Ciro 等在对其用于硬脑膜修复的一项长期影像学和神经病理学评价中认为 TissuDura 富有弹性、化学惰性强、适应性良好，同时在使用方法上简便迅速。运用这种纤维蛋白胶重建硬脑膜时无须手术缝线，也未观察到脑脊液漏、粘连和感染等并发症的发生。此外，因为纤维蛋白胶覆盖技术简单易行，可有效缩短手术的时间，同时具有一定的透明度，有利于手术操作区域的检查，从而降低了手术风险。

8. 高分子聚合材料

膨体聚四氟乙烯（ePTFE）是一种新型医用高分子材料，Sherman 等在蝶鞍区病灶切除术中使用 ePTFE 进行硬脑膜修补，效果满意。Frank 等对 ePTFE 与自体骨膜在 Chiari 畸形Ⅰ型硬腭成形术中的作用效果进行了比较,认为 ePTFE 在维持后颅窝空间,改善脊髓空洞症以及降低手术失败率等方面更具有优势。尽管有学者认为 ePTFE 材料表面张力较大、顺应性较低,会对大脑皮质造成摩擦损伤,在较大区域使用可能导致术后脑脊液,但 ePTFE 在局部较小区域作为硬脑膜替代材料的作用依然值得肯定。

Xie 等将聚己内酯纳米纤维应用于硬脑膜修补。通过与传统非放射状排列的聚己内酯纳米纤维进行比较,发现放射状排列的纤维能更快地引导并增强培养细胞从四周向中心的迁移及繁殖。在这两种排列方式的纤维上培养的硬脑膜成纤维细胞均能表达Ⅰ型胶原蛋白(硬脑膜细胞外基质的主要成分),其在放射状纤维上的表达呈现出高度规律性,而在非放射状纤维上则杂乱无章。这表明纳米材料的结构在指导组织重塑方面起着关键作用。Kurpinski 等将聚消旋乳酸-ε-己内酯/聚丙醇溶液通过静电纺丝技术制得双层纳米纤维,其在防止脑脊液漏,促进硬脑膜再生方面均优于胶原基质。

9. 细菌纤维素膜

细菌纤维素(bacterial cellulose,BC)是在醋酸杆菌发酵培养过程中由醋酸杆菌合成的纤维素,具有由超微纤维构成的精致天然纤维网状结构。细菌纤维素的直径仅为 10～80nm,属纳米级纤维,是目前最细的天然纤维。细菌纤维素具有许多独特的性质,如高结晶度和高化学纯度,高抗张强度和弹性模量,很强的水结合性,极佳的形状维持能力和抗撕力,较高的生物适应性和良好的生物可降解性。而且,细菌纤维素在生物合成时其性能和形状具有可调控性,即通过调节培养条件,可得到物理、化学性质有差异的细菌纤维素膜。这些特点使细菌纤维素在食品、医药、化工等方面得到广泛的应用。由细菌纤维素制成的敷料如 Biofil 和 Bioprocess 等对皮肤烧伤有良好的治疗作用,在部分国家已经实现商品化。

细菌纤维素膜具有作为人工硬脑膜的许多潜在的优良条件。de Cássia Sanchez Oliveira 等对细菌纤维素与人脱细胞真皮基质应用于胎羊脊髓脊膜膨出症的修补治疗进行了比较,结果显示细菌纤维素能更充分地覆盖受损神经组织,不依附神经组织的表面及深层,从而减少对脊髓的机械与化学损伤。细菌纤维素在术中处理及避免神经组织粘连方面也更具优势。

5.7.3　脑膜类产品的设计开发要求

产品基本信息包括产品外形结构描述、整体结构示意图、局部细节示意图(如孔隙结构图示）。还需明确产品尺寸（长度、宽度、厚度、单丝直径、孔尺寸、孔隙率等）、单位面积质量、多层补片各层间连接方式（如超声热合）等。提供国内外已上市同类产品与申报产品在原材料、结构性能、作用原理、适用范围等方面的对比分析。提供产品型号规格的划分依据，明确各型号间的异同点。明确各部件组成材料的标准化学名称、化学结构式。若申报产品中的材料从未在国内已上市的长期植入性医疗器械中使用，应对该材料长期的生物相容性进行评价，如长期植入反应、慢性毒性、致癌性等，并对其植入人体后的稳定性进行评价。若原材料外购，应明确原材料供应商，提交质量控制标准及检测报告。若原材料为自行合成，应阐述材料生产过程中的质量控制标准并提交相关检测报告。提供产品结构、组成及性能方面的设计验证资料，如多层复合设计、刚度性能设计等。详述产品生产加工过程，包括各种加工工艺及加工助剂的使用情况，对单体等有害小分子残留物的控制情况等。提供产品对灭菌工艺耐受性的支持性资料。对于经辐照方法灭菌的产品，明确辐照剂量并提供其确定依据。参照《无源植入性医疗器械货架寿命申报资料指导原则》的要求，提供产品货架寿命的验证资料。对于不同包装形式的产品应考虑分别提供验证资料。对于含有可吸收成分的产品，提供降解周期、降解产物的研究资料，提供产品降解速率和产品主要性能（如拉伸强度等产品性能）随着时间而变化的研究资料，提供产品在体内代谢情况的相关资料。对于含有动物源性材料成分的产品，应明确动物地理来源、动物种类、年龄、取材部位、组织性质，参照《动物源性医疗器械产品注册申报资料指导原则》标准，完善产品技术报告。主要涉及原材料来源控制的安全性资料，病毒和/或传染性病原体的风险分析、控制措施描述及验证资料，涉及产品免疫原性（免疫反应）的风险分析、控制工艺描述及验证资料。详述产品标准中保证产品安全有效的性能要求、性能指标及检验方法的确定依据，提供涉及的研究资料、文献及标准文本。

参照适用国家标准及行业标准，同时根据产品特性制定注册产品标准中的技术性能指标，包括但不限于以下指标。外观及尺寸（包括长度、宽度、厚度、孔尺寸）、孔隙项目要求（如网孔密度、孔隙率）。物理性能包括单位面积质量、拉伸强度、顶破强度、缝合强度。若是多层结构或由不同部件连接的产品，制定连接强度要求、拉伸伸长率、撕裂强度。化学性能包括以下内容：①对于人工合成的不可吸收材料（如聚丙烯、聚四氟乙烯等）制成的产品，至少应包括红外鉴别、酸碱度、还原物质、蒸发残渣、紫外吸光度、重金属总量、微量元素等。②对于人工合成的可吸收材料（如聚乳酸等）制成的产品，至少应包括红外或核磁鉴别、特性黏度或平均分子量、分子量分布、旋光度、共聚物中各结构单元的摩尔分数、单体残留、催化剂残留、溶剂残留、水分残留、重金属含量等。③对于由天然材料提取制备而成的可吸收材料（如胶原等）制成的产品，至少应包括材料定性要求、材料纯度要求、环境污染可能造成的重金属残留、终产品中有害小分子物质的残留量要求等。④对于由动物组织材料经处理制成的产品，如以真皮、小肠黏膜、肌腱、心包膜等组织为原料的产品，至少应包括环境污染可能造成的重金属残留、材料制备过程中小分子物质助剂的残留量要求等。⑤对于经环氧乙烷灭菌的产品，应制定残留量要求。⑥对于染色的补片，应制定褪色试验生物学评价，并按照 GB/T 16886 系列标准进行生物学评价或试验，涉及项目包括细胞毒性、迟发型超敏反应、遗传毒性、置入反应、全身急性毒性、刺激或皮内反应、亚慢性毒性。若产品中含有致热性的材料成分，则需在产品标准中增加热原检测项目。对含有可降解可吸收成分的产品，制定降解性能要求。对于由动物源性材料制成的产品，应制定病毒灭活和免疫原性的控制要求。

5.8　口腔材料

5.8.1　口腔材料的分类

口腔材料共分为六个一级产品类别，包括口腔充填修复材料、口腔义齿制作材料、口腔正畸材料及制品、口腔植入及组织重建材料、口腔治疗辅助材料和其他口腔材料。口腔充填修复材料包括水门汀、黏结剂、根管充填封闭材料、复合树脂、复合体、银汞合金、暂时充填材料、盖髓材料等；口腔义齿制作材料包括义齿用金属材料及制品、义齿用陶瓷材料及制品、义齿用高分子材料及制品、定制式义齿、固位桩等；口腔正畸材料及制品包括托槽、正畸丝、带环及颊面管、正畸基托聚合物、正畸弹簧、正畸弹性体附件、矫治器具等；口腔植入及组织重建材料包括牙种植体、基台及附件、种植体支抗、种植体密封材料、种植辅助材料、骨填充及修复材料、颌面固定植入物、颌面部整形及修复重建材料；口腔治疗辅助材料包括根管预备辅助材料、吸潮纸尖、酸蚀剂、预处理剂、排龈材料、研磨抛光材料、印模材料、铸造包埋材料、牙科分离剂、模型材料（包括蜡型材料）、咬合记录/检查材料、隔离及赋形材料、义齿试用材料；其他口腔材料包括牙周塞治剂、口腔溃疡组织创面愈合治疗辅助材料、脱敏剂、防龋材料、牙科膜片、牙齿漂白材料、菌斑/龋齿指示剂、牙髓活力测试剂等。

口腔材料按照材料的性质分类，可分为有机高分子材料、无机非金属材料和金属材料。口腔材料按照材料用途分类，可分为修复材料和辅助材料，修复材料包括牙齿缺损充填修复材料、根管充填修复材料、义齿材料、口腔黏结材料、正畸材料、口腔植入材料等；辅助材料包括印模材料、模型材料（包括蜡型材料）、铸造包埋材料、研磨抛光材料等。

5.8.2 几种口腔材料的技术要求和检测方法

1. 口腔树脂类充填材料

1）材料

口腔树脂类充填材料主要是指充填和修复牙体各种缺损的牙科树脂类充填材料，包括黏固、涂层、固定、垫底或临时修复等用途的牙科树脂材料产品。

对所用材料应列出产品所有成分的化学名称及其含量，包括所含的填料、有机树脂、偶联剂、引发剂/催化剂、促进剂、着色剂、添加剂等。

2）产品性能

根据产品的性能特点，建议考虑以下适用的产品指标：

（1）工作时间（s）。

（2）固化时间（min）。

（3）环境光线敏感性。

（4）固化条件。

（5）固化深度（mm）。

（6）固化放热。

（7）抗压强度（MPa）。

（8）挠曲强度（MPa）。

（9）拉伸强度。

（10）热膨胀系数。

（11）弹性模量。

（12）表面硬度（KHN）。

（13）表面粗糙度。

（14）耐磨耗性能。

（15）聚合收缩特性。

（16）色调、色稳定性。

（17）X射线阻射性（mm/Al）。

（18）吸水值（$\mu g/mm^3$）。

（19）溶解值。

（20）残余单体的溶出量。

（21）重金属含量。

物质释放（$\mu g/mm^3$）：若含有可释放的物质（如氟离子），建议做出由典型性样品在37℃的蒸馏水中最初7天以上每天所释放出离子的蓄积浓度对应时间变化的曲线，或根据《牙科材料可溶出氟的测定方法》（YY 0623—2008）测定。

填料性能：明确填料颗粒的化学名称、粒径范围、纯度、添加量、粒径及粒径分布、颗粒表面处理方法等。使用纳米级颗粒的产品，应明确比表面积等表征参数，并提交与纳米颗粒安全性相关的技术评价资料。

2. 牙科基托聚合物材料

1）材料

根据临床预期用途不同，分为制作义齿基托和正畸基托的牙科基托聚合物材料，包括用于制作全口义齿基托、可摘局部义齿基托、正畸矫正器和保持器、腭护板、义齿硬衬、牙周夹板、赝复体、阻鼾器、食物嵌塞防止器的聚合物材料。涉及的材料种类包括：

（1）聚丙烯酸酯类。

（2）聚烯烃/炔烃类。

（3）芳香族聚合物。

（4）聚碳酸酯类。

（5）聚砜类。

（6）聚缩醛类。

（7）聚酰胺类。

（8）（1）～（7）所列聚合物的均聚物、共聚物以及带有取代基或改性的聚合物。

2）性能要求

牙科基托聚合物应具有如下性能：①无毒，无刺激性，残余单体含量少；②长期的尺寸稳定性，保证基托与口腔软组织密合；③良好的抗弯曲强度、抗压强度、抗冲击强度及耐磨耗性能，并能承受一定颌力，把咬合力传递到口腔组织，长期使用不易变形、不易折断；④吸水值和溶解值小，以免细菌滋生；⑤与口腔组织颜色协调，符合审美要求，且色泽稳定。

牙科基托聚合物仍需改进的性能包括：①固化收缩的控制，基托聚合物材料的固化收缩性能是影响修复体与口腔组织间适合性（即密合度）的重要因素；②吸水性的改进，这是由于材料微量吸水仍会导致细菌渗入；③长期使用过程中尺寸的稳定性，受热及长时间磨损后义齿基托仍会发生变形；④机械强度不高，仍会发生基托磨损、断裂；⑤对温度的传导性差，影响口腔感觉功能。

3）产品技术要求

产品技术要求中的性能指标应不低于《牙科学　基托聚合物　第 1 部分：义齿基托聚合物》（YY 0270.1—2011）、《牙科学　基托聚合物　第 2 部分：正畸基托聚合物》（YY/T 0270.2—2011）中的相关要求，检验方法应采用行业标准中的方法，若采用其他方法则应选择经过验证的方法并说明原因，建议考虑但不限于以下内容：

（1）未聚合的材料。

均匀性；

固态组分；

液剂组分；

装盒塑性/塑性。

（2）聚合后的材料。

表面特性；

成型性能；

颜色；

色稳定性；

半透明性；

无孔隙；

密度（如适用）；

挠曲强度；

挠曲弹性模量；

最大应力强度因子（耐冲击性能材料）；

总断裂功（耐冲击性能材料）；

与合成聚合物牙的黏结；

与合成聚合物牙的物理结合力（与聚合物牙无化学黏结的材料，申请者应推荐相应的物理固位方法）；

残余单体含量（根据不同聚合物的类别来确定聚合物单体的成分，并进行检测）；

吸水值；

溶解值；

硬度（如适用）；

抗压强度（如适用）；

抗弯强度（如适用）；

抗拉强度（如适用）；

增塑剂（如适用）；

机械加工性能（如适用）；

研磨抛光性能（如适用）；

其他。

对于弹性基托聚合物材料、用于计算机辅助设计/计算机辅助制造（CAD/CAM）工艺的基托聚合物材料等应根据产品自身特点制定相应的性能指标。对于使用新材料、新技术、新设计或具有新作用机理、新功能的产品所具有的其他性能及厂家声称的其他性能要求，应在技术要求中明确。

3. 牙科种植体

1）材料

目前牙科种植体的主要材料有纯钛、钛合金、钛锆合金等。

2）产品性能及检测方法

（1）成品力学性能。

有些成品力学性能从材料中无法完全反映出来，如种植体的疲劳强度、抗压强度和抗剪切强度、涂层黏结强度等。应当提供这些成品特性及性能研究、试验资料。

有的种植体并不使用单独的基台组件。但是对有些使用单独基台组件的种植体，应当对种植体/基台组装体进行测试。

应当建立试验方法，以确保能测试种植体、种植体/基台系统的抗压强度和抗剪切强度。

有涂层的种植体，应提供涂层的黏结强度测试结果及检测方法。

（2）种植体对基台的兼容性。

应研究不同型号种植体与配合使用基台的兼容性，尤其是如果企业认为已合法上市的某企业生产的基台或种植体与申请上市的基台或种植体兼容时（可配合使用），应当进行上述种植体（系统）性能测试以证明其兼容性。

（3）耐腐蚀试验。

若种植体（系统）包含不同种类的金属组件，并且以前未见相似的用法，应当进行耐腐蚀试验。耐腐蚀试验在 37℃、生理盐水溶液中进行。钝化及未钝化的金属表面均需评估。应当通过试验进行以下评估：

（a）金属或合金的腐蚀电位；

（b）异种金属组装种植体的耦合电位；

（c）异种金属种植体系的腐蚀率。

（4）表面改性。

种植体表面形态对种植体与骨组织间的结合强度有较大的影响。这不仅体现在粗糙度大小上，也体现在表面特征上。若对种植体表面进行改性，应当提供表面改性方法工艺技术资料并对其表面特征进行表征，包括表面涂层、喷砂、酸蚀及其他表面处理；应当提供表面处理方法、表面形态特征与产品安全性、有效性关系的研究资料。

a. 陶瓷涂层

若种植体表面涂层为陶瓷涂层，应当提供以下信息：

（ⅰ）若涂层材料为粉末，需提供用于涂层的粉末颗粒大小及粒度分布、粉末的化学成分及化学性质分析、粉末的 X 射线衍射图谱。

（ii）涂层信息包括涂层制备工艺、后处理工艺及其特点；涂层的平均孔径、涂层孔隙率以及涂层孔隙参数的测试方法和采用标准；种植体表面涂层100×扫描电子显微镜照片（表面和截面）；涂层厚度和公差及其测试方法和采用标准；涂层的化学性质分析、涂层中所有晶相的百分比；涂层表面形态特征；涂层X射线衍射图谱；涂层磨损、剥脱和溶解特征及其试验方法；涂层黏结强度及其测定方法和采用标准。

b. 金属涂层

若种植体表面涂层为金属涂层，应当提供以下信息：涂层材料的化学成分及涂层自身的化学成分，涂层厚度及孔隙率，涂层平均孔体积占涂层体积分数，涂层表面形态特征，涂层中材料的晶相及非晶相比例和分布，涂层表面化学性能特征，种植体涂层100×扫描电子显微镜照片（表面和截面），涂层磨损、剥脱和溶解特征及其试验方法。

c. 喷砂处理

若对种植体表面进行粗糙化喷砂处理，应当提供以下信息：喷砂处理种植体表面特征、所使用喷砂粒子的化学成分、种植体表面处理方法、是否有喷砂粒子残留、用于去除喷砂粒子的物质的理化特性及其工艺过程、种植体表面分析及种植体表面100×扫描电子显微镜照片。

d. 酸蚀处理

若对种植体表面进行酸蚀处理，应当提供以下信息：种植体表面处理所用酸蚀剂的化学成分，处理工艺，处理后种植体表面酸蚀层的形态特征、表面化学组成分析及分析方法、100×扫描电子显微镜照片。应当控制酸蚀剂的残留量。

e. 其他处理

若对种植体表面进行其他技术处理，应当根据该处理的特点提供相应的技术资料。

3）生物相容性评价

产品应当按照YY/T 0268—2008和YY/T 0127系列标准进行生物学评价。对使用符合《外科植入物用钛及钛合金加工材》（GB/T 13810—2017）或符合美国ASTM系列标准的植入钛、钛合金材料，且器械表面未经改性处理或仅进行了喷砂处理的牙科种植体（系统），可申请豁免进行生物相容性检测，但应当提交生物相容性评价报告。

4）灭菌工艺

应提交灭菌验证报告。灭菌过程还应开展以下两方面的确认：

（1）产品与灭菌方法的适应性。

（2）包装与灭菌工艺的适应性。

5）动物试验研究

建议根据产品预期用途在适合的动物模型中进行产品的性能评价。动物试验应与产品临床使用部位和使用方法相适应，包括以下内容：

（1）模型选择的依据。

（2）研究中使用的治疗参数与建议用于人体的治疗参数的比较。

（3）试验方案和方法。

（4）若已有同类产品上市，建议选择同类已上市产品作对照。

（5）结果（包括原始数据样本）。

（6）结论。

4. 牙科纤维桩

1）材料

牙科纤维桩又称牙科纤维根管桩、纤维增强的复合树脂桩，是一种纤维增强的高分子复合材料产品，在牙科临床治疗中插入已经过根管治疗的根管内，通过黏结剂与根管内壁牢固结合，形成冠核和牙冠固位的基础。

按照纤维材料，牙科纤维桩可分为以下四种：

（1）碳纤维桩：增强纤维为碳纤维的纤维桩。

（2）玻璃纤维桩：增强纤维为玻璃纤维的纤维桩。

（3）石英纤维桩：增强纤维为石英纤维的纤维桩。

（4）聚乙烯纤维桩：一种经特殊工艺制作而成的纤维桩。它是将超高分子量聚乙烯纤维经冷空气等离子喷涂后编织呈带状，使用时与树脂基质浸润导入根管，然后塑核成形。

2）性能要求及检测方法

产品的性能要求包括机械性能、光学性能、阻射性能、抗老化性能、生物功能性等基本性能。其中，机械性能包括弹性模量、挠曲强度、疲劳强度等；光学性能包括折光指数、透光性、半透明性等。

相关产品的研究资料应包括下列性能：

（1）产品外观及结构尺寸，并提供图示说明。

（2）表面元素分析及表面形貌。纤维桩经切削加工成型后表面元素组成与分布决定了其表面的性质和特征，分析表面元素利于后续临床黏结步骤的确定；表面形貌是纤维桩产品微观结构的主要特征之一，其表面粗糙度与纤维桩的制作工艺、外形设计、纤维直径、纤维含量以及树脂基质等因素有关，应提供显微镜下纤维桩表面形貌的微观结构，纤维桩表面加工应精细、无纤维剥离。

（3）内部结构。理想的纤维桩内部结构应具备以下特征：树脂基质均匀包裹于纤维桩周围，基质与纤维间紧密结合无界面；纤维粗细一致，每根纤维贯穿于桩体内部并均匀分散于树脂基质中；纤维连续无折断，纤维间无相互挤压现象；树脂基质结构均匀，基质内无气泡、空隙、颗粒杂质等瑕疵。

使用显微镜等手段观察纤维桩内部是否有可见孔隙、气泡及颗粒杂质；剖面下纤维的直径、直径分布范围及纤维密度，是否存在纤维直径不均、纤维断裂及纤维排列无序、分布不均；纤维与树脂基质界面的状况。

（4）纤维添加量。纤维种类及添加比例不同的纤维桩，弹性模量和挠曲强度差异较大，应提供纤维种类及添加比例的验证性资料。

（5）纤维桩与黏结剂的黏结界面状况。描述纤维桩与配套/推荐使用的黏结系统的黏结表面状况，可用纤维桩在根管内放置的推出强度表征该性能。

（6）弹性模量。纤维桩的弹性模量主要由其所含的纤维类型决定，其次是树脂基质。当外力作用于纤维桩并发生弹性形变时，应力首先作用于刚性较大的纤维上，然后再传导至有缓冲作用的树脂基质部分。当纤维-树脂界面应力增加到一定程度时发生树脂基质的扭曲变形以及纤维与树脂基质的分离现象，最终伴随纤维的断裂而导致桩体的折断。另外，纤维桩的组成结构和生产工艺对其弹性模量也会产生一定的影响。

应明确弹性模量并提供弹性模量设定依据，建议纤维桩的弹性模量应尽可能地接近牙本质的弹性模量，当牙齿受力后纤维桩与牙根发生相同或相近的形变和位移，纤维桩-牙本质界面应力分布均匀，可以降低根折的发生率。产品弹性模量与产品说明书规定值的偏差应在±30%以内。

（7）弯曲性能。不同材料组成（如纤维的种类、树脂基质成分等）的纤维桩挠曲强度存在差异，一般认为纤维桩的挠曲强度应大于400MPa。

（8）纤维桩透光性（或可见光传导性）。描述是否具有透光性。

（9）X射线阻射性。应具有一定的X射线阻射性。

（10）吸水值和溶解值。描述吸水性、溶解性。

（11）纤维桩表面处理对桩本身及黏结强度的影响（如适用）。如使用酸蚀、喷砂粗糙化、硅烷化等的影响。

（12）纤维桩的疲劳性能。疲劳强度反映了材料在动态载荷下抵抗断裂破坏的性能。

5. 牙科陶瓷

1）材料

牙科陶瓷材料种类较多，可根据成分和产品提供形式分类。

（1）按成分分类。

（a）长石质陶瓷：是以长石为主要原料，并与石英、白陶土、少量硼砂及着色剂等成分配合烧结而成的一种陶瓷材料。长石、石英和白陶土是长石质陶瓷的基本成分，而组成比例的变化使其物理、力学性能出现差异。

（b）玻璃陶瓷：由一种或数种晶相和残存玻璃相组成，晶相均匀地分布在玻璃基质中的一种陶瓷材料。

（c）氧化铝陶瓷：Al_2O_3 的含量在 45%以上的陶瓷材料均属于氧化铝陶瓷，材料中还含有 SiO_2 等其他矿物质。随着 Al_2O_3 含量的增加，材料的力学性能逐渐提高。将 40%～50%的 Al_2O_3 加入到长石质陶瓷中，烧成后的陶瓷将比传统的长石质陶瓷抗弯强度高两倍，但透光性下降。高温下玻璃渗透至 Al_2O_3 形成的多孔支架可得到玻璃渗透陶瓷复合材料，其强度更佳，可用于制作全瓷冠。

（d）氧化锆陶瓷：以斜锆石或锆英石为主要原料，通过切削成型的方法制成修复体。氧化锆陶瓷具有优良的力学性能，其断裂韧性可达 1000MPa，高于氧化铝陶瓷，可用于制作全瓷冠、桥、桩核等修复体，还可以用作其他陶瓷的增强相。氧化锆会降低瓷的半透明性，通常作为修复体的基底冠，表面需添加色泽效果较好的饰面瓷。

（2）按产品提供形式分类。

牙科陶瓷按产品提供形式可分为以下两种类型：

（a）Ⅰ型：以粉状、膏状或溶胶形式提供的陶瓷产品；

（b）Ⅱ型：其他形式的陶瓷产品。

2）性能要求及检测方法

（1）均匀性。用于产生烧结后牙科陶瓷颜色的无机颜料或用于颜色标识的有机色素应均匀分散在牙科陶瓷材料和粉末状的陶瓷产品中。

（2）无异物。目测牙科陶瓷材料应无异物。

（3）放射性。牙科陶瓷材料中铀 238 的浓度应不大于 1.0Bq/g。用碳化钨研磨介质或者其他合适的研磨介质研磨成粉，筛分得到 50g 粒度小于 75μm 的粉末，采用中子活化法或者伽马能谱法测定铀 238 的放射性活度浓度。

（4）陶瓷的混合及压实性能。Ⅰ型牙科陶瓷与水或制造商推荐的成型液混合时，目测检查，牙科瓷粉不得结块或成团，调和成的糊剂通过逐层压实，应能适合制作预期的修复体和修复装置。

（5）挠曲强度。①三点弯曲试验，制备宽度为 4.0mm±0.2mm，厚度为（1.2～3.0）mm±0.2mm，长度为 18～45mm 的长方形试条 10～30 个。放置于两个直径为（1.5～5）mm±0.2mm 的支撑圆柱上，两者中心的跨度为（12～40）mm±0.5mm。施加载荷圆柱的尺寸与支撑圆柱相同。采用万能力学试验机，其十字头速度为 1mm/min±0.5mm/min，测定试样断裂所需要的载荷，根据如下公式计算挠曲强度（σ）。

$$\sigma = \frac{3pl}{2wb^2}$$

式中，p 为断裂载荷，N；l 为试验跨距（两支撑圆柱中心的距离），mm；w 为试样的宽度，垂直于载荷方向的边的尺寸，mm；b 为试样的厚度，平行于载荷方向的边的尺寸，mm。

②四点弯曲试验，试验方法基本同三点弯曲试验，施加载荷的为两个加载圆柱，加载部位为两支撑圆柱跨度的四等分点，根据如下公式计算挠曲强度（σ）。

$$\sigma = \frac{3pL}{4wb^2}$$

式中，L 为跨距（两支撑圆柱中心的距离），mm。

③双轴弯曲试验，按照制造商的说明制备直径为 12～16mm，厚度为 1.2～2mm 的试样（其中 I 型牙科陶瓷厚度为 1.2mm±0.2mm）10～30 个，应用 3 个相同的直径为 2.5～6.5mm 的硬质钢球，以 120° 的角度分置于直径为 10～12mm 的支撑圆环内，试样与支撑圆环同心地放在支撑钢球上，载荷通过直径为 1.4mm±0.2mm 的平冲头施加于试样的中心。采用万能力学试验机，其十字头速度为 1mm/min±0.5mm/min，测定试样断裂所需要的载荷，根据如下公式计算挠曲强度。

$$\sigma = -0.2387P(X-Y)/b^2$$
$$X = (1+v)\ln(r_2/r_3)^2 + [(1-v)/2](r_2/r_3)^2$$
$$Y = (1+v)[1+\ln(r_1/r_3)^2] + (1-v)(r_1/r_3)^2$$

式中，σ 为挠曲强度，MPa；P 为断裂总载荷，N；b 为断裂处试样的厚度，mm；v 为泊松比（若陶瓷的泊松比未知，取 $v=0.25$）；r_1 为支撑环的半径，mm；r_2 为载荷区（加荷头）的半径，mm；r_3 为试样的半径，mm。

（6）化学溶解性。按照制造商的说明制备试样，用符合 ISO 3696 的 3 级水清洗试样，将试样于 150℃±5℃ 下干燥 4h，称取质量精确到 0.1mg，计算试样总表面积（大于 30cm²±0.5cm²），置于 100mL 4% 的乙酸溶液中，放入 80℃±3℃ 的烤箱中 16h，然后清洗、干燥、称量、计算。

（7）线胀系数。陶瓷的线胀系数与制造商标识值相差不大于 $0.5\times10^{-6}K^{-1}$，按照制造商的说明制备 4 个柱状或棒状试样，长度为 5～50mm，从 25℃ 开始，热膨胀仪以 5～10℃/min 的升温速率加热至约 500℃（或比玻璃化转变温度高约 30℃），根据膨胀值与温度对应关系曲线计算线胀系数。

（8）玻璃化转变温度。玻璃化转变温度与制造商标示值相差不大于 20℃。根据膨胀值与温度变化曲线确定试样的玻璃化转变温度。

6. 牙科金属

1）材料

牙科金属材料主要包括固定和活动用金属材料，即用于牙科修复装置及修复体的金属材料，包括用于烤瓷或不用于烤瓷，或者二者皆可的金属材料；按其主要成分可以分为：钴铬合金、镍基合金、钛及钛合金、金铂钯合金、金钯合金、金钯银合金、钯银合金、钯铜合金等。

2）性能要求及检测方法

（1）外观尺寸。

应明确产品外观尺寸要求。

（2）化学成分。

（a）主要元素：至少标明大于 1.0%（质量分数，后同）的成分含量，精确至 0.1%。含量在 0.1%～1.0%之间的成分需标出名称或符号。

（b）允许成分偏差：贵金属及银合金中每种成分含量与标明值偏差不大于 0.5%。非贵金属含量大于 20%的成分与标明值偏差不大于 2.0%，含量为 1.0%～20%的成分与标明值偏差不大于 1.0%。

（c）有害元素：铍含量≤0.02%，镉含量≤0.02%，另外镍含量＞0.1%需要指出含量，精确至 0.1%。

（3）机械性能。

（a）0.2%规定非比例延伸强度、断裂延伸率和弹性模量。制备哑铃型试样 6 个，具体尺寸见《牙科学　固定和活动修复用金属材料》（GB 17168—2013），使用万能力学性能试验机施加载荷直到样品断裂，用机械引伸计或激光引伸计测试并计算 0.2%规定非比例延伸强度，测定断裂延伸率，通过应力-应变曲线计算出弹性模量。

（b）金瓷结合强度。具体试验方法见《牙科金属　烤瓷修复体系》（YY 0621—2008）。

（4）物理性能。

（a）密度。按照《贵金属及其合金密度的测试方法》（GB/T 1423—1996）或《致密烧结金属材料与硬质合金密度测定方法》（GB/T 3850—2015）或其他标准方法进行试验。

（b）固相线和液相线温度或熔点。按照《贵金属及其合金熔化温度范围的测定　热分析试验方法》（GB/T 1425—1996）进行试验，或采用冷却曲线法、差热分析法或其他方法进行试验。对于钛和其他纯金属，可采用线热膨胀的受控文献数据。

（c）维氏硬度。按照《金属材料　维氏硬度试验　第 1 部分：试验方法》（GB/T 4340.1—2009）进行试验。

（d）线胀系数。从室温开始，以 5℃/min±1℃/min 的升温速率加热至 550℃，并连续记录作为温度函数的膨胀值。通过线热膨胀/温度记录，计算每个试样在 25～500℃的线胀系数。

（5）化学性能。

耐腐蚀性按照《牙科学　金属材料腐蚀试验方法》（YY/T 0528—2018）进行试验。

5.9　组织填充用医疗器械产品技术要求和检测方法

5.9.1　组织填充用医疗器械的种类

组织填充用医疗器械主要在整形领域和外科领域应用较多，大多是可降解性的。其中，透明质酸类产品、胶原蛋白类产品可填充软组织。对于骨组织等硬组织的填充产品有磷酸钙陶瓷、同种异体骨、脱矿骨等。

5.9.2　组织填充用透明质酸的一般要求

透明质酸钠类注射填充材料的主要组成部分是经化学交联或未经化学交联的透明质酸钠与水形成的均一相凝胶或凝胶微粒混悬液，可能添加起辅助作用的药物成分，或者由不可吸收材料制成的微粒。详述产品生产加工过程，包括各种加工工艺、各种加工助剂的使用情况，对残留单体或小分子残留物的控制情况及相应的验证资料等。

（1）明确产品作用原理。预期与人体的接触部位（解剖部位）、接触方式、作用时间。

（2）明确产品所用原材料（包括交联剂等任何生产过程中加入的成分及预装器材等）的公认的化学名称、化学结构式/分子式、材料理化特性信息、材料商品名（若有）、材料代号（若有）、质量标准及相关的安全性研究资料等。明确其是否为医用材料，若是，则需提供相应的证明性文件或支持性资料；若否，则需说明采用非医用材料的理由。若原材料外购，需明确原材料供应商并附上其资质证明文件、供销协议、采购标准及验证报告。若为半成品、预装器材外购，需明确半成品、预装器材供应商并附上其资质证明文件、供销协议、采购标准及验证报告。提供的注射用水的质量标准和验证报告，宜符合现行的《中华人民共和国药典》。

（3）明确产品性能、结构（提供相应图示）与组成；明确预期与人体接触的产品组成部分和材料；明确产品型号规格间的异同点（同一型号的产品需具有材料、性质、结构上的同一性）。明确列出终产品中所有成分以及交联剂的化学名称（聚合物和交联剂需列出化学结构式）及其含量（注意微粒和溶液需分别列出）。明确注射器、注射针的规格、数量、组成材料（牌号），以及其他无菌包装的组成材料。明确无菌包装和产品各部分所采用的灭菌方式。分别明确各级包装的交付状态（无菌/非无菌）。明确产品的具体有效期限。提供产品结构（包括注射器等推注工具）图示。明确针头的规格，并给出针头局部细节图示。

5.9.3　透明质酸类产品技术要求

性能指标宜根据产品特性及透明质酸钠通用要求制定，包括但不限于：

（1）理化性能：外观、装量、鉴别（化学法）、红外光谱、透明质酸钠含量、pH、渗透压、剪切黏度/动力黏度（需有上下限并注明剪切速率，如适用）、特性黏度（需有上下限，如适用）、重均分子量（需有上下限，如适用）、分子量分布系数（需有上下限，如适用）、紫外吸收、重金属含量、乙醇残留量、生产过程中引入的有害化学助剂残留量。

（2）免疫原性相关控制：蛋白质含量（发酵法制备的透明质酸钠应低于 0.1%，组织法制备的透明质酸钠应低于 0.15%）。

（3）交联相关性能：对于经交联的透明质酸钠，需对交联的相关性能进行要求，如交联程度（上下限）、交联剂残留量、粒径分布。交联程度可用其他性能指标（如溶胀度）来表征，但需在研究资料中提供该性能指标与交联程度关系的支持性资料。

（4）使用性能：推挤力（上下限）。

（5）体外降解性能：体外降解速率的控制指标（如不同降解时间的产品质量损失）。

（6）无菌、细菌内毒素、溶血性链球菌溶血素（适用于生物发酵法制备的透明质酸钠）。

（7）对于添加不可降解成分的产品，需对微粒的性能进行要求（如粒径分布、亲水性材料微粒的吸水性等）。

（8）添加其他材料成分的需制定相关要求。例如，在生产过程中加入添加剂、润滑剂（如游离透明质酸钠）等助剂，需提供其含量要求及检测方法。

5.9.4　透明质酸类产品安全有效性研究

1）产品性能研究

对产品降解周期和降解产物及体内代谢情况进行评价。明确产品的分子量和分子量分布。提供产品黏弹性能（包括黏性模量和弹性模量）的研究资料，以及产品黏弹性能与推挤力关系的研究资料。对于进行化学交联的透明质酸类产品，至少提供：①交联原理、交联程度的研究资料和质控资料（包括交联程度的均一性）；②残留交联剂的人体代谢途径，证明交联剂残留量可接受的支持性资料；③对于交联剂去除工艺的描述及其质控资料；④终产品中凝胶粒径分布的研究资料和质控资料；⑤凝胶达到膨胀平衡状态的显微镜照片；⑥交联前透明质酸钠中间品的质控资料；⑦凝胶与添加用于润滑的非交联透明质酸钠溶液比例的研究资料。

2）添加由不可吸收材料制成的微粒产品所需材料

（1）微粒尺寸分布及均匀性的研究资料和质控资料；

（2）在体内稳定存在（包括尺寸、物理性能和化学性能的稳定）的支持性资料；

（3）提供产品注射植入人体后分散或位移的研究资料，以及需要取出时难以取出的风险分析、风险控制资料及相关支持性资料。

3）提供产品使用剂量/频率的研究资料

从安全性和有效性两方面考虑，包括单次单处最大用量、单次个体最大用量和两次注射的最短间隔时间的确定依据及相关的研究资料。

4）生物相容性评价研究

需对成品中与患者直接或间接接触的材料的生物相容性进行评价。

生物相容性评价研究资料需包括生物相容性评价的依据和方法，产品所用材料的描述及与人体接触的性质，实施或豁免生物学试验的理由和论证，对于现有数据或试验结果的评价。

目前根据 GB/T 16886.1—2011，填充在注射器中的凝胶（溶液）需考虑的生物相容性评价项目包括细胞毒性、皮内刺激、致敏、遗传毒性、皮下植入、急性全身毒性试验、亚慢性毒性、热原试验（提供对产品中预期植入人体的材料含材料性热原的风险分析、控制资料及相关支持性资料，若无充分证据证明无材料性热原，则宜考虑进行热原试验）。注射针需考虑的生物相容性评价项目包括细胞毒性、皮内刺激、致敏。如果 GB/T 16886.1—2011 进行了更新，需按照有效的标准版本重新考虑生物学评价项目。

若申报产品中含有全新植入人体的材料成分，需提供该材料适合人体使用的相关支持性资料，包括对长期的生物相容性进行评价，如长期植入后反应、慢性毒性、致癌性等。

若涉及生物相容性试验，各项生物相容性试验宜采用样品原液进行。若采用原液进行试验不可操作，则进行适当稀释/浸提，并提供不使用原液的理由以及稀释/浸提比例的依据。

5）生物安全性研究

明确透明质酸钠制备工艺（动物组织提取法/微生物发酵法）。对于微生物发酵法制备的透明质酸钠，需明确所用菌株的类型、来源和其他相关信息（包括发酵过程是否使用了动物源性材料），提供菌株相关的安全性资料，提供涉及产品免疫原性/免疫反应的风险分析及控制工艺的描述和验证性资料。对于发酵过程中使用动物源性材料或由动物组织提取的透明质酸钠，需按照《动物源性医疗器械产品注册申报资料指导原则》提交相关资料。

对于含有其他同种异体材料、动物源性材料或生物活性物质的产品，生物安全性研究资料还包括说明组织、细胞和材料的获取、加工、保存、测试和处理过程；阐述来源（包括捐献者筛选细节），并描述生产过程中对病毒、其他病原体及免疫原性物质去除或灭活方法的验证试验；工艺验证的简要总结。

6）灭菌/消毒工艺研究

产品需经最终灭菌，明确灭菌工艺（方法和参数）和无菌保证水平（需达到 10^{-6}），提供灭菌确认报告。若使用的灭菌方法容易出现残留，需明确残留物信息及采取的处理方法，并提供研究资料。

7）产品有效期和包装研究

提供产品有效期的验证报告（包括产品物理、化学稳定性和包装密封稳定性的验证资料）。不同包装或容器的产品需分别提供验证资料。对于进行化学交联的透明质酸钠，产品有效期验证资料中还需包括在不同储存时间点的交联程度、推挤力等数据。

8）临床前动物试验

若适用，需包括动物试验研究的目的、结果及记录。

9）其他资料

对于添加药品成分的产品，首先需判断产品是以药品作用为主还是以医疗器械作用为主。若产品以药品作用为主，则宜申报药品注册，不在本文讨论的范围之内。若产品以医疗器械作用为主，则需按照药械组合产品的相关法规文件提供相应资料。

5.9.5　组织填充用补片类产品一般要求

1. 补片类产品的类别

补片类产品是指植入体内以修补组织缺损的产品，材质涵盖聚丙烯、聚酯、聚四氟乙烯、聚偏二氟乙烯等不可降解合成材料，聚乳酸、聚己内酯等可降解合成材料，动物源性材料，同种异体材料，复合材料等。产品可以按照以下两种情况进行分类：不同的材质或化学成分；不同的适用范围，如按照补片放置在腹腔内或腹腔外。其中，放置在腹腔内的补片包括补片置入腹腔内的腹壁疝（手术切口疝、造口疝、脐疝、白线疝、半月线疝等）、食管裂孔疝、膈疝、盆底疝等。放置在腹腔外的补片包括补片不置入腹腔内的腹壁疝（手术切口疝、造口疝、脐疝、白线疝、半月线疝等）、腹股沟疝、股疝等。

2. 补片类组织填充产品的一般要求

1）外观及尺寸

长度、宽度、厚度、孔尺寸、适用的孔隙项目要求（如网孔密度、网孔比例、孔隙率）、特殊形状或结构所涉及的其他尺寸，包括允差。

2）物理性能

（1）单位面积质量；

（2）拉伸强度；

（3）顶破强度；

（4）缝合强度；

（5）若是多层结构或由不同部件连接的产品，要求制定连接强度；

（6）拉伸伸长率；

（7）撕裂强度。

3）化学性能

（1）对于人工合成的不可吸收材料（如聚丙烯、聚四氟乙烯、聚酯等）制成的产品，应包括红外鉴别、酸碱度、还原物质、蒸发残渣、紫外吸光度、重金属总量、微量元素、终产品中有害小分子物质的残留量要求等。

（2）对于人工合成的可吸收材料（如聚乳酸等）制成的产品，应包括红外或核磁鉴别、特性黏度或平均分子量及分子量分布（如适用）、旋光度（如适用）、单体残留、催化剂残留、溶剂残留、水分残留、重金属含量、终产品中其他有害小分子物质的残留量要求等。若材料为共聚物，还应要求共聚物中各单体形成结构单元的摩尔分数。

（3）对于由天然材料提取制备而成的可吸收材料，如胶原、纤维素等制成的产品，至少应包括材料定性要求、材料纯度要求、环境污染可能造成的重金属残留、终产品中有害小分子及大分子物质的残留量要求等。

（4）对于由动物或人体组织材料经处理制成的产品，如以真皮、小肠黏膜、肌腱、心包膜等组织为原料的产品，至少应包括环境污染可能造成的重金属残留、终产品中有害小分子及大分子物质的残留量要求等。

（5）对于经环氧乙烷（EO）灭菌的产品，应制定 EO 残留量要求。

（6）对于染色的补片，应制定褪色试验要求。

除上述要求外，还需参照相关材料的国家标准/行业标准增加适用的化学性能要求；化学性能试验浸提介质和浸提条件的选择应有充分的依据。

4）无菌性能

产品应满足无菌要求。

5）细菌内毒素限值控制

产品应制定细菌内毒素限值。

3. 补片类产品的评价方法

若产品中含有致热性的材料成分，则需进行热原检测项目。

对含有可降解/可吸收成分的产品，进行降解试验研究，制定降解性能要求。提供降解周期、降解产物的研究资料，提供产品在体内代谢情况的相关资料，提供产品降解速率和产品主要性能（如拉伸强度等产品性能）随着时间而变化的研究资料。该类研究可进行体内试验或体外试验，若进行体外试验还应提供体内-体外试验相关性的支持性资料。

对于由动物源性材料制成的产品，应参照《动物源性医疗器械产品注册申报资料指导原则》制定适用的技术要求。例如，免疫原性控制要求可通过生物化学方法直接测定免疫原性指标，也可通过物理或化学方法测定某些指标来间接反映产品免疫原性。注册产品标准的编制说明中应给出制定这些具体指标及检测方法的科学依据，以证明产品的免疫原性被控制在可接受范围内。由同种异体材料制成的产品也可参照上述要求。

生物学评价或试验应按照《医疗器械生物学评价　第 1 部分：风险管理过程中的评价与试验》（GB/T 16886.1—2011）进行，涉及项目如下：

（1）细胞毒性；

（2）迟发型超敏反应；

（3）遗传毒性；

（4）植入反应；

（5）全身急性毒性；

（6）刺激或皮内反应；

（7）亚慢性毒性等。

对于同种异体材料，应明确需对供体进行艾滋病、乙肝、丙肝、梅毒等病毒和/或传染性病原体的检测，并概述检测方法［其中艾滋病应采用聚合酶链式反应（PCR）方法检测］。

测试终产品中任何有潜在毒性、致癌性的化学成分含量，如有机溶剂、重金属、交联剂等，并提供以上物质的人体限量/阈值及其依据。

对于含有动物源性材料成分的产品，应明确动物地理来源、动物种类、年龄、取材部位、组织性质，参照《动物源性医疗器械产品注册申报资料指导原则》完善产品技术报告，主要涉及原材料来源控制的安全性资料，病毒和/或传染性病原体的风险分析、相应控制措施的描述及验证性资料，涉及产品免疫原性（免疫反应）的风险分析、控制工艺描述及验证性资料。

对于含有同种异体材料成分的产品，考虑到可能引发的伦理问题，企业应提供与组织供应单位签署的长期协议及供体志愿捐赠书。在志愿捐赠书中，应明确供者所献组织的实际用途，并由供者本人/其法定代理人/其直系亲属签名同意。生产企业还应提供对保存供体可追溯性文件的承诺。提供供者可能感染的病毒和/或传染性病原体（如艾滋病、乙肝、丙肝、梅毒等）的检验资料（包括供体血清学检测报告、检测所用的具体方法及依据等，其中艾滋病应采用 PCR 方法检测）。应提供病毒和/或传染性病原体的风险分析并详述相应的控制措施，参照《同种异体植入性医疗器械病毒灭活工艺验证技术审查指导原则（2020 年修订版）》提供灭活和去除病毒和/或传染性病原体工艺有效性的验证试验数据。提供涉及产品免疫原性（免疫反应）的风险分析、控制工艺描述及验证性资料。

5.10 其他医用材料产品

5.10.1 医用增材制造（3D 打印）医疗器械

医用增材制造技术是按仿生形态学、生物体功能或细胞/材料特定微环境等要求用 3D 打印的方式制造出模拟人体体内生物学结构和功能的体外三维细胞模型或医疗器械的技术，实现了制造从等材、减材到增材的重大转变，改变了传统制造的理念和模式，具有重大价值。

根据所使用生物材料的生物学性能不同和技术发展阶段时间不同，医用增材制造分为如下四个技术应用层次：①个性化体外模型制造：材料为无须生物相容性的工程材料，主要制造个性化体外器官模型、仿生模型等，用于手术规划、假肢设计、测试标准等。②个性化植入体制造：材料为具有优良生物相容性、不降解材料，如钛合金、聚氨酯等，可制造人工假肢植入物，用作人工器官、整形等。③可降解组织工程支架制造：材料为既具有优良生物相容性，又能被生物降解的材料，如胶原、聚乳酸等，可制造各种组织工程支架，应用于组织再生与修复等。④细胞三维结构体的体外构建：材料为活细胞及其外基质材料，如肝细胞-明胶、干细胞-纤维蛋白原等，用于构建三维细胞结构体、体外三维细胞模型及组织或器官胚体等。

医用增材制造技术所制造的医疗器械涵盖骨、关节、牙齿无源植入性医疗器械。

5.10.2 医用增材制造医疗器械产品性能研究资料要求

1. 材料表征

结合材料属性和工艺流程，分别表征打印前/后材料和终产品的化学成分和组成、微观结构、力学性能等，明确各项性能指标的符合标准。

2. 产品结构和机械性能

表征产品的结构以采用 3D 打印技术制造的多孔结构为例，可采用体视学研究，明确以下特征参数：内部连续空间结构、多孔结构的厚度、孔隙率、平均孔隙截距、孔间内连接直径、丝径、孔单元形态和尺寸、界面梯度等。

根据医疗器械的材料属性和预期用途，应进行产品机械性能测试，如模量、屈服强度、极限强度、蠕变/黏弹性、疲劳和磨损等。定制式增材制造产品可以采用与传统制造工艺产品相同的测试方法，可根据产品适用的相关指导原则、标准要求确定需要的功能试验项目、试验方法。

进行机械性能测试的样品应与申报产品经过所有相同打印、打印后处理、清洗、灭菌等工艺步骤。应综合考虑产品的尺寸和结构特征选择最差情况器械，并做合理性论证，如使用 3D 计算机模拟（有限元分析等）等方法。疲劳试验等机械性能试验可以采用满足治疗预期的至少原则模型进行测试。

3. 生物相容性

申报产品的生物相容性评价应按照《医疗器械生物学评价 第 1 部分：风险管理过程中的评价与试验》（GB/T 16886.1—2011）中的系统方法框图及国家食品药品监督管理局《关于印发医疗器械生物学评价和审查指南的通知》（国食药监械〔2007〕345 号）中的审查要点进行风险评价，在缺乏相关数据时，应进行必要的生物相容性试验。

4. 清洗和灭菌

清洗工艺验证和灭菌工艺验证应根据产品特点选择最差情况，例如，清洗工艺验证中选择材料残留最多的产品；灭菌工艺验证中选择同时具有表面积最大、孔隙率最大、内部空洞最多的产品。论证清洗验证方法的有效性，必要时应采用破坏性试验对其清洗方法进行验证。考虑到增材制造工艺的复杂性，清洗工艺应由申请者完成。

对于经辐射灭菌的产品，需明确辐照剂量及相关的验证报告，具体的剂量确定依据可参照 GB 18280 系列标准。对于经环氧乙烷灭菌的产品，需提供灭菌结果确认和过程控制报告，具体可参照 GB 18279 系列标准。对于经湿热灭菌的产品，需提供灭菌工艺参数及验证报告，具体可参考 GB 18278 系列标准。

对于非灭菌包装的终产品，应明确推荐采用的灭菌方法并提供确定依据，建议根据《医院消毒供应中心 第 2 部分：清洗消毒及灭菌技术操作规范》（WS 310.2—2016）。采用其他灭菌方法的应提供方法合理性论证和工艺确认，即过程控制报告。

5. 产品有效期和包装

申报产品应参照《无源植入性医疗器械货架有效期注册申报资料指导原则（2017年修订版）》提供产品货架期的验证资料。不同包装、不同灭菌方式的产品应分别提供验证资料。灭菌验证资料中需要明确灭菌产品的包装材料、包装工艺及方法、加速老化试验或/和实时老化试验报告。加速老化试验中应明确试验温度、湿度、加速老化时间的确定依据；老化试验后需要进行包装完整性和包装强度的评价试验，如染色液穿透试验、气泡试验、材料密封强度试验、模拟运输等；若申请者提供其他医疗器械产品的灭菌验证资料，则应提供其与本次申报产品在原材料、灭菌方法、灭菌剂量、包装材料、包装工艺、包装方式及其他影响阻菌性能的因素方面具有等同性的证明资料。

对于非灭菌产品，货架期的确定应该建立在科学试验的基础上，例如稳定性试验，其目的是考察产品在温度、湿度、光线的影响下随时间变化的规律，为产品的生产、包装、储存、运输条件提供科学依据，同时通过试验建立产品的有效期。因此，申请者在申报产品注册时应提供产品有效期（包括产品性能稳定性保证期限）的验证报告及内包装材料信息。

6. 动物试验

试验设计原则为若无法论证申报产品的关键性能指标（如理化性能、多孔结构特征等）、适用范围与境内已上市产品具有一致性，可以使用适当的动物模型对产品性能进行临床前评价。以观察多孔结构产品骨整合效果为例，临床前动物试验的设计应考虑如下几个方面：

（1）动物模型的选择：选择的动物模型应能代表该产品的适用范围/适应证、推荐使用的解剖部位、与内固定和/或外固定器械配合使用、产品特有的使用方法。动物模型的设计需考虑动物骨骼自身修复能力对试验结果的影响。动物模型应选择骨骼成熟的动物。动物模型使用遵循预期用途的近似原则。

（2）试验分组：试验设计应进行合理分组，注意设置全面的对照组，以确保结果的科学性。建议至少包括试验组、同类产品对照组、假手术组。

（3）对照样品的选择：可选用境内已上市同类产品作为同类产品对照组的样品，建议对照样品的形状、尺寸、适用范围与试验样品近似。

（4）观察期的选择：应根据产品预期用途（如骨整合情况）设置观察时间点，通常需设置多个观察时间点。

（5）观察指标的选择：根据试验目的和产品设计特征，在各观察时间点选择合理的影像学、组织学、组织形态学指标以及新生骨生物力学性能指标等对样品植入后部位的骨整合情况进行评价。

试验报告应包含的项目和内容包括：

（1）试验目的：申请者根据产品的设计特征和预期适用范围，确定试验目的。对于多孔结构产品，证明增材制造多孔结构可与周围骨形成骨整合。

（2）植入样品：提供试验样品和对照样品在理化表征、加工过程、灭菌方法等方面的比较信息，论述对照样品的选择理由。

（3）试验动物：提供动物的种属、品系、来源、年龄、性别、体重、饲养环境和条件、动物饮食、动物健康状况（包括意外死亡）等信息。综合考虑观察时间点、各时间点观察指标、各观察指标所需样本量，计算所需的试验动物数量。

（4）动物模型：提供建模方法和过程，动物模型需涵盖疾病模型、解剖部位、植入尺寸、产品使用方法等信息。论述动物模型的选择理由。

（5）观察时间点：以列表的形式描述各观察时间点的观察指标。

（6）取样与样品制备：描述取样方法，记录每一观察时间点的取样动物数量、取出植入物数量。说明采用的组织学切片制备技术，图像分析软件的名称和版本号。

（7）试验结果：包括肉眼和显微镜观察、影像学、组织学、组织形态学指标以及新生骨生物力学性能指标等对样品植入后部位的骨整合情况。

（8）结果评价：报告应包括对试验样品和对照样品植入后新骨形成、局部组织反应的综合评价及比较。

7. 增材制造医疗器械医工交互条件和能力确认

1）增材制造医疗器械医工交互条件

定制式增材制造医疗器械的生产和验证过程，特别应该对打印设备、工艺、后处理、原材料和终产品的测试，以及清洗、包装和灭菌等方面进行控制。

（1）增材制造设备管理的验证和确认。

（a）软件的验证。论证从患者影像数据采集和处理、三维建模过程中软件兼容性、数据转换正确性和完整性。应选取最差情况测试所有文件转换过程，确保预期性能。应当明确所使用软件名称和版本号。

与定制式增材制造医疗器械产品的设计、生产相关的关键软件，申请者应定期对其有效性进行确认。当这些软件需要更新及升级时，也必须进行再次确认。

（b）设备硬件的验证。包括安装确认（IQ）、运行确认（OQ）、性能确认（PQ）及年度设备稳定性验证，明确 3D 打印工艺参数：

（i）环境温度、压力、湿度、气体成分、气体流型等；

（ii）能量传送系统工作功率、打印速率、打印途径、总能量密度、焦点/喷嘴直径等；

（iii）器械或组件在打印空间中的放置位置、打印方向、打印层厚、器械间距、打印支撑物的位置、类型和数量等。

应结合产品的性能要求和预期用途，明确上述指标和参数并论证合理性。应选取最差情况测试，确保预期性能。

（c）设备程序确认。进行测试。

（2）增材制造工艺验证。

（a）设备稳定性验证。

（b）轻量化加工工艺验证。

（c）粉末去除工艺验证。

（d）产品摆放对产品质量的影响研究。

（3）原材料验证。

明确原材料和加工助剂、添加剂、交联剂的初始状态，包括材料的化学信息，如通用名称、化学名称、商品名称、材料供应商，以及材料参数和包含测试方法的材料分析证书，建立对其原材料化学成分的检验方法。原材料的化学成分与成品性能直接相关，如影响加工工艺的粉末形貌，粉末颗粒的粒径及其分布以及流动性、封装密度等指标，可以按照相应的国家、行业标准方法进行表征（如适用）。

增材制造过程中，初始材料可能发生重大的物理和/或化学改变。因此，应检测打印前后材料物理和化学参数的变化，评估对于终产品的影响。对于部分可回收、再利用的打印原材料，应明确打印环境（温度、氧气含量、湿度、紫外线等）对材料的化学成分和物理性能（粉末流动性、粒径等）的影响，论证工艺稳定性和临床可接受性，确定重复使用的次数以及新旧粉（非回收料）的混合比例。建立材料回收、再利用标准操作流程：

（a）原材料验收规则。

（b）原材料化学成分控制措施。

（c）材料回收和再使用的要求以及验证。

（4）后处理方法以及验证。

后处理可能包括热等静压、热处理、支撑物或残留粉末去除、表面处理工艺、终加工等。应评估后处理工艺对材料和终产品的安全、有效性的影响。

（5）半成品和终产品的测试。

定制式增材制造医疗器械半成品和终产品应考虑下列测试：

（a）产品材料的化学成分和力学性能应符合申报材料的相关标准，如内部质量、显微组织、基材的抗拉强度、规定非比例延伸强度、伸长率等。

（b）产品表面质量、尺寸及产品尺寸精度。

（c）特殊结构的形貌及要求，如骨小梁结构的孔径、丝径、孔隙率。

（d）产品的功能性评价，如抗压能力、抗拉能力、抗扭转能力、抗侧弯能力等有限元分析；这些分析应与产品预期使用部位和预期用途相适宜。

（e）产品的功能性测试，如产品的静态轴向压缩刚度、静态轴向压缩最大载荷、静态轴向剪切最大载荷、动态轴向压缩强度、动态轴向剪切强度、静态扭转最大扭矩、动态扭转性能评价、静态轴向压缩沉陷刚度、动态疲劳等，这些分析应与产品预期使用部位和预期用途相适宜。

（f）产品的清洗及无菌检查。

（g）产品与提供的3D打印的骨骼模型的匹配性及可用性评价。

2）增材制造医疗器械医工交互能力确认

（1）设计开发。

a. 设计输入

为了确保数据分析、数据处理的准确性，数据转化、数据修复软件需经过软件验证，确保数据在处理及传递过程中不失真。

临床医生负责将定制式增材制造产品设计所需的患者的全部数据（CT/MRI/X射线等）、手术治疗方案、术中涉及的特殊手术器械、定制式医疗器械的材料要求、假体结构、假体尺寸、假体规格、配套使用的手术工具要求、包装及灭菌的要求、供货方式等形成《植入物定制需求清单》传递给设计生产机构。

所有参与医工交互的工作人员，都应经过与其岗位要求相适应的培训，具有相关理论知识和实际操作能力。明确人员上岗前医工交互能力的确认方式和接受标准。

设计生产机构中具有资质和医工交互能力的设计工程师对患者数据进行解读以及对逆向结果的评价，组织进行技术评审，完成从数字模型设计到物理结构的构建。

b. 设计验证

定制式增材制造产品须经过必要的设计验证，设计验证可以采用多种模式，如物理测试、设计评价、有限元分析、临床对比等。

从事定制式增材制造医疗器械生产的申请者，应根据拟注册产品的适用范围等，通过与临床医生合作，确定定制式医疗器械的基本结构和形状，并依据人体生理解剖数据、生物力学特性等，选取最差结构、风险最大尺寸等进行设计评价、有限元分析、物理测试、临床对比等，确定拟注册产品的边界值。

当患者的数据属于原验证模型规格尺寸边界值之内的设计，可以采取设计评价、有限元分析等方式评估其风险，如果患者的解剖和病例数据超过原验证的范围边界，应重新进行评估和验证。

c. 设计确认

当定制式增材制造产品设计完成后，申请者的技术人员应及时将设计效果图（必要时提供设计模型）、手术解决方案交给临床医生并签字确认、存档。

设计确认内容应形成产品设计方案，至少包含材料要求、结构特征、特殊要求、包装方式、供货方式等要求。

需经过医工交互平台进行数据传递时，医工交互平台应经过必要的验证，防止信息丢失。

d. 设计更改

在定制式增材制造产品的设计和生产过程中，如果存在设计更改必须告知临床医生并经过其认可。

（2）产品的交付。

当定制式增材制造医疗器械产品制造完成后，在交付给临床医生时应签字确认并存档。存档内容包括定制产品的照片、产品生产个体号、患者名字。

当患者病程进展超过已验证的安全使用时限，应在使用前进行再次确认，必要时应重新进行设计和评价。

（3）产品的使用。

定制式增材制造医疗器械产品的申请者与医疗机构应制定相应的制度，并共同遵守。

（a）开展定制式手术的医疗机构应具有相应资质，必须在具有国家卫生主管部门认定的具有专业技术资格的医疗机构使用。临床医生至少应具有从业经验，并经过必要的培训。

（b）只为需要使用定制式产品的患者提供使用相应定制式产品，使用前临床医生、患者和申请者之间应签署定制式产品临床协议，患者签署知情同意书。申请者有权获得患者相应的数据信息。

（c）定制式医疗器械是基于患者的影像数据进行研制的，临床医生应保证患者全部原始数据的真实性、准确性和可用性。患者的骨骼数据可能会因时间而改变，因此应规定定制产品的数据提供时间间隔，需有临床医生进行数据的试用性评估，以确定定制化植入物的可行性。

（d）临床医生应对设计方案进行确认，应参与方案的设计，包括所需的产品及配套手术工具。

（e）若为某位患者设计和生产的定制式产品不是一件时，除一个器械被最终植入患者体内，剩下的其他型号由申请者负责收回，并作为留样样品在质保部保存或销毁，不得再用于临床。

（f）申请者应向医疗器械不良事件监测技术机构上报定制式器械的不良事件或者可疑不良事件。医院作为实施医疗行为的主体，也应对发现的不良事件进行如实汇报。

在产品全生命周期中，申请者还应完成以下内容：

（a）申请者应建立数据库，用于保存病患的数据信息，并由专人负责维护保管。除非得到患者许可，申请者不得将这些数据提供给第三方使用。

（b）申请者应当建立控制程序，定期收集、评估定制式医疗器械临床使用效果，用于改进产品性能和降低产品风险。应当建立定制式医疗器械的使用报告制度、信息追溯制度、再评价制度、终产品应用制度。

（c）评价严重不良事件可以采用按照定制式产品生产工艺文件，在同等生产加工条件下生产的定制式产品。申请者应保存每个定制式产品的设计生产资料，确保每个定制式产品的重现性。

（d）当定制式医疗器械的设计、生产、销售数量积累到的数据，能够表明其在预期用途、结构特征、产品性能等方面具有相似度，在某些具体特征上进行统一归类时，应将上述定制式医疗器械按照标准化产品申报注册。

参 考 文 献

[1] 栾世方，朱连超，殷敬华，等. 医疗输注器械用高分子材料的现状及发展趋势. 化工进展，2010，29（4）：585-592.

[2] 朱爱军，王灵梅，马丽华. 输液器材质对输液安全影响的研究进展. 解放军护理杂志，2011，28（4）：45-46.

[3] 邓洁. 对一次性使用输注器具的安全性评价. 透析与人工器官，2009，20（1）：41-44.

[4] 张帷. 骨科内固定植入器械的管理. 护理实践与研究，2013，10（5）：93-94.

[5] 崔海坡. 人工晶体材料的表面改性研究. 材料导报，2008，22（9）：19-21.

[6] 顾娟，胡兆燕，谢海明. 人工晶体检测技术. 中国医疗器械杂志，2006，30（6）：437-440.

[7] 赵晶，万修华. 人工晶状体材料研究进展. 中国实用眼科杂志，2015，33（2）：97-101.

[8] 陈卓玥，张炜，王妙. 血管支架材料类型综述. 医药前沿，2015，5（2）：10-11.

[9] 李晓明，刘苹，张波. 创面敷料的研究现状. 重庆医学，2017，46（20）：2851-2853.

（韩倩倩，韩建民）

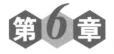

第6章

生物材料生物负载检测方法和灭菌有效性确认方法

随着医疗技术的飞速发展，无菌医疗器械的应用也越来越广泛，与体内接触或植入体内的医疗器械（如介入导管、人工关节等）都要求进行灭菌。灭菌是指杀灭产品中一切微生物的过程。在灭菌过程中，微生物的死亡规律是用指数函数表示的。因此任何单位产品上微生物的存在可用概率表示，概率可以减少到很小，但不可能为零。该概率可用无菌保证水平（SAL）表示，通常无菌概念是指无菌保证水平达到 10^{-6}（即对 100 万件灭菌后，只允许有 1 件以下有活的微生物存在），这就是医疗器械公认的无菌保证水平。无菌产品是指不含活的微生物的产品，当提供无菌产品时，应将微生物污染减少到最低限度。灭菌过程作为无菌医疗器械生产的特殊过程，是医疗器械生产过程中需要定期验证和重点控制的过程。在灭菌过程中，杀灭微生物的速率通常与微生物的浓度或单位体积内的微生物数目成正比，因此，医疗器械最终产品的微生物污染程度对灭菌条件的选择有重要意义。由于医疗器械产品以及采用制造器械产品的医用材料不同，采用的灭菌方式也不同。医疗器械产品经过灭菌后，对产品的理化性能和生物学性能应无明显影响。常用的灭菌方法基本上有以下几种：环氧乙烷灭菌、辐射灭菌、压力蒸汽灭菌、干热灭菌、紫外线灭菌、等离子体灭菌、臭氧灭菌等方法。本章重点论述目前使用最广泛的环氧乙烷灭菌、辐射灭菌和压力蒸汽灭菌方法。从杀灭微生物角度看，它们的杀菌谱广、灭菌可靠。

6.1 生物材料的生物负载检测方法

微生物是一群形体微小、构造简单的低等生物，一般由单细胞构成，也有简单的多细胞和没有典型细胞形态的类型。微生物包括细菌、真菌、病毒等，具有体积小、繁殖快、代谢类型多、活性强、易变异、分布广泛、数量多等特点。无菌医疗器械的灭菌控制中的微生物检验，除了包括众所周知的产品放行中的微生物检验以外，还包括常规生产过程控制中的生物负载的估测和灭菌确认中的无菌检验。多年以来，我国一直沿用依赖产品无菌检验结果控制产品出厂这样一种落后的放行方法。自从 2000 年将 ISO 11134、ISO 11135 和 ISO 11137 医疗器械湿热灭菌、环氧乙烷灭菌和辐射灭菌的确认和常规控制的国际标准等同转化为 GB 18278、GB 18279 和 GB 18280 三项国家系列标准（简称三项标准）以来，我国无菌医疗器械制造业普遍接受了国际上灭菌控制技术中微生物控制的新理念和新技术，对我国医疗器械灭菌技术的发展起到了非常大的促进作用，落后的产品放行的传统方式真正得到扭转。然而，三项标准并不是医疗器械灭菌标准的全部，对灭菌前器械上微生物的数量、种类和特性的了解，是灭菌过程的确认和常规控制的前提。对此国际标准组织又发布了《医疗器械的灭菌　微生物学法　第 1 部分：产品上微生物总量的估测》（ISO 11737-1），主要用于无菌医疗器械过程控制和验证中的微生物检验，目前已等同转化为国家标准 GB/T 19973.1—2015。该标准是三项标准的重要补充，具有非常重要的地位，无论是医疗器械的生产者还是管理者都必须熟悉或了解。

6.1.1　生物负载概念

生物负载是指原材料、部件、成品和/或包装等物品上带有存活微生物的总数。生物负载通常用于描述材料或产品上的存活微生物的总量。生物负载不仅包括灭菌前器械上自然形成的污染菌总量（又称初始污染菌），可用于表述为了验证之目的器械上人工接种的微生物的总量；可用于表述经受某一灭菌过程后器械上微生物存活总量，可用于表述为非无菌供应器械上的微生物总量；可用于表述器械上微生物总量，还可用于表述生物指示物上的微生物总量。

生物负载是评价待灭菌的产品的微生物污染情况的表征。在对产品进行灭菌时，生物负载水平是指导灭菌参数选择的重要指标。同时，产品需要在净化条件下进行生产，生物负载水平也是产品生产过程中的环境净化控制、人员净化控制、物料净化控制以及工艺用水净化控制等最终产品上的综合体现。

6.1.2　生物负载检测方法[1-4]

生物负载检测试验应按照国家标准《医疗器械的灭菌　微生物学方法　第 1 部分：产品上微生物总数的测定》（GB/T 19973.1—2015）的规定进行。生物负载检测试验的操作和步骤均应在净化工作台上进行，防止额外污染。由有资格和资历并经培训的专业人员进行操作。试验的技术路线是：样品的选择→样品的洗脱处理（或直接置于无菌平皿）→转移入培养基后培养计数→生物负载的微生物鉴定→根据产品的微生物数和修正系数计算产品的初始污染菌。根据标准要求，生物负载数据采用回收率校正的平板法计算结果。

1. 样品的选择

选择和处理用于生物负载测定的产品的程序，应能确保所选产品对包括包装材料和过程的常规生产具有代表性。生物负载测定应尽量使用整个产品，但由于实验室玻璃器皿很难容纳整个产品，所以宜选用尽可能大的产品部分，并且通过所用的产品部分应可测定出整个产品的生物负载。如果已验证生物负载在本产品上或本产品内是均匀分布的，则样品份额（SIP）可以是该产品的任何部分。否则，样品应包含能代表所制产品的每种相应材质而随机选取的产品部分。若已知生物负载分布，可以从认为对工艺最有严峻挑战的产品部分选择 SIP。可在长度、质量、体积或表面积基础上计算 SIP，以此推算出整个产品的微生物数。在准备或收集样品部分时，应在洁净条件下进行，这样可以避免附加污染。

2. 样品的洗脱处理

1）使用洗脱液进行微生物采集的方法

微生物对表面的附着程度受表面的特性、微生物自身和存在的其他材料（如润滑剂）的影响，污染源也会影响到附着程度。微生物采集若需加热时，应均匀加热，且温度不应超过45℃，微生物从采集至加入检验用的培养基，不得超过 1h。在生物负载测定过程中，洗脱液用于从产品上取下微生物，洗脱液的特性对所有方法的总体效率有明显影响。选择洗脱液时，宜注意它的成分（如组分、浓度、渗透压和 pH）。这些成分不宜使微生物增殖或失活，常用的洗脱液见表 6-1。常用的微生物采集方法包括袋蠕动、超声波洗脱、振摇、涡旋混合、冲洗、搅切、擦拭等，如果下列采集方法经确认均不适用，应建立其他适宜的方法并进行验证。

表 6-1　常用洗脱液示例

溶液	水中的浓度	应用
缓冲蛋白胨水	0.067mol/L 磷酸盐；0.43%氯化钠；0.1%蛋白胨	通用
六偏磷酸钠林格氏溶液	1/4 强度	溶解海藻酸钙拭子
蛋白胨水	0.1%～1.0%	通用
磷酸盐缓冲液	0.02mol/L 磷酸盐；0.9%氯化钠	通用
林格氏溶液	1/4 强度	通用

续表

溶液	水中的浓度	应用
氯化钠溶液	0.25%～0.9%	通用
硫代硫酸盐林格氏溶液	1/4 强度	中和余氯
水	不适用	稀释含水样品；计数前制备可溶材料的等渗压溶液

注：此表并未包括全部洗脱液，例如，聚山梨酯 80 可以添加到洗脱液和稀释液中，根据具体的应用，通常浓度在 0.01%～1%之间。应使用适当浓度的洗脱液，并加以特殊处理以防止泡沫形成。

袋蠕动：将试验样品投入已知体积洗脱液的无菌匀浆袋中，然后将匀浆袋放入匀浆器中，设定匀浆器的洗脱参数，启动匀浆器，对试样分别进行洗脱。该方法适用于软质、纤维和/或吸附性材料，但不适用于可能刺破袋的任何材质（如带针或含有坚硬部分的生物材料）。

超声波洗脱：将试验样品浸入装有已知体积洗脱液的容器中，将容器连同内装物一起在超声波清洗器中进行处理，或将超声波探头浸入到容器内洗脱液中进行处理。超声波也能使微生物失去活性，尤其是大能量传输时，使用超声波探头会比超声波清洗器更有可能使其失去活性，因此需要设定超声波处理的常规频率和处理时间，并且还需规定试验样品在超声波清洗器中的安放位置以及限制同时进行处理的试验样品数量。该方法尤其适用于不透液体的固体试验样品以及形状复杂的产品。

振摇（机械或手工方式）：将试验样品浸入装有已知体积洗脱液的适当容器中，并用机械振动器（如往复式、轨道或机械腕摇床）进行振摇。也可用手工振摇，但其效力会因操作人员而异。宜设定振摇时间和频率。为提高回收效率，可以加入一定大小的玻璃微珠（玻璃微珠可增加微生物可附着面积），加入玻璃微珠的大小以及振摇时间和频率不宜导致过热，否则可能会对微生物造成破坏。

涡旋混合：将试验样品浸入装有已知体积洗脱液的密闭容器中，将混匀的容器按压涡旋混合器的垫片，涡旋中的变化会使微生物洗脱产生差异。宜规定所用容器、混合时间以及设定的混合器的速度。该方法操作简单快捷，但仅适用于小的试验样品。

冲洗：让洗脱液通过试验样品的内腔，可以靠重力或泵来使液体流动。另外，也可将洗脱液充入产品中，夹住并抖动以达到洗脱的目的。但是需要规定器械与洗脱液的接触时间、冲洗速度及液体体积。

搅切（碎裂）：将试验样品浸入装有已知容积洗脱液的适当容器内，在规定的时间内搅拌或振摇试验样品。根据试验样品和搅切器来规定搅切时间，但不宜超过会导致洗脱液过热和对微生物造成破坏的时间。该技术可将试验样品分成足够小的部分，以便通过接种平板培养技术对微生物进行计数。

擦拭：通常使用的方法是使用洗脱液湿润无菌棉拭子，并用棉拭子擦拭界面定好的试验样品的表面。在有些情况下，可以先湿润表面，然后用无菌干棉拭子擦拭，这样可以提高回收效率。最后将棉拭子转放至洗脱液中并搅动，使棉拭子上的微生物洗脱。棉拭子中不宜含有灭菌剂或抑菌剂。擦拭法是对不规则形状产品或难接近的区域取样的一个有效方法。该方法也可用于大面积区域的取样。该方法会因擦拭方式的不同而导致结果不同，更易出错。而且，通过擦拭不可能将表面上的全部微生物都收集起来。有些微生物会被棉拭子本身吸附，以至于不被检测到。

2）不使用洗脱液进行微生物采集的方法

对于某些不使用洗脱液进行微生物采集的样品，可使用接触板法或琼脂覆盖法来进行测定。接触板或玻璃片可用凝固的培养基放在样品表面上，使存活的微生物能附着在该培养基的表面，然后再培养接触板或玻璃片，至形成可计数的菌落。该方法优点在于使用方便，结果与凝固培养基的接触表面直接相关。由于该方法的回收率通常较低，只有在其他方法不适用的情况下才宜使用。接触板法通常只适用于平的或规则的表面。当生物负载低以及产品构造适合时，可在产品的表面涂上熔化的琼脂培养基（45℃左右）并固化，培养至产生可见菌落，此法为琼脂覆盖法。

3. 转移入培养基后培养计数

经处理后，通常在洗脱液中会生成微生物悬液，然后转移入培养基对洗脱下的微生物培养后计数。平板计数试验方法可以按照《中华人民共和国药典》2020年版中非无菌产品微生物限度检查：微生物计数法的规定进行。其主要包括平皿法、薄膜过滤法和最大可能数法（MPN法）。也可选用其他标准中的方法，如ISO、ASTM等公布的国际标准中所描述的方法。

平皿法包括平板倾注法和平板涂布法。其中，平板倾注法是将一定量的悬浮液置于无菌平皿中，注入温度不超过45℃熔化的培养基混匀，然后倾注到平皿中放至凝固，倒置培养。对平板进行培养至菌落形成并进行计数。若使用直径较大的平皿，培养基的用量应相应增加。平板涂布法是用涂抹器将一定量悬液涂在固体培养基表面，涂在培养基表面上的悬液被吸收才能形成离散的菌落。取温度不超过45℃的培养基，注入无菌平皿中，凝固后制成平板，采用适宜的方法使培养基表面干燥。若使用直径较大的平皿，培养基的用量应相应增加。按规定的条件培养、计数。由于平板涂抹的洗脱液量受限制，因此该方法对微生物浓度较低的悬液达不到要求的灵敏度。

薄膜过滤法，洗脱液过滤后将滤膜放到适宜的培养基上进行培养，形成可见菌落，是对存活微生物计数的一种有效方法。薄膜过滤法所采用的薄膜滤膜孔径不应大于 0.45μm，直径一般为 50mm，若采用其他直径的滤膜，冲洗量应进行相应的调整。供试品及其溶剂应不影响滤膜材质对微生物的截留。滤器及滤膜使用前应采用适宜的方法灭菌。使用时，应保证滤膜在过滤前后的完整性。洗脱液过滤前先将少量的冲洗液过滤以润湿滤膜。为发挥滤膜的最大过滤效率，应注意保持洗脱液以及冲洗液覆盖整个滤膜表面。洗脱液经薄膜过滤后，若需要用冲洗液冲洗滤膜，每张滤膜每次冲洗量一般为 100mL，总冲洗量不得超过 1000mL，以避免滤膜上的微生物受损。当供试品中所含的菌数较多时，供试品溶液可酌情减量，加至适量的稀释液中，混匀，过滤。用适量的冲洗液冲洗滤膜。冲洗完毕后，转移滤膜菌面朝上贴于培养基平板上。按规定条件培养、计数。

　　MPN 法是一种沿用已久并有充分文献根据，用于估算在产品内随机分布的存活微生物数量的方法。MPN 法的精密度和准确度不及薄膜过滤法和平皿法，但对于某些微生物污染量很小的产品，MPN 法可能是更适合的方法。MPN 法仅在供试品需氧细菌总数没有适宜计数方法的情况下使用，不适用于霉菌计数。当具有足量的洗脱液时，可将其一系列的稀释液接种于营养培养基中，使部分接种的培养基在随后的培养基中不产生可见生长。用表现出生长的稀释度，估算出样品中或产品取样的绝大部分中存在的存活微生物的数量。关于此估算值，具有 95%的置信限。该估算和其置信限来自微生物最可能数检索表，此表是在一定的假设条件下编制的，即根据泊松分布原理，重复取样，样品中存在的可存活微生物的数量是围绕一个平均数量分布的。MPN 法易于操作，但是其应用的关键要求是微生物总数在整个产品上随机分布，并且该方法是基于统计学，所以它更适用于一般评估而不是精确测定。

　　4. 生物负载的微生物鉴定

　　微生物鉴定是指借助现有的分类系统，通过对未知微生物的特征测定，对其进行细菌、酵母菌和霉菌大类的区分，或属、种及菌株水平确定的过程。鉴定的意义在于通过微生物的鉴定，可以了解微生物的基本来源，为日常微生物的控制提供依据以及对灭菌工艺的适合性提供依据（是否存在耐受性特定灭菌因子的芽孢菌）。微生物鉴定需达到的水平视情况而定，包括种、属鉴定和菌株分型。微生物负载的微生物鉴定可用一系列方法进行。形态学、革兰染色或其他染色法及简单的生物化学反应（如氧化酶、过氧化氢酶和吲哚）等传统试验的分离菌鉴定通常只能提供微生物属于哪个科或属的特征，而更加复杂的生物化学、血清学及分子检测则可确定分离菌的属或种的水平。

　　微生物鉴定的基本程序包括分离纯化和鉴定，鉴定时，一般先将待检菌进行初步的分类。鉴定的方法有表型微生物鉴定和基因型微生物鉴定，根据所需达到的鉴定水平选择鉴定方法。表型微生物鉴定依据表型特征的表达来区分不同微生物间的差异，是经典的微生物分类鉴定法，以微生物细胞的形态和习性表型为主要指标，通过比较微生物的菌落形态、理化特征和特征化学成分与典型微生物的差异进行鉴别。生物细胞的大小和形态、芽孢、细胞成分、表面抗原、生化反应和对抗菌剂的敏感性等表型的表达，除受其遗传基因的控制外，还与微生物的分离环境、培养基和生长条件等因素有关。表型微生物鉴定通常需要大量的纯培养物，而微生物的恢复、增殖和鉴定易受培养时间影响，事实上许多环境微生物在普通的微生物增殖培养基中是无法恢复的；此外，一些从初始培养物中刚分离出的受损微生物还可能不能完整地表达其表型属性。因此，在表型微生物鉴定时应注意采用的培养基、培养时间和传代次数对鉴定结果的影响。目前已有的基于碳源利用和生化反应特征的鉴定方法，例如，气相色谱法分析微生物的脂肪酸特征、MALDI-TOF 质谱法分析微生物蛋白等微生物鉴定系统，在进行结果判断时需借助于系统自身的鉴别数据库，还依赖特定的培养基和培养方法以确保鉴定结果的一致性。与表型特征不同，微生物基因型通常不受生长培养基或分离物活性的影响，只需分离到纯菌落便可用于分析。由于大部分微生物物种中核酸序列是高度保守的，所以 DNA-DNA 杂交、聚合酶链反应、16S rRNA 序列和 18S rRNA 序列、多位点序列分型、焦磷酸测序、DNA 探针和核糖体分型分析等基因型微生物鉴定法理论上更值得信赖。基因型微生物鉴定法不但技术水平需要保证，还需要昂贵的分析设备和材料，通常仅在关键微生物调查中使用，如产品不合格调查。若使用，方法必须经过确认。表 6-2 提供了常用的分类方法资料。

表 6-2　常用的分类方法

方法	举例	特异性
染色特性	革兰染色、芽孢染色	低至中
细胞形态学	杆状菌、球菌	低至中
菌落形态学	形态、颜色、组织结构	低至中
选择性培养	热休克、选择性真菌琼脂	中至高
分离菌鉴别	属和种	高

5. 产品初始污染菌的计算

修正系数是对活菌计数或灭菌前活菌计数进行修正的数值，以补偿产品上无法完全洗脱的微生物，以便计算出生物负载的估计值。修正系数的测定包括重复处理回收法和产品接种法。重复处理回收法的理论基础是生物负载的确认方法宜重复进行，直到回收的微生物累计数量没有明显增加。每重复一次后，将产品上全部或部分洗脱液回收并计数，比较连续回收得到的累计结果，运用首次处理后的平均回收率来计算修正系数。该法适用于本身具有一定的微生物负载水平的产品，准确的重复次数取决于若干因素，包括产品特性、构成生物负载的微生物和初始污染水平。预试验可用于确定重复的次数。产品接种法确定回收率是通过向产品接种一定数量选定的微生物，形成人工生物负载，采集的微生物数量占接种到产品上的微生物的比值，可为每一产品计算百分率，并用其建立回收率。人工接种的微生物数量要与产品上的自然污染物相同，通常使用需氧菌芽孢接种，因为使用细菌繁殖体时，常因干燥失去活性。芽孢悬液分布在产品上时，应包括最难洗脱的部分。最后根据产品的微生物数和修正系数计算产品的初始污染菌。产品首先应进行适合的灭菌，并确保可能对微生物有抑制的灭菌介质的有效去除。

6.1.3　试验前试验技术的选择和验证

按照《医疗器械的灭菌　微生物学方法　第 1 部分：产品上微生物总数的测定》（GB/T 19973.1—2015）的要求，试验前需对试验技术进行选择和验证。由于产品理化性质的多样性和污染菌的光谱性，不可能对所有的情况选用同一种评估技术。对于某一特定产品，初始污染菌估计技术的选择应考虑以下因素：与产品污染微生物洗脱率相关的因素；污染微生物种类的分布；产品的理化性质。为了确保其准确性，应对所选择的初始污染菌数评估技术进行验证效果的确认：①依据污染微生物的种类，选择合适的培养基和培养条件，验证其对微生物的抑制或促进作用；②如果洗脱是其中的一个操作部分，其充分性应得到验证；③如果产品本身会释放杀菌或抑菌物质，要对其进行中和、去除或最小化预处理。

试验前对试验技术的选择和验证内容包括培养基与培养条件的选择和验证、洗脱技术（洗脱液、洗脱方式）的选择和验证。试验前所使用的培养基应进行适用性检查，经过确认无菌后方可应用。试验用菌株的传代次数不得超过 5 代（从菌种保藏中心获得的干燥菌种为第 0 代），并采用适宜的菌种保藏技术进行保存，以保证试验菌株的生物学特性。所用微生物菌株都应从公认的菌种保藏库中获得。计数培养基适用性检查和计数方法适用性试验常用的菌株包括金黄色葡萄球菌（*Staphylococcus aureus*）、铜绿假单胞菌（*Pseudomonas aeruginosa*）、枯草芽孢杆菌（*Bacillus subtilis*）、白色念珠菌（*Candida albicans*）、黑曲霉（*Aspergillus niger*）等，并且按规定程序培养各试验菌株。为确认条件是否符合要求，应进行阴性对照试验，阴性对照试验应无菌生长。如阴性对照有菌生长，应进行偏差调查。计数培养基适用性检查时，接种不大于 100cfu 的菌液至液体或固体培养基中，在规定条件下培养。每一试验菌株平行制备 2 管或 2 皿。同时，用相应的对照培养基替代被检培养基进行上述试验。被检固体培养基上的菌落平均数与对照培养基上的菌落平均数的比值应在 0.5～2 范围内，且菌落形态与大小应与对照培养基上的菌落一致；被检液体培养基管与对照培养基管比较，试验菌应生长良好。试验前应根据待测产品的物理或化学特性、微生物的可能种类和它们在产品上的位置以及采集技术对微生物活性的影响，进行洗脱技术的选择和验证，若产品的理化性质表明其能释放出某些能影响已发现微生物的数量或种类的物质，应使用中和或减少这种物质作用的方法，或者至少应有能将该种释放物质的影响降至最小的方法，并且该方法的有效性应经过验证。

6.1.4　生物负载估测的应用与发展

通过微生物污染水平的研究可以了解器械生物负载。GB/T 19973.1—2015 要求生物负载估测需在下列几种情况下进行：①对灭菌过程的确认和再确认的过程中，用以直接建立起经受灭菌条件的程度与生物估测值之间的联系。例如，采用辐射灭菌时，用以确定辐射剂量（详见 GB 18280 系列标准）。②对灭菌过程的确认和再确认，不用以直接建立起经受灭菌条件的程度与生物估测值之间的联系，但要求对生物负载有一大体了解（如采用湿热灭菌和环氧乙烷灭菌，分别详见 GB 18278 和 GB 18279 系列标准）。③经上述灭菌确认的无菌产品生产过程的常规控制。④生物负载估测还可用于医疗器械生产质量体系，作为下列过程的要素之一，包括全面环境监控过程；提取微生物时清洗过程有效性的评价；对规定了微生物清洁度的非无菌供应产品的过程控制；监控原材料、部件或包装。

随着科技的发展，估计生物负载时还可使用菌落计算以外的其他技术。这些技术包括测定新陈代谢的活性（如新陈代谢物测定或落射表面荧光）。这些技术称为"间接法"，为了建立与以往确定的存活微生物数量的关系，应对照菌落计数进行校准。替代技术宜对检测低水平微生物有足够的敏感度。一般来说，所检测到的微生物数量的下限超过 100cfu。

6.2　环氧乙烷灭菌方法和有效性确认方法[5-11]

环氧乙烷（epoxy ethane）又称氧化乙烯（ethylene oxide，EO），是一种最简单的环醚，分子式为 C_2H_4O，是一种重要的石油化工产品，又是一种广谱、高效、穿透力强，对消毒物品损害轻微的消毒、灭菌剂。20 世纪 50 年代开始环氧乙烷在医院灭菌中使用。自 1970 年起，随着一次性医疗器械的快速发展，环氧乙烷在医疗器械灭菌中开始发挥作用。对于大部分的医疗器械来说，环氧乙烷是一种有效的灭菌剂，单个医疗器械的灭菌成本较低，适合于无菌医疗器械生产企业产品的最终集中灭菌，是大多数在较高温度下不会被破坏的高分子材料的理想灭菌过程。此外没有自由基可以显著地降解材料，而且大多数电子设备也可成功地采用环氧乙烷进行灭菌。近年来，随着医疗器械行业的崛起，无菌医疗器械的普及，环氧乙烷灭菌一跃成为主要灭菌方法，在国内医疗器械生产企业广泛应用。

6.2.1　环氧乙烷的理化性质与灭菌原理

环氧乙烷的分子式为 C_2H_4O，分子量为 44.05，在常温常压下为无色易燃气体，具有芳香醚味，4℃时冷凝为液体，沸点为 10.4℃，相对密度为 0.884，当浓度高于 700ppm（1ppm = 1.8mg/m^3）时可闻及其特殊气味。当空气中含有 3%～100% 的环氧乙烷气体时，就可形成爆炸性混合气体，遇到明火时发生燃烧或爆炸。环氧乙烷对人体的毒性作用主要为直接接触或吸入，环氧乙烷气体能刺激呼吸道，灭菌操作过程中应做好防护措施，环氧乙烷液体若不慎溅到皮肤上或眼睛内，应立即用水冲洗。

环氧乙烷液体和气体均有较强的消杀微生物作用，可以杀灭各种微生物，包括细菌繁殖体、芽孢、病毒和真菌孢子，是一种广谱性灭菌消毒剂。环氧乙烷气体的消杀微生物作用更强。其作用原理是环氧乙烷能与微生物的蛋白质、DNA 和 RNA 发生非特异性烷基化作用，使蛋白质上的羧基、氨基、硫氨基和羟基被烷基化，使蛋白质失去了在基本代谢中需要的反应基团，阻碍了微生物蛋白质正常的化学反应和新陈代谢，从而导致微生物的死亡。虽然环氧乙烷具有高效的消毒杀菌作用，但由于其有较宽的爆炸极限，对盛装容器的活性作用，以及它的刺激性和毒性，造成了苛刻的使用条件。为了在最大程度发挥环氧乙烷灭菌功效的同时保证其使用的安全性，目前比较流行的是将环氧乙烷和其他气体（二氧化碳和氮气）混合，使环氧乙烷活性降低，改变爆炸极限，从而提高使用的安全性。一般与 80%～90% 的惰性气体混合使用，在充有灭菌气体的高压舱室内进行。该法可用于不能采用高温灭菌的物品灭菌。环氧乙烷穿透性很强，可以穿透微孔，达到产品内部相应的深度，从而大大提高灭菌效果。

6.2.2　环氧乙烷灭菌方法

由于环氧乙烷易燃、易爆，且对人体有毒，所以环氧乙烷灭菌必须在密闭的环氧乙烷灭菌器内进行。目前使用的环氧乙烷灭菌器种类很多，大型的容器有数十立方米，中等的有 1~10m³，小型的有零点几立方米至 1m³。整个环氧乙烷灭菌周期包括：预处理→处理（抽真空、加温、加湿）→环氧乙烷注入→灭菌→去除环氧乙烷→导入空气。整个周期为一个灭菌循环。

环氧乙烷灭菌受水分含量的影响较大，因此一般要在规定的温度和湿度下对产品进行预处理，这样可以缩短灭菌循环的时间。灭菌前灭菌室应被加热至预设温度，满足条件后方可启动灭菌周期。预处理结束时，测量的灭菌负载中的温度和湿度应分别不超过规定的±5℃和±15%。预处理结束后，首先将灭菌物品放置于灭菌柜内，减压排除空气，预热，在减压条件下输入环氧乙烷混合气体（一般环氧乙烷含 10%~20%，二氧化碳含 80%~90%），保持一定浓度、温度和湿度，经过一定时间后排除环氧乙烷气体，然后导入无菌空气置换环氧乙烷气体，直至排净。常用的灭菌条件为温度 54℃±10℃；相对湿度 60%±10%；灭菌压力 $8×10^5Pa$；灭菌时间 90min。灭菌周期结束后，如果灭菌物品留在密闭、不通风的灭菌室内，物品中逸出的灭菌剂可能构成安全危害。因此，在导入空气结束后，灭菌物品在密闭、不通风的灭菌室内滞留的时间不超过 15min。环氧乙烷及其反应产物的残留物可能是有害的，产品应放置在规定条件下，持续通风一段时间。

6.2.3　影响环氧乙烷灭菌效果的因素

采用环氧乙烷灭菌时，灭菌器内的温度、湿度、环氧乙烷浓度、灭菌时间是影响灭菌效果的重要因素。灭菌过程中，应严密监控腔室的温度、湿度、压力和环氧乙烷浓度及灭菌时间。环氧乙烷灭菌是一种化学反应，在密闭空间内，温度升高可使气体分子活动加剧，有利于环氧乙烷分子渗透到本来难以到达的部位，从而提高环氧乙烷的灭菌效率。研究表明温度每升高 10℃，灭菌效果加倍，然而就环氧乙烷灭菌的实际应用而言，并非温度越高越好。一方面考虑产品对温度的耐受性，过高温度会增加设备成本投入，最常用的灭菌温度是 50℃左右。一定的湿度是环氧乙烷灭菌的重要条件，因为水在环氧乙烷灭菌过程中起着非常关键的作用。水是烷基化反应的反应剂，能打开环氧乙烷的环氧基团使其与微生物发生作用，达到灭菌目的。同时水能够增强环氧乙烷的穿透力，提高环氧乙烷穿透速率。一定的湿度还可缩短被灭菌物品达到所设定温度的时间。比较理想的相对湿度范围是 50%~70%，如果相对湿度低于 30%，则容易导致灭菌失败。在一定温度和湿度条件下，适当提高环氧乙烷浓度可以提高灭菌效率。但环氧乙烷浓度与灭菌效率之间并不存在固定的比例关系。实验表明，环氧乙烷浓度达到 500mg/L后，再继续提高时，灭菌效率的提高已不明显。通常实际环氧乙烷浓度一般需高于理想环氧乙烷浓度，因为在实际环氧乙烷灭菌过程中，还应考虑到环氧乙烷的损失（如环氧乙烷的水解、被灭菌物品对环氧乙烷的吸附等）。

环氧乙烷作用时间是影响灭菌效果的关键因素。因为环氧乙烷灭菌是气体灭菌，而气体灭菌并非快速灭菌，需要经历足够的时间才能达到灭菌效果。环氧乙烷作用时间是灭菌验证时有待确定的关键灭菌参数之一，它与温度、湿度、环氧乙烷浓度相关联，同时还受到被灭菌物品生物负载、包装材料、装载方式等多种因素的影响。灭菌过程作为微生物消亡过程，符合指数规律，即灭菌过程中微生物数量的对数值与灭菌时间呈线性关系。目前确定灭菌时间有 3 种方法：半周期法、存活曲线法和部分阴性法。半周期法是在除时间外其他所有过程参数不变的情况下，通过将环氧乙烷作用时间（灭菌时间）依次减半进行试验，直至找到使被灭菌物品达到无菌的最短灭菌时间，即刚好能将生物指示物（BI）/灭菌过程验证装置（PCD）上的所有微生物杀灭的时间。用这一最短灭菌时间重复两次灭菌过程，若两次试验均能证明生物指示物上无菌生长，则这一最短灭菌时间就是半周期。灭菌工艺规定的实际灭菌时间应至少为半周期的两倍，医疗器械普遍使用过度灭杀法。存活曲线法又称直接计数法。这一方法是将生物指示剂暴露于试验周期，取出生物指示剂进行存活微生物计数。存活微生物计数建立的存活曲线和 D 值［是指在一定的处理和一定的热力致死温度条件下，某细菌数群中 90% 的原有残留活菌被杀死所需的时间（min）］，来确定灭菌周期的杀灭率。存活曲线应至少包括 5 个递增的环氧乙烷灭菌时间点，除时间外其他参数不变。应确定各点在环氧乙烷加入前生物指示物的初始菌数量（即存活曲线上零时间对应的数量）。部分阴性法是除时间外其他参数不变的时间递增的环氧乙烷灭菌过程。灭菌后，直接将生物指示物浸入适当的培养基内，按培养后无菌生长的比例计数，至少包含以下七组灭菌结果：①至少有一组试样均显示有菌生长；②至少有四组试样中显示部分样品有菌生长（量化区）；③至少有两组试样显示无菌生长。根据求得 D 值，再根据 D 值求出为获得试验菌特定存活概率所需的环氧乙烷作用时间。目前确定灭菌时间的最常用方法是过度灭杀法中的半周期法，即以能使生物指示剂/工艺调整器械全部杀灭的灭菌周期为基础，将其定为半周期。三个半周期均取得满意灭效后，将灭菌时间至少延长一倍得到全周期。

6.2.4　环氧乙烷灭菌的有效性验证方法

国家标准《医疗保健产品灭菌　环氧乙烷　第 1 部分：医疗器械灭菌过程的开发、确认和常规控制的要求》（GB 18279.1—2015）对医疗器械环氧乙烷灭菌生产管理规范的基本要素进行了规定。规定了环氧乙烷灭菌过程的确认和常规控制要求。特别是对人员、灭菌过程设定和产品适用性、灭菌过程、设备、校准、维护、灭菌过程确认、灭菌过程控制和检测以及产品放行都进行了详细的要求和规定。灭菌前必须制定预期灭菌工艺及验证实施方案。预期灭菌工艺应包括适用产品、装载方式、灭菌参数等指导实施灭菌的全部内容。验证人员必须熟悉环氧乙烷灭菌工艺，掌握环氧乙烷灭菌的相关知识，包括环氧乙烷理化特性、灭菌原理及有关安全防护知识等。灭菌器操作人员、物理性能鉴定人员、微生物性能鉴定人员等特定岗位人员必须经过必要的培训，按有关规定需持证上岗的人员必须取得相应的上岗证。验证过程中所用的所有计量器具，包括灭菌器附带的计量器具，在试运行前必须经检定或校验合格。此外，对于环氧乙烷灭菌的产品适用性、包装适用性及生物指示剂适用性等也必须经过验证并形成文件，这些验证可与试运行同时进行。环氧乙烷灭菌确认包括安装鉴定、运行鉴定和性能鉴定。

安装鉴定时，需要验证灭菌器随机文件和附件的完整性。相关文件包括设计规范、原始采购订单、用户要求规范和功能设计规范等，宜对照安装结构检查图纸、工艺和仪表流程图，必要时进行更新。设备的图纸和备件清单宜包括：①管道工程和仪表系统图（即工艺和仪表流程图）；②其他相关的机械和电气图纸及其位置清单；③关键仪表和装置清单，特别是对某些影响过程控制的仪表和装置的物理特征和制造商性能声明（如精确度、可重复性、尺寸、型号等）宜进行归档；④支持确认所需过程控制的可编程逻辑控制器或软件文件，包括控制系统布局、控制逻辑图及应用软件的测量和控制系统，如程序列表、流程图等。为确定设备的安装符合适用的规范和要求，需检查设备实际安装是否符合设备安装要求，包括：①灭菌器柜室和门的结构（即气密性和保持温度均匀性）；②灭菌器柜室和管道结构的密封和连接（即维持规定的压力和真空极限的能力）；③监视、控制、指示或记录，如温度、湿度、压力、环氧乙烷浓度等参数的仪器（如传感器、记录仪、压力表、测试仪器）的校准；④气体和液体供应系统（如空气、氮气、水蒸气、环氧乙烷和水）；⑤为相应设备和仪器正常运行提供适当和持续电力的供电系统；⑥使用的气体循环系统；⑦气体注入系统；⑧真空系统，包括泵、泵冷却系统和管道；⑨排气、排放控制和减排系统；⑩可能影响过程条件的其他关键系统，如过程自动化系统、安全系统等。为保护人员健康和安全，依据供应商提供的灭菌器安装环境要求，对灭菌器工作环境的符合性进行验证，主要是验证防爆、通风设施及环氧乙烷存放环境等是否符合要求。为了尽量降低爆炸的风险，整个环氧乙烷灭菌周期需在非易燃状态下进行。使用非易燃灭菌剂能通过降低火灾和爆炸风险来提高安全，还有助于符合国家特定设备安全要求。把高易燃环氧乙烷气体与一种或多种惰性气体混合可制成非易燃灭菌剂。通过测量灭菌器内环氧乙烷、空气、惰性气体（如氮气）和水蒸气的相对比例可计算出该混合气体的易燃性。

运行鉴定一般在空载状态下进行，又称试运行，主要是验证为环氧乙烷灭菌所配套的设施设备是否完善，其性能指标能否满足灭菌工艺要求。运行鉴定包括温度分布测试；湿度分布测试；柜室泄漏测试；抽真空速率；过程气体，如环氧乙烷、氮气、水蒸气和空气的加入速率。对于预处理区（如果有），主要是验证其空载状态下温湿度均匀性，具体可通过气体循环分布图和温湿度分布图来验证。气体循环分布图可通过烟雾试验结合换气次数和风速测定来获得；温湿度分布图可通过对整个预处理区的温湿度测定来获得。温湿度测定时，一般每 $2.5m^3$ 区域设置一个温度探头和一个湿度传感器，并使各测量点均匀分布。经预处理的产品在灭菌周期的抽真空过程中可能丢失其水分，因此处理期内可以加入水蒸气维持湿度水平。处理的试运行一般与灭菌器的试运行同时进行。试运行在空载灭菌器柜室内进行，目的是建立影响灭菌效果的参数的操作界限，其获取的数据将用于随后进行的性能鉴定。如果使用惰性气体代替环氧乙烷，在评价结果时应考虑到两者在相对热容量方面的差别。使用贴触式温度探头直接贴触柜壁来测得空柜室内表面的温度分布。另外，还应测定空柜室空间的温度分布，温度传感器的数量应能提供空柜室内表面和空间的整个温度分布，探头数量要根据灭菌器的设计和灭菌过程技术规范确定。根据鉴定的实践经验，通常进行这类温度测量宜采用以下传感器数量：灭菌器柜室可用体积小于等于 $5m^3$ 时，至少 10 个，均匀分布；灭菌器柜室可用体积为 $5\sim10m^3$ 时，体积每增加 $1m^3$，增加 1 个测点；灭菌器柜室可用体积大于 $10m^3$ 时，至少 20 个。温度探头应放置在能代表温度变化最大的部位，如靠近柜室不受热的位置或柜门，以及靠近水蒸气或气体入口的位置。其余的温度探头应均匀分布于整个灭菌器中。

　　性能鉴定包括进行超出常规监视范围内的严格的物理和微生物测试。性能鉴定通常是在安装鉴定和运行鉴定完成和批准后开始的。物理鉴定宜利用运行鉴定的结果识别在物理性能鉴定中需评估的特性。物理鉴定应在满载状态下进行，其目的是验证环氧乙烷灭菌所配套的设施设备达到预期灭菌工艺参数的能力，为灭菌工艺的制定和修正提供依据。对于灭菌器，主要是验证满载状态下灭菌器达到预期灭菌工艺参数的能力。验证时应测定灭菌器室内的被灭菌物品温度均匀性（又称负载温度均匀性），测量点分布可参照灭菌器室空间温度均匀性测定时的测量点分布图。此外，鉴定时还应对满载状态下灭菌器各控制系统及灭菌过程的各项物理参数进行验证，主要包括电气控制、加湿、报警等系统和辅助设备的运行验证，以及预真空压力、灭菌温度、灭菌湿度、灭菌压力、环氧乙烷加药量、换气次数等灭菌过程物理参数的验证。通过这些验证来证明灭菌器在满载状态下有能力达到和保持灭菌工艺所规定的参数要求。测量被灭菌物品温湿度时，一般按下述方法确定传感器数量，产品体积 $<2.5m^3$ 时，设置 5 个温度探头和 2 个湿度传感器；产品体积超过 $2.5m^3$ 时，每 $2.5m^3$ 增加 2 个温度探头和 1 个湿度传感器。温度探头和湿度传感器应放入被灭菌物品的包装箱内。

　　为了确保灭菌效果，防止灭菌不完全，可以采用适当的灭菌指示剂。在医疗器械生产过程中推荐使用灭菌指示剂以检测灭菌过程。灭菌指示剂有两大类，即化学指示剂和生物指示剂。化学指示剂一般是胶带、不干胶或者是直接印刷在包装上面的有颜色的色块。其主要的原理就是通过油墨与环氧乙烷或其他气体发生化学反应而变色来指示是否经过灭菌工艺的处理。由于化学指示剂只能体现其中有没有环氧乙烷这个因素，而没有办法表现其他的因素，所以是没有办法决定最终的灭菌效果的。生物指示剂是一类特殊的活微生物制品，其原理是通过检测生物指示剂中的微生物是否存活而判断产品是否达到完全灭菌的效果，可用于确认灭菌设备的性能、灭菌程序的验证、生产过程灭菌效果的监控等。微生物学性能鉴定前必须对生物指示剂的适用性进行验证，即证明所选用的生物指示剂能够适用于环氧乙烷灭菌过程，通常这一适用性证明可由供应商提供或文献证明。一般情况下，环氧乙烷灭菌微生物学性能鉴定应采用萎缩芽孢杆菌、枯草芽孢杆菌或其他符合标准的菌株，经证实 ATCC 9372、NCTC 10073、NCIMB 8058、DSM 2277、NRRLB-4418 是合适的菌株。进行微生物学性能鉴定的产品，应采用与其常规灭菌相同的包装，生物指示剂应放于产品中最难灭菌的位置，若产品的设计不能将生物指示剂放于其最难灭菌的地方，则应采用能提供已知数量活芽孢的芽孢悬液给产品染菌，芽孢悬液应符合相关标准要求，使被染菌的产品表面上芽孢分布均匀十分重要。产品的表面特性会影响芽孢的分布，可能导致出现与其他生物监测指示系统不同的抗力。放置点的选择可与进行温度监测的位置相同，并在预处理前就放入选定部位，且在整个灭菌周期保持该位置。要想深入了解过程的有效性，应将两个生物指示剂放置于每个热电偶的附近。生物指示剂监测点的数量应能验证灭菌器内全部被灭菌物品的微生物灭活，根据已鉴定的实践经验，通常进行这类微生物学试验宜采用以下生物指示剂数量：①灭菌器柜室可用体积小于等于 $5m^3$ 时，至少 20 个；②灭菌器柜室可用体积为 $5\sim10m^3$ 时，每增加 $1m^3$，应增加 2 个生物指示剂；③灭菌器柜室可用体积大于 $10m^3$ 时，每增加 $2m^3$，应增加 2 个生物指示剂。生物指示剂监测点的分布应参照预先制定的生物指示剂监测点分布图，在被灭菌物品整体中均匀分布。灭菌处理后，采用严格无菌技术将生物指示剂移至实验室，放入培育基中，在 $30\sim35℃$ 下培育 14d，进行无菌试验，最终只有在生物指示剂培养全部显阴性且灭菌过程参数在性能验证的参数范围内，产品才可以放行出厂。

6.2.5　环氧乙烷灭菌在医疗器械中的应用

环氧乙烷灭菌的适用范围是不耐高温的产品，适合采用聚碳酸酯、聚丙烯、聚乙烯、聚氨酯、尼龙、ABS 树脂、聚酰亚胺、硅胶材料制备的医用高分子产品，不锈钢类和镍钛合金材料制品。环氧乙烷灭菌在医疗器械中有较广泛的应用，采用环氧乙烷灭菌的器械主要有硬式和软式内镜、导管、扩张器、引流管、气管插管、手套、起搏器、血管内支架、手术器具、注射器、输液器、人工关节等产品。

但是，由于环氧乙烷穿透力强，消毒后必然会有部分残留在材料的表面，使其应用具有一定的局限性。环氧乙烷的残留量随材料的性能和形态不同而有所不同，其中天然橡胶、涤纶树脂残留较多，聚氨酯、聚氯乙烯次之，聚乙烯、聚丙烯吸附较少。多孔和比表面积较大的物品更容易吸附环氧乙烷。研究报道灭菌后器械中残留的环氧乙烷会产生许多生物学效应，如刺激、器官损害、人和动物体内的致突变性和致癌性及生殖毒性等。对于生物材料产品，灭菌后一般均需在真空下脱除环氧乙烷，或置于空气中以清除残留的环氧乙烷，存放时间依材料而定。环氧乙烷灭菌时的毒性除了考虑其残留量外，还可能生成其他的有毒物质。例如，在环氧乙烷灭菌时，在有氯元素存在的条件下会产生有害的氯乙醇，遇水反应生成乙二醇。目前，国际上对器械中环氧乙烷残留限量的认知水平还存在很大不同。例如，美国、欧盟和日本等国家和地区对具有较强吸附能力的器械或材料中环氧乙烷残留限量的要求就存在着很大的差异，或是明确提出禁止使用环氧乙烷对该类器械进行灭菌。在《医疗器械生物学评价 第 7 部分：环氧乙烷灭菌残留量》（GB/T 16886.7—2015）中规定短期接触类器械的环氧乙烷和 2-氯乙醇的允许限量分别为 4mg 和 9mg，持久接触器械的 2-氯乙醇平均日剂量为 0.4mg，一生最大剂量为 10g，持久接触器械的环氧乙烷平均日剂量为 0.1mg，一生最大剂量为 2.5g。

6.3 辐射灭菌方法和有效性确认方法[12-15]

辐射灭菌是指将被灭菌物品置于适宜放射源辐射 γ 射线或适宜电子加速器发生电子束中进行电离辐射而达到杀灭微生物的方法。辐射灭菌是原子能和平利用的重要组成部分。辐射灭菌是 20 世纪发展起来的一种灭菌技术，早在 1895 年伦琴发现 X 射线的次年，Mink 就提出了辐射灭菌的设想。到了 20 世纪 40 年代，由于核技术的发展，推动了射线对生物体作用的研究。20 世纪 50 年代中后期，由于大功率辐射源的出现，辐射灭菌进入实用阶段。1956 年美国 Ethicon 公司的一台电子加速器，对手术缝线及一次性使用的皮下注射器及针头进行了辐射灭菌试验。1960 年，澳、英、法等国工业规模的 γ 射线装置相继投入运行。从此医疗器械辐射灭菌进入商业化生产阶段。随着科技革命和生物工程技术的飞速发展，辐射灭菌由于能杀死任何细菌和病毒且不残留放射性，越来越被研究者所重视，使用范围也变得越来越广泛。目前辐射灭菌已广泛应用于医疗器械灭菌、医药品灭菌、食品灭菌、一次性生活用品灭菌等领域。

6.3.1 辐射灭菌基本原理

辐射可分为两大类，粒子辐射和电磁辐射。粒子辐射是一些高速运动的粒子，既有能量又有静止质量，它们通过消耗自己的动能把能量传递给其他物质。电磁辐射实质上是电磁波，仅有能量而无静止质量。根据作用方式的不同，通常又将辐射分成两类，电离辐射和非电离辐射。高速的带电粒子如 α 粒子、β 粒子等，能直接引起物质电离，属于直接电离粒子；致电离光子（X 射线和 γ 射线）及中子等不带电粒子，是通过与物质作用时产生的带电次级粒子引起物质电离的，属于间接电离粒子。由直接或间接电离粒子，或二者混合组成的任何射线所致的辐射，统称电离辐射。

常见的辐射灭菌装置一种是利用钴-60 或铯-137 所释放的 γ 射线，另一种是利用加速器。加速器可以发射两种不同的粒子，电子束和 X 射线，其对被辐射物质的辐射效应来讲是一样的。γ 射线向各个方向发射射线，所以对射线的利用率低，大约只有 20%，其他方向的射线都被浪费，而加速器的射线方向是一个方向，对射线的利用率高达 93% 以上。所以如果将射线的利用率考虑在内，则 14kW 的电子加速器相当于 460 万～470 万 Ci（$1Ci = 3.7 \times 10^{10} Bq$）的放射源。其中，钴 60 γ 射线辐射灭菌为最常用方法。电子束辐射由于其低穿透性和高剂量率，用于低密度、均匀包装的产品时性能最佳，照射时间很短。钴 60 γ 射线辐射灭菌的基本原理是直接破坏微生物的 DNA、蛋白质和酶，或者被微生物中的水分子吸收而激发或电离，产生激发的水分子、电子、水离子、裂解的自由基，发生一系列与DNA、蛋白质和酶等生物大分子的生物反应，失去代谢功能，导致微生物死亡，从而起到抑制或杀死微生物的效应。

6.3.2 辐射灭菌剂量设定

辐射是一种优良的灭菌方法，其操作简单、灭菌效果好、适用范围广、经辐射灭菌后的产品储存时间长。其所控制的参数主要是辐射灭菌剂量。灭菌剂量是指达到所需无菌保证水平的吸收剂量。进行合理的灭菌剂量设定至关重要，不仅可以节省钴源，还可以避免高能的射线对材料性能产生影响。该剂量的制定应考虑被灭菌物品的适应性及可能污染的微生物最大数量及最强抗辐射力，事先应验证所使用的剂量不影响被灭菌物品的安全性、有效性及稳定性。对最终产品、原料药、某些医疗器材应尽可能采用低辐射剂量灭菌。辐射灭菌，其灭活的微生物数目遵循指数灭活定律。这意味着，无论辐射多大的剂量，微生物均有相应的存活的概率。对于给定的剂量，微生物的存活是由微生物的数目、灭活微生物的种类、辐射剂量及辐射时微生物所处的环境决定的。25kGy 是一种有效的灭菌剂量，一般认为，这种剂量能够提供达到无菌保证水平。在自然微生物群体抗辐射性不易得到的情况下，25kGy 只能作为最小的灭菌剂量。目前《医疗保健产品灭菌 辐射 第 1 部分：医疗器械灭菌过程的开发、确认和常规控制要求》（GB 18280.1—

2015）中有两种方法来建立灭菌剂量使产品达到某一灭菌保证水平，这两种方法
分别为辐射抗性建立灭菌剂量法和 VDmax（VDmax[25] 或 VDmax[15]）方法。这两种
方法均需要先确定初始生物负载量。为了进行生物负载分析，至少要分别从三批
独立的产品中抽出 10 个样品进行检测。计算出每一批产品的平均生物负载，用
30 个样品的平均生物负载作为三批样品的总平均生物负载。如果三批产品中有一
批的平均生物负载比总平均生物负载大两倍或两倍以上，就用此批的平均值来做
剂量验证，否则，用三批的总平均值来做剂量验证。生物负载分析必须按照一
个经验证的、可行的方法进行。辐射抗性建立灭菌剂量法中一旦确定了原始生
物负载量，就可以运用《医疗保健产品灭菌 辐射 第 2 部分：建立灭菌剂量》
（GB 18280.2—2015）标准中的参考表格得出所需验证剂量。VDmax 方法包括选
择灭菌剂量 25kGy 和 15kGy。25kGy 的方法可用于平均生物负载小于或等于 1000 的
产品。15kGy 方法仅用于平均生物负载小于或等于 1.5 的产品。为了区别这两种方法，
将验证剂量与 VDmax 联用，在 VDmax 的上角写上剂量 25 或 15，即 VDmax[25] 和
VDmax[15]。VDmax 方法与使用生物负载的数量和辐射抗性建立灭菌剂量的操作方
法相似，初始生物负载量确定后，则可确认验证剂量。以 VDmax[25] 方法为例，通
过查《医疗保健产品灭菌 辐射 第 2 部分：建立灭菌剂量》（GB 18280.2—2015）标准
中的参考表格得出所需验证剂量。

6.3.3　影响辐射灭菌的因素

辐射的灭菌效果与初始含菌量密切相关，通过大量试验表明，初始含菌量越
高，灭菌时所需辐射的剂量越大。因此，可通过测定初始含菌量，从理论上计算
出辐射灭菌所需剂量，用适当的剂量进行照射，达到灭菌的目的。初始含菌量越
低，灭菌效果越好。因此在生产中，必须注意所用原材料或组成成分的微生物状
态，包装材料的微生物屏障特性，以及生产、装配、包装与贮藏环境的控制。不
同种类微生物对辐射具有不同的敏感性，这种固有的敏感性称为污染菌对电离辐
射的抗性。从细胞代谢活动来看，细胞和组织的辐射敏感性与它们的繁殖能力成
正比，与分化程度成反比。在细胞分裂的前期，也就是 DNA 复制时期是对辐射
最敏感的。细菌代谢速度是决定辐射敏感菌的重要因素之一，因此任何影响代谢
的物理化学因素都间接影响细胞的辐射敏感性。另外不同种类的微生物对辐射敏
感性也不同，其辐射抗性也不同。通常情况下，芽孢杆菌的耐辐射性明显比营养
型菌体强。在不产芽孢的细菌中，革兰氏阳性菌一般比革兰氏阴性菌耐辐射；在
真菌类微生物中，酵母的耐辐射性与细菌芽孢相同，霉菌的耐辐射性与无芽孢
细菌相同或略低。从常有的微生物种类上来看，耐辐射性依次为芽孢菌＞酵母
菌＞霉菌＞革兰氏阳性菌＞革兰氏阴性菌。所以，辐射灭菌不仅要了解初始含菌

量，还要了解污染微生物的种类，这样才能用最少量的射线，最理想地减少微生物。一般情况下，杀菌效果因氧气的存在而增强，氧气能增加细菌对射线的敏感性。假若在辐射过程中和辐射后保持缺氧条件，微生物的耐受性常增加 2～5 倍，少量氧即可足以保持最大限度敏感性。高锰酸钾为强氧化剂，能替代分子氧，使芽孢在厌氧条件下对辐射敏感，但当使用氧气时却不增加这种敏感性。生物系统的辐射敏感性随照射温度的降低而减弱。当芽孢在磷酸盐缓冲液和大豆肉汤中被辐射时，若再进行冰冻，其耐受力急剧增加。这可能是由于低温下辐射产生的自由基的活动能力减弱，因而降低了它们和氧的相互作用，减少了由氧效应产生的损伤。微生物对放射性的抵抗性随共存物的不同而改变。例如，用于制成医疗用品的材质、与菌共存的尘埃和黏附在医疗用品上的润滑剂、脂肪、蛋白质、有机物或无机物等，将影响杀菌的效果。

6.3.4 辐射灭菌的有效性验证

辐射灭菌是一个特殊的过程，其达到的无菌保证水平无法由产品的最终检查和测试所确定，为此，必须对灭菌加工进行有效性确认，应按照《医疗保健产品灭菌确认和常规控制要求辐射灭菌》（GB 18280—2015）的规定进行。辐射灭菌确认也包括安装鉴定、运行鉴定和性能鉴定。

安装鉴定的目的是证明辐照装置已经按照说明书进行了安装，是对辐射源、传递系统、附属设施、计量装置的计量状态和工作环境的符合性验证。安装鉴定主要包括建立完整的设备文件档案，进行设备的测试和校准，做出辐照装置剂量分布图。设备文件指说明辐照装置及其操作的文件。该文件的保存期应与辐照装置的使用期相同，并包括：①辐照装置的技术规格和参数；②辐照装置位置说明；③与传输系统有关的结构和操作的说明；④辐照容器的尺寸、材料和结构的说明；⑤操作辐照装置和相关传输系统的说明；⑥对于γ射线辐照装置，标明源活度测量日期的证书及在源架中的位置；⑦对辐照装置更改的记录。

辐射加工的设备包括辐射源、传输机械、安全设施和辅助系统等，设备测试应证明设备均能按设计技术规范良好的运行，测试方法和结果应提供相应的文件。应当严格执行校准程序，以保证设备和剂量测量系统得以校准（追溯到国家标准）并保持在规定的精确度内。对于γ射线辐照装置，它包括辐照装置计时器、传输速度、称量设备和剂量测量系统的校准。对于电子束和 X 射线辐照装置，关键加工参数应包括电子束特征（平均电子束流、电子能量和扫描均匀度），传输速度，传输速度反馈电路或控制反馈电路，以及剂量测量。

称量设备和剂量测量系统的校准，辐照装置剂量分布的测试，应根据剂量实施的数值、分布和重现性来描述辐照装置特性。对于γ射线和 X 射线辐照装置，剂量分布测试应在所用辐照装置能够处理的堆积密度范围内，使用同密度材料装填辐照容器到设计限度来进行。应确定容器内多个位点的吸收剂量，如果辐照装置内有一个以上的产品通道，则每一个使用通道都应做出剂量分布图。对于电子束辐照装置，剂量分布测试应用同密度材料来进行。剂量分布图应表现辐照场传输材料的辐照空间的剂量分布特征，也应建立剂量和剂量分布与产品辐照中电子束系统运行参数之间的联系。

运行鉴定的目的是证明已安装的辐照装置能在标准可接受范围内运行和给予适当的剂量。运行鉴定是对每个传递系统，通过测定不同部位的吸收剂量验证不同辐照容器的剂量分布，确保不同辐照容器以及容器内的不同位置的吸收剂量都在规定的范围内。运行鉴定主要包括产品装载模式的确定；产品剂量分布的确定。①对每种产品类型都应建立相应的产品装载模式，它应包括如下内容：对于 γ 射线和 X 射线辐照装置，应有辐照产品的尺寸、密度和偏差的说明，必要时还应说明包装箱内产品的方位；在辐照容器内产品装载模式的说明；辐照容器及尺寸的说明。对于电子束辐照装置，应说明辐照产品传递走向和电子束的方位；内包装的数量、尺寸和质量、内包装产品的方位及这些参数的偏差；辐照容器内产品装载模式的说明；辐照容器及其尺寸的说明。②剂量分布研究应按指定的装载模式在产品装载内找出最小和最大剂量区，研究加工的重现性，并决定常规加工剂量监测位点。剂量分布测试应在有足够数量的、有代表性的辐照容器内进行，以确定有代表性的辐照容器间，其最大和最小剂量区及常规监测位置吸收剂量的变化。若产品装载模式中的尺寸或堆积密度不完全符合现有剂量分布数据，则应加测剂量分布。

性能鉴定包括物理确认和微生物性能确认。物理确认包括确认产品放置装载模式、日常产品的包装方式（尺寸、密度等）、最大和最小剂量及位置，产品的最大可吸收剂量，从而评价灭菌剂量对产品的影响。对每一种产品或产品类型都应该建立加工技术规范。该技术规范包括产品的名称；允许的最大剂量和灭菌剂量；产品装载模式，监测位置的剂量与最大、最小剂量位置的剂量关系；常规剂量计的监测位置；对于 γ 射线灭菌，产品密度、剂量和钴源活度之间的关系；对于电子束和 X 射线灭菌，其束流特性、传输速度、产品结构和剂量之间的关系。剂量计应置于与最小和最大剂量有已知关系的位点上。对于 γ 射线辐照装置，始终应有至少一个放置剂量计的辐照容器在辐照装置内，当不止一条通道被使用时，在辐照装置内每条通道至少放置一个剂量计用于监测。对于电子束和 X 射线辐照装置，在加工处理时，应按规定的时间间隔放置剂量计并进行监测。

为了确保灭菌效果，防止灭菌不完全，可以采用适当的灭菌指示剂。在医疗器械生产过程中推荐使用灭菌指示剂以检测灭菌过程。灭菌指示剂有两大类，即化学指示剂和生物指示剂。化学指示剂中的配料，在饱和的辐射条件作用下发生化学反应，并伴随有颜色改变。其颜色的深浅与辐射剂量密切相关。依据指示剂显色效果，以确认所指示的物品是否经过相应灭菌处理。使用方法为撕揭一个指示标签，贴于待灭菌包裹表面，然后进行常规灭菌处理。灭菌完毕，将包裹取出，观察表面指示剂变化。这种化学指示剂不能作为灭菌效果的判断，只能表示物品是否经过灭菌处理。生物指示剂采用具有一定抵抗力的特种细菌及其芽孢配制而成，和灭菌过程中的物理监测配合在一起可用于确认灭菌设备的性能、灭菌程序的验证、生产过程灭菌效果的监控等。辐射灭菌中最常用的生物指示剂为短小芽孢杆菌孢子（spores of *Bacillus pumilus*），如 NCTC 10327、NCIMB 10692、ATCC 27142。每片活孢子数在 10^6 以上，置于放射剂量 25kGy 条件下，D 值约为 3kGy。但应注意灭菌产品中所负载的微生物可能比短小芽孢杆菌孢子显示更强的抗辐射力。短小芽孢杆菌孢子可用于监控灭菌过程，但不能用作灭菌辐射剂量建立的依据。辐射灭菌用生物指示剂的具体使用方法为将芽孢指示条放入灭菌产品内部或产品包装内，并放在最难灭菌的点，进行灭菌（一般情况下，在需要灭菌的空间最少放置 10 条芽孢指示条）。芽孢指示条辐照时间须严格遵循验证过的灭菌周期。

辐射灭菌的医疗器械产品的批次放行采用参数放行，不需要进行无菌试验，通过放置在最大可吸收剂量和最小可吸收剂量点的剂量计，监测每批灭菌的最大和最小剂量在验证剂量的范围内，产品即可放行。这一放行准则是基于定期的辐射灭菌剂量审核，审核一般涉及生物负载限度、微生物特性分析、建立灭菌剂量方法等内容。设备和剂量体系的再校准应按规定的时间间隔进行。当辐照装置内发生影响剂量分布时，应部分重复或全部重复该辐照装置剂量分布的测定。当产品的初始带菌数或菌种发现任何明显改变时，应进行灭菌剂量审核；即便无任何改变，也应每 3 个月进行 1 次审核。

6.3.5 辐射灭菌的应用与发展

辐射灭菌与传统的压力蒸汽灭菌、化学灭菌法相比，具有灭菌彻底，操作安全，不污染环境，可对包装物品和热敏材料进行灭菌，可实现连续自动化操作，易于过程控制等优点。另外，消毒灭菌后的产品在密封状态下可长期保存。辐射灭菌对材质有一定的要求，有些产品在灭菌后出现材质的理化性能和生物相容性以及包装的完整性等改变，例如，材质的颜色和强度发生变化。由于化学灭菌法有化学致癌物残留及环境污染等问题，目前医疗卫生用品的灭菌逐步由辐射灭菌替代。应用于辐射灭菌的医疗用品种类繁多，包括金属制品、塑料制品以及一次性使用的高分子材料医疗用品等共计上千种，如一次性使用皮下注射器、一次性使用注射针头、各种医疗用外科手术刀、钻头、骨水泥、子宫避孕环、产科用具、输精管切除用具、黑塞尔式脐带夹、各种采血输血与输液用具、天然或合成手术缝合线、胶布、纱布、绷带、医用脱脂棉等。另外，某些生物组织与生物制剂，如心脏瓣膜、血管、神经末梢、角膜、骨骼、硬脑膜、皮肤与血液衍生物等也采用此法进行灭菌。

随着科技的发展，由于大功率工业加速器及电子束转换成 X 射线装置的问世，使得加速器在医疗保健品灭菌中的应用显示了较好的市场前景。工业加速器除一次性投资较高外，具有无废源处理、断电后不产生辐射等优点。目前，钴 60 γ 射线辐射灭菌为最常用方法。而电子束灭菌较钴 60 灭菌方式有着更高剂量率，即在相同的辐射时间内电子束灭菌的产品会得到更高的剂量。剂量率高意味着所需要的辐射时间更短，产生的过氧化物更少，从而减少对高分子材料制成的医疗器械产品的老化作用。目前国内已有企业采用电子束灭菌方法对医疗器械产品进行灭菌。辐射灭菌具有灭菌彻底、操作安全、不污染环境、可实现连续自动化操作的优点，且在成本上也有一定的竞争力，因此辐射灭菌的应用有继续增长的趋势。

6.4　压力蒸汽灭菌方法和有效性确认方法[16-21]

压力蒸汽灭菌是通过不可逆地破坏酶和结构蛋白，直接使代谢发生障碍，从而杀灭微生物。压力蒸汽灭菌温度高、灭菌效果可靠、易于掌握和控制，因此在灭菌技术高速发展的今天，这一经典灭菌方法在消毒灭菌领域仍具有重要地位。目前，医疗器械采用压力蒸汽灭菌所参考的标准主要包括《医疗保健产品灭菌　湿热　第 1 部分：医疗器械灭菌过程的开发、确认和常规控制要求》（GB 18278.1—2015）；《小型压力蒸汽灭菌器灭菌效果监测方法和评价要求》（GB/T 30690—2014）；《医院消毒供应中心　第 2 部分：清洗消毒及灭菌技术操作规范》（WS 310.2—2016）；《医院消毒供应中心　第 3 部分：清洗消毒及灭菌效果监测标准》（WS 310.3—2016）及《医疗机构消毒技术规范》（WS/T 367—2012）等。

6.4.1　压力蒸汽灭菌基本原理

压力蒸汽灭菌的基本原理是在蒸汽灭菌器内不存在冷空气的条件下，充入蒸汽并加压升温，当蒸汽与物品充分接触时放出潜热加热物品达到杀灭微生物的目的。热力杀菌机理主要是使蛋白质等生物分子变性，加热使蛋白质分子运动加速，互相撞击，可致连接肽链的化学键断裂，使其分子由有规律的紧密结构变为无秩序的散布结构。大量的疏水基暴露于分子表面，并互相结合成为较大的聚合体而凝固、沉淀。在同一温度下，湿热的杀菌效力比干热大，其原因主要有三个方面，一是湿热中细菌菌体吸收水分，蛋白质含水量增加，所需凝固温度降低；二是湿热的穿透力比干热显著增强；三是湿热的蒸汽有潜热存在，每克水在 100℃时由气态变为液态可释放出大约 2.26kJ 的热量，这种潜热能迅速提高被灭菌物品的温度，从而增加灭菌效力。

6.4.2　压力蒸汽灭菌方法

1. 压力蒸汽灭菌的类型

压力蒸汽灭菌的关键是在灭菌前排出柜室内的冷空气，因为冷空气导热性差，阻碍蒸汽接触待灭菌物品，还可能降低蒸汽气压，使之不能达到应有的温度。因此，根据灭菌器排出灭菌舱内冷空气的方式，压力蒸汽灭菌器分为下排气式压力蒸汽灭菌器和预真空式（排气）压力蒸汽灭菌器。另一种分类方式是根据灭菌时间的长短，压力蒸汽灭菌程序可包括常规压力蒸汽灭菌程序和快速压力蒸汽灭菌程序。

1）下排气式压力蒸汽灭菌器

下排气式压力蒸汽灭菌器的工作原理是利用重力置换（热蒸汽密度低于冷空气），使热蒸汽在灭菌器中从上而下，将冷空气由灭菌器底部排气孔排出，排出的冷空气由饱和水蒸气取代。此类灭菌器设计简单，但空气排除容易出现不彻底且灭菌温度不宜超过 126℃，所需灭菌时间较长。下排气式压力蒸汽灭菌器有手提式、立式和卧式三大类。手提式压力蒸汽灭菌器相对较小，使用压力最高不超过 1.4kg/cm^2，适合于少量灭菌时使用。立式压力蒸汽灭菌器，其容积较大，使用方法与手提式压力蒸汽灭菌器类似，往往附带相应的控制程序，可用于小规模的压力蒸汽灭菌。卧式压力蒸汽灭菌器，多数使用外源蒸汽，容积较大（多在 0.5m^3 以上），可用于大规模的工业灭菌。

2）预真空式（排气）压力蒸汽灭菌器

预真空式压力蒸汽灭菌器是在下排气式压力蒸汽灭菌器基础上发展而来，其工作原理是利用抽真空的方法，首先将灭菌器内冷空气抽出 98%以上，使灭菌器柜室内形成负压，蒸汽得以迅速穿透到待灭菌物品的中心部位进行灭菌。灭菌器内蒸汽压力可达 205.8kPa（2.1kg/cm^2），温度达 132℃或以上，并且灭菌器内可无死角和明显灭菌温差。根据一次性或多次抽真空的不同，预真空式压力蒸汽灭菌器又可分为预真空和脉动真空两种，后者因多次抽真空，空气排除更彻底，效果更可靠。此类灭菌器冷空气排除彻底，热力穿透迅速，可在较高温度（132～134℃）下进行灭菌，所需灭菌时间相对短。

2. 压力蒸汽灭菌过程及程序

1）灭菌前的准备

与其他的消毒灭菌方式相同，生物材料/医疗器械在进行相应的压力蒸汽灭菌之前应完成相应的准备工作，包括分类、清洗、干燥、包装等。规范化的这些操作程序将有助于后续压力蒸汽灭菌的有效性并确保其质量。

分类：灭菌前应将待灭菌材料及器械进行相应的分类、清点及核查，以便后续步骤处理。分类时，宜根据材料/器械的材质、精密程度等进行。

清洗：清洗方法包括机械清洗、手工清洗等。机械清洗适用于大部分常规器械的清洗。手工清洗适用于复杂、精密或复合材料及器械的清洗和处理。清洗步骤包括冲洗、洗涤、漂洗、终末漂洗等。复杂、精密或复合材料及器械的清洗应对其效果进行确认。

干燥：首选使用干燥设备进行干燥处理。根据器械的材质选择适宜的干燥温度，金属与陶瓷类材料干燥温度可为 70～90℃；高分子类材料干燥温度一般为 65～75℃。因自然干燥方法可能带来进一步的生物负载改变，因此不宜使用。

包装：包装应符合 GB/T 19633.1—2015 标准的要求。包装包括装配、封包、注明标识等步骤。待灭菌的材料器械应分室包装。需要在使用中进行装配的器械，包装前应依据器械装配的技术规程或图示，核对器械的种类、规格和数量。灭菌物品包装可分为闭合式包装和密封式包装。包装方法和要求如下：若采用闭合式包装方法，应由 2 层包装材料分 2 次包装。密封式包装方法则可采用纸袋、纸塑袋等材料，若使用硬质容器，其操作应遵循供应商经确认的要求。一般情况下，压力蒸汽灭菌包质量要求为器械包质量不宜超过 7kg，敷料包质量不宜超过 5kg。压力蒸汽灭菌包体积要求为下排气式压力蒸汽灭菌器不宜超 30cm×30cm×25cm；预真空式压力蒸汽灭菌器不宜超 30cm×30cm×50cm。

封包要求：包外应设有灭菌化学指示物。闭合式包装应使用专用胶带，胶带长度应与灭菌包体积、质量相适宜，松紧适度。封包应严密，保持闭合完好性。纸塑袋、纸袋等密封包装的密封宽度应≥6mm，包内器械距包装袋封口处应≥2.5cm。灭菌物品包装的标识应注明物品名称、包装者等内容。灭菌前注明灭菌器编号、灭菌批次、灭菌日期和失效日期等相关信息，标识宜具有可追溯性。

2）压力蒸汽灭菌过程

对于耐湿、耐热的材料、器械、器具和物品，压力蒸汽灭菌是首选的灭菌方式之一。根据待灭菌物品的特点，选择适宜的压力蒸汽灭菌器和灭菌程序。常规灭菌周期包括预排气、灭菌、后排汽和干燥等过程。灭菌器操作方法应遵循生产厂家的使用说明或指导手册。压力蒸汽灭菌器灭菌参数见表 6-3。

表 6-3　压力蒸汽灭菌器灭菌参数

设备类别	物品类别	灭菌设定温度/℃	最短灭菌时间/min	压力参考范围/kPa
下排气式	敷料	121	30	102.8～122.9
	器械		20	
预真空式	器械、敷料	132	4	184.4～201.7
		134		201.7～229.3

注：硬质容器或超大超重包装，应遵循经确认后的灭菌参数。

标准压力蒸汽灭菌器操作程序包括灭菌前准备、灭菌物品装载、灭菌操作和无菌物品卸载等步骤。具体如下：

灭菌前准备：大型预真空式压力蒸汽灭菌器应在每日开始灭菌运行前空载进行 B-D 试验。设备运行前应进行安全检查，包括灭菌器压力表处在"零"的位置；记录打印装置处于备用状态；灭菌器柜门密封圈平整无损坏，柜门安全锁扣灵活、安全有效；灭菌柜内冷凝水排出口通畅，柜内壁清洁；电源、水源、蒸汽、压缩空气等运行条件符合设备要求。遵循产品说明书对灭菌器进行预热。

灭菌物品装载：应使用专用灭菌架或篮筐装载灭菌物品，灭菌包之间应留间隙。宜将同类材质的器械、器具和物品，置于同一批次进行灭菌。材质不相同时，纺织类物品应放置于上层、竖放，金属器械类放置于下层。选择下排气式压力蒸汽灭菌程序时，大包宜摆放于上层，小包宜摆放于下层。

灭菌操作：按照灭菌器生产厂家的使用说明或指导手册，应观察并记录灭菌时的温度、压力和时间等灭菌参数及设备运行状况。

无菌物品卸载：从灭菌器卸载取出的物品，冷却时间＞30min。应确认灭菌过程合格，结果应符合相应监控及有效性确认的要求。应检查有无湿包（wet pack，经灭菌和冷却后，肉眼可见包内或包外存在潮湿、水珠等现象的灭菌包），湿包不应储存与发放，应分析原因并改进。无菌包掉落地上或误放到不洁处应视为被污染。

6.4.3　压力蒸汽灭菌的有效性确认

整体而言，压力蒸汽灭菌效果可靠，相对易于掌握和控制，因此已成为耐湿、耐热材料与器械的首选灭菌方法之一。但压力蒸汽灭菌同样具有较高的风险性，不仅因其具有高温高压带来使用时的风险，而且同样具有灭菌效果未达预期的风险。因此，使用压力蒸汽灭菌方式的机构应该对其开展定期的质量监测和控制。本部分内容并未对因高温高压带来的相应风险的识别与控制进行进一步的阐述，此内容请参考相应的特种设备使用相关规定及相应文献，下面主要就压力蒸汽灭菌监测和有效性确认进行讨论。

　　灭菌监测作为灭菌效果的衡量标准，是客观体现灭菌质量的指标，直接反映了灭菌的有效性。因此，灭菌过程的监测越来越被重视，灭菌过程中的物理监测、化学监测、生物监测的方法也迅速得到发展。压力蒸汽灭菌虽然具有灭菌速度相对较快、穿透力强和效果可靠等优点，但灭菌效果受灭菌蒸汽压力、灭菌时间、灭菌物品的包装、灭菌物品的摆放和灭菌器加热速度等因素的影响。下排气式压力蒸汽灭菌器虽然温度恒定，但灭菌室内压力受大气压的影响较大。预真空式压力蒸汽灭菌器有抽真空的过程，能使灭菌室内的压力达到负压的状态，但如果达不到相应温度或温度过高也同样将影响灭菌效果。因此，相应的灭菌监测是必需的。适宜的灭菌过程应能保证被灭菌物品在灭菌后微生物存活率低于百万分之一，即无菌保证水平达到 10^{-6}。

　　我国压力蒸汽灭菌的标准监测可见于国家主管部门的相应标准、规定等。对灭菌质量的监测可采用物理监测法、化学监测法和生物监测法等方法进行，监测结果应符合以下的要求：①物理监测不合格的灭菌物品不得发放，并应分析原因进行改进，直至监测结果符合要求。②包外化学监测不合格的灭菌物品不得发放，包内化学监测不合格的灭菌物品和湿包不得使用，并应分析原因进行改进，直至监测结果符合要求。③生物监测不合格时，应尽快召回上次生物监测合格以来所有尚未使用的灭菌物品，重新处理；并应分析不合格的原因，改进后，生物监测连续三次合格后方可使用。④植入物的灭菌应每批次均进行生物监测，合格后方可发放。⑤使用特定的灭菌程序灭菌时，应使用相应的指示物进行监测。⑥按照灭菌装载物品的种类，可选择具有代表性的灭菌过程验证装置［(process challenge device，PCD)，对灭菌过程具有特定抗力的装置，用于评价灭菌过程的有效性］进行灭菌效果的监测。⑦灭菌外来医疗器械、植入物、硬质容器、超大超重包，应遵循厂家提供的灭菌参数，首次灭菌时对灭菌参数和有效性进行确认，并进行湿包检查。

1. 物理监测法

　　物理监测是灭菌监测中最基本的环节，与化学监测和生物监测不同，物理监测存在于消毒灭菌的整个过程中，完整的物理监测可以动态反映无菌物品消毒灭菌的过程，并提供真实、动态、可视的灭菌数据。有研究发现超重包的灭菌监测过程中化学监测、生物监测的合格率均为100%，而物理监测合格率仅为15%，说明了物理监测可以弥补化学监测及生物监测的漏洞，提高灭菌监测过程的准确性。

　　常用的物理监测手段包括留点温度计及温度压力记录器等。留点温度计能使温度停留在测量温度的最高值。使用时，先将留点温度计内的指示液柱降低到45℃以下，然后放入灭菌器柜室内物品的中心部位（或最难灭菌处），灭菌完毕后取出，观察留点温度计度数。留点温度计指示的温度即为灭菌过程中达到的最高温度，其缺点是不能记录温度所持续的时间。温度压力记录器具有温度压力探头（可同时测温度和压力）。使用时只需将探头联机设定记录时间，再将其放入灭菌器内，待灭菌完成后，取出探头联机读数，即能绘制设定时间内的完整的温度-压力曲线，因此可记录灭菌全过程的温度压力变化，较留点温度计更高效、更有实用性。

2. 化学监测法

化学监测法是利用化学指示剂在一定温度、作用时间与饱和蒸汽适当结合的条件下受热变色的特点，用于间接指示灭菌效果或灭菌过程的监测方法。化学指示剂的设计是用生物指示剂菌种的耐热参数为依据，以压力蒸汽灭菌的温度和时间（下排气式121℃，20min，预真空式132℃，3min）为标准制作而成。化学指示剂由于在灭菌后可立即报告结果，常用于日常压力蒸汽灭菌效果的监测，是灭菌质量的主要监测手段和重要判断标准，因其操作方便、快捷、成本低，被广泛应用。化学指示剂常用的有以下三种。

指示胶带、标签：该类指示剂只指示是否经过压力蒸汽灭菌处理，不能指示灭菌效果。使用时应贴在检测包或灭菌物品外，要求每个待灭菌包外都应该贴，不能放在灭菌包内作为指示卡用。

指示卡：可以指示压力蒸汽灭菌温度和持续作用时间及蒸汽饱和程度，以间接指示灭菌效果。监测时应放于测试包或待灭菌包内中心。每次灭菌使用，每包必用。灭菌后指示色块达到标准颜色为合格。出现包内指示卡不合格，应找出原因，重新灭菌处理直到合格为止。用化学指示卡监测时，应注意选用与灭菌温度相适应的指示卡。

B-D试纸监测：该类指示物既不能指示灭菌效果，又不指示灭菌过程，仅用于测试预真空或脉动真空灭菌器内冷空气团，以了解灭菌器的性能。真空灭菌器残余空气的存在是压力蒸汽灭菌失败的主要原因，B-D试验是由两位苏格兰微生物学家鲍伊（J. H. Bowie）和狄克（J. Dick）于1963年设计，专门用于检测真空灭菌器空气排出效果的试验，以评估真空灭菌器内排除余气及蒸汽渗透情况。B-D试纸作为一种内用化学指示剂，主要用于测试132～134℃预真空（脉动）式压力蒸汽灭菌器。B-D试验结果不合格，说明灭菌器内有残余空气存在，必须检查原因并采取相应对策。监测时将B-D试纸放于标准测试包中（体积为30cm×25cm×25cm）或直接用B-D测试包，放于灭菌器底层柜门与排气口处，即灭菌器内最难灭菌的地方（冷点），灭菌器内不能放入其他待灭菌物品。134℃下作用3.5min灭菌循环后，取出测试包，检查试纸是否变为均匀的黑白线条，任何斑点或不完整的变色均提示泄漏或空气排出不彻底，表明该灭菌器应停止使用，直至专业维修人员维修并再次确认后才可使用。

3. 生物监测法

目前，压力蒸汽灭菌效果评价最准确、最可靠的方法仍为生物监测法，只有生物指示剂提供了灭菌过程对微生物致死性的直接度量。所用指示菌为嗜热脂肪杆菌芽孢（ATCC 7953 或 SSIK 31）。生物指示剂由于使用较麻烦，且不能及时得出结果，不作为常规检测方法，大多数情况下用于新的设备投入使用前和设备检修后，用新的包装容器灭菌时及新器材进行灭菌时以及定期监测。目前常用的生物指示剂有菌片、自含式生物指示剂管和快速生物指示剂管。其中菌片培养由于假阳性的问题，为了提高监测的准确性同时控制成本，减少不必要的重复，此种方法逐渐少用，而自含式生物指示剂管和快速生物指示剂管灭菌监测效果良好而被广泛应用。监测时将生物指示剂按要求放于标准检测包或待灭菌包中心，放入灭菌器内指定位置，经过一个规定的灭菌周期后，将生物指示剂取出培养。按照 GB 15981—1995 标准评价，培养后生物指示剂的培养液不变色，为无菌生长，判定为灭菌合格；由紫色变为黄色即表示有菌生长，判定为灭菌不合格，阳性对照必须有菌生长。每个灭菌器一次检测的所有指示剂全部无菌生长，本次灭菌合格，若有一个生物指示剂有菌生长，则认为该次灭菌不合格。使用时应注意：①生物指示剂应放在最难达到灭菌的待灭菌物品包或测试包中间；②菌片接种时应防止污染；③培养管应在 55～60℃恒温箱中培养 7d，带培养基的自含式生物指示剂或特殊的生物指示剂则按说明书要求进行培养。

4. 综合监测方法

PDCA 循环法：PDCA 循环法通过 P（计划）、D（执行）、C（检查）、A（处置）的流程对被监测对象进行管理，发现问题、提出解决方案、执行方案解决问题。PDCA 循环法用于压力蒸汽灭菌的日常管理工作中，对提高各环节工作效率可有较大帮助。通过 PDCA 循环健全规章制度、岗位职责、工作标准和操作流程，强化全体工作人员的责任意识。用 PDCA 循环法分析现状，发现问题，找出影响质量问题的主要原因，针对主要原因提出解决的措施并执行，检查执行结果是否达到了预定的目标，总结成功经验，然后制定相应的标准流程，可为灭菌监测过程提供相应的指导，提高工作的效率及准确性。

品管圈：品管圈（QCC）是由相同、相近或互补的工作场所的人们自动自发组成数人一圈的小圈团体，全体合作、集思广益，按照一定的活动程序来解决工作现场、管理、文化等方面所发现的问题及课题，它的目的在于提高产品质量和工作效率。通过品管圈的方法积极调动每一位工作人员的积极性，集思广益解决问题是在工作中常用到的方法，将其运用在灭菌监测中可通过不断的小组讨论日常工作出错的地方，提出解决方案，并认真执行，可以有效改善问题。

流程管理：流程管理是美国管理学家 Michael Hammer 和 James Champy 于 1993 年提出的一种以规范化的构造端到端的卓越业务流程为中心，以持续地提高组织业务为目的的系统化方法。因此将灭菌监测工作全面流程化可以提高工作效率及灭菌质量检测。

多种监测方法的综合使用：灭菌监测直接决定了灭菌的质量，完善合理的灭菌监测体制，一方面能够提高灭菌合格率，另一方面能够有效控制成本，减少不必要的重复灭菌。随着灭菌技术的发展，灭菌种类日新月异，但是无论使用哪种灭菌方法，物理监测、化学监测、生物监测都是缺一不可的，只有三种监测方法均得以完善，才能保证灭菌物品的合格率。合理地选择灭菌监测的种类及监测方式，在控制成本的同时有效提供监测效率显得尤为重要。另外，运用合适的管理方法发现问题并提出解决方案对提高灭菌监测准确性、调动工作人员积极性、提高工作效率有良好的帮助。

6.4.4 影响压力蒸汽灭菌效果的因素

压力蒸汽灭菌器的应用非常广泛，国内外对如何正确使用灭菌器，正确掌握灭菌监测方法总结了大量的理论与经验，以争取确保灭菌质量达标，但实际使用过程中仍存在大量问题，要正确、规范地使用灭菌器还需进一步努力落实各项标准和规范。影响压力蒸汽灭菌效果的因素主要包括以下几点：

（1）使用者灭菌知识欠缺。不能把压力蒸汽灭菌知识，如其灭菌原理、灭菌范围、物品灭菌方式的选择、灭菌监测、待灭菌物品的要求等广泛宣教，致使操作人员灭菌知识欠缺。

（2）灭菌方式选择错误。压力蒸汽灭菌只适用于耐高温、耐高湿、蒸汽易于穿透的医疗用品的灭菌。油类、粉类因蒸汽不易穿透，故不可选用此法，应采用干热灭菌法。由于对物品灭菌方式选择知识缺乏，而将油类、粉类物品装入贮槽、灭菌包、袋内进行灭菌，造成物品灭菌方式选择错误，不能及时发现，不能得到纠正，会直接影响灭菌效果。

（3）物品准备及灭菌操作不当、监测不到位。待灭菌物品的处理及灭菌操作不当，监测不到位，主要表现在物品清洗不彻底，包装大于标准规格，包装过紧，封包不严，包装材质选择不当；包外化学指示粘胶带未起到封口作用，包内未放灭菌化学指示卡；灭菌操作中灭菌柜内装载超标，物品排列过紧；预真空式压力蒸汽灭菌柜不做 B-D 试验，B-D 试验包不规范、不合格，灭菌柜照常使用而不查找原因等。

6.4.5　压力蒸汽灭菌在生物材料/医疗器械领域中的应用与发展

压力蒸汽灭菌尤其适用于耐热、耐湿生物材料、医疗器械和器具的灭菌，对于这些材料来说，压力蒸汽灭菌可作为首选灭菌方法之一。常见的适宜进行压力蒸汽灭菌的器械包括耐热耐湿金属、陶瓷及高分子（如一些被认为是生物惰性的高分子材料），但在选用压力蒸汽灭菌之前应对材料成分的耐热、耐湿能力进行确认。对于复合材料而言，往往其中任一成分不能经受高温或高湿过程，整体均不能适用于压力蒸汽灭菌。还有一种可能是材料之间的相互作用，如在高温、高湿或两者结合下器械各材料成分之间会发生相互作用时也不适合使用压力蒸汽灭菌。液体材料的灭菌可通过下排气式压力蒸汽灭菌进行，但应具有相应的确认过程；快速压力蒸汽灭菌则适用于裸露的耐热、耐湿器械、器具物品的灭菌，但一般更适用于临时灭菌过程。增加压力及提升温度有助于缩短灭菌时间，有可能有助于提升材料对灭菌过程的耐受性，但同样应在使用前进行验证与确认。压力蒸汽灭菌较难用于油类和粉剂的灭菌。

压力蒸汽灭菌在各灭菌方法中使用历史悠久、应用面目前最广。近年来，压力蒸汽灭菌有了很大发展，主要表现在预真空式压力蒸汽灭菌器的发展，自动化控制水平的提高以及在其设计中更注重环保和安全。下排气式压力蒸汽灭菌器在欧、美等发达国家和地区只作为消毒使用而不用于灭菌，其理由是在蒸汽置换冷空气时具有不彻底性和灭菌内室的上下层温差过大等缺点，不能保证所有灭菌的器材都达到灭菌要求。而预真空灭菌技术在不断完善，已由一次性抽真空的方式发展成多次脉动抽真空（脉动真空）的方式，有效提高了灭菌质量和缩短灭菌运行时间；进一步又在脉动真空灭菌技术基础上发展成一种称为"动态脉动式"的新型预真空灭菌技术，能进一步提高灭菌效率。

参 考 文 献

[1]　国家食品药品监督管理总局. 医疗器械的灭菌 微生物学方法 第 1 部分：产品上微生物总数的测定（GB/T 19973.1—2015）. 北京：中国标准出版社，2016.

[2]　Agalloco J. Kill the bioburden，not the biological indicator. Biopharm Int，2017，30（4）：50-52.

[3]　International Standard Organization. Sterilization of health care products：Microbiological methods Part 1：Determination of a population of microorganisms on products（ISO 11737-1）. Switzerland：International Standard，2018.

[4]　Sandle T. Bioburden determination//Sandle T. Pharmaceutical Microbiology. Amsterdam：Elsevier，2016：81-91.

[5]　国家食品药品监督管理总局. 环氧乙烷灭菌的物理和微生物性能要求 第 2 部分：微生物要求（YY/T 1302.2—2015）. 北京：中国标准出版社，2016.

[6]　国家食品药品监督管理总局. 医疗保健产品灭菌 环氧乙烷 第 1 部分：医疗器械灭菌过程的开发、确认和

常规控制的要求（GB 18279.1—2015）. 北京：中国标准出版社，2017.

[7]   国家食品药品监督管理总局. 医疗保健产品灭菌 环氧乙烷 第 2 部分：GB 18279.1 应用指南（GB/T 18279.2—2015）. 北京：中国标准出版社，2017.

[8]   国家食品药品监督管理总局. 医疗保健产品灭菌 生物指示物 第 2 部分：环氧乙烷灭菌用生物指示物（GB/T 18281.2—2015）. 北京：中国标准出版社，2017.

[9]   国家食品药品监督管理总局. 医疗器械生物学评价 第 7 部分：环氧乙烷灭菌残留量（GB/T 16886.7—2015）. 北京：中国标准出版社，2017.

[10]   Shintani H. Ethylene oxide gas sterilization of medical devices. Biocontrol Sci，2017，22（1）：1-16.

[11]   孙雷，杨晶雪，尹世辉，等. 环氧乙烷灭菌技术的灭菌效果监测. 中国卫生标准管理，2016，7（21）：167-168.

[12]   国家食品药品监督管理总局. 医疗保健产品灭菌 辐射 第 1 部分：医疗器械灭菌过程的开发、确认和常规控制要求（GB 18280.1—2015）. 北京：中国标准出版社，2017.

[13]   国家食品药品监督管理总局. 医疗保健产品灭菌 辐射 第 2 部分：建立灭菌剂量（GB 18280.2—2015）. 北京：中国标准出版社，2017.

[14]   国家食品药品监督管理总局. 医疗保健产品灭菌 辐射 第 3 部分：剂量测试指南（GB/T 18280.3—2015）. 北京：中国标准出版社，2018.

[15]   Beck J A. Process variation in electron beam sterilization. Radiat Phys Chem，2012，81（8）：1236-1240.

[16]   施金旺. 浅谈压力蒸汽灭菌器的使用与校准. 中国检验检测，2017（6）：30-31.

[17]   中华人民共和国国家卫生和计划生育委员会. 医院消毒供应中心 第 2 部分：清洗消毒及灭菌技术操作规范（WS 310.2—2016）. 北京：中国标准出版社，2017.

[18]   中华人民共和国国家卫生和计划生育委员会. 医院消毒供应中心 第 3 部分：清洗消毒及灭菌效果监测标准（WS 310.3—2016）. 北京：中国标准出版社，2017.

[19]   国家食品药品监督管理总局. 最终灭菌医疗器械包装 第 1 部分：材料、无菌屏障系统和包装系统的要求（GB/T 19633.1—2015）. 北京：中国标准出版社，2016.

[20]   赵萍，王旭，田莹. 消毒供应中心灭菌监测方法现状分析及进展. 齐鲁护理杂志，2017，23（16）：64-66.

[21]   谭金煜，米香澄，杨晶雪，等. 医疗机构压力蒸汽灭菌器的灭菌效果监测与探讨. 中国继续医学教育，2017，9（18）：193-194.

（梁　洁）

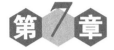

生物材料生物安全性检测方法

无菌医疗器械依然是主要的临床用医疗器械。而灭菌不彻底的医疗器械可能带来生物安全性上的风险，根据使用方式的不同，人体可能出现炎症、败血症等反应。微生物尸体对使用者的安全也可能具有危害，例如，G 菌细胞壁脂多糖成分（内毒素）进入人体血液，可致使人体发热及产生其他不良反应。本书之前章节已论述了目前使用广泛的各种灭菌方法，但为了确保用械安全，降低不良反应发生的概率，在无菌器械最终应用于人体前应该进行相应的生物安全性检测确认。本章主要论述最常用的生物材料生物安全性检测方法，包括无菌检查方法及热原检测方法。

7.1 ▶ 生物材料的无菌检查方法

无菌产品是指产品上无存活微生物的产品。与药品输注相似，直接应用于人体的医疗器械，若不能保证一定的无菌水平，将大大增加临床使用时出现的各种不良反应的风险，情况严重时甚至导致难于控制的后果。医疗器械灭菌的国家标准要求，当需要提供无菌产品时，要用各种措施使医疗器械各种来源的外来污染减至最少。产品在灭菌前，即使是在标准化生产条件下按照标准的医疗器械质量管理体系进行生产，也可能带有微生物污染，尽管数量很少，这种产品也是非无菌的。

7.1.1 无菌检验的概念

灭菌过程的目的是对产品上污染的微生物进行杀灭从而使非无菌产品成为无菌产品。而用于对医疗器械灭菌的物理的和/或化学的方法对微生物的灭活，常近似于一个指数关系，这就意味着无论灭菌处理程度如何微生物总是难免以一个有限的概率残存下来。对于一个特定的灭菌过程，这种残存的概率由微生物的数量和抗性以及杀灭微生物所处的环境来确定。另外，经受灭菌过程的项目总体中的任何一个项目都不能保证其无菌。对灭菌过的项目总体的无菌性只能用总体中非无菌项目存在的概率这样一个术语来表述。而灭菌后的材料和器械的无菌性评判，也只能通过无菌检验来加以确认。

7.1.2 无菌检查方法及其操作

目前，我国生物材料的无菌检查方法仍主要依据《中华人民共和国药典》2020 年版及特定医疗器械标准（如 GB/T 14233.2—2005）的要求。常用的无菌检查法主要为薄膜过滤法及直接接种法。薄膜过滤法是将规定量的供试品或供试品溶液通过薄膜过滤处理，使产品中可能存在的微生物在过滤时被阻留、富集于微孔滤膜上，然后接种适宜的培养基，使滤膜上阻留的微生物得以生长繁殖到肉眼能观察到的状态而被检出；有抑菌性的供试品通过薄膜过滤后，用适当的冲洗液冲洗滤膜、滤器充分消除残留的抑菌成分，可使滤膜上阻留的微生物得以生长繁殖到肉眼能观察到的状态而被检出。而直接接种法则是将规定量的供试品直接接种到适宜的培养基中培养，使供试品中可能存在的微生物得以生长繁殖到肉眼能观察到的状态而被检出。

1. 无菌检查试验设施、环境要求

无菌检查应在无菌条件下进行，试验环境必须达到无菌检查的要求，检验全过程应严格遵守无菌操作，防止微生物污染，防止污染的措施不得影响供试品中微生物的检出。单向流空气区、工作台面及环境应定期按医药工业洁净室（区）悬浮粒子、浮游菌和沉降菌的测试方法的现行国家标准进行洁净度确认。隔离系统应定期按相关的要求进行验证，其内部环境的洁净度须符合无菌检查的要求。日常检验还需对试验环境进行监控。

对无菌检查的试验设施、环境要求基于人们的以下认识。国内外均发生过因药品的质量问题而引发的临床不良事件，简称药害事件。对药害事件的调查显示无菌制品的微生物污染是引发临床不良事件的主要因素之一。对空气微生物学这门交叉边缘学科的研究使人们掌握了空气微生物发生、播散、侵染及控制的规律，进而寻求控制空气中微生物污染的措施。将空气洁净技术引用到生物材料医疗器械生产中能使生产的环境、设施、工艺过程的微生物污染得到有效控制，使得洁净技术、洁净室（区）成为生产的基本要求。随着洁净技术的不断发展和相关法规/标准的实施，要求无菌的产品进一步达到了无菌保证水平。然而，无菌检查的结果是否能客观、准确地代表这些被检产品原本的微生物负载状况有待证实。美国 FDA 首次提出用于无菌检查的设施不应比无菌加工生产设施造成更大的微生

物污染概率。环境的监测和更衣程序也应与生产中的要求相一致。说明了无菌检查的设施、试验环境是否能严格控制微生物污染，关系着无菌检查结果的可靠性，从而促使各国药典逐渐要求对无菌检查的环境必须与生产中规定的无菌生产环境保持一致。目前，《中华人民共和国药典》2020 年版无菌检查法中给出的要求是："无菌检查应在 B 级背景下的 A 级单向流洁净区域或隔离系统中进行"。

2. 无菌检查法的培养体系

无菌检查法的培养体系包括方法所规定的培养基、培养温度和培养时间。

1）培养基

培养基是由人工配制的含天然或合成化学成分的供微生物生长、繁殖、鉴定或保持其活力的营养物质。

培养基主要成分与作用包括：①蛋白胨：是蛋白质经蛋白酶（胃蛋白酶或胰蛋白酶）、酸或碱水解后的产物之一，主要供给微生物生长所需要的氮源。②糖类：常用为葡萄糖、麦芽糖等，供给微生物生长所需要的碳源和能量。③促生长成分：包括肌酸、嘌呤类、尿酸、谷酰胺、乳酸、肌醇和 B 族维生素等，如硫胺素、核黄素、泛酸、生物素、叶酸等。这些成分一般由肉浸液提供，肉浸液为牛肉经绞碎后用水浸泡低温过夜获得的浸出液。④盐类：钠盐、钾盐、镁盐、铁盐、磷酸盐、硫酸盐等。

培养基的分类方法有多种，若按用途可分为运输、保藏、复苏、增菌、选择、分离、鉴别等培养基；若按形态可分为液体培养基、半固体培养基、固体培养基。液体培养基为一种或多种营养成分组成的水溶液（如蛋白胨水、营养肉汤）。半固体培养基、固体培养基为含有不同浓度固化物（如琼脂、明胶等）的液体培养基。《中华人民共和国药典》2020 年版无菌检查用培养基主要有四种，分别为硫乙醇酸盐流体培养基、胰酪大豆胨液体培养基、中和或灭活用培养基、0.5%葡萄糖肉汤培养基。这四种培养基若按用途分类，属于复苏、增菌培养基。生物材料医疗器械无菌检查中主要涉及前三种培养基。

（1）硫乙醇酸盐流体培养基。

硫乙醇酸盐流体培养基（FTG）处方中的胰酪胨、L-胱氨酸是微生物生长所需要的很好的氮源；葡萄糖是微生物生长所必需的碳源和能源；酵母浸出粉富含促生长因子 B 族维生素；氯化钠可提供无机盐类营养，具有参加构成菌体、组成或维持酶的活性、调节渗透压的作用；硫乙醇酸盐具有降低培养基内氧化还原电位，防止过氧化物积累产生，也可钝化砷、汞及其他金属防腐剂的作用；其中 0.1%的刃天青溶液起含氧量指示剂的作用；琼脂起一定的固化作用以降低容器内培养基的流动性，减少溶解氧流动。特别是处方中的硫乙醇酸盐和琼脂使得该培养基具有能在普通有氧环境下提供厌氧培养的条件。其灭菌后接近中性的 pH

（7.1±0.2）以及置于 30～35℃培养时，丰富的营养和温度适合各种嗜中温厌氧菌、需氧菌的生长，并易于观察结果。

为保证培养基下层有足够的厌氧空间保证厌氧菌的生长，所以应注意装量与容器高度的比例，应符合在接种前氧化层（粉红色）不得超过培养基高度的 1/5，培养结束后培养基氧化层（粉红色）不超过培养基深度的 1/2，否则，须进行培养基的脱氧处理。将培养基管置于 100℃水浴中加热不超过 20min，使溶解在培养基流体中的氧气受热逸出，氧化层指示的粉红色消失。加热后应迅速冷却、防止污染，为防止培养基营养度下降，加热处理只限进行一次。

（2）胰酪大豆胨液体培养基。

胰酪大豆胨液体培养基（TSB）处方中含有的胰酪胨、大豆木瓜蛋白水解物，是微生物生长所需要的很好的氮源；葡萄糖是微生物生长所必需的碳源和能源；氯化钠、磷酸二氢钾作为无机盐类具有参加构成菌体、组成或维持酶的活性、调节渗透压、缓冲 pH 的作用。其灭菌后接近中性的 pH（7.3±0.2）以及置于 20～25℃培养时，丰富的营养和温度适合各种嗜中温需氧菌包括某些芽孢杆菌的生长。所以将其与硫乙醇酸盐流体培养基组合使用时，不但能弥补硫乙醇酸盐流体培养基的不足，还能作为培养温度的补充，满足适合较低温度的中温需氧菌和真菌类微生物的生长。

《中华人民共和国药典》2020 年版无菌检查法以硫乙醇酸盐流体培养基和胰酪大豆胨液体培养基作为无菌检查的两种主要培养基，并明确这两种培养基的定义是"硫乙醇酸盐流体培养基是厌氧菌检查的首选培养基，同时也可用于需氧菌检查；胰酪大豆胨液体培养基适用于真菌和需氧菌检查"，即产品中可能存在的需氧菌无论被接种到其中哪个培养基中都能被检出。因此，这两种培养基的组合具有互补的功能，不但供试品中的厌氧菌有被检出的条件，供试品中易污染的需氧菌无论被接种到哪种培养基中都能得到生长，分别置于两种温度下培养的规定，也基本能覆盖嗜中温微生物最适生长的温度范围。《中华人民共和国药典》2020 年版无菌检查法培养基的规定纠正了我国长期存在的将微生物划分为细菌和真菌分类培养的概念（分类培养的概念甚至使一些检验人员错误地认为，在规定用途的培养基中生长的其他菌可不作为检出菌）。说明了应以培养基的促菌生长能力和微生物生长对氧气的需要作为分类的依据。也从此使得我国药典无菌检查法的培养基体系与欧、美等先进国家和地区国际人用药品注册技术协调会（ICH）中的规定一致，产品检验结果具有可比性及有利于国际交流。

（3）中和或灭活用培养基。

该培养基是指为消除供试品的抑菌性而在上述两种培养基中加入中和剂、灭活剂或表面活性剂，从而使得供试品中可能污染的微生物都能得以生长的培养基。对有抑菌性的供试品无论用化学方法或酶法灭活，所用中和剂、灭活剂或表面活性剂应注意：①首先应证明其对微生物无毒性；②可以制成无菌溶液；③中和或灭活的效能迅速；④有特异性；⑤加入中和剂、灭活剂或表面活性剂的时间应根据所加成分的热稳定性决定；⑥加入的中和剂、灭活剂或表面活性剂的用量应通过方法适用性试验确定。

2）培养温度

温度是影响微生物生长的最重要因素之一。温度对微生物的影响主要表现在以下方面：①影响酶活性，温度变化影响酶促生长速率，最终影响细胞合成；②影响细胞膜的通透性，因此影响营养物质的吸收和代谢产物的分泌；③影响营养物质的溶解，最终影响生长。

根据微生物不同选择适宜培养温度，一般嗜热型微生物的适宜生长温度范围为 50～60℃，嗜温型微生物的适宜生长温度范围为 20～40℃，嗜冷型需氧菌适宜生长温度范围为 5～20℃。绝大多数与医学相关的微生物属于嗜温型，所以无菌检查法中选择的标准菌株也基本属于嗜温型条件致病菌。《中华人民共和国药典》2020 年版无菌检查法规定硫乙醇酸盐流体培养基的培养温度为 30～35℃和 20～25℃；胰酪大豆胨液体培养基的培养温度为 20～25℃，这些温度范围均在嗜温型微生物的适宜生长范围内。

3）培养时间

实践中可观察到有些样品经培养 7d 后无菌生长，而在随后的若干天逐渐发现有菌生长，有些甚至到第 13、14 天才能观察到有菌生长。从而认识到产品中可能残存的微生物在生产工艺过程中会经历一定程度的损伤而处于亚致死的状态，它们需要有一段休养生息的时间才能生长繁殖到肉眼看得到的程度而被检出；也有可能在抑菌类产品中一直被抑制着的污染微生物处于亚致死的状态，需要随着培养时间的延长或抑菌性彻底降解后才能得以生长繁殖到肉眼看得到的程度而被检出；还有可能是产品中污染的微生物本身属于生长迟缓的微生物。所以，无菌检查法规定培养 14d 有其必要性。一些国外药典中的规定是不得少于 14d，提示培养延长至 14d 以后若发现有菌生长的供试品也应判无菌检查不符合规定。

检验中也可能发现有些供试品会与培养基发生反应或产生结晶的现象而难以判断结果。如果培养 14d 后仍不能从外观上判断有无微生物生长，可取该培养液适量（约 1mL）转种至同种新鲜培养基中，再培养 3d 观察结果。如果不是微生物，培养基将保持澄清；如果是微生物，那么在经过第一阶段 14d 的培养恢复生长后，当被再次接种到同种新鲜培养基中，继续培养 3d 的时间应能满足微生物大量生长繁殖至被观察到的程度。

3. 方法适用性试验

进行产品无菌检查时，应进行方法适用性试验，以确认所采用的方法适合于该产品的无菌检查。若检验程序或产品发生变化可能影响检验结果时，应重新进行方法适用性试验。

方法适用性试验按"供试品的无菌检查"的规定及下列要求进行操作。对每一试验菌应逐一进行方法确认。

（1）菌种及菌液制备。金黄色葡萄球菌、枯草芽孢杆菌、生孢梭菌、白色念珠菌、黑曲霉的菌株及菌液制备同培养基灵敏度检查。大肠埃希菌的菌液制备同金黄色葡萄球菌。

（2）薄膜过滤法。取每种培养基规定接种的供试品总量按薄膜过滤法过滤、冲洗，在最后一次的冲洗液中加入小于 100cfu 的试验菌，过滤。加硫乙醇酸盐流体培养基或胰酪大豆胨液体培养基至滤筒内。另取一装有同体积培养基的容器，加入等量试验菌，作为对照。置于规定温度培养，培养时间不得超过 5d，各试验菌同法操作。

（3）直接接种法。取符合直接接种法培养基用量要求的硫乙醇酸盐流体培养基 6 管，分别接入小于 100cfu 的金黄色葡萄球菌、大肠埃希菌、生孢梭菌各 2 管，取符合直接接种法培养基用量要求的胰酪大豆胨液体培养基 6 管，分别接入小于 100cfu 的枯草芽孢杆菌、白色念珠菌、黑曲霉各 2 管。其中 1 管接入每支培养基规定的供试品接种量，另 1 管作为对照，置于规定的温度培养，培养时间不得超过 5d。

（4）结果判断。与对照管比较，若含供试品各容器中的试验菌均生长良好，则说明供试品的该检验量在该检验条件下无抑菌作用或其抑菌作用可以忽略不计，照此检查方法和检查条件进行供试品的无菌检查。若含供试品的任一容器中的试验菌生长微弱、缓慢或不生长，则说明供试品的该检验量在该检验条件下有抑菌作用，应采用增加冲洗量、增加培养基的用量、使用中和剂或灭活剂、更换滤膜品种等方法，消除对供试品的抑菌作用，并重新进行方法适用性试验。

方法适用性试验也可与供试品的无菌检查同时进行。

4. 供试品的无菌检查

供试品的无菌检查法包括薄膜过滤法和直接接种法。《中华人民共和国药典》2020 年版无菌检查法规定只要供试品性质允许，应采用薄膜过滤法，但生物材料医疗器械与药典中广泛涉及的可溶性药品、输注射剂及生物制品有所不同，为获得可薄膜过滤的浸提液的制备与直接接种法对比不一定具有更高的灵敏度。供试品无菌检查所采用的检查方法和检验条件应与方法适用性试验确认的方法相同。无菌试验过程中，若需使用表面活性剂、灭活剂、中和剂等试剂，应证明其有效性，且对微生物无毒性。

1）检验数量

检验数量是指一次试验所用供试品最小包装的数量，成品每亚批均应进行无菌检查。除另有规定外，批出厂产品按表 7-1 规定；上市产品监督检验不得少于 10 个单位。以上最少检验数量均不包括阳性对照试验的供试品用量。

表 7-1 批出厂产品最少检验数量

供试品	批产量 N 个	接种每种培养基的最少检验数量
医疗器械	≤100	10%或 4 件（取较多者）
	100＜N≤500	10 件
	＞500	2%或 20 件（取较少者）

注：若供试品每个装量不够接种两种培养基，那么表中的最少检验数量应增加相应倍数。

一般情况下，供试品无菌检查若采用薄膜过滤法，应增加 1/2 的最小检验数量作阳性对照用；若采用直接接种法，应至少增加供试品 1 个单位作阳性对照用。执行 GB/T 14233.2—2005 标准的供试品数量应满足同一批号 3～11 个单位供试品。

2）检验量

检验量是指供试品每个最小包装接种至每份培养基的最小量。除另有规定外，供试品检验量按表 7-2 规定。若每单位供试品的装量按规定足够接种两种培养基，则应分别接种硫乙醇酸盐流体培养基和胰酪大豆胨液体培养基。采用薄膜过滤法时，只要供试品特性允许，应将所有可过滤物进行过滤。

表 7-2 供试品的最少检验量

供试品	供试品类别	每支供试品接种入每种培养基的最少量
医疗器械	外科用敷料棉花及纱布	取 100mg 或 1cm×3cm
	缝合线、一次性医用材料	整个材料
	带导管的一次性医用器具（如输液袋）	二分之一内表面积
	其他器械	整个器械（切碎或拆散）

注：如果医疗器械体积过大，培养基用量可在 2000mL 以上，将其完全浸没。

3）阳性对照

阳性对照的目的是验证试验可靠性，防止假阴性。应根据供试品特性选择阳性对照菌，无抑菌作用及抗革兰氏阳性菌为主的供试品，以金黄色葡萄球菌为对照菌；抗革兰氏阴性菌为主的供试品，以大肠埃希菌为对照菌；抗厌氧菌的供试品，以生孢梭菌为对照菌；抗真菌的供试品，以白色念珠菌为对照菌。阳性对照试验的菌液制备同方法适用性试验，加菌量小于 100cfu，供试品用量同供试品无菌检查时每份培养基接种的样品量。阳性对照管培养 72h 内应生长良好。

4）阴性对照

阴性对照的目的是验证试验是否存在污染。供试品无菌检查时，应取相应溶剂和稀释液冲洗液同法操作，作为阴性对照。阴性对照不得有菌生长。

5）供试品处理及接种培养基

供试品包装必须完好无损，尤其是只有一层包装的样品。进入无菌检查室的样品若有两层（或两层以上）包装的，需将外包装在传递窗（或缓冲间）拆除后，传入实验室。进入无菌检查室的所有培养基、供试品等的外表都应采用适用的方法进行消毒处理（如紫外照射不少于 30min），以避免将外包装污染的微生物带入无菌检查室。无菌检查室内的拆包过程须严格遵循无菌操作的要求。除另有规定外，按下列方法进行供试品处理及接种培养基。

薄膜过滤法一般应采用封闭式薄膜过滤器。无菌检查用的滤膜孔径应不大于 0.45μm，直径约为 50mm。根据供试品及其浸提/冲洗介质的特性选择滤膜材质。使用时，应保证滤膜在过滤前后的完整性。

水溶性供试品溶液过滤前应先将少量的冲洗液过滤，以润湿滤膜。油类供试品溶液，其滤膜和过滤器在使用前应充分干燥。为发挥滤膜的最大过滤效率，应注意保持供试品溶液及冲洗液覆盖整个滤膜表面。供试品溶液经薄膜过滤后，若需要用冲洗液冲洗滤膜，每张滤膜每次冲洗量一般为 100mL，且总冲洗量不得超过 1000mL，以避免滤膜上的微生物受损伤。

水溶液（浸提液/冲洗液）供试品取规定量，直接过滤，或混合至含不少于 100mL 适宜稀释液的无菌容器中，混匀，立即过滤。若供试品具有抑菌作用，须用冲洗液冲洗滤膜，冲洗次数一般不少于三次，所用的冲洗量、冲洗方法同方法适用性试验。除生物制品外，一般样品冲洗后，1 份滤器中加入 100mL 硫乙醇酸盐流体培养基，1 份滤器中加入 100mL 胰酪大豆胨液体培养基。生物制品样品冲洗后，2 份滤器中加入 100mL 硫乙醇酸盐流体培养基，1 份滤器中加入 100mL 胰酪大豆胨液体培养基。

具有导管（内腔）的医疗器械（输血、输液袋等）供试品取规定量，每个最小包装用 50~100mL 冲洗液分别冲洗内壁，收集冲洗液于无菌容器中，然后按照水溶液供试品方法操作。同时应采用直接接种法进行包装中所配的针头的无菌检查。

直接接种法适用于无法用薄膜过滤法进行无菌检查的供试品，即取规定量供试品分别等量接种至硫乙醇酸盐流体培养基和胰酪大豆胨液体培养基中。除生物制品外，一般样品无菌检查时两种培养基接种的瓶或支数相等；生物制品无菌检查时硫乙醇酸盐流体培养基和胰酪大豆胨液体培养基接种的瓶或支数为 2∶1。除另有规定外，每个容器中培养基的用量应符合接种的供试品体积不得大于培养基体积的 10%，同时，硫乙醇酸盐流体培养基每管装量不少于 15mL，胰酪大豆胨液体培养基每管装量不少于 10mL。供试品检查时培养基的用量和高度同方法适用性试验。

6）培养及观察

将上述接种供试品后的培养基容器分别按各培养基规定的温度培养 14d；接种生物制品供试品的硫乙醇酸盐流体培养基的容器应分成两等份，一份置于 30～35℃培养，一份置于 20～25℃培养。培养期间应逐日观察并记录是否有菌生长。若在加入供试品后或在培养过程中，培养基出现混浊，培养 14d 后，不能从外观上判断有无微生物生长，可取该培养液适量转种至同种新鲜培养基中，培养 3d，观察接种的同种新鲜培养基是否再出现混浊；或取培养液涂片，染色，镜检，判断是否有菌。

7）结果判断

阳性对照管微生物应生长良好，阴性对照管不得有菌生长，否则，试验无效。若供试品每管均澄清，或虽显混浊但经确证无菌生长，判供试品符合规定；若供试品管中任何一管显混浊并确证有菌生长，判供试品不符合规定，除非能充分证明试验结果无效，即生长的微生物非供试品所含。

当符合下列至少一个条件时方可判试验结果无效：

（1）无菌检查试验所用的设备及环境的微生物监控结果不符合无菌检查法的要求。

（2）回顾无菌试验过程，发现有可能引起微生物污染的因素。

（3）供试品管中生长的微生物经鉴定后，确证是因无菌试验中所使用的物品和/或无菌操作技术不当引起的。

试验若经确认无效，应重新试验。重试时，重新取同量供试品，依法检查，若无菌生长，判供试品符合规定；若有菌生长，判供试品不符合规定。

各国药典无菌检查法的结果判断均经历过从允许复试至不得复试的规定。取消复试是因为微生物污染并不是均匀地分布在一批样品中的，如果在一个样品中发现污染，而在另一次取样的样品中没有发现污染，则不应忽视初次检验的结果，特别是对于污染率较小的批产品。以复试的结果否定初次检验的结果必将使污染批产品得以放行。重试与复试的区别在于重试是必须充分证明初试结果为假阳性，即生长的微生物非供试品所含，而复试则不需要分析和排除原因。在以往无菌检查允许复试的实践经验中也曾发现，当一个产品初检不符合规定，复检也不符合规定时，这往往是一个污染率极高的产品才有的情况。证明符合重试的条件必须建立在日常监控、实验室环境菌调查的基础上。然后进行疑似阳性培养物的微生物学检测，并与日常监控结果及实验室环境中微生物进行对比溯源等分析后才能证明生长的微生物是否非供试品所含。

须注意防止无菌检查假阴性的原因如下：①过度的防污染措施，如消毒溶液的渗入、操作中火焰的烧灼杀死了供试品中污染的微生物，造成检验结果的假阴性。②实验用培养基灭菌时间过长、温度过高，破坏了培养基的营养，使得产品中可能污染的微生物达不到最佳复活，造成检验结果的假阴性。③方法的适用性试验没有充分消除产品的抑菌作用，产品中可能污染的微生物被抑制，造成检验结果的假阴性。无菌检查假阴性的产品一旦放行将具有更大的危害性。

7.1.3 无菌检验在生物材料/医疗器械领域中的应用

无菌检验是无菌医疗器械产品生产控制过程中的一项重要内容。其检验方法、检验结果判定及检验人员业务能力等因素直接影响产品的质量和安全。无菌检查法则是用于检查要求无菌的医疗器械是否无菌的一种方法。若供试品符合无菌检查法的规定，仅表明了供试品在该检验条件下未发现微生物污染。无菌检查法中试验的目的是将医疗器械或其浸提液接种于培养基内，利用细菌的生长条件和特性进行人工培养，以检验供试品是否有细菌和真菌污染。如上所述，目前我国生物材料医疗器械的无菌检验主要依据《中华人民共和国药典》中的无菌检查法及特定标准（如 GB/T 14233.2—2005）中的无菌检验描述进行。大多数生物材料医疗器械的无菌检查操作基本还是按照药典的要求，但特定标准往往提供了进一步的样品准备与处理的相应信息。

7.1.4 无菌检查法的替代方法

由于传统的无菌检查法需要至少 14d 才能得到检验结果，耗费较多的培养和等待的时间，因此，许多无菌检查快速替代方法得到开发或应用。目前较为成熟的无菌检查快速替代方法技术简要介绍如下。

1. 基于生长代谢的检测方法

（1）ATP 生物发光检测技术。样品经过薄膜过滤器过滤后，在营养丰富的平板上培养。培养过程中微生物细胞产生 ATP，荧光素酶催化 ATP 依赖的荧光素氧化脱羧反应发光。当所有反应成分都过量时，产生的光信号与 ATP 的释放量成比例。因此，ATP 生物发光能有效地指示微生物是否存活。该技术可以将无菌检查的培养时间缩短至 5d。

（2）CO_2 检测技术。大多数微生物在生长代谢过程中会产生 CO_2，通过在培养体系中加入能与 CO_2 结合发光或产生颜色变化的物质，检测培养物中荧光强度或检测颜色变化，可以在较短的时间内获取微生物的生长繁殖信息，从而判断培养体系中是否存在微生物。

（3）电阻抗检测技术。微生物的生长将带弱电的大分子（如多聚糖）代谢为的带强电的代谢小分子产物（如有机酸等）。随着微生物的不断繁殖，带电的产物不断富集，直至最终到达检测器的检查阈值。

（4）顶空压力检测技术。如果在密闭体系中培养，微生物的生长和繁殖会消耗或释放气体成分，造成体系内气压的变化。通过测量培养瓶体系内顶部空间的正负压力变化，可以初步判断体系内微生物的生长情况。

2. 基于细胞的检测方法

（1）荧光染色技术。采用薄膜过滤法将微生物截留于膜表面，用活体底物标记捕获的细菌，在具有代谢活性的微生物细胞质中，非荧光的底物被水解酯酶切断，释放出荧光发光物质。仅有细胞膜完整的活体微生物有能力在检测中保留标记物。通过激光检测器自动扫描检测具有荧光标记的细胞及其数量。该方法无须细胞繁殖，灵敏度达 1 个细胞水平，$2\sim3h$ 即可得到检测结果。

（2）流式细胞计数。与荧光染色技术相似，微生物在溶液中被荧光的标记物标记并产生荧光底物。体系中的颗粒物依次通过流式细胞仪的激光检测器，并捕获荧光信号。该方法适合检测液体中的微生物。

7.2 生物材料的热原检测方法

热原是指进入人体或动物体内后，能导致其体温升高的一类物质总称。可以直接导致体温升高的物质称为外源性热原，由外源性热原引起体内产生的致热物质称为内源性热原。外源性热原中微生物的来源包括：①革兰氏阳性菌细菌成分（脂阿拉伯甘露聚糖、蛋白质、热休克蛋白-A、脂磷壁酸等）；②革兰氏阴性菌细菌成分（脂质 A、外膜蛋白、膜孔蛋白、陪伴蛋白等）；③革兰氏阴性菌/革兰氏阳性菌细胞壁成分（细胞表面蛋白、菌毛、脂肽、脂蛋白、肽聚糖、多糖、胞壁酰二肽等）；④革兰氏阴性菌/革兰氏阳性菌细胞外成分（毒素超抗原等）；⑤非细胞性微生物（活病毒、真菌、酵母、疟原虫等）。外源性热原中非微生物的来源包括：①抗原（人血清白蛋白、球蛋白等）；②抗肿瘤药（博来霉素、阿糖胞苷等）；③其他（胆酸、多肽、多核苷、秋水仙碱等）。内源性热原中激素类的包括类固醇、前列腺素。内源性热原中细胞因子类的包括肿瘤坏死因子、干扰素、生长因子、白细胞介素、粒细胞集落刺激因子等。外源性热原物质进入人体，作用到单核细胞系统，刺激其分泌内源性致热原 [主要有白细胞介素-6（IL-6）、白细胞介素-1（IL-1）、干扰素（IFN）及肿瘤坏死因子（TNF）等]。内源性热原作用于下丘脑体温调节中枢，使体温调定点上调，造成产热增加、散热减少，导致人体发热。热原注入人体内后，通常在 $0.5\sim2h$ 内发生寒战发热、头痛、恶心、呕吐等一系列临床症状,体温可能上升至 40℃左右,严重时会出现昏迷、休克甚至死亡等热原反应。生物材料产品中可能存在的外源性热原主要来自革兰氏阴性菌死亡或自溶后释放出的内毒素。由于热原广泛存在于自来水、灰尘、药品生产用管道和器皿中,所以难以彻底排除制备工艺中出现污染热原的可能性,而动物源性医疗器械和涉及微生物发酵工艺提取的材料则更容易受到热原污染。

7.2.1 热原检测方法及原理

目前,我国生物材料的热原检测方法仍主要依据《中华人民共和国药典》2020 年版及特定医疗器械标准(如 GB/T 14233.2—2005)的要求[1, 2]。《中华人民共和国药典》2020 年版收录了家兔热原检查法(pyrogen test)和细菌内毒素检查(bacterial endotoxins test,BET)法。家兔热原检查法自 1942 年首次收载于《美国药典》12 版,半个世纪以来一直作为法定热原检查的金标准为各国药典所采用。只要剂量选用恰当,家兔热原反应基本与临床人体反应一致,但该法只能定性,不能定量和标准化,因存在动物个体差异和种属差异,应用范围有限,且使用活体动物费用高,面临动物福利的一些压力,并且各国药典的试验方法和结果判断并不一致。BET 也被称作鲎试验法,于 1980 年正式收载于《美国药典》20 版。BET 法主要的优点是细菌内毒素标准品(endotoxin standard)的利用,其原理是依据细菌内毒素(endotoxin)能与鲎试剂发生特异性反应,形成凝胶或显色,来检测 LPS(lipopolysaccharide,脂多糖)含量,既能定性也能定量,具有经济、快速、简便、可标准化等优点,在美国已经取代了大约 80%的家兔试验,应用范围较广。但该方法最大的缺点是只能特异性地检测来自革兰氏阴性菌的热原物质 LPS,不能检测其他来源的热原物质,体系易受到多方面因素干扰。由于家兔热原检查法和 BET 法自身存在局限性,以及近年来公众对动物福利和动物保护的呼声日益高涨,因此,国内外许多科学家致力于寻找热原检测的体外替代方法。新方法应满足以下要求:①不使用动物;②能真实地模拟人体对热原的反应;③能检测出较多种类的热原物质;④能定量或半定量;⑤能被广泛地应用;⑥操作简单可行。作为对家兔热原检查法和 BET 法的补充,这些方法对两者的局限之处给出了切实的改进,并在一些新型生物材料医疗器械的热原检测中得到了应用。本部分内容中,将分别对家兔热原检查法、BET 法及体外热原检测新方法分别进行介绍。

7.2.2 家兔热原检查法[1, 3, 4]

家兔热原检查法是将一定剂量的供试品静脉注入家兔体内,在规定时间内,观察家兔体温升高的情况,以判定供试品中所含热原的限度是否符合规定。因其以动物体类似人体的发热反应为判据，能够检出其他方法有局限的或新的热原物质，家兔热原检查法一般被认为是仲裁法。对于多数医疗器械而言，其材料成分及化学性质较为复杂，采用家兔热原检查法既能检测出由器械本身引起的热原反应，又能检测出由细菌或细菌内毒素污染而引起的热原反应。

1. 家兔热原检查程序

家兔热原检查法主要依据《中华人民共和国药典》2020 年版 1142 热原检查法进行，其大致操作按如下方法进行。

供试用的家兔应健康合格，体重 1.7kg 以上，雌兔应无孕。预测体温前 7 日即应用同一饲料饲养，在此期间内，体重应不减轻，精神、食欲、排泄等不得有异常现象。未曾用于热原检查的家兔；或供试品判定为符合规定，但组内升温达 0.6℃的家兔；或 3 周内未曾使用的家兔，均应在检查供试品前 7 日内预测体温，进行挑选。

挑选试验的条件与检查供试品时相同，仅不注射供试品浸提液，每隔 30min 测量体温 1 次，共测 8 次，8 次体温均在 38.0～39.6℃的范围内，且最高与最低体温相差不超过 0.4℃的家兔，方可供热原检查用。用于热原检查后的家兔，若供试品判定为符合规定，至少应休息 48h 方可再供热原检查用，其中升温达 0.6℃的家兔应休息 2 周以上。若供试品判定为不符合规定，则组内全部家兔不再使用。

试验前的准备。热原检查前 1～2d，供试用家兔应尽可能处于同一温度的环境中，实验室和饲养室的温度相差不得大于 3℃，且应控制在 17～25℃，在试验全部过程中，实验室温度变化不得大于 3℃，应防止动物骚动并避免噪声干扰。家兔在试验前至少 1h 开始停止给食并置于宽松适宜的装置中，直至试验完毕。测量家兔体温应使用精密度为±0.1℃的测温装置。测温探头或肛温计插入肛门的深度和时间应保证每只家兔相同，深度一般约 6cm，时间不得少于 1.5min，每隔 30min 测量体温 1 次，一般测量 2 次，两次体温之差不得超过 0.2℃，以此两次体温的平均值作为该兔的正常体温。当日使用的家兔，正常体温应在 38.0～39.6℃的范围内，且同组各兔间正常体温之差不得超过 1.0℃。

与供试品接触的试验器皿应无菌、无热原。去除热原通常采用干热灭菌法（250℃、30min 以上），也可用其他适宜的方法。

检查方法为取适用的家兔 3 只，测定其正常体温后 15min 以内，自耳静脉缓缓注入规定剂量并温热至约 38℃的供试品溶液，然后每隔 30min 按前法测量其体温 1 次，共测 6 次，以 6 次体温中最高的一次减去正常体温，即为该兔体温的升高温度。

结果判断标准为在初试的 3 只家兔中，体温升高均低于 0.6℃，并且 3 只家兔体温升高总和低于 1.3℃；或在复试的 5 只家兔中，体温升高 0.6℃或高于 0.6℃的家兔不超过 1 只,并且初试、复试合并 8 只家兔的体温升高总和为 3.5℃ 或低于 3.5℃,均判定供试品的热原检查符合规定。在初试的 3 只家兔中,体温升高 0.6℃ 或高于 0.6℃ 的家兔超过 1 只;或在复试的 5 只家兔中,体温升高 0.6℃ 或高于 0.6℃ 的家兔超过 1 只;或在初试、复试合并 8 只家兔的体温升高总和超过 3.5℃,均判定供试品的热原检查不符合规定。当家兔升温为负值时,均以 0℃ 计。

2. 家兔热原检查法应用于生物材料医疗器械评价中的注意事项

1)供试品溶液的准备

家兔热原检查法需要将供试品溶液注入家兔循环系统,但生物材料医疗器械与药品不同,多为不溶性物质。因此,制备具有代表性的供试品溶液是医疗器械家兔热原检查中首先需要重视的问题。较为可行的方法是参照 GB/T 16886.12—2017 的原则制备浸提液,再将其浸提液注射到家兔体内,从而间接评价医疗器械所引起的热原反应。由于医疗器械种类繁多,其形状和材质各不相同,故浸提液制备方法也不相同。例如,对于空腔类体外循环医疗器械(如体外循环管路、血液透析器、血液灌流器、氧合器等产品)而言,可将浸提介质(一般为无热原的生理盐水)直接充入到器械腔内进行浸提;规则的片状或膜状材料按 6cm^2/mL 或 3cm^2/mL 的比例加入浸提介质,不规则的材料按 0.2g/mL 的比例加入浸提介质,而浸提条件则参考 GB/T 16886.12—2017 的规定。

2)家兔热原检查环境条件

(1)用于热原试验的家兔饲养室和实验室均应符合 GB 14925—2010 中的相关规定。实验室和饲养室的温度相差不得大于 3℃,且应控制在 17~25℃,在试验全部过程中,实验室温度变化不得大于 3℃。热原检查前 1~2d,供试验用家兔应尽可能处于同一温度的环境中。

(2)应具有独立的家兔饲养室、热原实验室。饲养室中家兔应单笼饲养;试验时,每只家兔使用独立的固定装置;试验从始至终,家兔均应被置于能使其保持正常姿态的固定装置中,尤其是体重较大家兔的固定装置应宽松适宜,避免家兔被长期紧密固定造成体温改变而影响热原检查结果。

(3)试验准备及进行静脉注射时,实验室应有足够的照度;注射完毕直至实验结束,照度应与饲养室相似。

3)测温装置与测温过程

(1)测温装置(含温度计)应达到 ±0.1℃ 的精密度规定,按规定进行计量检定或校准,并符合热原试验全部测温范围的准确度要求。

(2)在测温探头插入前,可涂抹少量甘油或其他适宜的润滑剂,使探头润滑易于插入肛门。插入操作应小心,避免造成家兔肛、肠损伤。应采用适宜方法固定探头,防止引起动物不适、躁动或损伤。试验中应注意观察,防止探头脱落或探头深度的明显改变，避免造成温度测定数据丢失或不准确，也避免脱落的探头被家兔咬坏。

（3）观察发现或报警装置显示测温探头滑脱，应及时将探头重新插入，补测体温。若未能及时补测到规定时间点的体温值，应剔除该只家兔的实验数据；因剔除数据使得家兔只数不满足药典要求时，应重新试验。

4）方法局限性

（1）热原检查法需要有合格的动物试验设施，购买、饲养健康合格家兔，试验耗资远高于细菌内毒素检查法，也未满足 3R 原则。

（2）完成本试验需要的时间较长。

（3）家兔与人存在一定种属差异；由于处在洁净度不高的普通饲养环境中，试验家兔通过吸入或皮肤感染细菌内毒素而被免疫，导致家兔间也可能存在一定个体差异。

（4）本法不适用于检测某些影响家兔正常生理尤其是其体温的药物，如细胞因子、病毒制品、抗生素、致泻药、某些镇静剂、止痛剂、胞质蛋白和放射性药物等。

（5）热原严重超标时，可能由于热原的毒性作用直接导致家兔体温下降，从而不能客观地反映药物热原污染的真实情况。

7.2.3　细菌内毒素检查法[5, 6]

细菌内毒素检查法是利用鲎试剂来检测或量化由革兰氏阴性菌产生的细菌内毒素，以判断供试品中细菌内毒素的限量是否符合规定的一种方法。

细菌内毒素是革兰氏阴性菌细胞壁上的脂多糖类物质，它具有高致热性，在临床上会引起热原反应。微生物产生的致热物质中，革兰氏阴性菌产生的细菌内毒素致热性最强，其次是革兰氏阳性杆菌，革兰氏阳性球菌致热作用较弱，真菌、病毒致热作用更弱。因此，细菌内毒素被认为是自然界存在的最强致热原。在 20 世纪 60 年代，美国的动物学家 Frederick Bang 和 Jack Levin 博士研究发现，细菌内毒素可以使海洋动物鲎的血细胞产生凝集，他们证明了鲎血凝聚机制是一种酶反应，并在此基础上发明了鲎血细胞提取物——鲎试剂，用于检测细菌内毒素，最终建立了细菌内毒素检查法。由于细菌内毒素是自然界中最主要且最不易被灭活的热原物质，随着细菌内毒素检查法的发展成熟，目前它除了被广泛用于检测药品、植入性医疗器械、药用包材辅料、食品、培养基、水等，也已用于临床和化验室的疾病诊断及环境学的监控等方面。

1. 细菌内毒素检查法的操作

细菌内毒素检查包括两种方法，即凝胶法和光度测定法。其中凝胶法包括凝胶限度试验和凝胶半定量试验。光度测定法分为浊度法和显色基质法，其中，浊度法包括终点浊度法和动态浊度法，显色基质法包括终点显色法和动态显色法。由于光度测定法可以进行定量测定，目前在国际上使用较多。但目前在我国，凝胶法试验使用更为普遍。供试品检测时，可使用其中任何一种方法进行试验。当测定结果有争议时，除另有规定外，以凝胶限度试验结果为准。本部分内容将主要介绍凝胶法中的凝胶限度试验，其他各种试验可以参考《中华人民共和国药典》2020 年版 1143 细菌内毒素检查法。试验操作过程应防止内毒素的污染。

细菌内毒素的量用内毒素单位（EU）表示，1EU 与 1 个内毒素国际单位（IU）相当。细菌内毒素国家标准品是自大肠埃希菌提取精制而成，用于标定、复核、仲裁鲎试剂灵敏度，标定细菌内毒素工作标准品的效价，干扰试验及检查法中编号 B 和 C 溶液的制备、凝胶法中鲎试剂灵敏度复核试验、光度测定法中标准曲线可靠性试验。

细菌内毒素工作标准品（是以细菌内毒素国家标准品为基准标定其效价），用于干扰试验及检查法中编号 B 和 C 溶液的制备、凝胶法中鲎试剂灵敏度复核试验、光度测定法中标准曲线可靠性试验。细菌内毒素检查用水应符合灭菌注射用水标准，其内毒素含量小于 0.015EU/mL（用于凝胶法）或 0.005EU/mL（用于光度测定法），且对内毒素试验无干扰作用。试验所用的器皿需经处理，以去除可能存在的外源性内毒素。耐热器皿常用干热灭菌法（250℃、30min 以上）去除，也可采用其他确证不干扰细菌内毒素检查的适宜方法。若使用塑料器具，如微孔板和与微量加样器配套的吸头等，应选用标明无内毒素并且对试验无干扰的器具。

1）供试品溶液的制备

某些供试品需进行复溶、稀释或在水性溶液中或浸提制成供试品溶液。必要时，可调节被测溶液（或其稀释液）的 pH，一般供试品溶液和鲎试剂混合后溶液的 pH 在 6.0～8.0 的范围内为宜，可使用适宜的酸、碱溶液或缓冲液调节 pH。酸或碱溶液须用细菌内毒素检查用水在已去除内毒素的容器中配制。缓冲液必须经过验证不含内毒素和干扰因子。

与家兔热原检查法相似，医疗器械的细菌内毒素检查法也需要考虑供试品溶液的制备。按照 GB/T 16886.12—2017 的原则制备的浸提液是提供供试品溶液的一种选择，并且特定的医疗器械标准中往往给出了具体的浸提液/供试品溶液的制备方法。例如，在 GB/T 14233.2—2005 标准中提供了如下用于输液、输血及注射器具的浸提液制备方法，这些方法也可供其他类似医疗器械参考。

GB/T 14233.2—2005 标准中建议根据产品标准规定的细菌内毒素限值确定浸提介质体积，选用下列适宜方法制备供试品溶液：①管类和容器类器具用细菌内毒素检查用水浸泡器具内腔，在 37℃±1℃恒温箱中浸提不少于 1h；②小型配件或实体类器具置于无热原玻璃器皿内，加入细菌内毒素检查用水振摇数次，在 37℃±1℃恒温箱中浸泡不少于 1h。供试品溶液储存应不超过 2h。

2）内毒素限值的确定

药品、生物制品的细菌内毒素限值（L）一般按以下公式确定：

$$L = K/M$$

式中，L 为供试品的细菌内毒素限值，一般以 EU/mL、EU/mg 或 EU/U（活性单位）表示；K 为人每千克体重每小时最大可接受的内毒素剂量，以 EU/(kg·h)表示，注射剂 $K = 5\text{EU/(kg·h)}$，放射性药品注射剂 $K = 2.5\text{EU/(kg·h)}$，鞘内用注射剂 $K = 0.2\text{EU/(kg·h)}$；M 为人用每千克体重每小时的最大供试品剂量，以 mL/(kg·h)、mg/(kg·h)或 U/(kg·h)表示。人均体重按 60kg 计算，人体表面积按 1.62m^2 计算。注射时间若不足 1h，按 1h 计算。供试品每平方米体表面积剂量乘以 0.027 即可转换为每千克体重剂量（M）。

按人用剂量计算限值时，若遇特殊情况，可根据生产和临床实际情况做必要调整，但需说明理由。尽管药典中给出了多种药品、生物制品的内毒素限值计算方法，但医疗器械与药品/生物制品具有明显的差别。生物医学材料/医疗器械在与人体接触方式上很难给出人用每千克体重每小时的最大供试品剂量。因此，一些标准中强调了用于特定用途的医疗器械其整件的内毒素限值。例如，GB/T 14233.2—2005 标准中建议输液、输血、注射器具细菌内毒素限值应在产品标准中规定，宜尽可能低。推荐输液、输血、注射器具细菌内毒素限量每件不超过 20EU，与脑脊液接触和胸内应用医疗器械每件不超过 2.15EU。还有一些将医疗器械生物材料尽量严格地等效于药品后进行限值计算的方法。依据这些方法，针对特定器械，相应的内毒素限值被给出，如 0.5EU/mL 被许多器械所使用。当可以从药典、法规或文献获得相应的限值时，推荐使用其中较为严格的值。

3）确定最大有效稀释倍数

最大有效稀释倍数（MVD）是指在试验中供试品溶液被允许达到稀释的最大倍数（1→MVD），在不超过此稀释倍数的浓度下进行内毒素限值的检测。用以下公式来确定 MVD：

$$\text{MVD} = cL/\lambda$$

式中，L 为供试品的细菌内毒素限值；c 为供试品溶液的浓度，当 L 以 EU/mg 或 EU/U 表示时，c 的单位需为 mg/mL 或 U/mL，当 L 以 EU/mL 表示时，则 c 的单位需为 mL/mL。如需计算在 MVD 时的供试品浓度，即最小有效稀释浓度，可使用公式 $c = \lambda/L$；λ 为在凝胶法中鲎试剂的标示灵敏度（EU/mL），或是在光度测定法中所使用的标准曲线上最低的内毒素浓度。

4）凝胶法

凝胶法是通过鲎试剂与内毒素产生凝集反应的原理进行限度检测或半定量检测内毒素的方法。

鲎试剂灵敏度复核试验在凝胶法规定的条件下，使鲎试剂产生凝集的内毒素的最低浓度即为鲎试剂的标示灵敏度，用 EU/mL 表示。当使用新批号的鲎试剂或试验条件发生了任何可能影响检验结果的改变时，应进行鲎试剂灵敏度复核试验。

根据鲎试剂灵敏度的标示值（λ），将细菌内毒素国家标准品或细菌内毒素工作标准品用细菌内毒素检查用水溶解，在漩涡振荡混合器上混匀 15min，然后制成 2λ、λ、0.5λ 和 0.25λ 四个浓度的内毒素标准溶液，每稀释一步均应在漩涡振荡混合器上混匀 30s。取分装有 0.1mL 鲎试剂溶液的 10mm×75mm 试管或复溶后的 0.1mL/支规格的鲎试剂原安瓿 18 支，其中 16 支分别加入 0.1mL 不同浓度的内毒素标准溶液，每一个内毒素浓度平行做 4 支；另外 2 支加入细菌内毒素检查用水作为阴性对照。将试管中溶液轻轻混匀后，封闭管口，垂直放入 37℃±1℃ 的恒温器中，保温 60min±2min。

将试管从恒温器中轻轻取出，缓缓倒转 180°，若管内形成凝胶，并且凝胶不变形、不从管壁滑脱者为阳性；未形成凝胶或形成的凝胶不坚实、变形并从管壁滑脱者为阴性。保温和拿取试管过程应避免受到振动，造成假阴性结果。

当最高浓度 2λ 管均为阳性，最低浓度 0.25λ 管均为阴性，阴性对照管为阴性，试验方为有效。按下式计算反应终点浓度的几何平均值，即为鲎试剂灵敏度的测定值（A）。

$$\lambda_c = \mathrm{antilg}\left(\sum X / n\right)$$

式中，X 为反应终点浓度的对数值（lg），反应终点浓度是指系列递减的内毒素浓度中最后一个呈阳性结果的浓度；n 为每个浓度的平行管数。

当 λ_c 为 $0.5\lambda \sim 2\lambda$（包括 0.5λ 和 2λ）时，方可用于细菌内毒素检查，并以标示灵敏度 λ 为该批鲎试剂的灵敏度。

5）干扰试验

按表 7-3 制备溶液 A、B、C 和 D，使用的供试品溶液应为未检验出内毒素且不超过最大有效稀释倍数的溶液，按鲎试剂灵敏度复核试验项下操作。

表 7-3　凝胶法干扰试验溶液的制备

编号	内毒素浓度/被加入内毒素的溶液	稀释用液	稀释倍数	所含内毒素的浓度	平行管数
A	无/供试品溶液	—	—	—	2
B	2λ/供试品溶液	供试品溶液	1	2λ	4
			2	1λ	4
			4	0.5λ	4
			8	0.25λ	4

编号	内毒素浓度/被加入内毒素的溶液	稀释用液	稀释倍数	所含内毒素的浓度	平行管数
C	2λ/检查用水	检查用水	1	2λ	2
			2	1λ	2
			4	0.5λ	2
			8	0.25λ	2
D	无/检查用水		—		2

注：A 为供试品溶液；B 为干扰试验系列；C 为鲎试剂标示灵敏度的对照系列；D 为阴性对照。

只有当溶液 A 和阴性对照溶液 D 的所有平行管都为阴性，并且系列溶液 C 的结果符合鲎试剂灵敏度复核试验要求时，试验方为有效。当系列溶液 B 的结果符合鲎试剂灵敏度复核试验要求时，认为供试品在该浓度下无干扰作用。其他情况则认为供试品在该浓度下存在干扰作用。若供试品溶液在小于 MVD 的稀释倍数下对试验有干扰，应将供试品溶液进行不超过 MVD 的进一步稀释，再重复干扰试验。

可通过对供试品进行更大倍数的稀释或通过其他适宜的方法（如过滤、中和、透析或加热处理等）排除干扰。为确保所选择的处理方法能有效地排除干扰且不会使内毒素失去活性，要使用预先添加了标准内毒素再经过处理的供试品溶液进行干扰试验。

当进行新药的内毒素检查试验前，或无内毒素检查项的品种建立内毒素检查法时，须进行干扰试验。

当鲎试剂、供试品的处方、生产工艺改变或试验环境中发生了任何有可能影响试验结果的变化时，须重新进行干扰试验。

6）凝胶限度试验

按表 7-4 制备溶液 A、B、C 和 D。使用稀释倍数不超 MVD 并且已经排除干扰的供试品溶液来制备溶液 A 和 B，按鲎试剂灵敏度复核试验项下操作。

表 7-4　凝胶限度试验溶液的制备

编号	内毒素浓度/配制内毒素的溶液	平行管数
A	无/供试品溶液	2
B	2λ/供试品溶液	2
C	2λ/检查用水	2
D	无/检查用水	2

注：A 为供试品溶液；B 为供试品阳性对照；C 为阳性对照；D 为阴性对照。

7）结果判断

保温 60min±2min 后观察结果。若阴性对照溶液 D 的平行管均为阴性，供试品阳性对照溶液 B 的平行管均为阳性，阳性对照溶液 C 的平行管均为阳性，试验有效。

若溶液 A 的两个平行管均为阴性，判定供试品符合规定。若溶液 A 的两个平行管均为阳性，判定供试品不符合规定。若溶液 A 的两个平行管中的一管为阳性，另一管为阴性，需进行复试。复试时溶液 A 需做 4 支平行管，若所有平行管均为阴性，判定供试品符合规定，否则判定供试品不符合规定。

若供试品的稀释倍数小于 MVD 而溶液 A 出现不符合规定时，需将供试品稀释至 MVD 重新试验，再对结果进行判断。

2. 细菌内毒素检查应用于医疗器械时的注意事项及干扰因素排除

1）注意事项

（1）在使用规格大于 0.1mL 装量的鲎试剂时，为避免鲎试剂支间活性差异带来的影响，应将鲎试剂复溶后混合，再分装到 10mm×75mm 的玻璃小试管（凝胶法）或仪器配套的反应容器（光度测定法）中使用。

（2）溶解鲎试剂及混匀供试品和鲎试剂时，不要剧烈振荡避免产生气泡。

（3）由于凝集反应是不可逆的，所以在反应过程中及观察结果时应注意不要使试管受到振动，以免使凝胶破碎产生假阴性结果。

2）干扰因素及其排除

细菌内毒素检查法中提到的干扰作用是指供试品溶液中含有的某些成分会对细菌内毒素与鲎试剂的反应产生一定的影响，而出现假阴性或假阳性结果。一般将导致假阴性结果的干扰现象称为抑制干扰，导致假阳性结果的干扰现象称为增强干扰。

大部分的干扰作用都可以通过使用细菌内毒素检查用水稀释供试品的方法排除。当有些干扰作用仅使用稀释法不能排除时，可采用其他方法消除干扰因素，然后再进行试验。常出现的干扰和排除干扰的方法见表 7-5。

表 7-5　常见干扰因素及排除方法

干扰因素	干扰作用类型	排除方法
供试品溶液本身为强酸、强碱，或本身具有偏酸、偏碱的缓冲作用	抑制	将供试品的 pH 调节至 6.0～8.0
含有螯合剂（如 EDTA）	抑制	添加适量 Ca^{2+}、Mg^{2+}
含有某些抗凝因子	抑制	将供试品适当加热，使抗凝因子失活
含葡聚糖类物质	增强	使用抗增液或特异性鲎试剂
含有干扰作用的小分子（分子量小于 10000），如高浓度盐、糖或辅料等	抑制或增强	选择适当的超滤设备，滤除有干扰作用的小分子

7.2.4　体外热原检测新方法[7]

由于家兔热原检查法和 BET 法本身存在的局限性，以及公众对动物保护的呼声日益高涨，因此研究新的热原检测法是一种趋势。

研究发现外源性发热物质能刺激免疫细胞分泌一些与发热有关的细胞因子，通过酶联免疫法对相关细胞因子进行定量检测可确定外源性热原的存在与否，以及存在量。目前研究比较集中的免疫细胞测试方法为单核细胞活化试验（monocyte activation test，MAT），将细胞分别与热原标准品和受试品进行孵育，通过检测并比较孵育体系中内源性热原的释放量来反映受试品的热原污染及致热活性情况。

国际上对单核细胞法的研究始于 20 世纪 80 年代，相关方法为新鲜人全血 IL-1β、新鲜人全血 IL-6、PBMC IL-6、MM6 IL-6、THP-1 新蝶呤（Neo）、THP-1、TNF-α 和冻存人全血 IL-1β 已分别得到了包括德国疫苗和生物医学联邦研究所（Paul-Ehrlich-Institute，PEI）、英国国家生物制品检定所（National Institute for Biological Standards and Control，NIBSC）等权威机构的验证研究。除 THP-1 细胞系法由于其不稳定而未能通过验证外，其余方法均已通过验证并得到欧洲替代方法验证中心（European Centre for the Validation of Alternative Methods，ECVAM）的推荐。

按细胞的来源不同可将单核细胞检测法分为三大类，包括全血法、单核细胞系法与人外周血单个核细胞（human peripheral blood mononuclear cell，h-PBMC）法。与传统方法相比较，新的检测方法具有 BET 法的高灵敏度和家兔热原检查法的宽检测谱，检测费用更加低廉且能较快给出结果等特点，更能反映人体对不同种热原的反应，填补了传统方法的空白，更大限度地保证了人体临床用械的安全。

1. 全血法[8]

全血中含有参与热原反应的各类细胞和化学因子，能较为准确地模拟机体对热原的反应，且对全血进行操作可使新方法简便易行。全血法一直是研究人员较为青睐且获得研究最多的方法。

（1）人全血法。在人全血法检测指标的选择上，除采用经典的细胞因子 IL-1β、IL-6 和 TNF-α 外，近年研究人员还采用了与热原及免疫反应相关的其他蛋白（如 TLR、NF-κB 和补体等）作为该方法的检测指标，且该方法的应用领域不断得到扩展（检测对象已涉及义齿、支架、粉尘等）。在方法灵敏度、对热原的检测范围等方面，该方法较传统检测方法具有优势。此外，研究冷冻保存后人全血的适用性将可以使该方法更为简便。

（2）大鼠全血法。Veronica Martinez 等比较了人全血和大鼠全血对 LPS 的敏感性，发现二者经 LPS 刺激后产生 TNF-α 的趋势相似。综合考虑到大鼠血液来源方便和生活条件易于控制等有利条件，提示大鼠全血法可作为人全血法的替代方法。但这类采用其他动物血液的方法，能否消除种属差异而准确模拟人体热原反应过程，仍需要进行大量的研究证明。

2. 单核细胞系法

新型体外热原检测法使用的单核细胞常来源于不同的人体。不同个体来源的单核细胞对热原的反应活性常存在个体差异现象，因此个体差异问题会影响新方法的稳定性和可靠性。针对此问题，实验人员常采取以下三种方法来控制该差异。①增加试验的平行个体样本量，但新鲜血液或单核细胞的来源与处理不易，如果增加平行个体样本量，会加大工作量，造成新方法过于烦琐。②通过混合不同个体来源的血液或细胞，研究表明该方法可行且混合后血液或细胞的反应接近不同个体反应的均值。③建立稳定且可以传代培养的单核细胞系，但由于专利问题、研究深入程度及方法的完善性确认仍显不足等，目前难于获得与推广。

3. 人外周血单个核细胞法[9]

在新鲜外周血单个核细胞（PBMC）热原检测方法的基础上，为使 PBMC 法进一步简便可用，可应用白细胞滤器直接从献血中心获得的血液中收集单个核细胞并将其冻存，利用冻存的 PBMC 进行待检材料的热原检测。该方法可以保存 PBMC 对热原物质反应的活性，甚至于该冻存法可替代新鲜 PBMC 法应用于某些具有内在致炎活性的新型生物来源产品。

各种热原检测的新方法结合了家兔热原检查法和 BET 法的优点，拓宽了热原检测范围，可定性、定量识别不同来源的热原物质，可实现标准化。但不容忽视的是新方法仍有很多不足之处，需要更进一步的探索、比较和评估。只有不断进行新方法与传统方法的比较研究，推动新方法的应用，完善检测体系，提高安全标准，才能实现确保生物材料医疗器械的生产质量以及临床用械热原安全的目标。

参考文献

[1] 国家药典委员会. 中华人民共和国药典（2020 年版）. 北京：中国医药科技出版社，2020.

[2] 国家药典委员会. 中华人民共和国药典分析检测技术指南. 北京：中国医药科技出版社，2017.

[3]　全国实验动物标准化技术委员会. 实验动物环境及设施（GB 14925—2010）. 北京：中国标准出版社, 2011.

[4]　中国食品药品检定研究院. 中国药品检验标准操作规范（2019 年版）. 北京：中国医药科技出版社, 2019.

[5]　沈娟, 武向锋, 王文俊, 等. 家兔细菌内毒素致热的灵敏度变化研究. 解放军药学学报, 2009, 25(5): 441-443.

[6]　贺庆, 高华, 谭德讲, 等. 新型体外热原检测法的研究进展. 中国新药杂志, 2017 (4): 405-409.

[7]　秦媛媛, 吴彦霖, 刘倩, 等. 三类体外热原检测方法的研究进展. 中国药事, 2012, 26 (5): 507-512.

[8]　Harder S，Quabius E S，Ossenkop L，et al. Surface contamination of dental implants assessed by gene expression analysis in a whole-blood *in vitro* assay: a preliminary study. J Clin Periodontol, 2012, 39（10）: 987-994.

[9]　贺庆, 高华, 谭德讲, 等. 人外周血单个核细胞热原检测法的研究. 药物分析杂志, 2012 (10): 1711-1717.

（梁　洁）

第 **8** 章

>>

生物材料生物学评价方法和技术

8.1 生物学评价的基本原则和标准

8.1.1 概述

医疗器械在行使其功能之前，首先应确保器械本身的生物学稳定，对生物体不产生有毒、有害、不良的刺激、损伤，因此，任何一种与人体直接/间接接触的器械或者部件在人体应用之前都需要经过生物学评价。生物材料和医疗器械的生物学评价主要是指将预期应用于人体的材料（天然的或人工合成的）或器械在进入临床之前，对所采用的材料进行定性分析和相关生物安全性信息的资料分析，然后，酌情判断是否有必要开展模拟体内的体外生物学试验和动物体内试验，通过综合信息和资料收集、分析及安全性试验评估等过程，最终对该生物材料或器械未来应用于人体的风险性做出评价。生物学评价的目的在于预测医疗器械与人体接触中的潜在危害性，依据现有的科学技术能力和水平，尽可能多地提供医疗器械在人体应用时的安全性信息，将不安全的风险降到最低程度。换言之，根据目前的国际标准及其指南，生物材料或医疗器械必须被确定达到人体"可接受"（acceptable）水平后才能进行临床研究和应用，而未来期望生物材料和医疗器械能够逐步达到"安全应用"（safe to use）水平。这里所谓"可接受"说明了目前人们在应用医疗器械及其生物材料时有可能会冒一定的风险，而达到"安全应用"水平则是相对而言，是一种要努力把风险控制到理想的最小限度的概念。因此，生物学评价是医疗器械质量/风险管理体系的重要部分，是对生物学风险分析与评估的过程，有关生物学评价的流程见图 8-1（参见 GB/T 16886.1—2011标准[1]）。

医疗器械生物学评价过程中需要做出一系列的判断，首先是对相关文献和资料的回顾与分析，如果已经上市的有同类产品，在使用的材料、性能、生产过程、

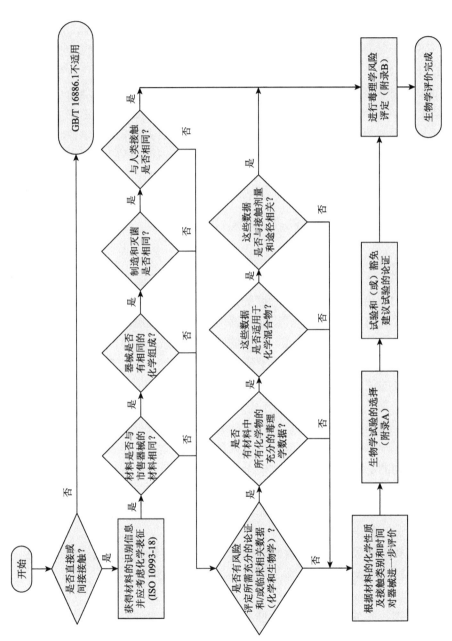

图 8-1　作为风险管理组成部分的医疗器械生物学评价的系统方法框图

加工工艺、灭菌方式、与人体接触的方式上具有相同的特征，那么可以直接出具生物学评价报告；如果现有的文献或者资料分析结果无法获得有效结论，就需要进行相关的生物学试验和研究。即使器械上市后，仍需根据搜集的使用情况资料进行再次评价，以弥补前期评价的不足，获得更加完善的资料。因此，生物学评价具有以下几个特征：①生物学评价是对生物材料或医疗器械的以往信息和现有信息的分析判断，是综合评价能力的应用，其中可以包含或不包含生物学试验，获得的是对该器械在未来应用时是否相对安全或者说其风险是否可接受的结论；②生物学评价需要恰当而完善地选择生物学试验项目；③生物学试验的质量保证是取得良好生物学试验数据的前提，也是获得良好生物学评价的重要基础；④生物学评价不仅只在医疗器械临床应用前进行，还应贯穿于医疗器械的使用生命始终。

8.1.2 医疗器械生物学评价的基本原则和风险管理

1. 生物学评价的基本原则

医疗器械的使用必然带来某种程度的风险，而生物安全总是在保证器械的目标功能前提下才具有意义。确定利用医疗器械来进行一项临床治疗或预防疾病的过程就要求残余风险（residual risk，采取防护措施后余下的风险）和预期受益相平衡。这样的判断应考虑到医疗器械的预期使用（用途）、性能和风险，以及临床过程或使用环境的风险和受益，评价的基本原则如下所述（参见 GB/T 16886.1—2011 标准[1]）。

（1）应由既掌握理论知识又具有经验的专业人员来策划实施，评定各种候选材料的物理和化学特性、任何临床使用或人体接触数据、产品及其组成材料、裂解产物和代谢物的毒理学和其他生物安全性数据、试验程序等，分析优缺点和适宜性。评价还可包括相关的临床前和临床经验研究以及实际经验，如果材料与设计中器械在规定的使用途径和物理形态具有可证实的安全使用史，就可以给出不必进行生物学试验的结论。

（2）在选择制造器械所用材料时，应首先考虑材料特性对其用途的适宜性，包括化学、毒理学、物理学、电学、形态学和力学等性能。

（3）器械总体生物学评价应考虑以下方面，材料、添加剂、工艺污染物、残留物、可沥滤物、降解产物、其他组件及其在最终产品中的相互作用、最终产品的性能与特点、最终产品的物理特性等。应在进行任何生物学试验之前鉴别材料化学成分并考虑其化学表征。如果器械的物理作用影响生物相容性，也应加以考虑。对于植入器械进行风险评价时，除了考虑全身作用外，还应考虑局部作用。

（4）在选择生物学评价所需的试验和解释相关数据时，应考虑材料的化学成分，包括接触条件和器械及其组件与人体接触的性质、程度、频次和时间，以便于根据器械的类别来选择适宜的试验。究竟是否有必要进行生物学评价主要由器械与人体的接触性质、程度、时间和频次以及对材料所识别出的危害来确定。

（5）对每种最终产品都应考虑包括材料在内的所有潜在的生物学危害，但这并不意味着所有的潜在危害都必须要进行试验，因为即使试验结果为阴性也不能保证无生物学危害。因此，临床前生物学评价后还要在器械临床使用中对非预期的人体不良反应或不良事件进行跟踪观察。

（6）应根据最终材料或器械的使用情况来选择试验项目和试验方法，所有试验都应在公认的现行有效的实验室质量管理规范（如 GLP 或 ISO/IEC 17025:2017）下进行，试验数据应由有能力和经验的专业人员进行评价。通常经过相应研究确认具有合理性、可操作性、可靠性和重复性的体外试验方法，应考虑比体内试验优先选择使用。

（7）当出现以下（但不限于）情况时，材料或最终产品则需要重新进行生物学评价：①材料来源或技术规范改变时；②产品配方、工艺、初包装或灭菌改变时；③使用说明书或要求改变时；④产品预期用途改变时；⑤有证据表明产品用于人体后出现不良反应时。

（8）生物学评价应结合制造器械所用材料成分的性质及其变动情况、其他非临床试验、临床研究以及上市后的使用情况等进行总体综合评定。

2. 生物学评价的风险管理

根据 ISO 10993-1:2018 标准，应该在风险管理框架内开展医疗器械的生物学评价。参照 FDA 关于 ISO 10993 的生物学评价的风险管理指南性文件[2]，风险管理包括三部分内容，评估医疗器械的风险、识别医疗器械的潜在风险和识别可用的信息及降低风险。此外，应解释在生物学试验或其他评估中识别到的任何毒性和不良反应。

1）评估医疗器械的风险

风险评价应该适用于最终完成的医疗器械，所有被评价的对象都应该是处于"使用"状态的医疗器械产品，即与临床使用状态保持一致（包括灭菌方式）的最终产品。风险评价不仅针对医疗器械使用的材料成分，还应包括材料处理过程、制造方法（包括灭菌程序）以及生产过程的残留物，同时，应考虑医疗器械预期临床应用，包括植入位置、暴露时间以及预期使用人群，考虑医疗器械是否直接或间接与组织接触，是否为一次性暴露、长期持续暴露或间隔暴露。例如，心脏起搏器通常含有对人体有毒的导电化学物质，风险评估时需有试验证明起搏器是密封良好的，并可限制这些化学试剂在周围组织暴露。

风险评价可包括临床前研究、临床经验和生物学试验。如果材料与所设计的器械在规定的使用途径和物理状态下被证实具有安全使用史，就可以不必进行生物学试验。另外，器械即使经过生物学试验之后，也还要在器械的临床使用中对非预期的人体不良反应或不良事件进行认真观察[1]。

2）识别医疗器械的潜在风险

潜在的生物学风险不仅应该包括化学毒性，还应该包括引起不可接受的生物反应的物理特性，包括表面性能、周围组织的力学影响（如机械、热及电磁）、形貌以及颗粒物的存在等。此外，生产和工艺参数的改变也可能对生物相容性有影响。例如，植入器械的原始处理可能包括将器械置于酸蚀液中以促进植入物表面的钝化。如果采用其他不同的钝化处理方法，缺少酸蚀步骤可能降低去热原程度，由此可能使器械植入后产生热原反应；另外一种影响生物相容性的改变还包括原材料供应商的改变。例如，一种新的树脂加工过程如果不能去除所有处理溶剂（一些已知的毒性化合物如甲醛），就可能导致最终制造出的器械出现未预料的毒性（如细胞毒性、刺激、致敏、遗传毒性等），而这些毒性并不会出现在使用以往树脂制造的器械上[2]。

生物相容性的潜在风险信息来源可包括材料供应商提供的信息（材料或组分的化学配方和结构及生产制造工艺）；器械在最终完成状态下的化学或表面分析；文献报道；批准上市后的临床监测信息。通常，评估的医疗器械与市场上已有的器械越接近（包括其预期用途），风险信息可能越适用。例如，对于由某种聚合物组成的血管导管，引用相同聚合物在血液接触器械中的经验要比该聚合物仅仅与黏膜接触的经验更加适用。另外，化学分析特别有助于证明所评估的医疗器械与市场使用的医疗器械的相关性。例如，在某些情况下，化学分析可以证明材料可浸提物质没有变化，因此不需要使用该类浸提液进行额外的生物相容性测试。此外，浸提技术也可以用于鉴定体内固化的材料（如原位聚合材料）或可吸收的材料（如可降解材料）中的中间和最终分解产物。然而，化学分析通常不足以识别器械在最终成品形式中的所有风险，因为这些不包括分析成品器械的如表面特性（如粗糙表面或抛光表面）或形貌可能对某些生物反应的影响（如血栓形成、植入后局部反应）[2]。

最后，在某些情况下，材料或器械潜在的风险无法通过现有信息获得，例如在标准配方的材料中添加新化学品，由于材料与添加的化学品之间存在相互作用的可能性，以及添加的化学品毒性信息未知，新材料的潜在风险未知。因此，风险评估应该同时考虑本体材料、添加材料以及两者之间潜在的化学相互作用的信息[2]。

3）识别可用的信息及降低风险

为了减少不必要的试验，尤其是动物试验，在进行风险评价时应考虑所有可用的相关信息。

（1）文献和其他公开信息。应关注所有可用的毒理学文献和其他公开信息来确定用于制造其医疗器械的材料的毒理学风险。如果现有数据无法评估材料化合物的安全性，那么毒理学关注阈值（TTC）的概念可考虑用于一些生物学终点评价。当人体暴露剂量低于化学品的毒理学关注阈值时，该化学品对人体健康造成负面影响的可能性就很低。

利用现有文献和其他公开信息还可作为确定与降低医疗器械特定风险的措施。例如，通过文献可知，镍钛合金支架表面钝化处理可确保已知毒性的化学物质镍在植入时不会从器械中释放；文献还可提示可吸收器械的潜在分解产物，使得在风险评价时可以对这些分解产物进行更专注的定性分析。在考虑利用文献来识别风险时，还应该评估这些信息与医疗器械的制造和处理、使用途径、剂量及接触频率等的相关程度。

通过文献可能适合评估某些生物相容性终点，但豁免所有生物相容性试验可能不合适。例如，利用全身毒性研究中的无可见不良作用水平（NOAEL）和最低可见不良作用水平（LOAEL）数据可用于考虑豁免急性、亚慢性或慢性全身毒性试验，但与遗传毒性、局部反应、刺激或致敏、致癌或生殖毒性试验无关。

（2）临床经验。利用以往临床经验的可用数据可能会提示是否需要进行更多的试验，或者是否需要进行其他任何试验，在某些特定情况下，临床经验可能会识别某些确定的风险。医疗器械上市后的人体研究数据将有助于进一步改善和优化该医疗器械。然而，一般而言，临床研究对识别材料或器械生物相容性问题不够敏感。例如，植入支架部位的血管闭塞难以区别是由于支架材料的毒性反应还是植入期间支架损坏（如由于操作者错误或输送装置故障）所致[2]。

（3）动物研究经验。医疗器械的体内动物研究数据可以用于代替一些生物相容性试验。如果动物研究数据（如组织学、尸检）提示不良生物学反应，则可能需要一些额外的生物相容性试验。例如，由戊二醛固定的组织心脏瓣膜可能在动物研究中显示出毒性效应，并且与细胞毒性和遗传毒性试验的结果一致。这些发现通常需要再补充一些试验来确认不良结果的原因，例如通过化学表征来确定器械释放的可疑化学毒性物质，通过设定细胞毒性和遗传毒性的剂量范围来反映剂量与毒性程度的关系[2]。

8.1.3　生物学试验项目及生物学终点的选择

1. 生物学试验项目的选择

如上所述，医疗器械的生物学试验是医疗器械生物学评价过程中的重要内容，对于一种待评价的器械来讲，如果现有文献或者资料不能提供其充足的相关信息时，就需要考虑进行生物学试验；而对于一种全新的产品来讲，上市前通常都需要进行生物学试验。通过生物学试验的方式，可获得一系列相关数据以判定受检产品是否存在潜在的生物学危害，评价器械的生物安全性。生物学试验所获得的结果是生物学评价的主要依据。

近年来，对于生物学评价的质量保证已越来越强调"数据集"（data set）齐全性的概念，这里的数据源自资料评审、临床经验和生物学试验三大部分的内容。尤其对于医疗器械新产品的临床前评价而言，"数据集"的主要来源还是生物学试验所获得的数据，这是评价医疗器械能否进入临床的最重要依据。

依据最新的 ISO 10993-1:2018[3]，医疗器械生物学评价试验项目选择应包括物理或/和化学信息以及一系列的生物学试验，生物学试验内容包括细胞毒性试验、致敏试验、刺激或皮内反应试验、材料介导的热原试验、急性全身毒性试验、亚急性全身毒性试验、亚慢性全身毒性试验、慢性全身毒性试验、植入试验、血液相容性试验、遗传毒性试验、致癌性试验、生殖与发育毒性试验、降解试验、生物毒代动力学研究和免疫毒性试验。其中最后五大项试验具有明显的应用针对性或材料毒理学和生物学特性的针对性。原则上，应根据医疗器械的具体情况，如与人体的接触性质（表面器械、外部接入器械、植入器械）和接触时间（短期、长期和持久）来考虑选择上述这些试验项目。具体详见 ISO 10993-1:2018 附件表 A1 中生物学评价试验项目选择（表 8-1）[3]。

2. 生物学终点的选择

一般来说，当需要为生物学试验选择合适的终点时，应考虑材料或器械的化学特性（如成分、组分相互作用），物理特性（如表面形貌、几何形状），目标人群和/或与人体接触的性质、部位、程度、频率和持续时间，生产加工过程和存储条件等，并非每个生物相容性终点都需要测试，见表 8-1。例如，对于一些已有文献证明并且/或者已上市的、具有安全使用史的材料，在经过充分表征化学和物理特征（如 316L 不锈钢）的基础上，可能就没有必要对表 8-1 中建议的全部或部分生物相容性终点进行测试。而对于一些医疗器械具有多种接触途径，则应对每种接触途径的风险信息进行评价，例如，起搏器可以包括皮下植入的脉冲发生器和植入心血管系统内的导线，因此，就应该考虑将该装置分类为用于组织接触和血液接触两种不同的装置来分别进行生物相容性评价。

值得关注的是，表 8-1 所列出的生物相容性终点可能还不足以证明某些材料或器械（如包括亚微米或纳米材料或器械）的安全性，而且有些生物相容性终点如神经毒性和免疫毒性还应特别考虑预期临床植入部位。例如，与脑实质和脑脊液直接接触的一些装置可能需要通过动物植入的方式来评估其病理和生理效应，评估内容包括（但不限于）对脑实质的影响、神经行为效应和/或神经缺陷、影响神经脉络丛和蛛网膜绒毛分泌和吸收脑脊液功能的机制等[3]。

表 8-1　生物学评价项目选择

人体接触性质 分类	接触分类	接触时间 A—短期(≤24h) B—长期(>24h~30d) C—持久(>30d)	物理或化学信息	细胞毒性	致敏	刺激或皮内反应	材料介导的热原 [a]	急性全身毒性 [b]	亚急性全身毒性 [b]	亚慢性全身毒性 [b]	慢性全身毒性 [b]	植入 [b,c]	血液相容性	遗传毒性 [d]	致癌 [d]	生殖与发育毒性 [d,e]	降解 [f]
表面器械	完整皮肤	A	X [g]	E [h]	E	E											
		B	X	E	E	E											
		C	X	E	E	E											
	黏膜	A	X	E	E	E											
		B	X	E	E	E		E	E								
		C	X	E	E	E		E	E	E		E		E			
	损伤表面	A	X	E	E	E	E	E									
		B	X	E	E	E	E	E	E			E					
		C	X	E	E	E	E	E	E	E		E		E			
外部接入器械	血路、间接	A	X	E	E	E	E	E					E				
		B	X	E	E	E	E	E	E				E	E			
		C	X	E	E	E	E	E	E	E	E	E	E	E	E		
	组织/骨/牙本质	A	X	E	E	E	E	E				E					
		B	X	E	E	E	E	E	E	E		E		E			
		C	X	E	E	E	E	E	E	E	E	E		E [i]	E		
	循环血液	A	X	E	E	E	E	E				E	E	E			
		B	X	E	E	E	E	E	E			E	E	E			
		C	X	E	E	E	E	E	E	E	E	E	E	E	E		

续表

器械分类				生物学评价终点															
人体接触性质		接触时间 A—短期(≤24h) B—长期(>24h~30d) C—持久(>30d)		物理或和化学信息	细胞毒性	致敏	刺激或皮内反应	材料介导的热原	急性全身毒性[b]	亚急性全身毒性[b]	亚慢性全身毒性[b]	慢性全身毒性[b]	植入[b,c]	血液相容性	遗传毒性[d]	致癌性[d]	生殖与发育毒性[d,e]	降解[f]
分类	接触																	
植入器械	组织/骨[i]	A		X	E	E	E	E	E									
		B		X	E	E	E	E	E	E			E		E			
		C		X	E	E	E	E	E	E	E	E	E		E	E		
	血液	A		X	E	E	E	E	E	E			E	E	E			
		B		X	E	E	E	E	E	E	E		E	E	E	E		
		C		X	E	E	E	E	E	E	E	E	E	E	E	E		

a. 参考 ISO 10993-1:2017，附录 F。

b. 如需动物数足够且时间点都涵盖的情况下，更应该选择包含急性全身毒性、亚急性全身毒性、亚慢性全身毒性和/或慢性全身毒性的综合植入试验来获得信息。不必要单独进行急性全身毒性、亚急性全身毒性、亚慢性全身毒性和慢性全身毒性试验。

c. 应考虑与植入相关的植入点位。与完整黏膜接触的医疗器械应考虑与完整致癌方面的风险评估。

d. 如果医疗器械含有已知的致癌、致畸变和/或生殖毒性物质，应考虑致畸性、应用于相关人群（如妊娠期妇女），应用于相关性人群（如妊娠期妇女）的器械，和/或有可能在生殖系统应用的器械或材料。

e. 生殖与发育毒性试验适用于一些新材料、已知有生殖或发育毒性的材料、器械组件或材料应该提供降解试验信息。

f. 任何具有潜在降解性的医疗器械、器械组件或材料应提供降解信息。

g. X 代表风险评估中必须要考虑的首要信息。

h. E 代表风险评估评估中评价的终点（无论是通过已有的数据、额外的终点特异性试验或……）。如果使用新材料制造的医疗器械，从未在医疗器械领域应用的，也没有文献提供毒理学数据，应该考虑比表格中标注 E 更加全面的补充评价终点。对于特定的医疗器械相容性评价标准。

i. 组织包括组织液和皮下空间。对于仅与组织间接触应用的气道器械，参见这一类医疗器械相关的特定的生物相容性评价标准。

j. 对于所有体外循环使用的医疗器械。

8.1.4　生物学评价的标准及发展趋势

1. 医疗器械标准

从 20 世纪 70 年代后期开展生物材料生物学评价标准化研究以来，经过几十年各国协同研究，目前已涵盖风险评估、理化性能表征及生物学试验，形成从细胞水平到整体动物水平的较完整的评价框架，国际标准化组织以 10993 编号发布了 20 个相关标准，我国也已根据 ISO 10993 同等转化了 GB/T 16886 系列相关标准。理想情况下，适用性很强的医疗器械标准可提供有关重大风险的有用信息，然而，标准适用的程度取决于标准本身和/或特定材料的特异性。例如，由于制造和加工过程可能会对聚合物产生影响，且这种影响又会直接干扰医疗器械最终成品的风险评估，因此，单独应用聚合物材料的标准可能不足以确定由聚合物制成的器械的生物相容性风险。如果有针对某种特殊器械（如牙科器械）类型标准来阐明生物相容性试验，如《牙科学——牙科用医疗器械生物相容性评价》（ISO 7405:2018），应该推荐使用该特异性标准来取代 ISO 10993-1:2018 条款[3]。

2. 生物学评价需考虑的问题

医疗器械的生物学评价是用来确定器械及其组分材料与人体接触导致的任何潜在的不良生物学反应的可接受性。任何用于人体使用的新材料的评估都需要综合分析信息，以确保该医疗器械在其以最终产品形式应用时获得的正面效益超过该器械暴露于人体组织所产生的风险。样品制备是进行生物相容性试验的关键变量，在进行生物学评价时应注意以下问题。

1）使用医疗器械最终产品形式或代表性测试样品

当需要进行生物相容性测试时，应尽可能使用医疗器械最终产品形式（包括灭菌），如果处于其最终完成形式的医疗器械不能用于生物相容性测试，则可以考虑使用试样或"代表性组件"，但应该了解每个"代表性组件"的生物相容性以及可能发生的组件之间的任何相互作用。代表性测试样品应该经历相同的制造和消毒过程，具有相同的化学、物理和表面特性，并且与最终产品形式的医疗器械具有相同比例的组分材料。浸提和理化性能表征分析可用来证明代表性测试样品在形貌、表面特性及浸提出的化学成分上与器械最终产品形式是相同的。在医疗器械的最终成品形式和测试样品之间存在差异的情况下，应研究这些差异是否影响试验结果。例如，当测试单个器械组件时，可以观察到低水平的组织反应，当所有组件在其最终完成形式的医疗器械内进行测试时，可能发生更强的组织反应[2]。

2）原位聚合和/或可吸收材料试验样品

对于由原位聚合和/或可吸收材料制成的医疗器械，拟评估该医疗器械的最终成品形式以及聚合和/或降解过程中的各个时间点的代表性样品的生物相容性，以确保评估初始、中间和最终降解产物的风险。如果需要在降解过程中对材料进行生物相容性评估，则可以考虑采用体外降解试验，通过化学分析来表征材料所分解的中间或最终降解产物是否无毒，也可以考虑用这些中间或最终降解产物进行细胞相容性试验[4]。对于由原位聚合和/或可吸收材料制成的医疗器械的体内试验，评估时间点将取决于聚合和降解动力学，拟对该材料如何随时间发生降解的过程进行评价，如果可能，应确定该可吸收材料和/或其降解产物不再存在于组织中的时间点（如显微镜下观察）。或者，如果能对组织中剩余可吸收物质的百分比（%）进行评估，确认达到稳定状态的生物组织反应，则可以提前结束试验。

3）医疗器械的涂层或磨损颗粒脱落释放

对于表面有涂层或在使用过程中会发生磨损的医疗器械，如果涂层颗粒或磨损碎屑从医疗器械中释放，则由于它们的材料特性（如几何和/或物理化学性质）变化可能导致未知的生物学反应。因为涂层分层或释放可能使生物系统暴露于不同的化学物质，或者暴露于涂层下基底材料（原本涂层下基底材料不接触生物系统）；还可引起器械表面形貌发生变化，最终导致生物学反应发生变化。例如，镍钛器械表面处理不充分可能会导致表面钝化层不完整，在机械负载后会进一步受到损害，从而使镍离子达到有毒水平的释放；但如果表面经过适当处理形成适当的钝化层，则镍离子的毒性风险可被最小化。又如，金属支架表面有一层随时间分离或降解的聚合物涂层，如果只对最终医疗器械进行生物相容性评价可能不能充分反映该器械的长期临床性能，因此，这类器械评价时应考虑支架涂层的生物相容性[2]。

4）亚微米或纳米级材料或器械

目前已普遍认为，亚微米（<1μm）或纳米材料或器械的独特性质可能会导致器械的生物相容性发生变化，如产生免疫原性或毒性。当前通用的基于 ISO 10993-12:2012[5]样品制备方法对于这一类材料或器械形态可能会存在局限性。因此，在制定亚微米或纳米材料组件这类特定器械的生物相容性评估的测试方案时，应查阅大量相关文献和标准，重点考虑以下几点：①详细表征测试样品；②选择合适的溶剂类型；③保证使用的测试样品代表临床使用的器械；④保证亚微米/纳米级测试组件不会干扰所选择的试验体系；⑤关注可能与亚微米颗粒有关的任何其他毒性问题，如吸收、分布、器官中的蓄积、代谢和消除等[2]。

5）样品的浸提液制备

（1）浸提比例。根据 ISO 10993-12:2012[5]或其他标准（如 ASTM F619-14《医用塑料萃取标准操作规程》[6]）中所述，优先使用表面积来确定浸提液体积，只有在无法计算表面积的情况下才使用质量/体积比，参见表 8-2。

表 8-2　标准表面积和浸提液体积

厚度/mm	浸提比例 （表面积或质量/体积）± 10%	材料形态
<0.5	6cm²/mL	膜、薄片、管壁
0.5～1.0	3cm²/mL	管壁、厚板、小型模制件
>1.0	1.25cm²/mL	大型模制件
不规则形状固体器械	0.2g/mL	粉剂、球体、泡沫材料、不可吸收性材料、模制件
不规则形状多孔器械 （低密度材料）	0.1g/mL	薄膜

注：现在尚无测试吸收剂和水胶体的标准化方法，推荐方案：测定材料"吸收容量"，即每克材料所吸收的浸提液总量。试验样品除材料的"吸收容量"外，应以 0.1g/mL 比例进行浸提。

但尚存在以下一些特殊的情况：

（a）对于含流体路径的器械或组件，如血液透析器，可以考虑将浸提介质充满透析器，这样使样品的浸提条件比 ISO 10993-12:2012 推荐的方法具有更高的表面积与浸提体积比例[2]。

（b）对于多孔表面材料，也可以采用能模拟临床使用的条件或测定潜在危害的其他表面积与浸提体积比例。

（c）对于可降解吸收材料，因其吸收膨胀与降解性，有时难以准确测定其"吸收容量"，且可降解吸收材料在体内的降解与吸收是一个动态平衡过程，因此，其合适的浸提比例仍需研究。

（2）浸提介质选择。根据 ISO 10993-12:2012 中所述[5]，浸提时应使用极性和非极性溶剂。在某些情况下，可酌情使用其他溶剂，例如，混合极性溶剂（具有5%～10%血清用于细胞毒性测试的细胞培养基）适合提取亲水性和亲脂性化学物质。此外，当医疗器械不直接与人体接触，仅通过极性溶液进行间接接触时（如评估心血管导管的内部通道材料，其中内部通道仅用于输注生理盐水），应给出豁免非极性溶液检测的理由[2]。

（3）浸提条件。根据医疗器械的预期用途，使用足以使试验样品中产生可提取物的浸提条件。根据 ISO 10993-12:2012 中所述[5]，传统的浸提方法（如 37℃72h；50℃ 72h；70℃ 24h 或 121℃ 1h）可用于大部分医疗器械的生物相容性测试。在选择浸提条件时，应考虑下列因素：

（a）对于长期接触或永久性植入的医疗器械，在 37℃下提取可能不足以获得在器械使用期间释放的全部化学物质。

（b）在某些情况下，37℃以上的温度会产生临床使用时可能不会出现的化学物质，而该化学物质并不能代表最终产品形式的医疗器械，此时，建议使用在 37℃以下浸提。例如，对于含有热不稳定或热敏感的物质（如药物、生物分子、组织来源的组分）的医疗器械，可能在高温下发生变形或材料结构变化。

（c）熔点或软化点低于 121℃ 的试验样品（如低密度聚乙烯）应在低于该熔点或软化点的一个标准温度下浸提。

（d）可发生水解的材料应在使水解量最低的温度下浸提。

（e）经过蒸汽灭菌且在储存期内含有液体的器械应采用 121℃ 的温度浸提。

（4）浸提液处理。应描述浸提物的状态（如颜色、是否存在任何颗粒）和浸提液发生的任何变化（浸提前后），并解释这些变化的来源（如试验样品的降解、溶解、吸水等）。除非另有特殊要求和充分的理由，否则无须对浸提液采用额外的处理（如过滤、离心、调节 pH 或其他方法去除颗粒物等）。

3. 生物学评价面临的挑战

未来医疗器械生物学评价将面临的主要挑战可能包括以下几方面[7]：①生物学评价试验涉及的体内和体外两大体系中，明确体外试验结果与体内动物研究结果之间的相关程度。开发灵敏、有效、具有针对不同应用特性和材料特性的体外试验模型，在最大程度上反映器械在体内的生物反应。②对于含有各种组分的组织工程支架（细胞、蛋白质、新材料）及纳米医疗器械，仍需开发新的生物学评价的相关技术，制定适宜的评价方案。③对于组织再生医学的新医疗器械/材料，目前细胞毒性常用的细胞系已不能满足评价要求，应考虑增加与植入区组织相似的原代细胞或细胞系。④对于生物可吸收类医疗器械，应模拟体内环境在体外完成研究可降解生物材料的降解产物对生物组织的影响，完善其体内毒代动力学研究。⑤医疗器械/生物材料与生物体免疫系统相互作用的评价技术尚需完善。⑥生物学评价如何尽早参与到再生和组织工程医疗器械/材料开发的早期阶段，以更好地发挥生物学评价在再生医学和推动医疗器械产业发展中的作用。

8.2 生物材料细胞毒性评价技术

8.2.1 概述

细胞毒性评价技术即运用体外细胞培养技术，检测医疗器械和/或其浸提液可能造成的细胞生长抑制、细胞变异、细胞溶解、细胞死亡等影响细胞正常功能和生物学行为的作用，其试验周期相对较短，对毒性物质有较高的敏感性，能低价快速地筛选批量样品，能对试验结果进行定量分析，且具有试验重复性好、操作相对简单、试验方法易标准化、可减少不必要的动物试验等优点，是医疗器械生物学评价体系中一项很重要的评价内容，也是几乎各种用途的医疗器械临床前安全性评价的首选和必选项目。

细胞毒性评价方法种类繁多，按照材料与细胞的接触方式分为：①浸提液试验：可用于细胞毒性定性和定量评定。该方法是指细胞与受试品的浸提液接触，特点是浸提液可以与培养的细胞广泛接触，且能分析材料中各成分及其浓度对细胞的影响。②直接接触试验：可用于细胞毒性定性和定量评定。该方法是指细胞与受试品直接接触，特点是基本模拟大多数生物材料的实际应用状况，但是这种方式有时会因重力、形状和接触方式等因素对细胞产生机械损伤，由此影响评价的准确性，因此不适用于高密度材料。③间接接触试验（包括琼脂覆盖试验和滤膜扩散试验）：可用于细胞毒性定性评定。该方法是指细胞与受试品之间隔有一层琼脂或醋酸纤维素膜，特点是模拟了部分生物材料（如口腔材料）的应用状况，但需制成标准试样，对有些产品可能不适合[8]。

另外，按照不同的生物学评价终点即不同评价指标分为：①细胞形态学评价，主要是观察细胞的形态变化；②细胞膜效应评价，主要是从细胞膜的通透性改变方面来鉴别存活细胞与死亡细胞；③细胞代谢活性评价，主要是检测细胞生物代谢活性或生物合成功能的改变；④细胞活力评价，主要是观察存活细胞的增殖活力；⑤细胞凋亡评价，主要是检测细胞发生凋亡的概率[8]。

近年来，一些新的细胞毒性试验评价方法正在不断涌现，细胞毒性的评价技术已逐渐从定性评价细胞损伤的形态学方法向定量测定细胞损伤、细胞生长和细胞代谢的方向发展，从细胞水平逐渐向分子水平发展，并出现综合运用分子生物学技术检测细胞周期、细胞凋亡基因和细胞增殖相关蛋白质等技术（详见 8.11 节）。由于不同生物材料致细胞毒性的机制往往不同，选择细胞和分子水平上的多生物学终点细胞毒性评价方法可以更进一步明确材料的细胞毒性机理。

8.2.2　应用现状

1. 细胞毒性评价原则

ISO 10993-5:2009、GB/T 16886.5—2017 标准及 FDA 指南文件对体外细胞毒性部分的试验步骤、细胞株和细胞培养基、阴性对照和阳性对照都做了原则性要求[2, 9, 10]。

一般来说，如果在风险评价过程中没有另行说明，建议使用极性和非极性溶剂在 37℃，24～72h 对待测样品进行浸提；而对于新型材料，建议考虑直接接触和浸提液接触两种方法，这取决于材料的性质和功能（如涂层或表面形貌修饰）。对于某些材料，直接接触试验可以更好地反映临床应用，可根据 ISO 10993-5:2009 规定的方法进行直接接触试验。如果没有以往可参照的信息，则可能需要采取非标准直接接触试验方法研究细胞在材料表面上的生长情况[2]。

细胞毒性试验的对照材料：可以选用高密度聚乙烯作为合成聚合物的阴性对照；氧化铝陶瓷棒作为牙科无机材料的阴性对照；以有机锡为稳定剂的聚氯乙烯作为固体材料和浸提液的阳性对照；苯酚的稀释液可作为浸提液的阳性对照[9]。

对于已知有细胞毒性的材料（如牙科酸蚀剂），含有已知细胞生长抑制剂/细胞毒性剂或未固化聚合物树脂的材料，可能需要使用各种稀释梯度对材料浸提液进行附加测试，以确定不发生细胞毒性的水平，然后根据临床剂量及其他因素，如接触的持续时间和临床需要（临床风险与收益）来评价该材料的细胞毒性[2]。

2. 主要细胞毒性评价方法与技术

生物材料细胞毒性的表现形式与评价方法多种多样，按不同生物学终点分类，细胞毒性评价指标包括细胞形态学、细胞膜效应、细胞生长能力、细胞代谢活性、细胞周期与细胞凋亡等，主要评价技术和方法有以下几种。

1）细胞形态学评价

这是最早发展的一种细胞损伤的定性检测方法，材料导致细胞损伤，使其发生形态学的改变，通过显微镜下观察到圆缩、溶解或崩解细胞所占的百分比来估算细胞毒性级别。这种将细胞/克隆计数作为检测终点（end point）的方法，尽管人们通过建立标准来对检测终点进行分级，以最大程度上降低细胞毒性评价的主观因素，但主观性相对仍比较大，故常作为辅助或补充的评价方法。随着荧光显微镜、共聚焦显微镜、扫描电子显微镜等技术在细胞生物学方面的应用，细胞形态学评价逐渐发展为一种定性和定量检测方法相结合的评价技术[8, 11]。

2）细胞膜效应评价

当细胞损伤或破坏时，细胞膜通透性发生改变，检测外源物质是否被活细胞摄取或者细胞内相关物质的释放，可评价细胞损伤的程度。检测外源物质是否被活细胞摄取的方法有中性红染色法、台盼蓝染色法、琼脂覆盖法、荧光素染色法及 ^{51}Cr 释放法等；检测细胞内相关物质释放的方法有乳酸脱氢酶释放法等[11]。

（1）中性红摄取试验。

中性红摄取（neutral red uptake，NRU）试验检测原理是未受损的具有活力的细胞可摄取中性红染料并将其蓄积在溶酶体内，用中性红染液洗脱剂（乙醇或乙酸）可以溶解中性红，运用酶标仪能定量检测中性红的含量，通常活细胞摄入中性红的水平与活细胞的数量成正比，通过比较待测样品组和对照组的细胞相对活性可以判定材料的细胞毒性。国际标准 ISO 10993-5:2009 及我国国家标准 GB/T 16886.5—2017 已收录该检测方法及具体的操作步骤[9, 10]。

（2）台盼蓝染料排斥试验。

台盼蓝（trypan blue）染料排斥试验是基于活细胞对非渗透性的外源性染料排

斥而拒染的原理，当细胞损伤或死亡时，台盼蓝染料可穿透变性的细胞膜进入细胞内与解体的 DNA 结合，使细胞着色。台盼蓝染色检测的是细胞膜的完整性，通常认为细胞膜完整性丧失，即可认为细胞已经死亡。因此，运用显微镜观察被台盼蓝染色的死细胞，进行细胞计数，计算死细胞与活细胞比例，获得计数资料。该方法的缺点是操作过程较费时，计数时可能存在人为因素的干扰，且台盼蓝染料具有潜在的致癌风险[8]。

（3）琼脂覆盖试验。

琼脂覆盖试验原理基于未受损的细胞可以摄取中性红活性染料并储存于细胞溶酶体内，细胞受损越严重，中性红摄取率更低，细胞染色越浅。该方法是一种间接接触法，用于评估可浸出有毒物质的生物材料或医疗器械。该方法是将含有培养液的琼脂层平铺在有单层细胞的培养皿中，再在固化的琼脂层放上试样进行细胞培养。琼脂在细胞及其上面的材料之间形成一屏障，营养、气体及可溶性毒性物质可扩散穿透琼脂。它是一种半定量的测试方法，通过肉眼或电子显微镜观察细胞溶解区和脱色区范围来直接评价材料对细胞膜的破坏程度。该方法快速简便、价廉、易推广，适合筛选毒性大的大批量材料，适用于多种类型的材料，因琼脂层可以模拟体内牙本质屏障，尤其适合牙科材料的细胞毒性筛选[8]。目前该方法已被我国行业标准 YY/T 0127.9—2009 收录[12]。该试验成功的关键是正确使用中性红染料和控制琼脂培养基的温度[13]。然而，琼脂不能充分代表体内的屏障，并且主要受浸提物在琼脂中可扩散程度的影响，因此，该方法对小分子和水溶性提取物具有高灵敏度，对大分子或非水溶性提取物灵敏度较低，且在结果（褪色和溶解比例区域）评判中存在主观因素的敏感性。

（4）乳酸脱氢酶试验。

乳酸脱氢酶（LDH）是一种存在于细胞胞浆内的酶，正常时仅存在于细胞胞浆内，当细胞膜受到损伤时即释放到细胞外，所以通过测定进入培养介质中 LDH 的活性，可检测细胞膜完整性。LDH 释放法操作简单、客观，且克服了形态学法的主要缺点。此外，LDH 是一种糖醇解酶，广泛存在于各种细胞中，且仅在靶细胞变性时被释放至胞外，易检测，无标记过程，不存在防护问题，自发释放率也小。LDH 测试不如四甲基偶氮唑盐（MTT）法敏感，但二者在材料评价时均显示了相似的细胞毒性等级，因此在评价细胞毒性影响方面二者结合应用将更有价值[8]。

3）细胞生长能力评价

生物材料本身或其浸提液接触细胞后，在细胞和分子水平上可以定量评价细胞的正常生长能力，主要有集落形成细胞毒性试验、DNA 合成率检测及增殖细胞核抗原（proliferating cell nuclear antigen，PCNA）检测试验。

（1）集落形成细胞毒性试验。

集落形成细胞毒性试验可用于检测与生物材料作用后的细胞克隆形成能

力，试验周期一般为一周，通过比较待测样品组和对照组的平板效率（待测样品组的集落数目/对照组集落数目）来判定材料的细胞毒性。该试验结果与体内试验结果比较接近，也可预测生物材料在体内的长期作用。目前该方法已被国际标准 ISO 10993-5:2009 及我国国家标准 GB/T 16886.5—2017 收录[9, 10]。

（2）DNA 合成率检测试验。

通过直接测定进行有丝分裂的细胞数来评价材料促进或抑制细胞增殖的能力，使用方法主要有 5-溴脱氧核苷尿嘧啶（BrdU）掺入法和氚标记胸腺嘧啶核苷（^{3}H-TdR）掺入法，其中 ^{3}H-TdR 掺入法因同位素 ^{3}H 具有放射性污染、操作复杂等缺点，没有得到广泛的应用。BrdU 为胸腺嘧啶的衍生物，在 DNA 合成期（S期）可代替胸腺嘧啶而被摄入合成 DNA，通过测定结合了荧光染料的抗 BrdU 单克隆抗体得出 BrdU 的摄入量，通过流式细胞仪或细胞酶联反应测定带有标记 DNA 的细胞（S 期）所占比例，可以反映与材料接触后的细胞的增殖能力受到的影响。有研究对 MTT 法及 BrdU 掺入法这两种定量检测方法进行比较，发现虽然 BrdU 掺入法比较敏感，但重复性略差[14]。

（3）增殖细胞核抗原检测试验。

有些抗原只存在于增殖细胞中，而非增殖细胞缺乏这些抗原，因此可以通过特异性的单抗来对细胞增殖进行检测。在人体细胞中，Ki-67 是一种与细胞周期相关的增殖细胞核抗原，在细胞周期 S 期、G2 期和 M 期（增殖期）表达，而在 G0期和 G1 期（非增殖期）不表达。有学者[15]利用酶联免疫吸附试验（ELISA）法检测 Ki-67 蛋白含量作为细胞增殖评价方法进行了研究，并与传统的细胞毒性评价方法进行了对比，认为 ELISA 法检测 Ki-67 蛋白含量的方法是一种快速可靠、无放射污染的细胞增殖率评价的新方法，建议作为国际标准 ISO 10993-5:2009 细胞毒性评价的补充方法[14]。

4）细胞代谢活性评价

通过检测细胞生物代谢活性或生物合成功能的改变可以定量评价细胞损伤程度。目前，以线粒体琥珀酸脱氢酶作为生物学终点的评价方法应用最广泛，主要由于在细胞增殖过程中线粒体琥珀酸脱氢酶的活性会增加，可还原其底物四唑盐或阿尔玛蓝（Alamar blue）形成能够改变培养基颜色的甲臜（formazan）染料。目前常用的细胞代谢活性评价方法主要有 MTT 法、XTT 法、MTS 法、WST 法、滤膜扩散法。

（1）MTT 法。

MTT 法是一种快速评估细胞增殖和细胞毒性的比色分析法，用于测量细胞代谢或功能，其原理是活细胞线粒体中的琥珀酸脱氢酶能使外源性 MTT 还原为蓝紫色结晶甲臜，该物质可溶于二甲基亚砜（DMSO）等有机溶剂，但不溶于水。形成的晶体的量与细胞数量和它们的活性呈正相关，并且测量吸光度值/光密度值反映了存活细胞的数量和代谢活性。该试验过程简便，数据客观，无须复杂、昂贵的仪器，已是目前应用最广泛的细胞毒性评价方法之一。但是在测定过程中产生不溶于水的结晶产物，需要用 DMSO 溶解后才能测定吸光度值，若结晶物溶解不完全，会影响测定结果，所以 MTT 法重复性相对略差[8, 14]。

（2）XTT 法。

XTT 法是在 MTT 法的基础上发展起来的一种方法。XTT 是一种与 MTT 类似的四唑氮衍生物，为线粒体琥珀酸脱氢酶的作用底物，可被活细胞还原形成水溶性的棕黄色的甲臜产物，XTT 与电子耦合剂如硫酸酚嗪甲酯（PMS）共同使用形成甲臜产物，该甲臜属于水溶性产物，其生成量与活细胞数量呈正相关。有学者采用 XTT 体外细胞增殖和药敏检测，所得出的细胞生长曲线与 MTT 法检测结果相似；研究表明 XTT 法产生的甲臜多于 MTT 法，且试验时间短、步骤简便，认为 XTT 法优于 MTT 法。XTT 法已广泛用于生物材料的相容性评价。目前 MTT 法和 XTT 法均被国际标准 ISO 10993-5:2009 及我国国家标准 GB/T 16886.5—2017 收录。此外，与 XTT 类似的四唑氮衍生物还有 MTS、WST-1，它们经活细胞线粒体琥珀酸脱氢酶转化也形成水溶性有色物质，可直接进行比色，从而减小了试验操作误差[8, 14]。

（3）滤膜扩散法。

该试验原理是通过评价材料对单层细胞琥珀酸脱氢酶活性的影响来检测细胞毒性。将单层细胞覆盖在一层丙烯盐制成的微孔滤膜上，然后，细胞面朝下，试样放在滤膜上，使材料毒性成分通过滤膜作用于其下的细胞。由于滤膜微孔直径约为 0.45μm，因此该法适合评价毒性成分分子量小的材料的生物相容性，目前也适用于牙科复合树脂等材料的细胞毒性评价[8]。该方法已被我国行业标准 YY/T 0127.9—2009 收录。

5）细胞周期与细胞凋亡评价

细胞周期（cell cycle）是指细胞从一次分裂完成开始到下一次分裂结束所经历的全过程；而细胞凋亡是致细胞死亡的重要机制之一，凋亡是指为维持内环境稳定，由基因控制的细胞自主的有序的死亡。细胞凋亡与细胞坏死不同，细胞凋亡不是一个被动的过程，而是主动过程，它涉及一系列基因的激活、表达以及调控等作用。生物材料作用于细胞后，可诱导细胞发生凋亡以及细胞周期发生改变。因此，有学者提议可以通过检测材料作用于细胞后的细胞周期和细胞凋亡率来评价生物材料的细胞毒性[16]。

细胞周期与细胞凋亡的检测方法很多，如形态学检测、流式细胞术（FCM）、DNA 降解分析、凋亡细胞膜改变分析、细胞凋亡相关蛋白分析、细胞凋亡酶学分析等。采用流式细胞术分析细胞凋亡有以下优点：①能快速、灵敏地对细胞生物学变化中的多个参数进行测定；②重复性好、结果准确；③测定细胞数量多（$10^4 \sim$

10^5)；④可以对活体细胞直接进行分析，结果真实而客观；⑤可定量检测凋亡细胞数和凋亡指数（AI），并能测定细胞凋亡发生的特定周期时相；⑥可同时测定细胞增殖率/死亡率；⑦可利用流式细胞术的荧光激活细胞分选仪（FACS）对细胞群体中某一种或多种细胞进行分选，以对其进行深入研究[8]。

8.2.3 发展趋势

细胞毒性试验是医疗器械和生物材料体外生物学评价体系中最重要的指标之一，尽管目前已有诸多的试验方法被选择和应用，各试验方法之间有的也存在一定的相关性，但是有的却很难达到完全一致性。众多研究表明，不同细胞毒性评价方法对不同生物材料的敏感程度不同，原因可能在于不同化学物质的毒理作用机制不同，而立足于不同生物学终点的评价方法显示出了不同的敏感度。例如，有学者采用 MTT 法、FCM 和 RT-PCR 三种方法对五种口腔修复材料进行了细胞毒性评价，结果显示 FCM 和 RT-PCR 两种方法更加敏感，并建议作为传统细胞毒性评价方法的重要补充[17]。还有学者对 MTT 法、LDH 法和 NUR 试验三种试验方法进行了比较，并研究其毒性机制，结果发现 LDH 法对于细胞膜完整性的破坏较敏感，而对于影响细胞内代谢活动的一些毒性物质反应不敏感；MTT 法主要对影响线粒体酶活性的毒性反应敏感；对于溶酶体破坏相关的细胞毒性，NUR 检测灵敏度较高[14, 18]。因此，在选择试验方法时，必须根据"最接近应用状况"的原则，合理地选择样品与细胞的接触方式和检测生物学终点的评价指标或评价方法。

此外，针对某些生物材料，因本身的材料特性使其不适合应用常规选择的细胞毒性试验技术，而需要专门研究设计科学合理的细胞毒性试验方案，建立相适应的评价方法。

1. 纳米材料的细胞毒性评价方法

纳米材料是指在三维空间中至少有一维处于纳米尺度（一般为100nm以下）范围或由它们作为基本单元构成的材料，包括纳米颗粒以及由它们组成的薄膜与块体、纳米丝、纳米管、微孔和介孔材料。纳米材料在药物/基因载体、生物大分子分离、生物成像等方面有广阔的应用前景，其毒性作用也逐渐引起人们关注。纳米颗粒的特殊效应，如小尺度效应、表面效应、量子尺度效应、宏观量子隧道效应等，可导致异常的吸附能力、化学反应能力、分散或者团聚能力、组织渗透力，从而诱导氧化应激、细胞功能紊乱等细胞毒性和组织毒性。

由于独特的理化特性，纳米材料可以吸附染料并具有氧化还原活性，合适的细胞毒性评价方法的选择是至关重要的，因此在纳米材料细胞毒性评价时，同时进行多项细胞毒性试验有利于确保得出一个有效的结论。目前纳米材料的细胞毒性评价方法有：①细胞膜效应评价：中性红摄取试验、台盼蓝染料排斥试验、活细胞/死细胞染色试验、乳酸脱氢酶试验；②细胞代谢活性评价：MTT 法，MTS 法，WST-1、cck-8 或 WST-8 法，阿尔玛蓝法；③氧化应激反应：并非所有潜在毒性都会导致细胞膜或代谢功能缺陷，目前更广泛的细胞毒性研究着眼于纳米颗粒的亚致死效应（sublethal effect），如检测纳米颗粒的氧化应激反应，主要检测指标有活性氧（ROS）、谷胱甘肽（GSH/GSSG）、脂质过氧化产物（MDA）、超氧化物歧化酶（SOD）等；④炎症反应：越来越多的研究显示纳米颗粒具有潜在的促炎症效应，通常检测的促炎性细胞因子或炎症反应的蛋白质信号包括 IL-1β、IL-6、TNF-α 及 IL-8 等；⑤DNA 损伤：例如，利用彗星试验（单细胞凝胶电泳试验）以及 DNA 微阵列研究来检测纳米颗粒对 DNA 损伤的潜在毒性。

目前尚缺乏一套系统性评价纳米材料细胞毒性的方法，其原因是影响纳米材料细胞毒性评价的因素较多，这些因素包括但不限于：①纳米材料的理化性能：如表面涂层和表面电位，为增加纳米颗粒的亲水性，经常需要在其表面添加亲水性涂层，然而这些亲水性官能团本身具有细胞毒性。有研究发现阳离子表面的纳米颗粒比阴离子表面的毒性更大，而中性电位的表面细胞相容性最高，这可能是由带正电荷的纳米颗粒与带负电荷的细胞膜亲和性更高所致。②细胞毒性检测方法：纳米材料表面活性高会吸附或干扰染料从而影响细胞毒性结果。例如，有研究发现利用 MTT 法检测单壁碳纳米管显示细胞活性呈明显浓度依赖性降低，而 WST 和 PI/膜蛋白染色试验结果显示并无明显细胞毒性，这可能是单壁碳纳米管可吸附不溶性 MTT 甲䐶晶体，从而影响比色反应结果，而对于可溶性的 WST、MTS 产物则无影响[19]。因此，建议评价纳米材料的细胞毒性使用 MTS 法或 WST 法替代 MTT 法。③细胞毒性终点的选择：传统细胞毒性试验着重于材料是否导致细胞死亡，然而，纳米颗粒暴露后尽管没有明显的细胞损伤或死亡，但也可致细胞内功能改变。例如，如果纳米颗粒暴露诱导细胞衰老但不是细胞死亡，而传统研究中常用的细胞毒性试验关于细胞膜效应、代谢功能及炎症激活等都不会检测出细胞衰老情况[20]。因此，纳米颗粒暴露后的亚致死细胞改变也应该被考虑评价，例如，从基因或蛋白质水平研究纳米材料导致的细胞信号通路变化[21-24]。④细胞类型的选择：由于评价纳米材料的人体应用的毒性问题，应该使用不同的人体细胞模型来更好地预测细胞毒性，如肺部、皮肤、血液、大脑、肝肾等部位细胞，而不同来源的细胞对材料的敏感性存在差异[20]。

2. 可降解镁及镁合金材料的细胞毒性评价方法

基于可降解性、弹性模量与人体骨相近、镁元素为人体必需元素等优势，纯镁及镁合金材料近年来已成为骨科、心血管支架等医学领域的研究热点。作为植入材料，这些材料的长期性能取决于其承受腐蚀与磨损的能力。材料表面完整性的破坏以及金属离子与颗粒释放到植入部位周围可能影响该材料的生物相容性。因此，可降解金属镁及镁合金材料的细胞毒性主要取决于金属离子的释放量和释放速度。目前常用的主要评价方法有细胞代谢活性检测（MTT/MTS 试验），细胞膜完整性、细胞凋亡检测（AnnexinV-PI 染色），细胞骨架观察（肌动蛋白与微管蛋白的荧光标记），DNA 损伤检测（单细胞凝胶电泳试验，即彗星试验），促炎性细胞因子检测（IL-1β、环氧酶-2、前列腺素 E2 等）。

在进行细胞毒性评价试验时，成纤维细胞、成骨细胞和破骨细胞是评价骨植入材料生物学效应的最常用的细胞类型，而血管内皮细胞通常用于心血管支架材料的评价。然而，目前这一类材料体外细胞毒性评价与体内试验结果常常不一致，这主要是由于在利用 MTT/MTS 试验评价纯镁及镁合金的细胞毒性时，根据标准 ISO 10993-12:2012[5] 制备样品浸提液，因镁基金属材料降解速率过快，降解产物的释放会引起体外测试系统（如培养液）pH 或渗透压显著上升，由此对体外细胞毒性结果造成影响。培养基的高渗透压可迅速诱发细胞高渗性休克，若渗透压 > 500mOsm/kg 可诱导细胞凋亡[25]；培养液变碱性可影响细胞活力，因为体外系统缺乏体内环境具备的缓冲能力，通常 L929 细胞最适 pH 范围为 7.0～7.5，而其他细胞系通常最适 pH 范围为 7.4～7.8[26]。因此，有人提出为了模拟体内环境，可考虑在进行体外细胞毒性时适当调节试验体系的 pH 或渗透压[27, 28]，但究竟调节多少才能符合体内应用状况尚不清楚。有研究提出根据体内试验与体外试验最大耐受剂量与累积水平推荐纯镁作为骨科植入物时，按 ISO 10993-5:2009 建议将浸提液 6～10 倍稀释进行细胞毒性试验[27]。然而，由于细胞类型、细胞培养液、培养环境等差异，目前尚无一个公认可靠的模拟体内环境的体外细胞毒性评价体系。此外，文献还报道，ISO 推荐使用的 MTT/XTT 细胞毒性方法中四唑盐试剂可与镁合金的腐蚀降解产物发生反应，从而影响细胞毒性试验结果，应采取其他细胞毒性试验方法（如 BrdU 细胞增殖试验）对其进行验证[29]。因此，建立一个重复、可靠、有效的针对镁基金属材料的体外细胞毒性评价方法也是未来该类材料细胞毒性评价的发展方向。

3. 口腔材料的细胞毒性评价方法

目前，常用于口腔材料细胞毒性试验的标准方法主要有直接接触法（或浸提液法）、琼脂扩散法及滤膜扩散法[8]。其中应用最广泛的方法是通过检测细胞的线粒体活性来测定细胞活力。其他试验包括由凋亡或坏死引起的细胞死亡分析，通过荧光探针检测与细胞病变有关的活性氧的生成，检测细胞相关蛋白表达及炎症因子释放的细胞代谢试验等。细胞类型可以考虑采用原代细胞系（如牙髓/牙龈组织纤维细胞）与已建立的标准化细胞系。材料成分的浓度与试验用量应参考材料的临床使用情况进行合理设置。

　　然而，上述方法在测定一些牙科材料时还存在一些不足，最典型的表现是被测材料与细胞的接触方式与实际情况差异较大，而接触方式直接影响测定结果的准确程度。牙科充填修复材料在未露髓时主要通过牙本质间接接触到组织细胞（牙髓细胞、成牙本质细胞），为了模拟体内情况，牙本质屏障模型被提出，这是口腔材料细胞毒性体外试验方法的一大进步，它可以提供与体内环境较接近的试验条件[8]。利用牙本质屏障模型评价氧化锌丁香油水门汀的细胞毒性，结果显示该材料无明显细胞毒性，而利用细胞直接接触模型检测时，却显示具有较大的细胞毒性，这与体内试验结果不完全相符。诸多研究发现用离体牙制备牙本质片作为屏障用于体外细胞毒性试验，其结果与动物试验及临床试验的相关性有明显的提高。《牙科学 牙科医疗器械生物相容性临床前评价 牙科材料试验方法》（ISO 7405:2018）与《牙科学 口腔医疗器械生物学评价 第 1 单元：评价与试验》（YY/T 0268—2008）鼓励以牙本质作为屏障进行细胞毒性试验。

　　离体牙的牙本质通透性因牙齿不同而变化很大，甚至同一颗牙齿不同部位的牙本质的渗透性也不同，为了试验的标准化，人们正在积极寻找牙本质片的替代物。有学者推荐使用具有渗透特性的人工羟基磷灰石陶瓷片作为牙本质片的替代物。最近有研究利用 0.65μm、0.45μm 或 0.22μm 孔径的转移小室（transwell）作为屏障模型检测牙本质黏结剂的细胞毒性，结果发现与牛牙本质片建立的屏障模型接近，由此提示具有合适孔径的转移小室可以作为牙本质屏障模型来评价牙科材料的细胞毒性[30]。由于材料应用于机体后所处的微环境是动态的，有学者利用梯度灌注培养系统尝试建立一种动态标准化的人工髓室，将 0.5mm 厚的牛切牙牙本质片代替原装置上的聚纤膜，细胞培养小室被牙本质片分隔成两个部分，细胞接种在牙本质片的下方（髓室侧），测试物放在牙本质片的另一侧，以 0.3mL/h 和 2mL/h 的流速灌流，MTT 结果显示 5 种低 pH 黏结剂均无细胞毒性，提示动态灌流可降低材料细胞毒性[31]。

4. 实时 xCELLigence 细胞分析系统

　　实时 xCELLigence 细胞分析系统（RTCA）是一种阻抗检测传感器系统，可在近似生理的条件下，通过集成到细胞检测板底部的微电子传感器芯片实现连续几天至几周的实时、动态、定量地跟踪评估细胞形态、细胞增殖和分化的变化，是一项基于电子阻抗的非标记性、非侵入性、实时动态细胞监测技术。当电极界面阻抗由于细胞在微电极表面生长而发生变化时，这种阻抗变化与细胞实时状态呈现相关性，通过实时动态电极阻抗检测可以获得相关生物信息，包括细胞生长，形态变化和死亡。有报道[32]使用 RTCA 技术测定人牙龈成纤维细胞的增殖能力，以研究牙科树脂复合材料中最常见的单体/共聚单体的细胞毒性,研究认为该技术具有良好的应用前景,未来可将 RTCA 技术引入医疗器械的体外细胞毒性测试中,以建立更客观和更准确的评估医疗器械的体外细胞毒性方法[33]。

随着现代细胞生物学的发展,评价细胞毒性的试验方法也在不断发展和完善。综合运用分子水平评价方法,阐明材料对细胞的作用机制,全面评价生物材料对细胞的毒性作用,将是生物材料细胞毒性评价的发展方向。

8.3 生物材料刺激评价技术

8.3.1 概述

一般而言,接触人体的生物材料释放的化学物质可能会产生皮肤、黏膜或眼刺激,这种刺激是局部组织反应,产生特征性炎症表现:发红和肿胀,并且有时伴有发热和疼痛。医疗器械或生物材料通过释放的化学物质(生产、加工过程中的添加剂或残留物)可引起快速或延迟的刺激反应。例如,用于非医用乙烯基制剂中的有机锡稳定剂当用于黏膜表面时能够引起刺激和坏死;生物材料经环氧乙烷灭菌后其环氧乙烷浓度在使用前未降至可接受的水平,则会产生刺激性反应;在特定批次的材料或器械中的化学清洁剂等残留物可能导致患者意外的刺激反应。

ISO 10993 定义刺激(irritation)是指一次、多次或持续与一种物质(材料)接触所引起的局部组织非特异性炎症反应(非免疫应答反应),不涉及免疫机制。刺激试验的目的是测定器械(材料)或其浸提液与组织接触后产生的可逆性炎症反应程度,以作为外推至人的重要依据。刺激试验具有较高的敏感性,与细胞毒性、致敏试验并列为医疗器械三项基本生物学评价项目。参照 ISO 10993-10:2010[34] 提出的刺激试验的评价方案(逐步评价法),第一步对试验材料进行表征,涉及对试验样品进行化学表征和分析;通过文献检索,包括对试验材料化学和物理性能的评价、任何产品组分以及相关结构的化学物质和材料的潜在刺激和致敏信息。第二步是使用可用的、经过验证的体外试验(如细胞毒性试验)在可能的情况下鉴定出严重刺激性物质,而不使用试验动物。如果材料没有被前两步排除,则应使用标准中描述的体内试验对其进行评估。应考虑体外试验优先于体内试验,若新的体外法经科学认可并具有合理性和实用性时,可取代体内试验,已有体外替代方法用于化学物质皮肤刺激和腐蚀的评价。当考虑拟进行体内试验时,应根据产品预期的人体应用部位选择标准中规定的相应试验方法,根据产品与人体接触的时间、次数,选择一次或多次接触步骤。最后一步是在人类受试者中使用非侵入性临床研究,但这并不是标准中作为刺激试验的常规方法。相反,它可能是用于具有异常特征的样本或具有模棱两可的测试结果的样品。

皮内、皮肤和眼部刺激试验是三大主要体内刺激试验，通常用于评估材料可能的接触危害。皮内反应试验具有侵入性，因为它利用在放大条件下制备的浸提液并将它们直接注入试验动物的皮肤中，可最大化发现潜在的刺激性化学物质。除了皮内、皮肤和眼部刺激试验外，口腔、直肠、阴茎和阴道刺激试验也可作为主要刺激试验的补充，可适用于拟用于相对应的身体各个黏膜部位的医疗器械。在这四个试验中，兔子的阴道刺激试验尤为重要，因为施用于阴道黏膜的浸提物可长时间与组织保持接触；兔子的阴道上皮只有一个细胞层厚，因此对刺激物特别敏感，通过显微镜下的微观评分系统，可为判断材料的刺激潜能提供细胞学基础。

8.3.2　应用现状

1. 体外皮肤刺激试验

目前已被各国确认并接受为评价化学物质皮肤刺激和腐蚀性的替代试验（OECD/OCDE 430、OECD/OCDE 431 和 OECD/OCDE 439）包括大鼠皮肤经皮电阻抗（TER）试验和人体重建皮肤模型试验，然而，参照 ISO 10993-10:2010 和 GB/T 16886.10—2017 标准所述[34,35]，体外皮肤刺激试验仅确认用于纯化学物质，不适用于医疗器械的浸提液。为了应用这些方法检验医疗器械的刺激潜能，还需对这些特定应用进一步确认。

1）试验原理

体外皮肤模型的刺激检测法原理是基于刺激性化学物质能通过扩散方式穿透角质层，对角质层下的细胞产生细胞毒性作用。如果没有细胞毒性作用或毒性作用微弱，可测定上皮释放的炎症介质数量（如 IL-1α）或运用其他更灵敏的测试方法。例如，将试验材料局部应用于三维人体上皮模型上，该重建的上皮模型至少由数层上皮细胞层和功能性角质层构成，通过测定材料降低细胞活性至低于规定限值水平（如 50%）的能力来鉴别刺激性材料[34]。

2）体外皮肤模型

人体皮肤模型（如 EpiSkin™、EpiDerm™、Vitrolife-Skin™、TESTSKIN™、Labcyte EPI-MODEL™）可从市场购买或由测试实验室开发或构建。ECVAM 已将以下模型作为已经过验证的体外刺激试验模型。

（1）EpiSkin™ 模型。EpiSkin™ 是先将人类Ⅳ型胶原覆盖于一层Ⅰ型胶原凝胶上，形成类似真皮结构，然后再将人角朊细胞接种于此结构上形成真皮类似物，通过 MTT 代谢试验和细胞因子（IL-1α）释放测试其活性，可用于检验不同物质形态的刺激性及非刺激性化学物质。该试验模型现已制成标准试剂盒。

（2）EpiDerm™ 模型。EpiDerm™ 是将正常人表皮角朊细胞种植于特殊制备的 Milicell 细胞嵌入培养板中，形成多层高分化的人皮肤表皮模型，接近正常人体内皮肤结构。该模型已制成标准试剂盒，实现商业化，可广泛运用于皮肤刺激试验。

3）试验步骤

按照制造商提供的方法培养皮肤组织结构。至少 3 个足够尺寸（至少 10mm 直径，$0.63cm^2$）的平行组织与试验样品和对照品一起孵育，样品应均匀覆盖皮肤模型表面，最低浓度为 $25\mu L/cm^2$ 或 $25mg/cm^2$。固体物质宜采用去离子水湿化后应用，确保与皮肤良好接触。适当时，固体物质应研磨成粉剂。孵育 15min±5min 后，试验样品经采用适宜的缓冲液冲洗后移除全部试验材料。考虑到微弱刺激作用的恢复，组织在新鲜培养液中继续孵育 42h±2h 作为接触后恢复期，测定细胞存活率。最常用的活性测定方法为 MTT 还原法，由于非特异性染色剂结合可干扰细胞活性的测定，因此不适宜采用蛋白结合和无代谢转化的染色剂（如中性红）。除了利用 MTT 法检测皮肤模型细胞活力，还可检测 IL-1α 作为一个补充终点[34]。

4）结果评价

每一个试验样品测得的光密度（OD）值与阴性对照（设置为 100%）比较来计算细胞活性的百分比。①在 EpiSkin™ 或 EpiDerm™ 模型中，接触或孵育后若组织显示细胞活性≤50%，则试验物质被认为有皮肤刺激性。②在 EpiSkin™ 模型中，组织显示细胞活性＞50%，在孵育后期结束时测定 IL-1α 的含量，在接触 15min±5min 和孵育后 42h±2h，如果组织显示细胞活性＞50%且 IL-1α 释放量＞9IU/mL，则试验物质被认为具有皮肤刺激性；如果组织显示细胞活性＞50%且 IL-1α 释放量＜9IU/mL，则试验物质被认为无皮肤刺激性。③在 EpiDerm™ 模型中，阴性反应需要在家兔皮肤刺激试验中得到证实[34]。

2. 体内刺激试验

1）体内刺激试验设计和选择中应考虑的因素

医疗器械或材料的刺激试验可用最终产品和/或浸提液进行。影响刺激试验结果的因素包括：①器械用于斑贴试验时的特性；②试验材料的剂量；③试验材料的应用方法；④封闭的程度；⑤应用部位；⑥接触周期和接触次数；⑦评价试验所用的技术。评价多次和/或长期接触的器械和材料的试验设计应高于预期实际临床接触条件（时间和/或浓度），在试验结果分析时应注意到该因素。任何显示为皮肤刺激物、pH≤2.0 或 pH≥11.5 的材料应认为是一种刺激物，不必进一步试验验证。然而，试验结果也显示，试验材料的酸碱度并非是导致严重损伤的唯一因素，试验材料的浓度、接触时间及其他理化性能也是重要的因素[35]。

2）体内刺激试验方法

参照 ISO 10993-10:2010 和 GB/T 16886.10—2017 标准所述[34,35]，体内刺激试验方法主要分为皮肤刺激试验、皮内刺激试验、眼刺激试验、口腔黏膜刺激试验及阴道刺激试验。

（1）皮肤刺激试验。

（a）试验原理：适用于预期与人体正常或损伤皮肤接触的医疗器械和材料。采用相关动物模型对材料在试验条件下产生皮肤刺激反应的潜能做出评定。模拟样品临床使用，将样品或样品浸提液直接贴敷于动物皮肤上，在规定的时间内观察动物皮肤反应，以评价样品是否具有潜在的皮肤刺激作用。

（b）动物选择：选用 3 只健康、初成年的白化兔，雌雄不限，同一品系，体重不低于 2kg。若预期有刺激反应，初试应考虑使用 1 只动物。除非出现明显的阳性反应，如红斑或水肿记分大于 2，否则应至少再使用 2 只动物进行试验。

（c）试验步骤：若样品为固体、粉剂或液体，则将 0.5g 固体或粉剂或 0.5mL 液体试验材料直接置于皮肤上，用 2.5cm×2.5cm 非封闭式的敷料（如吸收性纱布块）覆盖接触部位；若为浸提液，将相应的浸提液滴到 2.5cm×2.5cm 大小的吸收性纱布块上，然后用绷带（半封闭性或封闭性）固定敷贴片至少 4h。接触期结束后取下敷贴片，用持久性墨水对接触部位进行标记，并用适当的方法除去残留试验材料。

（d）结果评价：于去除敷贴片后 1h±0.1h、24h±2h、48h±2h 和 72h±2h 观察记录各接触部位周围皮肤红斑和水肿反应情况，参照 GB/T 16886.10—2017 规定的记分系统对结果进行评价分级（极轻微、轻度、中度和重度）。

（2）皮内刺激试验。

（a）试验原理：对于植入医疗器械或外部接入医疗器械，皮内注射试验更为接近实际应用。通过皮内注射材料浸提液，对材料在试验条件下产生刺激反应的潜能做出评定。任何显示为皮肤、眼、黏膜组织刺激物的材料，pH≤2.0 或 pH≥11.5 的材料，不应进行皮内刺激试验。

（b）动物选择：选择至少 3 只健康、初成年的白化兔，雌雄不限，体重不低于 2kg。如预期有刺激反应，初试应考虑使用 1 只动物；除非出现明显的阳性反应红斑或水肿记分大于 2，否则应至少再使用 2 只动物进行试验。

（c）试验步骤：在每只兔脊柱一侧选择 10 个皮内注射点，其中 5 个点注射 0.2mL 极性浸提液，5 个点注射 0.2mL 极性浸提介质。同法在对侧选择 10 个点分别注射极性和非极性溶剂对照液。应根据试验材料的黏度选用最小规格的注射针进行皮内注射。

（d）结果评价：于注射后即刻、24h、48h 和 72h 观察各注射点周围皮肤红斑和水肿反应情况，参照 GB/T 16886.10—2017 规定的记分系统对结果进行评价。

（3）眼刺激试验。

（a）试验原理：通过将材料或材料浸提液滴入动物的下结膜囊内，对材料在试验条件下产生眼刺激反应的潜能做出评定。眼刺激试验只有在用其他方法不能得到安全性数据的情况下才考虑进行，并且仅用于预期与眼或眼睑接触的材料。在皮肤刺激试验中已证实有明显腐蚀性或有重度刺激性的材料和/或最终产品不应再进行眼刺激试验。

（b）动物选择：选用健康、初成年的白化兔，雌雄不限，体重不低于 2kg。

（c）试验步骤：若样品为液体或浸提液，则直接取 0.1mL 未稀释液；若材料是固体或颗粒状制品，应碾为细粉，混合后取 0.1mL 体积容量（质量不超过 100mg），滴入白化兔的下结膜囊内。用极性和非极性溶剂制备空白溶液作为对照。

（d）结果评价：在注射后约 1h、24h、48h 和 72h 观察并记录各时间点眼球结膜充血、水肿、分泌物，虹膜对光线的反应，角膜混浊情况。参照 GB/T 16886.10—2017 规定的记分系统记分，以确定哪些测试材料被视为眼刺激物。

（4）口腔黏膜刺激试验。

（a）试验原理：通过将材料或材料浸提液与动物的口腔黏膜接触，对材料在试验条件下产生口腔黏膜刺激反应的潜能做出评定。口腔黏膜刺激试验只有在用其他方法不能得到安全性数据的情况下才考虑进行，并且仅考虑用于预期与口腔黏膜组织接触的材料。对于已经显示有皮肤或眼刺激性的试验材料，pH≤2.0 或 pH≥11.5 的材料被认定为潜在的口腔黏膜刺激物，不应再进行口腔黏膜刺激试验。

（b）动物选择：选用健康、初成年的金黄色地鼠，按照不同的标准，可采用不同的试验方法。初试应至少使用 3 只动物评价试验材料。

（c）试验步骤和结果评价：根据 YY/T 0127.13—2018[36]规定，分为急性接触法、反复接触试验和长期接触法。

急性接触法，根据材料实际使用情况选择一次接触法或多次接触法，肉眼观察颊囊，末次接触后 24h，处死动物。

反复接触试验，应根据预期临床应用确定试验用量、接触次数、时间和间隔期。

长期接触法适用于与口腔黏膜接触时间≥24h 的材料。长期接触法有缝合接触法和项圈法两种。缝合接触法是将固体样品制成直径 5mm、厚 0.5～0.7mm 的圆片，中央制 2 个孔以便缝线穿过，以牙科用牙胶为对照。动物麻醉后将试验样品缝合固定在一侧颊黏膜上，另一侧为对照样品。术后第 14 天处死动物。项圈法是根据 GB/T 16886.10—2017[35]规定，选择适宜的动物项圈，使动物能维持正常进食，且能防止试样移出。将直径不大于 5mm 的固体样品放入颊囊内，或者将棉球浸透液体材料/材料浸提液放入一侧颊囊内，另一侧颊囊不放样品作为对照。接触时间应尽可能与材料实际使用时间一致，但至少不少于 5min。对于急性接触，每小时重复上述步骤 1 次，共 4 次；对于多次接触试验，应根据预期临床应用确定试验用量、接触次数、时间和间隔期。通过肉眼观察和组织学检查，记录刺激指数，并将组织反应分为无、极轻、轻度、中度和重度 5 个等级。

（5）阴道/阴茎/直肠刺激试验。

（a）试验原理：将试验样品或其浸提液与动物阴道/阴茎/直肠接触，在规定时间观察动物试验部位的组织反应，对材料在试验条件下产生阴道/阴茎/直肠组织刺激反应的潜能做出评价。医疗器械阴道/阴茎/直肠刺激试验遵循的原则强调只有在其他方法不能得到安全性数据的情况下才考虑进行此试验，并且仅适用于预期与阴道/阴茎/直肠组织接触的材料。对于已经显示有皮肤或眼刺激性的试验材料，pH≤2.0 或 pH≥11.5 的材料被认定为潜在的阴道/阴茎/直肠刺激物，不应再进行阴道/阴茎/直肠刺激试验。

（b）动物选择：选用健康、初成年的雌性（阴道）、雄性（阴茎）或雌雄不限（直肠）白化兔，同一品系，体重不低于 2kg，并强调若使用其他种属应经过认可。初试时至少使用 3 只动物评价试验材料，另取 3 只作为对照组。

（c）试验步骤：采用样品原液或参照 GB/T 16886.12—2017 制备样品浸提液，将液体注入家兔阴道/直肠内，注入量为 1mL/d，至少连续 5d；或者将足够的液体覆盖阴茎，对于急性接触，每小时重复接触一次，共 4h，对于长期重复接触试验，应根据预期临床应用情况确定试验用量、接触次数、时间和间隔期。末次接触后 24h 处死动物，进行大体和组织病理学观察。由于本试验主要观察阴道/阴茎/直肠黏膜是否出现红肿、充血、渗出、坏死等刺激性反应，注意不要造成人为操作引起刺激。

（d）结果评价：参照 GB/T 16886.10—2017 规定的记分系统，分别对大体观察和组织学评价（上皮细胞病变、炎细胞浸润、血管充血及水肿 4 个方面）的结果进行记分，以确定试验样品是否为刺激物。

8.3.3　发展趋势

目前评价医疗器械或材料的刺激试验仍然以动物试验为主，然而动物试验存在以下不足：①对试验动物种类、品系、质量和动物试验环境要求严格，成本高，试验周期长；②观察指标主要为表观的定性判别，难以量化；③牺牲大量试验动物为代价，不符合 3R 原则——减少（reduction）、替代（replacement）和优化（refinement）原则。因此，在过去 20 年中大量研究确定用于取代体内刺激试验的体外替代方案。然而，迄今为止，尚无能完全复制动物复杂生理学的体外模型，这一类研究仍在不断进行和完善中，下面介绍目前研究较多的体外替代模型。

1. 皮肤刺激试验的体外模型

1) 体外细胞培养模型

（1）皮肤角质形成细胞培养。人类皮肤由三层组织组成：表皮、真皮和深层的皮下组织。人类表皮最外层是角质层，它主要由最终分化的角朊细胞重叠堆积而成。角质层结构致密，是机体能有效抵御外源性化学物质的保护屏障。此外，角朊细胞在接受刺激后，能引发免疫应答，生成大量的促炎症因子，在炎症反应的发生、促进和调节中起重要作用。因此，角朊细胞在皮肤刺激的启动、发展和调控过程中起核心作用，已成为科学家研究皮肤刺激动物试验替代方法首选的细胞类型。目前细胞培养多采用人角朊细胞，以避免不同种属之间结果外推的不确定性[37]。人角朊原代细胞主要来自人包皮切除手术和美容外科手术，来源有限，且供体间的差异可导致细胞间反应的不同，且原代培养的角朊细胞对刺激物的敏感性会随着传代代数的增加而改变，不利于研究的连续性。所以，有研究选择使用一种非致癌性的、自发性永生化的人角朊细胞系 HaCaT 细胞作为模型细胞系统来体外评价化合物皮肤刺激性[38]。HaCaT 细胞是由正常人腹部表皮衍生而来的一种角朊细胞系，具有同正常人角朊细胞相似的分化特性，而且培养、传代十分方便，几乎能无限性提供同一细胞，从而解决皮肤细胞的来源问题，同时也可提高模型的重现性，因而备受关注。

（2）皮肤成纤维细胞培养。成纤维细胞是皮肤中另一种重要的细胞，主要存在于真皮组织中。研究表明，真皮中的成纤维细胞能分泌多种细胞因子和细胞外基质，调节细胞生长、增殖、分化和迁移等功能，维持皮肤的形态与特性，调节皮肤的生理功能。此外，成纤维细胞在皮肤刺激反应中也起着重要的作用，如能分泌炎症因子影响皮肤炎症反应。研究证明，人成纤维细胞培养可用于预测人类皮肤刺激物，而且具有相当高的敏感性[39]。但研究也表明，由于形态学和生理学上的差异，角朊细胞系要比成纤维细胞系更适用于构建体外替代模型[40]。

体外细胞培养模型有着很多的优点，如模型制作以及试验操作相对简单、方法重现性好、冷冻保存相对容易。然而，单层细胞培养存在不少缺陷，最重要的是模型缺乏完整皮肤的一些重要特征，如表皮细胞排列紧密、表皮选择性渗透屏障以及皮肤不同类型细胞之间的相互作用，不能模拟正常人的皮肤。而且，因为缺乏角质层的屏障作用，化学物质对细胞产生直接的细胞毒性，使细胞模型呈现高敏感性，所以单层细胞试验所获得的结果一般难以用来解释体内情况或与体内情况相联系。此外，模型要求受试物必须溶于培养液且性状不能影响指标的测量，从而限制了模型广泛应用于各种不同的化学物质。但是，鉴于现有的许多模型比细胞培养系统费用要更加昂贵，因此单层细胞培养系统仍然是一种有用的皮肤刺激物的筛选工具，可用于水溶性化学物质皮肤刺激性和光毒性检测。

2）皮肤组织培养模型

皮肤组织培养模型即从正常人或动物身上获取完整的皮肤组织块，将皮肤样本置于网格或特制的培养板上，同时培养于空气-培养液界面进行离体培养，既可以模拟皮肤解剖结构，又可以直接局部应用受试物，且不受受试物性状的限制，与真实暴露情况一致，可广泛应用于检测各种不同的化学物质。皮肤组织培养模型包括人皮肤组织块体外培养模型（Prediskin^TM 模型）、非灌注猪耳朵试验模型和体外小鼠皮肤完整功能试验模型。离体皮肤组织培养能很好地模拟人体实际接触外源性化学物质的情况，是一种很有使用价值的动物试验的替代方法。但是，由于组织体外存活的时间很短，皮肤组织培养仅适用于短期使用。离体皮肤组织在气-液界面培养超过 3d 后，皮肤细胞会逐渐出现细胞变性以及角质层屏障功能损伤，极大地影响模型的预测能力，从而限制模型的广泛应用[41]。

3）重组人皮肤替代物

随着组织工程学的出现与发展，体外重组人皮肤替代模型发展日益迅速。至今，已建立的重组皮肤替代物有很多种，主要有两种不同类型：一种为表皮替代物，由生长在不同合成基质上的多层分化的人角朊细胞构成；另一种为全层皮肤替代物，将多层分化人角朊细胞培养在含人成纤维细胞基质上。目前多采用角朊原代细胞，不同模型的角朊细胞来源不同，有的来源于新生儿包皮，有的则来源于成年人的皮肤，主要来自整形手术。但因其来源有限，选择由人角质形成细胞经诱导形成的 HaCaT 细胞，具有永生性和与正常角质形成细胞相似的增殖、分化的特性，也被推荐作为体外培养组织工程皮肤的种子细胞。有研究以聚碳酸酯膜为支架，以人角质形成细胞作为细胞的来源，构建组织工程表皮模型，结果表明该模型分化良好，具有与正常表皮相似的结构，且有一定的屏障功能。另有研究将正常人角朊原代细胞和成纤维细胞，采用筏式培养法，先将成纤维细胞与复合胶原凝胶支架共培养，构建真皮，再于其表面放置角质形成细胞，经气-液界面培养完成皮肤重建，结果显示成纤维细胞可在复合胶原凝胶支架内黏附和增殖形成真皮结构，角朊细胞可在支架表面分化增殖形成含基底层、棘层和角化层的复层表皮结构。此外还有研究利用永生化的角质形成细胞（HaCaT 细胞）和黑素细胞在鼠尾胶原表面进行气-液界面共培养，构建出更接近人体天然的皮肤结构[41]。

与单层细胞相比，重组人皮肤替代物具有功能性的角质层结构，可不受测试物剂型的影响直接用于涂抹测试。在组织结构上，重组人皮肤替代物较单层细胞有了明显的改善，但由于不含成纤维细胞，部分特异性角蛋白分化标志物存在异常表达。而含真皮层的全层皮肤替代物，角蛋白分化标志物表达大为改善，还出现基底层蛋白（层粘连蛋白、Ⅳ型胶原）和细胞外基质蛋白。而增加了黑素细胞和朗格汉斯细胞（Langerhans cell，LC）的新型全层皮肤替代物，除了用于刺激试验外，还可用于皮肤遗传毒性及与免疫有关的指标变化研究。然而，重组皮肤替代物与正常人皮肤仍存在相当大的差异，如表皮屏障功能有所缺陷，主要表现为其物质角质层穿透率变化很大，比正常人皮肤高 10~30 倍。而且，两者细胞组成不同，在正常皮肤中，尚存在血管内皮细胞、炎症细胞及神经组织，这些组成成分相互作用对皮肤症状的产生是必需的。因此新的皮肤替代模型和培养技术仍然在不断研究更新中。

2. 眼刺激试验的体外模型

1）离体组织或器官模型试验

离体组织或器官模型试验是指利用离体眼球或角膜与受试物接触，通过检测角膜水肿、通透性及渗透性等指标的变化来判断眼刺激性的体外方法，包括牛角膜混浊和渗透性（bovine corneal opacity and permeability，BCOP）试验、离体兔眼（isolated rabbit eye，IRE）试验、离体鸡眼（isolated chicken eye，ICE）试验等。2009 年，BCOP（参见 OECD/OCDE 438）和 ICE（参见 OECD TG 438）方法被 OECD 正式认可，可作为 Draize 试验的替代试验。此类试验适用于重度眼刺激性物质的筛选，但对轻度刺激物不敏感，不能作为区分刺激物和非刺激物的确认试验。

2）鸡胚绒毛膜尿囊膜试验

指利用鸡胚绒毛膜尿囊膜结构与人结膜相似的特点，通过检测出血、充血、凝血等指标的变化来评价受试物的眼刺激性，包括鸡胚绒毛膜尿囊膜（hen's egg test-chorioallantoic membrane，HET-CAM）试验、绒毛膜尿囊膜血管（chorioallantoic membrane vascular assay，CAMVA）试验、鸡绒毛膜尿囊膜台盼蓝染色（chicken chorioallantoic membrane-trypan blue staining，CAM-TBS）试验。CAM-TBS 是经过改进的 HET-CAM 方法，通过测定 CAM 吸收台盼蓝的量来检测受试物损伤作用，克服了其缺乏客观性和难以量化的缺点。结果表明该方法比 HET-CAM 试验方法变异性低，而且和 Draize 试验最大平均分值（maximal average score，MAS）有很好的相关性[42]。但有色物质可能干扰终点的测定。此类方法适合作醇类物质和表面活性剂的筛选，适用于评价轻度到中度范围的刺激性物质，但不能用于严重刺激性物质。

3）体外细胞培养模型

（1）检测细胞毒性的试验。通过细胞毒性试验来评估受试物潜在的眼刺激性是基于一些研究，对眼睛产生损伤的材料（包括作用在眼的上皮和内皮组织中的材料）能在不同类型的细胞中产生细胞毒性效应。例如，兔角膜细胞（SIRC）短时暴露试验（STE）：通过检测细胞毒性指标，可反映角膜损伤的程度。试验采用体外培养的兔角膜细胞，短期暴露细胞于化学物质中，模拟急性角膜刺激作用，计算细胞活性生长的抑制程度，以及其与化学物质的浓度-效应关系，可参见 OECD TG 491。红细胞（RBC）溶血试验是基于化学物质能损伤细胞膜的原理设计的，通过测量标准条件下与受试物孵育的新鲜分离的红细胞中血红蛋白渗漏量的吸光值来评估试验结果。哺乳动物红细胞容易获得，因此 RBC 溶血试验可减少眼刺激试验的动物使用。RBC 溶血试验主要适用于表面活性剂类物质的检测，受试物可为水溶性和疏水性。有研究提出鸡绒毛膜尿囊膜台盼蓝染色试验与 RBC 溶血试验组合对严重刺激性物质确定较准确；CAM-TBS 试验与兔角膜细胞短时暴露试验组合对无刺激到中等刺激性物质分类相对一致性高；RBC 溶血试验与 STE 组合适用于弱/无刺激性可溶解性物质的确定[42]。

（2）血红蛋白变性（haemoglobin denaturation，HD）试验。蛋白变性是化学物质对眼刺激性作用中导致角膜透明度降低的重要原因。血红蛋白变性试验的原理是化学物质破坏蛋白质空间构象从而使蛋白变性。研究发现血红蛋白变性试验与兔眼刺激性试验的结果相关性较好，虽不适于单独作为兔眼刺激性试验的体外替代方法，但可作为体外替代试验组合中的试验方法之一；然而血红蛋白变性试验不适于有色物质的检测[43, 44]。

（3）荧光素漏出试验（fluorescein leakage test，FLT）。荧光素漏出试验的原理是角膜上皮可以作为潜在危险化学物质的"不透水层"，但当其结构被破坏时就会产生眼刺激。在荧光素漏出试验中，用体外培养的贴壁细胞模仿角膜上皮，这些细胞之间可以形成紧密连接和桥粒结构，类似于"不透水层"。当培养的单/多层细胞紧密连接屏障遭到破坏，导致荧光素从培养细胞层的一侧漏出到另一侧，可通过检测漏出的荧光素的量来分析潜在的眼刺激效应。当结合其他体外方法如离体眼器官或中性红摄取试验时，荧光素漏出试验具有较好的应用价值[45]。荧光素漏出试验作为受试物刺激性分类的预测模型可靠性较好，但适用于筛选从轻度到中度刺激范围内物质，并且仅适用于液体或能溶解在水或轻矿物油类物质，具体可参见 OECD/OCDE 460[46]。

4）组织工程重建人角膜组织模型

利用细胞培养构建的三维模型实质上是模拟活体角膜组织的结构，通过观测细胞功能改变及观测的毒性终点来预测受试物的眼刺激性。也就是说，利用体外培养的类角膜组织模型评价受试物的眼刺激性。主要有美国 MatTek 公司生产的 EpiOcular 模型和法国 SkinEthic 实验室开发的 SkinEthic™ HCE 模型，具体可参见 OECD/OCDE 492[47]。

3. 阴道刺激试验的体外模型

1）低等动物模型

蛞蝓黏膜刺激（SMI）试验是最早由比利时的实验室开发的用于评价黏膜刺激性的一种方法。蛞蝓的黏膜体表由带微绒毛的纤毛细胞和黏液分泌细胞组成，与人的阴道黏膜上皮非常相似。蛞蝓作为黏膜刺激物预测的理想模型，主要原因是其暴露于刺激物时能分泌黏液，而且在组织损伤时能释放蛋白质和特异性酶，这点与人非常相似。SMI 除了可用于黏膜刺激物的筛查外，还可用于替代眼刺激试验，检测的物质包括固体、半固体或液体。检测指标包括总黏液产生量、蛋白释放量、乳酸脱氢酶产生量和碱性磷酸酶产生量，通过这 4 个指标的变化组合，对刺激物进行分级。已完成的验证表明 SMI 试验结果与动物试验一致性较好，可筛选阴道黏膜耐受性好的产品，缩短临床前安全性评价的时间，减少动物的使用[48]。

2）体外细胞培养模型

人阴道上皮细胞的培养比较困难，现在多采用来自人阴道和宫颈上皮的永生化或转化的细胞系，这些细胞系的表型与正常细胞非常相似，如宫颈细胞 Ect1/E6E7、子宫内膜细胞 End1/E6E7 和阴道上皮细胞 Vk2/E6E7 等，可用于预测阴道接触产品的黏膜毒性。然而，单层细胞培养模型缺少上皮屏障功能，不同细胞系对同一种材料的敏感性可能存在差异，而且单层细胞培养模式下基因表达谱与自然状态下阴道组织存在差异，因此单层细胞培养也不能检测难溶于培养液的产品，这些都限制了其在刺激试验中的应用。目前有研究采用共培养模型来模拟阴道黏膜上皮结构，将人阴道上皮细胞系 SiHa 与人朗格汉斯细胞共培养，与单层细胞培养相比更好地模拟体内环境[49]。

3）体外组织工程重建三维组织

与皮肤相比，阴道黏膜上皮的微环境非常复杂，而且将巨噬细胞、淋巴细胞和朗格汉斯细胞等整合在一起的模型构建起来还有很多困难，没有血管的模型也难以模拟炎症反应的整个过程。尽管如此，阴道黏膜的体外重建近年来已取得了一些进展，仅含黏膜层的重建模型含有多层角质细胞，具有完整的黏膜屏障，例如，美国 MatTek 公司生产的 EpiVaginal™ 阴道上皮模型，以正常人子宫颈阴道部上皮细胞为种子细胞，多层高度分化的上皮结构与正常人的组织非常相似，可通过 MTT 检测细胞活力及分析炎症介质 LDH、PGE-2 或 IL-1α 水平来判定刺激效应，适合短期或长期暴露的材料检测[50]。SkinEthic 实验室构建的商品化阴道上皮模型，采用了阴道上皮细胞癌 A431 细胞，该模型已经用于化学物质筛查研究，以及评估产品的刺激性、渗透性和新陈代谢。还有研究尝试构建含朗格汉斯细胞的阴道黏膜，方法是将两种细胞（人的朗格汉斯细胞和角化阴道细胞）组合培养于去表皮的真皮层，培养 14d 后形成含有 7～10 层细胞的模型。体外共培养及三维组织重建模型用于与阴道接触物质的测试，可弥补现有动物试验及单层培养体系的不足，检测指标不仅包括暴露受试物后的细胞活性，炎症介质 IL-1β 和 IL-8 的联合释放，还可寻找和使用更多的生物标志物，如上皮完整性（P 选择素）、蛋白酶（如 CCL2、MCP-1、MIP-1α）、炎症介质（IL-1α、IL-6、TNF-α）等，可更好地指示黏膜炎症和刺激作用[51]。

4）离体组织或器官模型试验

人和动物的离体组织可用于阴道黏膜毒性的评估，但是通过女性治疗性的子宫切除术获得离体组织比较困难，动物中，猪与人的阴道组织有重要的共同点。例如，黏膜层由复层鳞状上皮和结缔组织组成，猪的阴道上皮细胞结构也与人类相似，包括构成通透屏障的膜包衣颗粒和细胞间脂质（包括神经酰胺、葡萄糖基神经酰胺和胆固醇等）。因此，猪阴道黏膜可作为与阴道接触产品安全筛查的体外替代模型，而且猪的组织也相对容易获得。但也有研究指出，猪和人的阴道黏膜组织对多种测试材料的渗透性存在差异。例如，当测试亲水分子时，猪的阴道黏膜是人体体外模型组织渗透性的最精确替代模型，但是对于亲脂性物质，猪的模型比同等的通过人阴道黏膜的估计值要高。另外，离体动物组织活力的长期培养维持仍存在一定局限性[48,51]。

综上所述，当前对于产品安全的试验数据还非常依赖体内动物模型，基于目前替代方法的进展状况，推荐采取组合的应用策略，以完全取代动物试验，满足风险决策和安全评价的需要。例如，有研究提出单细胞培养模型可作为刺激试验第一步筛查试验，排除有明显细胞毒性和导致炎症因子产生的受试物；而基于离体组织或者重建组织模型，可作为第二步筛查方法，可对首次评估过的配方进行筛检或对比性试验，如果对比的参照物是比较好的产品，则筛查试验可作为最后判断的依据，而不必进行动物试验，这一测试策略可提高材料或产品研发的效率，减少一些动物试验。

8.4　生物材料致敏性评价技术

8.4.1　概述

皮肤致敏试验（skin sensitization testing）是通过动物试验来评价医疗器械引发过敏反应的潜能，检测的是免疫介导的对某种物质的皮肤反应，如接触性皮炎、迟发型（Ⅳ型）超敏反应。皮肤致敏试验包括体内动物试验和体外替代试验。体内动物试验方法学相对比较成熟，灵敏度较高，为各类医疗器械生物学试验中必须评价的项目之一，其试验基本原则参考皮肤刺激试验（逐步评价法）。ISO 10993-10:2010 和 GB/T 16886.10—2017 标准给出了豚鼠最大剂量试验（GPMT）、豚鼠封闭贴敷试验（Buehler 试验）和小鼠局部淋巴结试验（LLNA）三种试验方法，用于测定材料的致敏作用，其中 GPMT 的灵敏度更高，适用于绝大部分生物材料致敏反应的评价，尤其针对浸提液进行评价是首选的方法，而 LLNA 为目前测定单一化学物质潜在致敏作用的首选方法[34,35]。

材料接触性过敏反应是一种对致敏动物产生免疫学传递的皮肤反应，其主要类型为迟发型（Ⅳ型）超敏反应，发生机制为 T 细胞介导的免疫损伤，包括以下阶段：①T 细胞致敏阶段（诱导阶段）：医疗器械或材料的一些小分子化学物质可为半抗原，单独作用时无免疫原性，但与某些蛋白质结合后即可形成完全抗原，可刺激 T 淋巴细胞增殖分化而成为针对某一特定抗原的致敏淋巴细胞，这一阶段为 1~2 周；②致敏 T 淋巴细胞的效应阶段（激发阶段）：当致敏淋巴细胞再次接触相同抗原时，一方面是直接杀伤抗原靶细胞，另一方面是释放一系列淋巴因子，发生免疫效应和导致以单核细胞为主的局部浸润、组织变性坏死为特征的超敏反应性炎症。动物试验中可见皮肤局部红斑、水肿等炎症表现。根据皮肤致敏的发生机理，可将化学物质与免疫系统发生的复杂的相互作用进行分解，有助于体外试验方法的研发，可分为四个方面：①化学物质穿透进入皮肤；②与内源性蛋白反应具有抗原性；③皮肤代谢：有的化学物质称为前半抗原，需要通过皮肤代谢进行活化成为半抗原之后才具备结合皮肤蛋白的能力；④抗原递呈细胞激活：存在于表皮与真皮接缘处的朗格汉斯细胞将抗原传递给特异性淋巴细胞，其中一部分具有长寿命的记忆细胞在激发阶段作为原始活性因子，这样以后再接触同一抗原时，致敏的淋巴细胞释放淋巴因子，吸引其他炎症细胞至局部反应区，导致一系列的有害反应[35]。

基于上述理论，GPMT 使用弗氏完全佐剂（Freund's complete adjuvant，FCA）作为免疫增强剂，试验包括皮内注射、局部接触诱导和激发封闭斑贴 3 个过程。而 Buehler 试验不使用佐剂，只需在诱导期和激发期对局部皮肤涂抹受试物，根据变态反应试验皮肤反应评分准则对豚鼠进行评分。由于 Buehler 试验没有使用弗氏完全佐剂免疫增强剂来刺激免疫系统，因此灵敏度比 GPMT 低。GPMT 筛选弱致敏原的能力较强，但佐剂的使用可能会过高地估计受试物的致敏潜力；而 Buehler 试验能够较准确地检测出中度至重度的致敏物。小鼠淋巴结试验是皮肤致敏试验的替代方法之一，2002 年被 OECD 正式采用为试验指南（OECD TG 429），其原理是皮肤变态反应在诱导阶段即可引起接触部位局部淋巴结 T 细胞的活化和增殖，增殖反应与化学物质的剂量（即致敏原的致敏力）成比例，因此可以通过比较受试物与溶剂对照引起淋巴细胞增殖的剂量-反应关系（即刺激指数，SI）来评估增殖状况[52]。

8.4.2 应用现状

参照 ISO 10993-10:2010 和 GB/T 16886.10—2017 标准所述[34, 35]，皮肤致敏试验方法主要分为豚鼠最大剂量试验、豚鼠封闭贴敷试验、小鼠局部淋巴结试验。除此，有报道应用鼠耳廓肿胀试验的方法。

1. 豚鼠最大剂量试验

1）试验原理

单一化学物质采用豚鼠最大剂量试验，为最敏感的方法，经皮内注射诱导，斑贴激发的方式将试验材料或其浸提液作用于豚鼠，在规定时间内观察豚鼠激发部位皮肤反应，对材料在试验条件下使豚鼠产生皮肤致敏反应的潜能做出评定。

2）动物选择

选用健康、初成年的白化豚鼠，雌雄不限，体重为 300～500g，试验组至少 10 只动物，对照组 5 只。

3）试验步骤

（1）皮内诱导阶段：首先在动物背部去毛的肩胛骨内侧部位自上而下每一注射点（部位 A、B 和 C）分别成对皮内注射 0.1mL：部位 A 为稳定性乳化液（弗氏完全佐剂与选定溶剂以 50：50 体积比混合而成）、部位 B 为试验样品（未经稀释的材料浸提液）或对照组（仅注射相应的溶剂）、部位 C 为 A 试验样品（以 50：50 体积比混合而成的乳化液）。

（2）局部诱导阶段：皮内诱导阶段后 7d±1d，若皮肤未产生刺激反应，则应在试验区用 10%十二烷基硫酸钠进行预处理，按摩导入皮肤，24h±2h 后，按上述部位 B 中选定的浓度，采用面积约 8cm^2 的敷贴片局部贴敷，覆盖诱导注射点，用封闭式包扎带固定敷贴片，并于 48h±2h 后除去。对照组动物使用空白溶液同法操作。

（3）激发阶段：局部诱导阶段后 14d±1d，用试验样品激发全部试验动物和对照组动物，按上述部位 C 中选定的浓度，将适宜的敷贴片浸透，局部贴敷于诱导阶段未试验部位，如上腹部。用封闭式包扎带固定，于 24h±2h 后除去。对照组动物同法操作。

4）结果评价

除去敷贴片后 24h 和 48h，在自然光下观察试验组与对照组动物激发部位皮肤情况，按照 GB/T 16886.10—2017 规定，描述每一激发部位和每一观察时间点皮肤红斑与水肿反应，并给予分级与评价。

2. 豚鼠封闭贴敷试验

1）试验原理

采用封闭斑贴诱导，激发方式将试验材料或其浸提液作用于豚鼠，在规定时间内观察豚鼠激发部位皮肤反应，以评价样品是否具有引起迟发性超敏反应的潜能。封闭贴敷试验适用于局部应用产品。

2）动物选择

选用健康、初成年的白化豚鼠，雌雄不限，体重为 300～500g，试验组至少 10 只动物，对照组 5 只。

3）试验步骤

（1）诱导阶段：将敷贴片浸透试验样品，局部敷贴于每只动物的左上背部部位。6h±0.5h 后除去任何封闭式包扎带类的固定物和敷贴片。每周连续 3d 重复该步骤，同法操作 3 周。对照组动物使用空白溶液同法操作。

（2）激发阶段：最后一次诱导贴敷后 14d±1d，用试验样品对全部试验动物进行激发。将敷贴片浸透试验样品单独局部贴敷于每只动物去毛的未试验部位。6h±0.5h 后除去固定物、封闭式包扎带和敷贴片。

4）结果评价

除去敷贴片后 24h 和 48h，在自然光下观察试验组与对照组动物激发部位皮肤情况，按照 GB/T 16886.10—2017 规定，描述每一激发部位和每一观察时间点皮肤红斑与水肿反应，并给予分级与评价。

3. 小鼠局部淋巴结试验

1）试验原理

在小鼠耳背部局部接触某一试验样品后，通过测定应用部位引流淋巴结内淋巴细胞的增殖程度来检测材料的致敏反应。这是目前作为豚鼠试验的唯一替代试验，但通常仅用于检验单一化学物。

2）动物选择

首选小鼠，其体重之间相差不得超过平均体重的 20%，同性别，若雌性动物应无孕。受试物至少设三个剂量组，最高剂量组应避免出现系统毒性和严重皮肤刺激性。每一剂量组至少 4 只动物。若受试物为样品的浸提液，则可选择单剂量（未稀释的浸提液）用于试验，且每组至少采用 5 只小鼠。试验应设溶剂对照组和阳性对照组，阳性对照首选己基苯乙烯乙醛和巯基苯并噻唑。

3）试验步骤

连续 3d 在小鼠两耳背上涂抹适当浓度的受试物进行诱导，末次诱导后第 3 天将放射性同位素 ^3H 标记的胸腺嘧啶核苷注入小鼠尾静脉。5h 后处死动物，取两耳旁的淋巴结，制成单细胞悬液，用液闪仪进行 ^3H 计数，测量细胞每分钟分裂数。

4）结果评价

由于皮肤变态反应在诱导阶段即可引起局部引流的淋巴结 T 细胞的活化和增殖，T 细胞的增殖反应与致敏原的致敏能力成比例，因此该试验不包括激发阶段，试验所关注的终点是刺激指数，给出试验动物与对照组动物淋巴结内掺入胸腺嘧啶核苷的比例。通过公式计算刺激指数，当刺激指数≥3.0 时则判定为阳性结果。

4. 鼠耳廓肿胀试验

1）试验原理

鼠耳廓肿胀试验（mouse ear swelling test，MEST）是一种通过比较致敏反应的诱导期和发作期从而检测迟发型超敏反应的方法，检测终点为定量测定小鼠耳廓肿胀程度。

2）动物选择

首选小鼠，其体重之间相差不得超过平均体重的 20%，同性别，若雌性动物应无孕。

3）试验步骤

预先向小鼠腹部皮内注射弗氏完全佐剂，再用胶带剥脱法多次剥离腹部皮肤角质层后涂受试物，然后连续 3d 将受试物敷于脱毛部位中央，7d 后进行激发，将受试物敷在每只动物左耳耳廓，右耳耳廓涂溶剂作为对照。测量激发前后 24h、48h 小鼠耳廓厚度的变化。

4）结果评价

试验侧耳廓比对照侧耳廓增厚 20%以上为阳性反应，以阳性反应动物数计算反应百分率。与豚鼠皮肤致敏试验相比，MEST 的优点是可定量分析、试验时间短、费用降低、可排除受试物颜色的干扰等，但其灵敏度不如 LLNA，一般只适合筛选强致敏物。

8.4.3　发展趋势

豚鼠皮肤致敏试验的最大优点是对致敏物的敏感性强，方法比较成熟，但需要的动物数量较多、试验周期长、观察指标主观（皮肤出现红斑和水肿的反应评分），无法鉴定一些能使动物皮肤染色的材料的致敏性。小鼠淋巴结试验是根据淋巴结 T 细胞的增殖程度对受试物致敏性进行定量评价，具有快速、经济、检测指标客观等特点，且该法所用的动物数量较少，试验周期较短，不使用弗氏完全佐剂，减少了动物在试验过程中的不舒适感和紧张感，体现了 3R 原则中"优化"和"减少"的原则。但有研究发现小鼠淋巴结试验会高估化学物质的致敏性，某些无致敏性的化学物质，如表面活性剂、硅聚合物以及多元醇等在传统的豚鼠试验中显示无致敏性，而在小鼠淋巴结试验中出现了阳性结果，因此使用该方法容易出现假阳性的试验结果。此外，小鼠淋巴结试验仍然不是一个完全的非动物试验方法，随着 3R 原则的推进，体外替代试验评价医疗器械的潜在致敏性的方法逐渐成为研究热点。

1. 直接反应肽试验

直接反应肽试验（direct peptide reactivity assay，DPRA）是一种生化检测法，可用于致敏原的筛查。化合物穿透皮肤后，大多数可与皮肤蛋白质结合形成稳定的免疫复合物启动免疫反应，这些化学致敏原大多是亲电性的，能与氨基酸的亲核中心共价结合。DPRA 试验的设计是采用受试物与还原型谷胱甘肽和两种合成肽共孵育的方式，孵育 24h 后，采用 HPLC 检测反应后未结合的多肽量，研究反应后谷胱甘肽或多肽的损耗来分析化合物与氨基酸的反应性（结合能力），从而评价化学物质的致敏性。与 LLNA 法相比，该方法阳性预测率达到 94%。2013 年，ECVAM 将其作为皮肤致敏替代试验的推荐方法，2015 年 OECD 公布 DPRA 试验方案（OECD TG 442C）[53]。

2. ARE-Nrf2 荧光素测试法（KeratinoSens™）

人类角质细胞［human keratinocytes（如 HaCaT）］包含 ARE 元件的荧光素酶报告基因。KeratinoSens™ 试验是通过测定荧光素酶的活性和细胞毒性判断该受试物是否能激活角质形成细胞，从而分析受试物的致敏性。ECVAM 公布的数据显示，该方法在不同实验室间的可重复率达到 85%，准确性和 LLNA 相比达到 77%，特异性达到 76%，并于 2014 年推荐了该方法的试验方案，2018 年 OECD 公布了该方法的指导原则（OECD TG 442D）[54]。

3. 树突状细胞检测法

1）树突状细胞活化试验

树突状细胞（DC）能将抗原递呈给初级免疫 T 细胞，调节 T 细胞、B 细胞介导的免疫应答。皮肤朗格汉斯细胞是主要位于表皮的未成熟树突状细胞（iDC）。在抗原递呈的过程中，iDC 捕获和处理抗原，刺激 T 淋巴细胞活化并引起多种生物学变化，通过检测 DC 生物学指标的变化，可评价化学物质的致敏性。目前，检测比较成熟的细胞因子是 IL-1β、TGF 和 TNF-α，膜表面分子主要有 CD86、CD54 和 MHC II。

2）树突状细胞迁移试验

LC 经抗原激活后，从皮肤迁移至人局部引流淋巴结，根据这一原理，可在体外模拟这一过程，用于区分致敏剂和非致敏剂。采用双室系统，由多孔膜隔开，上室培养 LC，下室部分含有成纤维细胞或重组趋化因子（CXCL12 或 CCL5）。经荧光标记的 LC 暴露于受试物后，LC 向 CXCL12 组迁移，而暴露于刺激物导致细胞向 CCL5 组迁移。培养时间为 16h。检测终点是下室 LC 数量（由荧光素测定）。如果 CXCL12/CCL5>1.0，则判定为致敏物，如果 CXCL12/CCL5<1.0，则为非致敏物[55,56]。

4. 人细胞系活化试验

由于人髓系白血病单核细胞［human myeloid leukemia mononuclear cells（如 THP-1）］能表现出与树突细胞类似的性质，并在细胞因子的作用下分化为树突样细胞，当与致敏物接触时，THP-1 细胞表面的 CD86 和 CD54 表达增强，从而使其成为有效评价皮肤致敏性的体外研究方法。人细胞系活化试验（human cell line activation test，h-CLAT）采用 THP-1 进行体外皮肤致敏性研究，通过流式细胞术检测细胞表面标志物 CD86 和 CD54 的变化来反映化学物质的致敏性。THP-1 细胞不需要细胞因子诱导，即可被致敏物激活，对常用致敏物检测特异性高。h-CLAT 法已经初步获得认可，通过不同国家实验室间的合作研究验证，ECVAM 已完成对它的可行性验证，2017 年 OECD 已经公布了 h-CLAT 的方法指南（OECD TG 442E）[57]。

5. 人工皮肤/重建表皮模型

树突状细胞能够参与迟发型超敏反应或接触性变态反应，含有树突状细胞的皮肤重建模型（免疫模型）由于比普通的细胞模型更接近体内皮肤的状态，因此更具研究意义。现有两种类型的体外三维培养人皮肤模型，即表皮类似物或皮肤类似物。对于免疫模型而言，其表皮类似物模型至少包含角质形成细胞和树突状细胞（朗格汉斯细胞），而其皮肤类似物模型还整合有至少包含成纤维细胞和真皮树突状细胞的真皮类似物。目前已经商品化并被欧盟推荐使用的重组人皮肤模型有 EpiSkin[TM]、EpiDerm[TM] 和 SkinEthic RHE 等。此外，还有研究模拟皮肤内环境，利用动态灌流微培养系统构建人类角质细胞（HaCaT）和人白血病单核淋巴细胞（U937）共培养的三维模型，通过检测 THP-1 细胞表面的标记物变化及培养液中细胞因子的变化来判断待检物质的致敏性。皮肤重建模型可以不受测试物剂型的影响直接接触测试，特别适用于不溶于培养基的疏水性化合物的测试[58]。

目前皮肤致敏试验多数还是采用传统的整体动物试验、体内外替代试验等方法进行检测，体外替代试验具有快速、经济、高效、应用范围广等特点，但目前仍存在较多的不足，体外试验结果外推到体内试验及人群存在一定的安全系数，因此，基于现有的试验数据和人群资料，建立多种体外替代试验的联合应用策略将是未来检测化学物质是否具有致敏性的主要发展趋势。

8.5　生物材料全身毒性评价技术

8.5.1　概述

全身毒性试验是将材料或其浸提液在一定时期内作用于动物体内，以评价是否存在因毒性物质被机体吸收后可能产生的潜在的全身性损害作用。全身毒性试验包括急性全身毒性试验和重复接触全身毒性试验，后者又可分为亚急性、亚慢性和慢性全身毒性试验。根据 GB/T 16886.11—2011 规定（表 8-3）[59]，急性全身毒性（acute systemic toxicity）是指在 24h 内一次、多次或持续接触试验样品后在任何时间发生的不良作用。亚急性全身毒性（subacute systemic toxicity）是指在

24h～28d 内多次或持续接触试验样品后发生的不良作用。时间周期大多选择 14～
28d，并考虑合理的方法。其中，亚急性静脉研究一般规定接触时间大于 24h，但
小于 14d。亚慢性全身毒性（subchronic systemic toxicity）是指反复或持续接触试
验样品后在动物寿命期的某一阶段发生的不良作用。其中，非静脉接触途径下，
啮齿动物亚慢性毒性研究一般为 90d，其他种属动物在不超过其生命周期的 10%
的阶段内。静脉研究一般规定接触时间为 14～28d。慢性全身毒性（chronic systemic
toxicity）是指在动物的主要寿命期内反复或持续接触试验样品后发生的不良作用。
接触时间一般为 6～12 个月。根据 GB/T 16886.11—2011 的要求，与黏膜、损伤
表面持久接触的表面器械，与血路间接持久接触、与组织/骨/牙本质、循环血液长
期及持久接触的外部接入器械，与组织/骨、血液长期及持久接触的植入器械有必
要进行亚慢性/亚急性毒性试验。无论选择哪种试验，临床累积接触的最长时间应
该能覆盖动物的受试物接触时间。

表 8-3　啮齿和非啮齿类动物的接触周期

毒性试验	非静脉方式		静脉方式	
	啮齿	非啮齿	啮齿	非啮齿
急性全身毒性	<24h			
亚急性全身毒性	14～28d		>24h	<14d
亚慢性全身毒性	90d（或不超过动物的生命周期的 10%）		14d	28d
慢性全身毒性	6～12 个月		—	—

GB/T 16886.11—2011 中规定[59]，医疗器械或其可沥滤物可通过多种接触途径
进入人体，亚慢性（亚急性）全身毒性试验最好采用具有临床相关性的接触途径，
若采用其他接触途径应予以论证。选择接触途径时考虑下列因素：①人体实际接
触途径和作用时间；②医疗器械的理化性质和用途；③毒性试验目的。常用的接
触方式有皮肤、植入、吸入、皮内、肌内、腹腔、静脉、经口、皮下等。值得注
意的是，经腹腔途径的全身毒性试验适用于液路器械，或腹腔接触环境导致化学
物质溶出的器械，也适用于不宜经静脉途径的浸提液，如非极性油浸提液及含有
微粒的浸提液。关于浸提介质的选择，标准规定最好选用极性和非极性两种介质。
但选用非极性油介质时，需考虑油性介质重复性给药对动物生理指标的影响。

8.5.2　应用现状

1. 急性全身毒性试验

急性全身毒性试验是通过 24h 内染毒以评估材料或其浸提液的毒性作用，试

验结果可为亚急（慢）性、慢性试验接触剂量提供参考。该试验方法简便、试验周期短、动物数量少和成本相对较低，具体可参照 GB/T 16886.11—2011[59]。

1）样品制备与动物选择

选择适宜的浸提介质，标准规定最好选用极性和非极性两种介质，但选用非极性油介质时需考虑油性介质重复性给药对动物生理指标的影响。将材料溶解或悬浮于适宜的介质中，以不含材料的相同介质为对照组。胃肠外接触溶液宜是生理性溶液，必要时可对样品进行过滤以除去微粒。材料浸提液的制备按照 GB/T 16886.12—2017 的规定进行[60]。动物首选小鼠或大鼠，其体重之间相差不得超过平均体重的 20%，同性别，若雌性动物应无孕。

2）剂量设定

常用的接触方式有皮肤、植入、吸入、皮内、肌内、腹腔、静脉、经口、皮下等，有两种方法选择剂量：①至少设 3 个剂量水平，每个剂量组 5 只动物，各剂量组间距大小以兼顾产生毒性大小和死亡为宜，数据应可以画出剂量-反应曲线，尽量可以推导出 LD_{50}。②限度试验：急性毒性通常采用一种适宜的试验样品剂量进行单剂量组试验，判定是否存在毒性危害（即限度试验），例如，经口途径用 10 只动物（同性别）口服至少 2000mg/kg 体重剂量。GB/T 16886.11—2011 中规定了试验样品接触最大剂量体积[59]（表 8-4），可利用 100%浸提液的最大体积作为限度试验剂量。

表 8-4　试验样品接触最大剂量体积　　　　（单位：mL/kg）

动物种属	皮下	肌内	腹腔	经口	静脉
大白鼠	20	1	20	50	40
小白鼠	50	2	50	50	50
家兔	10	1	20	20	10
犬	2	1	20	20	10
猴	5	1	20	15	10

注：国家法规可能替代所列出的最大体积，啮齿动物肌内注射时一般推荐每一注射点不超过 0.1mL（小白鼠）和 0.2mL（大白鼠）。

3）试验步骤

动物称量，一次给予受试物，若不能一次给予，也可在 24h 内分多次小剂量给予，对每只动物都应定时观察其中毒表现和死亡情况，仔细检查并详细记录中毒体征出现和消失的时间及死亡时间。根据不同的标准要求选择试验周期，在试验前、中以及结束时均应对动物称量，观察末期应进行大体解剖学检查，记录全部大体病理改变。对死亡和存在大体病理改变的存活动物的器官进行病理组织学检查。

4）结果评价

参照 GB/T 16886.11—2011 规定[59]，对结果进行评价，其内容应包括试验物质剂量与动物异常表现（包括行为和临床改变、大体损伤、体重变化、致死效应及其他毒性作用）的发生率和严重程度之间的关系。

2. 重复接触全身毒性——亚急性（亚慢性）和慢性全身毒性试验

急性毒性往往是以单剂量（有限的接触）的有害反应来显示，而医疗器械与人体接触更多的是以反复或持续的接触形式，这就可能发生某些化学物质在组织中的蓄积或通过其他机制对生物体产生潜在的危害，只有通过较长期的试验（亚急性、亚慢性、慢性）才能评价这些潜在的反应。这些试验的主要特点是试验周期相对较长、动物数量多、试验要求比较高、耗费大、观察指标多且相对较客观、工作量大等。评价指标一般是采用血液学检查、临床生化检查以及对全身各主要脏器组织病理学检查，通过这三部分结果的综合分析，最终评价医疗器械对生物体全身系统的毒性作用。亚急性、亚慢性和慢性经口全身毒性试验的选择应视材料实际与人体接触的时间长短而定，试验方法拟参照 GB/T 16886.11—2011[59]。

1）样品制备与动物选择

试验样品制备与动物选择基本同急性全身毒性试验。

固体材料：冷研或切削成粒度小于 200μm 的颗粒。糊状或橡皮样材料：将一定量的材料放于分散介质中达到指定的浓度。液体材料：水溶性材料制成 20%水溶液；油溶性材料制成 20%油溶液；水油均难溶者可制成 20%混悬液。若上述均不能或材料难以制成粒度小于 200μm 的颗粒，则制备材料浸提液。胃肠外接触溶液宜是生理性溶液，必要时可对样品进行过滤以除去微粒。

动物一般首选大鼠，试验开始时体重范围为 130g±20g，同性别动物体重之间相差不得超过平均体重的 20%。亚急性、亚慢性和慢性经口全身毒性试验每剂量组的最少动物数分别为 10 只、20 只和 40 只，雌雄各半。

2）剂量设定

对于较长期试验的剂量设定，宜包括至少三种剂量水平和适当的对照组。采用一种适宜的试验样品剂量进行单剂量组试验，判定是否存在毒性危害（即限度试验），但其他多剂量或剂量反应试验要求有多个剂量组来判定毒性反应。例如，准备采用加严剂量，可增加剂量组。剂量频率：应具有临床相关性。在重复接触试验中，试验周期内动物最好每周 7d 接触试验样品。

3）试验方法

亚急性经口全身毒性试验每周 7d 连续给药；亚慢性和慢性经口全身毒性试验每周 5d 连续给药，具体接触时间参见 GB/T 16886.11—2011 中的规定。观察与检查包括以下内容。

（1）临床观察：每天定时观察试验动物的临床表现，每天至少记录两次动物的发病率和死亡率。观察并记录以下方面：皮肤、被毛、眼睛和黏膜的改变，分泌物、排泄物、呼吸系统、循环系统、神经系统、肢体活动、行为方式等变化发生的程度和持续时间。

（2）体重和摄食量：所有动物至少每周称量一次，并至少每周测量一次饲料的消耗量。

（3）血液学检查：试验结束时测定血细胞比容、血红蛋白浓度、红细胞数、白细胞总数和分类、血小板数、凝血（PT、APTT）等。

（4）临床生化检查：指标包括钠、钾、血糖、总胆固醇、尿氮、肌酐、总蛋白、白蛋白，以及至少两种评价肝细胞功能的酶类等。必要时作尿液检验。

（5）大体尸检：动物无痛处死后进行大体尸检，包括体表及体腔开孔、颅、胸、腹腔及其内容物等，将动物的肝、肾、肾上腺、睾丸（卵巢）、附睾、胸腺、脾、脑和心脏等取下后去除其上附着组织后尽快称量其湿质量，以防水分丢失。

（6）组织病理学检查：需要按要求检查动物的器官和组织，包括所有显示有大体损害迹象或尺寸改变的器官和组织，如脑、脊髓、胃、小肠和大肠、肝、肾、肾上腺、脾、心脏、甲状腺、气管、肺、性腺、附属性器官（如子宫、前列腺）、膀胱、淋巴结、接近肌肉的外周神经、骨髓切片及供试品作用靶器官。

4）结果评价

参照 GB/T 16886.11—2011[59]，采用统计学方法，将上述所有试验组数据与对照组数据进行统计学上的显著性检验，综合临床观察、临床检查、大体尸检、组织病理学检查的结果进行分析与评价。

8.5.3　发展趋势

随着动物试验 3R 原则的推进，尽可能减少动物使用成为医疗器械/材料全身毒性评价的一种趋势。ISO 10993-1:2018[3]推荐扩展植入试验方案，在植入试验中同时进行全身毒性方面的评价，特别适用于植入类器械。而有些植入器械由于体积过大等原因很难植入动物体内；或者植入途径也不是临床相关性最好的接触途径，这时一般考虑制备试验样品浸提液进行试验。由于人体的体液内环境兼具极性和非极性的性质，所以当某些医疗器械长期接触人体时，其潜在的极性及非极性有害物质会同时释放到人体内，从而对人体产生毒性作用。因此 ISO/TC 194 工作组推荐将极性介质（NS）和非极性介质（如芝麻油）应用在同一只动物体内（同一动物双重途径给药法模式，"duel routes of administration-same animal" model），即静脉注射（iv）每天给药一次，腹腔注射（ip）3～4d 给药一次。有研究利用静脉注射极性浸提介质（生理盐水）、腹腔注射非极性浸提介质（玉米油）于同一只大鼠体内，14d 后，根据试验结果判断此方法能否引起大鼠产生不良反应，进而分析此方法能否应用于医疗器械大鼠重复接触全身毒性试验。结果表明胃肠外双途径接触试验法，既可使大鼠同时持续暴露于极性及非极性浸提介质中，又不引起大鼠产生明显毒性或病理性不良反应，即该研究体系本身不会干扰浸提液中潜在有害物质毒性反应的判断。大鼠胃肠外双途径接触试验法具有更好的临床相关性，能检测样品极性及非极性可沥滤物的综合作用，更加全面地评价医疗器械的重复接触全身毒性[61]。此方法的建立可以进一步完善医疗器械重复接触全身毒性试验体系进而提升医疗器械生物学评价水平。

8.6 生物材料植入后组织反应评价技术

8.6.1 概述

组织相容性的基本要求是医用材料植入人体后与人体组织、细胞接触时，不能被组织液所侵蚀，材料与组织之间应有一种亲和能力，无任何不良反应。当医用材料植入人体某部位，局部组织对异物的反应属于一种机体防御性对答反应，植入物体周围组织将出现白细胞、淋巴细胞和巨噬细胞聚集，发生不同程度的局部反应。植入试验是直接将材料植入到动物的皮下、肌肉或骨组织内，经过恰当的植入周期，运用组织病理学技术，观察评定植入后试样周围组织的反应程度，从而评价材料的组织相容性。

材料植入体内后，植入区通常会发生急性和慢性炎症反应。由中性粒细胞介导的急性炎症反应的时间主要取决于植入区损伤的程度，通常时间较短（<1周）。随后，由单核细胞和淋巴细胞介导的慢性炎症开始占主导地位。材料的慢性炎症反应通常被局限在植入区，对于生物相容性较好的材料，这种反应一般不超过2周。接下来的损伤愈合阶段包括肉芽组织形成、异物反应和纤维囊形成。其中巨噬细胞（异物巨细胞）介导的异物反应发生在生物材料植入后的慢性炎症和损伤愈合反应的末期，异物反应的强度和范围取决于生物材料的大小、性状、化学组成及表面拓扑结构等物理性能。在植入材料不能被巨噬细胞和异物巨细胞吞噬的情况下，材料周围通常被一种纤维囊包绕，这是宿主隔离异物的一种保护反应。纤维囊通常由内层的巨噬细胞或（和）异物巨细胞以及外层的成纤维细胞和结缔组织构成。在生物相容性好的植入体界面，纤维囊壁很薄且仅有少量巨噬细胞聚集。纤维囊的质量和厚度取决于外科植入的技术和所用的材料。纤维囊的存在对限制炎症反应具有积极作用，但纤维囊过厚或长期存在可影响组织营养供应及骨整合的过程，导致植入失败。一般来说，随着炎症渗出的消退，纤维囊将逐渐变薄，周围组织将与植入材料表面密切接触。然而，在许多情况下，炎症细胞将存在相当长一段时间，时间的长短因材料的不同而不同。根据植入材料的性能特点，

Hench 将材料与周围组织的反应类型分为以下四级：①有毒性的材料，材料中毒性物质不断渗出，刺激局部组织细胞形成慢性炎症，材料周围的纤维包膜增厚，淋巴细胞浸润，逐步出现肉芽肿或发生癌变，严重时出现组织坏死；②无毒性且生物惰性的材料，组织相容性良好，则半年、一年或更长时间包膜囊变薄，囊壁中的淋巴细胞消失，在显微镜下只见到很薄的 1～2 层成纤维细胞形成的无炎症反应的正常纤维囊；③无毒性且具有生物活性的材料，可与组织形成结合界面；④无毒性且可降解的材料，周围组织将逐渐取代材料[4]。因此，材料周围组织的异物反应程度和纤维囊的厚度被认为是植入材料组织相容性的重要指征。

植入试验是对临床上与组织、骨、血液接触的介入或植入器械进行评价时常规而又重要的试验项目，也是目前生物学评价试验项目中最接近或模拟临床应用状况的一项试验。植入试验中对动物的选择、被植入的组织、观察与处死动物的时间等都因材料实际接触人体的部位以及在体内持续时间的长短而异。一般应根据植入试验的样品大小、试验周期、动物寿命、种属间的硬组织和软组织生物反应的差异等因素来选择试验动物，最常用的动物是大鼠、兔和犬。被植入的组织有皮下组织、肌肉组织和骨组织。试验观察期可以从 1 周到 104 周，根据不同的产品使用期限而变化，原则上对应用期短于 3 个月的材料可选择 12 周为末期观察期；对应用期短于半年的医疗器械可选择 26 周为末期观察期；对应用期短于一年的医疗器械可选择 52 周为末期观察期；对应用期大于一年或更长期的医疗器械可选择 104 周为末期观察期。对材料植入后生物学反应的评价是植入试验中的难点和重点，目前主要通过不同时间点的肉眼观察和组织病理学反应来评价生物学反应。植入试验可参照 ISO 10993-6:2016 和 GB/T 16886.6—2015 标准进行[62, 63]。

影响植入试验结果评价的因素主要有：①植入试样的形状，一般圆片或圆柱状试样明显比其他形状的试样对组织的刺激性小；②试样表面的光洁程度；③手术造成的机械创伤；④植入试样在组织内的固定情况等。

8.6.2　应用现状

1. 软组织植入试验

参照 GB/T 16886.6—2015 的规定[63]，软组织植入试验包括皮下植入试验和肌肉植入试验。选择适宜的试验动物（如大鼠或兔），植入观察期视不同材料临床使用的时间长短而定，一般可选 1 周、4 周、12 周、26 周和 52 周等。

1）植入样品的制备

（1）固体材料。片状材料制成直径 10～12mm、厚 0.3～1mm 的试样；块状材料制成直径 1.5mm、长 5mm 的柱状试样。家兔脊柱旁肌植入试样，采用宽 1～3mm、长 10mm 的植入物。

（2）非固体材料。使用前调和，装入内径 1.5mm、长约 5mm 的聚乙烯管或聚丙烯管或聚四氟乙烯管中，材料表面应与管端部位保持平整和光滑。

（3）对照材料。金属材料可选用外科植入用不锈钢、钛和钛合金等，非金属材料可选用超高分子量聚乙烯、高纯度陶瓷。

2）试验步骤

（1）皮下植入试验。短期植入试验周期一般选 1 周、4 周与 12 周。按GB/T 16886.6—2015[63]规定进行动物麻醉。①背部植入法采用手术刀切开植入点皮肤，用止血钳分离制备皮下囊，囊的底部距皮肤切口应为 10mm 以上，每个囊内放置一个植入物，植入物之间应不能互相接触，最后缝合皮肤切口。也可采用套针植入法，即用穿刺针与皮肤呈 30°角刺入皮下，将试样推入皮下组织内。②颈部植入法是在大鼠骶骨上方用手术刀切一 10mm 长的切口，用止血钳向颈部开一隧道，通过隧道向颈部推入植入物并使之固定。通常试验样品和对照样品各置一侧。

（2）肌肉植入试验。按 GB/T 16886.6—2015 中规定[63]，优先采用皮下针或套管针植入法，直接用穿刺针刺入肌肉内，沿肌纤维长轴用探条将试验样品推入肌肉内。采用家兔脊柱旁肌时，将足够数量的试验样品沿脊柱一侧植入肌内，与脊柱平行，离中线 25～50mm，同法在对侧植入对照样品。

3）结果观察

术后定期观察动物局部、全身及异常行为。试验周期结束时无痛处死试验动物，切取包裹样品周围 0.5～1.0cm 的组织，肉眼观察植入部位组织有无异常病变，置于质量分数为 10%的甲醛固定液中固定。在植入材料中间区域、垂直于植入材料方向取 2.5mm 厚的组织块用石蜡包埋。按照每个蜡块每张切片 4μm 厚、每隔 5 张切片取一张的要求，每个蜡块切 5 张片。经 HE 染色，在光学显微镜下观察各植入点的组织反应。

4）结果评价

比较试验样品与对照样品周围组织反应，应评价的生物学反应指标包括以下内容。

（1）纤维化/纤维囊腔和炎症程度；

（2）由组织形态学改变而确定的变性；

（3）材料、组织界面炎症细胞类型，即嗜中性白细胞、淋巴细胞、浆细胞、嗜酸性粒细胞、巨噬细胞和多核细胞的数量及分布；

（4）根据核碎片和/或毛细血管壁的破裂情况确定是否存在坏死；

（5）其他组织改变，组织坏死如细胞核出现碎片及/或血管壁破裂、血管分布、脂肪浸润、肉芽肿和骨形成；

（6）材料变化，如破裂、纤维存在、降解材料残留物的形态和物质；

（7）对于多孔和降解植入物，定性、定量测定长入材料内的组织。

对于降解（吸收性）试验材料，在降解一半和接近完全降解时，在评价的组织标本中应有可降解植入物的残留物。

参照 GB/T 16886.6—2015 规定[63]，通过组织反应分级（无反应或轻度、中度和重度），并分析比较各植入期试验样品与对照材料之间组织反应的差异，综合评价试验样品与活体组织间的生物相容性。

2. 骨植入试验

骨植入试验应按 GB/T 16886.6—2015[63] 或 YY/T 0127.4—2009[64]中的规定，选择家兔或犬为试验动物，通过将材料植入动物适宜部位的骨组织内，评价骨组织对材料的生物学反应。试验周期可以按需要选择 4 周、12 周、26 周和 52 周等不同时间。

1）试样制备

对于固体材料，一般制成直径 2mm、高 6mm 的圆柱体，表面光滑（适用于家兔），或选择直径为 2～4.5mm 带螺纹的植入体（适用于家兔、犬、绵羊、山羊和猪），或选择直径 4mm、长 12mm 的圆柱状植入物（适用于犬、绵羊和山羊）；对于固化类材料，应模拟实际应用情况，选择材料未固化前植入或植入前先固化的方式；对于非固化材料（如粉体），可将材料灌入两端暴露的圆柱体管内，材料表面应与管端部位保持平整和光滑，管材可以选择聚乙烯、聚丙烯或聚四氟乙烯。对照材料应参照 GB/T 16886.12—2017 中推荐的合适材料，或选择已经被证明具有良好生物相容性和临床可接受的生物材料。

2）试验步骤

采用常规手术操作切开植入部位皮肤，用止血钳分离组织暴露出股骨或胫骨的皮质，采用低转速间歇地在骨皮质上钻孔，操作时用质量浓度为 9g/L 的无菌氯化钠注射液和引液器充分灌洗，以免过热使局部组织坏死。植入前将孔扩至所需直径或用丝锥攻出螺纹。对于家兔，每侧肢体骨制孔最多不超过 3 个，较大动物最多每侧制备 6 个孔，孔间距应大于 8mm，柱状试样用手直接按压植入，螺纹状植入体器械按预定转矩旋紧到位并记录该转矩，最后逐层缝合肌肉、肌筋膜和皮肤。

3）结果观察

在植入周期内观察动物的一般状态，记录植入点局部和全身的任何异常现象。观察期结束时无痛处死试验动物，切取包裹样品周围约 1.0cm 的组织，肉眼观察植入部位组织有无异常病变，标本经固定、脱水、包埋、切片、染色后，在光学显微镜下观察各植入点的组织反应。

4）结果评价

比较试验样品与对照材料周围组织反应，除了上述类似软组织植入试验需评价的指标外，应重点关注骨组织与植入材料之间的界面状况，因此需要将组织与植入物一起采用塑料包埋技术制备组织学切片，从而评价植入物与骨的接触面积和植入物周围骨的数量以及其间的非钙化组织，描述骨吸收和骨形成情况。参照GB/T 16886.6—2015[63]或 YY/T 0127.4—2009[64]中的规定，通过组织反应分级（无反应或轻度、中度和重度），并分析比较各植入期试验样品与对照材料之间组织反应的差异，综合评价试验样品与活体组织间的生物相容性。

8.6.3 发展趋势

1. 可降解/可吸收材料的植入试验

可降解/可吸收材料的组织反应与不可吸收性固形材料的反应会有所不同，与不可吸收性材料相比，可降解材料只有在植入物完全降解并吸收后才能达到稳定状态。在达到稳定阶段之前，可降解材料与周围组织会持续相互作用，通常在降解阶段可观测到慢性炎症反应，但在植入物降解后局部组织学将恢复至正常。由于降解是一个连续的过程，并且可能发生酸性降解产物的释放，因此还需要评价中期降解阶段的组织反应，用于对残留植入物及其降解产物局部不良反应的评价。可降解材料在完全降解或达到组织反应的稳定状态之前，体内的实时降解可能需要相当长的时间周期，参照标准 YY/T 1576—2017[65]，试验周期应基于材料预期的降解速率，应在材料降解过程中的不同时间点取样评价局部的组织反应，包括：①无降解或最低限度降解：推荐在植入后 1～12 周进行评价；②发生降解：材料降解过程中，预期的初始取样时间点应是植入材料有 50%质量损失或 50%降解产物释放时；③完全降解或达到稳定状态组织修复：取样时间点应包括质量损失预期达到 100%以及预期完全愈合且组织学恢复正常时。如果在设定的时间内植入材料的质量损失未达到预期值，例如，50%的质量损失没有在预期的时间点发生，就应重新估计 50%的质量损失的时间；宜延长时间周期来解决植入材料实际降解比预期降解更缓慢的情况，并增加取样时间点。某些材料可能会刺激骨或其他组织长久的重塑，而某些材料可能吸收缓慢以致 3 年后还有相当的残留。用于组织重塑而缓慢降解的材料，评价的终点可以是植入部位预期形成正常组织，而不是材料的完全降解。对这些预期为组织重塑的材料，植入取样时间点宜至少包括两个时间段：第一是达到近 50%的整合与重塑时，第二是完成最终预期的重塑和修复的组织反应时。另外，对于缓慢降解的材料，植入取样时间点也至少包括两个时间段：第一是发生近 50%的质量损失或降解产物释放时，第二是生物反应显示恢复至正常组织反应时。例如，对用于骨沉积和重塑的磷酸钙类陶瓷而言，在残留材料中观察到正常的重塑骨时，认为达到了 100%的终点。

可降解材料的植入试验结果可包含材料的吸收、分布、代谢和排泄以及降解产物等信息，如材料的降解方式（水解、酶解、吞噬作用）、不可吸收性降解产物

（如合成物纤维、颗粒等）、降解速率、已知或预期的靶器官影响（肾清除、肝脏蓄积、脾或淋巴结的蓄积等）以及组织学评价。可降解/可吸收生物材料的组织反应不同于不可吸收材料，其局部组织反应可能不会形成纤维包膜，但可能会发现降解材料或吞噬降解产物的细胞，并且随着材料的降解，材料的形态也会随之发生变化，因此检测各个时间点的材料形态和组织反应是非常重要的。

2. 功能性评价试验

目前植入材料的评价主要考虑的是组织反应的强弱，根据组织反应的强弱判定材料是否安全，并未考虑到植入材料在体内生物活性的要求，但对于应用于临床的生物材料来说，其安全性和有效性是相互依存、相互补充的。例如，预期用于组织修复的材料，植入体内后产生了很轻微的组织反应但却没有任何迹象显示有组织的长入，那么此材料应用后的植入效果不理想，也不能称其为安全的。在对植入材料进行安全性评价的同时，纳入恰当的材料"有效性"评价的指标也是非常必要的[66]。功能性测试最好是将植入材料以临床实际应用形式置入合理的功能性动物模型，可通过结合临床上一些常用技术（如 X 射线照相、核磁、超声波检测法等）和新显微镜技术（如数字化病理、新的成像技术、计算机辅助分析等）研究组织的长入、血栓形成程度、血管内膜厚度等评价其植入体内功能性。同时可应用分子生物学的方法通过检测特异因子来反映植入材料的功能性。例如，可通过检测碱性磷酸酶（ALP）、骨形态发生蛋白（BMP）、骨钙蛋白（OC）、骨桥蛋白（OPN）、骨连接蛋白（ON）等标志成骨形成的分子来评价骨诱导材料效果的好坏。评价材料功能性时需引入更多原创性的工作，为材料从现阶段"可接受"水平过渡到"安全应用"于人体创造条件，随着研究的深入，对材料组织相容性的评价方式也会更加合理、可靠。

8.7　生物材料血液相容性评价技术

8.7.1　概述

血液相容性是指医疗器械或材料与血液接触不产生任何临床上的有害反应，如血栓形成、溶血、血小板/白细胞/补体激活和/或其他血液相关的不良事件发生。血液相容性评价试验主要检测血液对外源性物质或材料是否产生合乎要求的反应，一般包括：①生物材料与血浆蛋白的相互作用：材料对血浆蛋白（纤维蛋白原、血清白蛋白、免疫球蛋白、补体蛋白等）的吸附对其后续的细胞效应产生影响；②生物材料与血细胞的相互作用：生物材料引起的溶血、白细胞活化及血小板黏附和活化情况等。根据标准 ISO 10993-4:2017[67]，可将与血液相互作用的评价试验分为两大类：①溶血：包括材料诱导和机械应力诱导的溶血；②血栓形成：包括体外试验（凝血、血小板活化、补体及血液学）和半体内/体内试验。目前发展趋势是采用凝血、血小板和补体系统等一组体外试验来替代体内或半体内血栓形成试验，但对其适宜性应进行分析评价。参照 ISO 10993-4:2017[67]中的医疗器械/生物材料与血液相互作用试验选择判定流程图，以分析确定器械是否需要进行试验（图 8-2）。一般来说，与血液接入的医疗器械可分成外部接入器械和植入器械。外部接触器械是指不进入血管内部与血液接触或短时间内进入血管与血液接触的器械，如插管、延长器、导管、导丝、血液透析器和血液采输器等。植入器械是指长期置入到血管内的器械，如心血管支架、人工心脏瓣膜、人造血管等，其适用性的试验分类和评价方法如表 8-5 和表 8-6 所示。

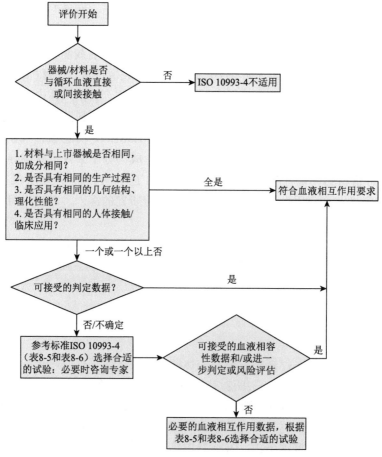

图 8-2　医疗器械/生物材料与血液相互作用的评价流程图

表 8-5　与循环血液接触器械或器械部件和适用试验分类——外部接入器械和植入器械

器械举例	试验分类						
	溶血		血栓形成				
	材料诱导	机械应力诱导	体外				体内/半体内 a
			凝血	血小板激活	补体 d	血液学	
外部接入器械							
血液监测器（暂时/半体内）b	x		x	x		x	
血液储存和输注设备（如灌流/输注设备）、血液采集器械、延长器	x		x	x		x	
置入时间少于 24h 的导管［如经皮循环辅助系统、血管内超声器械、前进/后退（顺/逆）冠脉导管、导线］；套管	x		x^c	x^c		x^c	x^c
置入时间超过 24h 的导管（如肠外营养导管、中心静脉导管）；套管	x		x^c	x^c		x^c	x^c
细胞储存器 b	x		x	x			
血液特异物质吸附器械 b	x	x	x	x	x		
供体和治疗用电泳设备及细胞分离系统 b	x	x	x	x			
心肺转流系统 b	x	x	x^c	x^c	x^c	x^c	x^c
血液透析/血液过滤装置 b	x	x	x^c	x^c	x^c	x^c	x^c
去白细胞滤器 b	x	x	x^c	x^c	x^c	x^c	x^c
经皮循环支持器械 b	x	x	x^c	x^c	x^c	x^c	x^c
植入器械							
瓣膜成形环、机械心脏瓣膜	x	x					x
栓塞器械	x						x
血管内植入物	x						x
植入式除颤器和复律器	x						x
主动脉内球囊泵 b	x						x
起搏器导线	x						x
人工（合成）血管移植物（片）、动静脉分流器	x						x
支架（血管）	x						x
组织心脏瓣膜、血管支架和补片及 AV 分流器	x						x
整体人工心脏	x	x					x
静脉腔滤器	x						x
心室辅助装置	x	x					x

　　a. 血栓形成是一种体内或半体内现象，可以被体外条件模拟。如果临床相关的体外血栓试验被执行，体内或半体内试验可能并非必需。

　　b. 仅包括直接或间接血液接触的成分，对于仅间接血液接触的成分，体内血栓形成和机械应力溶血或补体激活试验不是必须要求的。

　　c. 已知凝血、血小板和白细胞反应是血栓形成的主要过程，因此，由制造商来决定是否采用凝血、血小板及血液学特定试验来替代体内试验。

　　d. 当考虑补体激活其他生物学终点时，如过敏反应，参见 ISO/TS 10993-20:2006。

表 8-6　评价与血液相互作用的常规试验

试验分类	
溶血	材料诱导
	机械应力诱导
血栓形成（体内、半体内）	大体分析，闭塞百分率，光学显微镜，电子显微镜
	体外血栓形成
凝血	凝血酶（如 TAT、F1.2），纤维蛋白肽 A（FPA）测定，PTT 试验
血小板活化	血小板计数（%损失）、激活指征（如产物释放，血小板表面标志物，如 β-TG、PF4、TxB2）或扫描电子显微镜（血小板形态）
血液学	全血计数（CBC），白细胞活化
补体系统	SC5b-9（C3a 可选择）

注：对于每个分类并非所有的试验都是必需的，并且各分类试验并不等同。

8.7.2　应用现状

1. 试验类型

血液相容性评价试验类型包括体外试验、半体内试验和体内试验。在选择试验方案时，应尽量采用一个模拟临床应用中器械与血液接触的几何形态和条件的模型或系统，这些条件包括接触时间、温度、无菌状态和血液流动条件等。无法模拟器械使用条件下准确预示临床应用中发生的血液与器械相互作用的性质，如有些短期体外试验或半体内试验很难预测长期体内植入器械的应用情况。器械的预期应用决定了试验条件，如半体内（外部接入）器械最好进行半体内试验，植入器械则最好采用模拟临床应用条件的动物模型进行体内试验。在必须使用动物模型时，应考虑种属间血液反应的差异性，在试验报告或方案中给出选择体内试验动物种属的说明和理由，并应给出所选试验种属与人类血细胞和血液成分反应性的相似性和差异性。

1）体外试验

体外试验是指在体外使器械和血液的接触尽可能模拟血液在体内的环境（如温度、材料和血液接触界面的剪切力），用人或动物离体血与受检的生物材料按某种方式接触一定时间后，测定血液成分变化或检查材料上血液成分及数量，其优点是试验操作简单、条件容易控制、试验费用低和试验周期短。体外试验适用于筛选外部接入器械或植入物，对于长期、重复或永久接触的血液-器械相互作用有一定的局限性。体外试验方法应考虑的因素包括血细胞比容、抗凝剂、样本采集、样本年龄、样本储存、供氧，以及 pH、温度、与对照试验的顺序、表面积与体积之比和血流动力条件（特别是壁剪切率）。试验应尽快进行，一般控制在 4h 内，因为采血后血液的某些性能会迅速发生改变。由于体外系统常使用抗凝剂，所以应优先采用人血，采用人血成分进行的试验最能说明血液与器械的相互作用。若用动物血液进行试验，应注意物种间血液存在的差异性，如犬比人更容易发生血小板黏附、血栓形成和溶血，因此用动物血进行试验时其预测性会受到一定的限制。

2）半体内试验

半体内试验实质上是相对体内试验而言的，它是从活体动物或在心脏手术时建立的体外循环中，从心血管系统直接使血液与材料接触，血液流经位于体外的受检器械后的去向有两种：与器械接触收集到容器里，在分析血液成分变化后弃去（单向）；将动物体内血液引出体外与材料接触后通过动静脉短路方式再回到体内（循环）。半体内试验适用于半体内器械，如外部接入器械。半体内试验也适用于像血管移植物这样的体内器械，但这种试验不能替代植入试验。半体内试验系统适用于监测血小板黏附、血栓形成、纤维蛋白原沉积、血栓质量、白细胞黏附、血小板消耗和血小板激活。用多普勒或电磁流量探测头测量血流速度。血流变化可指示血栓沉积和栓塞形成的程度和过程。许多半体内试验系统应用放射性同位素标记血液成分以监测血液/器械相互作用，血小板和纤维蛋白原是最常用的放射性同位素标记血液成分。通过严格控制试验步骤，可将标记过程引起的血小板反应性变化控制在最低程度。半体内试验与体外试验相比，其优点在于使用流动的活体血（提供了生理血流条件），避免了可能由抗凝剂造成的假象，由于能改变试验容器，故能评价多种材料，还可对一些状况进行实时监测；缺点则是各试验之间的血流条件不一致，动物间血液的反应不同，可供评价的时间间隔相对较短。建议在试验中采用同一动物进行阳性与阴性对照试验。当器械预期是半体内方式应用时，如外部接入器械，可采用这种试验。预期用于体内的器械也可采用这种试验，但不能替代植入试验。

3）体内试验

体内试验是直接将材料/器械置入到动物体内进行观察血栓形成状况，使材料直接处于体内的血液循环中进行材料/器械血液相容性评价。用于体内试验的器械有血管补片、血管移植物、瓣膜环、心脏瓣膜和辅助循环器械。与体外试验相比，体内试验的优点是具有更好的临床相关性、准确性和真实性，但它和半体内试验的缺点是受所使用的动物种属和动物个体间的差异影响大，而且还需要大量的试验动物。对于大多数体内试验，测定血液管道是否开放是衡量试验成败的最常用方法。器械取出后测定闭塞百分率和血栓质量，应通过肉眼及显微镜仔细检查器械下游器官，评价器械上形成的血栓梗塞末端器官的程度。此外，周围组织和器官的组织病理学评价也是有价值的。肾脏特别易于滞留肾动脉上游的植入器械（如心室辅助器械、人工心脏、主动脉人工移植物）形成的血栓。目前已有无须试验结束即可评价体内相互作用的方法，如用心动图测定移植物开放性或器械上的血栓沉积，放射成像技术则可用于监测体内各个时期血小板的沉积情况。血小板存活与消耗可提示血液/器械相互作用和由新内膜形成或蛋白质吸附引起的钝化反应。有些体内试验系统中材料特性可能不是血液/器械相互作用的主要决定因素，确切地说就是血流参数、柔顺性、多孔性及植入物设计可能比材料/器械本身的血液相容性更为重要。例如，对同一种材料，流速的高与低会导致截然不同的结果。在这种情况下，体内试验系统性能要比体外试验结果更具重要性[68]。

2. 评价方法

1）溶血

溶血产生的原因主要包括：①渗透压诱导的溶血：红细胞膜是一种半透膜，当两种不同浓度的溶液被该膜隔开时会产生压差，而该膜不使溶质透过时就会产生渗透压，这些压差会使红细胞膨胀和细胞膜破裂，游离血红蛋白释出。②材料诱导的溶血：指材料/器械的表面直接与血液接触或材料/器械通过释放可浸提物质与血液间接接触。材料或释放的化学成分对红细胞的毒性作用，使其细胞膜的脆性增加而容易发生破裂，细胞内的血红蛋白释放到血浆中，从而造成溶血。红细胞膜破裂后还可能释放一些小分子物质。例如，ADP 会导致血小板聚集和活化，释放的一些酶类还会引起其他蛋白变性或活化。③机械诱导的溶血：由器械操作造成的血液湍流和增高的剪切压力可使红细胞膜变形，导致细胞膜破裂。这一类器械有细胞分离系统、动脉血液滤器、血泵、心肺分流系统、心脏/静脉储存系统、循环支持装置、血液透析系统、机械心脏瓣膜、心室辅助装置[67]。

材料或器械可以在体外、体内或半体内条件下与血液接触来评价其溶血作用。对材料和器械的评价常采用体外条件，半体内或体内条件则用于评价多种材料组成的器械。在动物模型或临床试用期间可进行体内或半体内评价，可以选择下列两种情形之一：①供试器械与已知具有合格溶血性能的上市器械进行比较；②评价试验对象临床上明显的溶血症状。体内或半体内试验的目的是对医疗器械潜在溶血性进行定性测定。对于半体内用的医疗器械，一般的方法是用模拟预定的临床使用条件使血液流经器械再进入循环。有些医疗器械在进行半体内研究后再在一种动物模型上进行体内模拟试验，或在人体上进行限制性对照研究，研究方案应根据器械的尺寸和预期的功能进行设计。

体外溶血试验主要测定由器械、材料或其浸提液导致的红细胞溶解和血红蛋白释放的程度，因其敏感性高，同时操作简便、重现性好，长期以来被认为是最有意义的筛选试验之一。最理想的溶血试验是使用人血红细胞，如果使用动物红细胞，由于动物物种间红细胞膜稳定性的差异，测定总血红蛋白含量必须保证100%的溶血。阴性对照物的溶血则应控制在最低限度，这样才不会掩盖试验材料的溶血活性。有报道表明家兔与人的红细胞具有相似的溶血特性，而猴子的红细胞较灵敏，豚鼠的红细胞则灵敏性较低。目前标准化评价生物材料溶血性能的试验方法主要有游离血红蛋白直接测定法和氰化高铁血红蛋白测定法[67]，另外还有血红蛋白化学技术测定法、测铁法及免疫比浊法等。

（1）游离血红蛋白直接测定法。

a. 试验原理

将材料/器械与血液接触，利用直接光学技术（紫外分光光度法）在 545nm 处的氧合血红蛋白吸收峰进行定量分析，从而在体外测定与人体组织接触的生物材料或医疗器械的急性溶血性能。

b. 样品准备

称取试样，每份 5g，共三份，清洗后将试样切成 5mm×（25～30）mm 小条，置于试管内，每管加生理盐水 10mL。阴性对照为生理盐水（0.9% NS），阳性对照为蒸馏水，各取 10mL 加入试管中。材料、阴性对照、阳性对照各准备 3 只试管。取一只健康家兔的鲜血 2mL，草酸钾抗凝，加入 2.5mL 生理盐水稀释。

c. 试验步骤

全部试管每管加入稀释兔血 0.2mL，轻轻混匀，37℃水浴中继续保温 60min。倒出各管内液体，800g 下离心 5min。分别吸取上清液移入干净试管中，用紫外分光光度计在 545nm 波长处测量吸光度。

d. 结果评价

阴性对照的吸光度值若大于 0.03，此次试验应放弃。阳性对照的吸光度值应为 0.8±0.3，若超出此范围，此次试验应放弃。按下列公式计算溶血率：

$$溶血率(\%) = \frac{样品吸光度 - 阴性对照吸光度}{阳性对照吸光度 - 阴性对照吸光度} \times 100$$

若材料的溶血率≤5%，则材料符合生物材料和医疗器械溶血试验要求；若溶血率＞5%，则预示试验材料具有溶血作用。

（2）氰化高铁血红蛋白测定法。

a. 试验原理

氰化高铁血红蛋白测定法（HiCN）的原理是：在溶液中，血红蛋白的二价铁离子经高铁氰化钾氧化为三价铁，形成高铁血红蛋白，高铁血红蛋白与氰化钾的氰离子反应，生成氰化高铁血红蛋白。氰化高铁血红蛋白极为稳定，在 540nm 波长处，其吸光度与浓度成正比，用紫外分光光度计测定吸光度，然后从标准曲线上可查得血红蛋白值。当医疗器械/材料或其浸提液与血液接触后，医疗器械/材料本身或其可溶出物可能导致红细胞膜破坏，血红蛋白释放，从而使游离血浆血红蛋白增加。通过测定游离血红蛋白含量与总血红蛋白含量来计算溶血指数，从而评价医疗器械/材料介导的溶血作用。

b. 样品准备

根据 GB/T 16886.12—2017 的要求，取适量的试验样品或样品浸提液放入试管中，加入适量的不含钙镁离子的磷酸盐缓冲液（CMF-PBS）完全浸没试验样品。对照材料和空白对照组同法处理。每组平行制备 3 管。阴性对照一般选择高密度聚乙烯；阳性对照选择的材料应能产生稳定的溶血作用：与空白对照相比，阳性对照的溶血率应大于 5%（如丁腈手套）。

c. 试验步骤

参照 ASTM F756-17[69]，新鲜制备用于试验的柠檬酸钠抗凝兔全血，每只兔子采抗凝血 5mL，轻轻混合，备用。兔血或人血的血浆游离血红蛋白浓度应小于 2mg/mL。用 CMF-PBS 稀释全血至总血红蛋白浓度小于 10mg/mL±1mg/mL。取稀释后的全血 300μL 加入 4.5mL Drabkin 试剂（碳酸氢钠 1.0g/L、氰化钾 0.05g/L、铁氰化钾 0.2g/L）中，室温放置 15min，平行操作三次，在 540nm 波长处测定吸光度（A）并计算稀释全血血红蛋白浓度（T）。按照 1mL 稀释全血加入 7mL 液体比例，每支试管中加入 1mL 稀释全血，于恒温水浴中在 37℃±1℃下孵育 3h，每隔 30min 上下颠倒混匀两次以确保血液与试验样品或材料充分接触，3h 后小心倒出管内液体，800g 离心 15min，记录上清液颜色。各对照组同法操作，每组各平行操作 3 管。取每组上清液 2mL 并加入 2mL Drabkin 试剂，室温放置 15min 后，在 540nm 波长处测定吸光度值。分别计算各组上清液的血红蛋白浓度（S），并依据下列公式计算各组与空白对照相比的校准溶血率和各组的溶血指数。

$$与空白对照相比的校准溶血率(\%) = \frac{S(试验样品组、阴性对照组、阳性对照组) - S(空白对照组)}{T/8 - S(空白对照组)} \times 100$$

$$溶血率(\%)(溶血指数) = \frac{S(试验样品组、空白对照组、阴性对照组、阳性对照组)}{T/8} \times 100$$

式中，S 为上清液的血红蛋白浓度；T 为稀释全血血红蛋白浓度。

d. 结果评价

阴性对照与空白对照相比的校准溶血率应小于 2%，阳性对照与空白对照相比的校准溶血率应大于或等于 5%，表明该试验体系成立。将试验样品组、阴性对照组和阳性对照组的溶血指数分别减去空白对照组的溶血指数后，再依据表 8-7 评价试验样品的溶血等级。

表 8-7　溶血指数与溶血等级对应关系

高于阴性对照组的溶血指数/%	溶血等级
<2	无溶血
≥2~<5	轻度溶血
>5	溶血

氰化高铁血红蛋白测定法与游离血红蛋白直接测定法相比，有以下优点：①从试验原理来看，氰化高铁血红蛋白测定法更加灵敏和稳定，重复性也好。因为氰离子与血液红细胞中的铁离子结合非常迅速且完全，结合后形成的氰化高铁血红蛋白很稳定，在 4℃下可以保存 6 个月之久，方便检测工作的留样和质量管理。而且采用氰化高铁血红蛋白测定法最大的优点就是可以实现自动化，并且使各个实验室之间的试验结果具有可比性。②采用同种阴性对照材料而不是生理盐水，更加符合 GB/T 16886.12—2017 的统一要求。③在材料与血液接触之前，测定血液的游离血红蛋白，筛选出了自身有溶血的血样（可能是采血过程中红细胞损伤引起的）。而游离血红蛋白直接测定法则必须在试验结束后，以生理盐水组的校准溶液溶血率小于 20%来判断结果的可靠性。④氰化高铁血红蛋白测定法既考虑了静态条件下材料的溶血性能，又考虑了动态条件下材料的溶血性能。⑤结果按溶血指数的大小进行了分级评价。氰化高铁血红蛋白测定法最大的缺点就是所用的试剂含有氰化钾，它在各种接触方式下都具有毒性，并且遇酸释放 HCN，试剂和产品的处置比较麻烦而且费用较高[70]。

2）血栓形成

血栓是由红细胞、聚集的血小板、纤维蛋白和其他细胞成分凝固而成的固体质块。血栓形成是由血栓引起的血管、器械部分或完全闭塞的体内或半体内现象。血栓形成试验包括体外法、半体内法和体内法，可采用适当的循环模型、动物模型或临床设置进行。体内血栓形成试验包括闭塞百分率、流速降低、血栓质量分析、光学显微镜/扫描电子显微镜测定、器械产生的压降、器械剖检、远侧器官剖检、血管造影术等。

（1）体外血栓形成试验。

a. 凝血试验

人体内的正常生理凝血途径有两种，分别为内源性凝血途径和外源性凝血途径。血管内皮受损或血液接触异物所引起的血液凝固为内源性凝血途径，而机体组织或血管受损释放组织因子进入血液所引起的血液凝固为外源性凝血途径，一般认为生物材料/医疗器械与人体血液接触时所引起的血液凝固途径以前者为主。内源性凝血系统和外源性凝血系统的最终结果就是激活凝血酶原变为凝血酶。可以通过检测凝血酶的浓度来反映材料对凝血系统的激活程度，但是凝血酶在血液中很不稳定，很快就会被血液中的抗凝血物质中和或代谢掉，因此直接测定凝血酶浓度非常困难。但是可以测量凝血酶原（F1.2）片断和凝血酶-抗凝血酶Ⅲ复合物（thrombin AT-Ⅲ complex，TAT），间接反映凝血酶生成的量。F1.2 片断是凝血酶原被激活生成凝血酶的过程中释放出来的小片断活性多肽，该物质在血中的浓度就反映了体内凝血酶的生成量。TAT 是凝血酶被抗凝血酶Ⅲ中和后形成的，也是凝血酶生成的一个重要标志物。纤维蛋白肽 A（fibrinopepide-A，FPA）是在凝血酶作用下，纤维蛋白原 α（A）链的精-16 和甘-17 之间的肽链裂解，释放出由 1～16 个氨基酸组成的 FPA，也是反映体内凝血活性及纤维蛋白最终形成血栓的可靠指标。FPA 或 F1.2 水平升高表明凝血酶原被激活转变为凝血酶，提示凝血机制激活；TAT 复合物升高，说明凝血系统激活和正在生成的凝血酶与循环的抗凝血酶之间复合物的形成；推荐使用 ELISA 法和 RIA 法检测[71]。

部分凝血激活酶时间（PTT）是指再钙化的柠檬酸盐血浆加上部分凝血激活酶后的凝固时间。部分凝血激活酶为磷脂类悬浮液，一般从组织（哺乳动物脑或肺的组织匀浆）中浸提而成。在标准条件下与材料接触后 PTT 缩短表明血液凝固接触活化阶段激活，启动内源性凝血途径。PTT 延长则提示缺乏血浆凝血因子Ⅰ（纤维蛋白原）、血浆凝血因子Ⅱ（凝血酶原）、血浆凝血因子Ⅴ、血浆凝血因子Ⅷ、血浆凝血因子Ⅸ、血浆凝血因子Ⅹ等。肝素和其他抗凝剂也能导致 PTT 延长。目前国际上常用的凝血试验包括 PTT、凝血酶-抗凝血酶复合物（TAT，F1.2）、FPA、特异性凝血因子评价试验等，其中 PTT 试验已建立标准化试验方法，见 GB/T 14233.2—2005[72]和 ASTM F2382-17e1[73]，为当前常用的体外凝血试验。

b. 血小板

血小板与生物材料相互作用是生物材料血液相容性研究的重要方面。血小板外形呈圆盘形，平均直径为 2～4μm，厚度约 1μm，在电子显微镜下血小板的超微结构由细胞膜及外衣组成，细胞膜由类脂双分子层和糖蛋白构成；外衣主要由糖蛋白的糖链部分组成，包含着与血小板黏附和聚集功能密切相关的一些重要受体，如糖蛋白Ⅱb-Ⅲa（GPⅡb-Ⅲa）和糖蛋白Ⅰb（GPⅠb）。血小板内含物有：①α 颗粒，内含 β 免疫球蛋白（β-TG）、P 选择素 4（PF4）、纤维蛋白原、VWF 因子和因子Ⅴ等；②致密颗粒，内含 5-羟色胺、ADP、ATP 和钙离子等；③溶酶体，含多种蛋白水解酶。某些材料或器械的应用会引起血小板激活，可导致以下现象：①血小板颗粒物质的释放：一般认为，血小板与材料接触后刺激了膜表面的 GPⅡb-Ⅲa 受体，使其在血小板膜的表面表达，它可以与吸附在材料表面的构型已发生改变的纤维蛋白原结合，从而使血小板黏附到材料的表面，然后发生聚集。血小板被活化后可发生脱颗粒，释放一些生物活性物质，如 PF4、β-TG、VWF

因子、组胺、5-羟色胺、ADP 等，其释放的 ADP 又可以使更多的血小板变形、黏附、聚集并释放出上述物质进而形成血小板血栓。②血小板形态学改变：血小板聚集和黏附是血小板激活的标志，并且被认为是生物材料导致血栓形成的一个重要机制。通过扫描电子显微镜可以观察到黏附在材料表面的血小板形态已发生改变，形状变得不规则，表面有凸起生成和向外伸出伪足。③血小板微粒生成[71]。

血小板在防止出血和血栓形成中起着关键作用，因此在测定血液与器械相互作用中，对血小板数量、血小板功能和血小板释放产物的评价是一个重要的方面。血小板试验包括血小板定量测定以及血小板结构与功能的分析，目前常做的评价有血小板数、血小板聚集、血细胞黏附、血小板激活、模板出血时间、血小板功能分析等，大多为体外试验。GB/T 14233.2—2005[72]中规定了血小板聚集和血小板黏附试验方法。YY 0329—2009[74]中规定了血小板低渗休克相对变化率试验，可用于测定器械对血小板功能的影响。这些评价方法包括：对黏附在材料或器械上的血小板形态进行显微镜检查（光学显微镜法和电子显微镜法）；检测血小板释放物质的浓度来反映血小板的活化程度，其中 P 选择素和 β-TG 为较敏感的检测指标，通过流式血细胞计数［微粒生成、P 选择素（GMP-140）显示来评价血小板激活］，或使用单克隆抗体表达活化的血小板膜糖蛋白（如 GPⅡb-Ⅲa 和 GPⅠb）。

c. 血液学

ⅰ. 全血细胞计数

全自动血细胞分析仪是医院临床血液实验室常规检测仪器，可以快速、精确地分析各种细胞比例，异常的读数可以提供早期且重要的潜在疾病信息。全细胞计数可用来确定人体白细胞和红细胞的比例，以及血小板计数。在分析材料/血液相互作用时，全血细胞计数数据可以提供影响血液/材料相互作用的最基本信息。通过比较暴露于材料前后的血液中白细胞和血小板数量，可推断凝血形成过程中血小板和白细胞活化情况，这对于评估材料表面诱导血栓潜能是非常有价值的。

ⅱ. 白细胞活化

白细胞激活后释放各种细胞因子和酶，其中中性弹力酶是强有力的蛋白酶，对纤维蛋白原、纤维连接蛋白/胶原等都有水解作用，可引起内皮细胞损伤；细胞膜表面的 CDllb 表达增多，CDllb 在白细胞激活后迅速表达于细胞膜表面，可促进白细胞在内皮细胞表面的黏附。对于白细胞激活的检测方法包括：通过显微镜检查材料表面黏附的活化白细胞；白细胞计数减少；ELISA 法测定活化后释放到血浆中的多形核白细胞（PMN）弹性蛋白酶的含量；细胞表面 CDllb、白细胞/血小板复合体的流式细胞仪检测。

d. 补体激活

补体系统是存在于人类或脊椎动物血清与组织液中的一组经活化后具有酶活性的蛋白质。补体系统各成分通常多以非活性状态存在于血浆中，当其被激活物质活化之后，才表现出各种生物学活性。补体系统以生物化学级联的形式存在于血浆中，其作用为一种防御机制，旨在完成抗体清除的机体病原体的能力。它是被称为"先天免疫系统"的一部分。在血液相容性研究中，与抗体保护效应不同，补体激活反应既不是获得的，也不是随时间变化的。补体系统形成了一道基本的防线，可以并行调解特异性抗体机制。然而，补体系统也可以由进入机体的材料异物表面（包括血液接触医疗器械）激活。补体系统在血液中通常以非活性形式前体存在。补体蛋白的命名是"C"＋阿拉伯数字组合，如果被激活后剪切则使用小写英文字母"a"或"b"来指示片段。血液中存在自发产生的低水平反应性C3b，生物材料可以激活并放大该效应，其最终结果是产生炎症介质 C5a 和细胞毒性蛋白复合物，如膜攻击复合物（MAC），可以刺激一系列炎症反应，包括白细胞（WBC）趋化性、活性氧（ROS）的产生和细胞因子表达。补体系统可分为三种不同的激活途径：经典激活途径、替代激活途径和甘露糖结合凝集素（MBL）途径。经典激活途径（classical activation pathway）指主要由 C1q 与激活物（IC）结合后，顺序活化 C1r、C1s、C2、C4、C3，形成 C3 转化酶（C4b2b）与 C5 转化酶（C4b2b3b）的级联酶促反应过程，它是抗体介导的体液免疫应答的主要效应方式。替代激活途径（alternative activation pathway）又称旁路激活途径，是指由 B 因子、D 因子和备解素参与，直接由微生物或外源异物激活 C3，形成 C3 转化酶与 C5 转化酶，激活补体级联酶促反应的活化途径。替代激活途径被认为是生物材料激活补体的最主要的途径。研究表明材料激活补体主要是因为补体 C3 在 Cys988 与 Glu991 之间有一个不稳定的硫酯键，它很容易被亲核基团攻击而发生断裂，生成的 C3b 就会与材料表面的羟基或氨基等亲核基团以共价键结合，使补体系统通过替代途径而被激活[75]。白细胞通过补体受体（CR1、CD35）与 C3b 结合黏附到材料的表面而被激活，因此材料对补体的激活是导致白细胞激活的主要原因。任何一种补体成分的水平升高都可能提示补体系统的激活。目前有许多商业 ELISA 试剂盒可用于检测血液中的补体蛋白。由于 C3a 是补体激活期间普遍存在的扩增片段，因此该补体蛋白被认为是补体激活的良好指标。此外，终端 MAC 的可溶形式（缩写 SC5b-9）也可以通过 ELISA 法来检测。SC5b-9 通常被认为是代表补体激活完整程度的更重要的标志物。

（2）体内静脉血栓形成试验。

a. 试验原理

将医疗器械置入动物静脉内，以评价供试品在试验条件下血栓形成的潜能。

b. 样品制备和动物选择

将供试品和阴性对照样切成约 15cm 长的段。若供试品不适宜直接植入，可将器械材料涂层于直径 1mm、长 15mm 的手术缝合线表面，制成试材线。同批号缝合线作为对照样品。体内血栓形成试验一般常在犬体上进行，也可在羊体上进行。对长期或永久接触的植入类器械，如冠状动脉支架则常模拟临床使用采用体内试验系统进行评价，一般常在猪体上进行。

c. 试验步骤

将动物麻醉后除去其两侧颈静脉处毛发，将动物颈静脉试验区域清洁消毒。用手术刀片切开皮肤和静脉，将供试品和对照样品分别插入两侧颈静脉，沿静脉朝心脏方向插入，缝合封闭插口处并用缝合线环绕样品将其体外部分缝合固定在动物皮肤组织上。根据器械预期临床用途选择 4h 或 6h 静脉内留置时间。4h 或 6h 后静脉注射肝素，动物全身肝素化后 5～15min，静脉注射麻醉剂使动物深度麻醉，经腋窝动脉放血处死动物。切下植入样品的两侧静脉。

d. 结果评价

将植入样品的静脉纵向剖开，肉眼观察植入样品表面和血管内膜表面血栓形成情况。参照 ISO 10993-4:2017[67]，按表 8-8 规定确定器械和对照样品的血栓形成分级，根据两者间的差异分析判定供试品的抗血栓形成性能。值得注意的是，该试验合格判定指标的确定可在验证的基础上（如与同类型已经临床认可的器械进行比较）规定医疗器械的血栓形成等级。

表 8-8　血栓形成反应分级

血栓形成等级	血栓形成观察
0	无血栓形成（样品插入口处可能会有小血凝块）
1	极轻微血栓形成，如在一处有血凝块或非常薄的血凝块
2	轻微血栓形成，如多处有极小的血凝块
3	中度血栓形成，如血凝块覆盖植入样品长度小于 1/2
4	重度血栓形成，如血凝块覆盖植入样品长度大于 1/2
5	血管闭塞

（3）半体内血栓形成试验。

a. 试验原理

在模拟医疗器械的临床使用条件下，对医疗器械进行对血栓形成影响的检测及评价。

b. 样品制备和动物选择

将试验样品和阴性对照切成断长约 15cm。根据样品容积来选择健康比格犬或羊。

c. 试验步骤

将动物麻醉后抽取新鲜抗凝血，进行血细胞计数、纤维蛋白及凝血时间测定。动物进行全身肝素化，注射剂量为 50U/kg；将供试品或参照样品分别与动物循环系统相连，开启多功能泵，循环速度为 100～400mL/min，按要求循环 1～4h。循环后，抽取新鲜抗凝血，进行血细胞计数、纤维蛋白及凝血时间测定，并在可能的情况下观察试样内的血栓形成情况。

d. 结果评价

比较试验组血细胞计数、纤维蛋白及凝血时间测定情况是否有差异，并评价试样内的血栓形成情况。

8.7.3 发展趋势

目前由于动物保护法的实施，许多国家都限制了试验动物的使用量，尤其是对灵长类动物的使用限制，所以体外试验代替体内试验将成为今后发展的趋势，而生物材料的体外血液相容性评价中还需考虑所用参照材料、血液材料接触时间、接触方式、切变率、待测生物材料的形状等多因素的影响。

1. 动态测试系统评价血液相容性

静态条件下评价血液相容性发展得较早，主要适用于生物材料血液相容性的筛选研究。近年来，模拟体内流动全血的动态装置更适合评价特定医疗器械在生理情况下的血液相容性[76]。目前使用的不同动态设置包括：搅拌器、离心系统、流动室、钱德勒系统（Chandler system）和闭环循环模型（closed loop circulation model）。一个合适的动态模型应模拟动脉或静脉血液/材料相互作用的临床应用条件，充分考虑材料的尺寸和几何形状、接触时间（最长 240min）、温度以及流变（流动）和剪切条件。在关注血小板与材料的相互作用时，剪切力过大（$>50N/m^2$）、柠檬酸化血液样品的重新钙化或测试系统中的空气可能会人为地诱导血小板活化/聚集，应该避免以确保准确确定明显诱发的血栓形成效应是由材料表面引起而不是由试验条件决定。

2. 体外评价方法进展

目前 ISO 标准中推荐的血液相容性评价方法尚不足以考虑所有生物材料的血液相容性评价。德国 Seyfert 等[77]提出了一个更全面的体外血液相容性评价的评分系统，从八个方面进行测试，即接触活化、补体激活、凝血酶产生、纤维蛋白原-纤维蛋白转化、纤维蛋白溶解、溶血、蛋白水解和血小板活化，并对生物材料的血液相容性进行了评分，按各个方面所起作用的重要程度规定了其分数范围，如表 8-9所示。该评分系统通过材料对血液作用的各个方面比较系统和全面地评价了其血液相容性的好坏。除了基本的血液相容性筛查，血液中成分与材料表面间相互作用的基本理解也是十分必要的。例如，为了解材料表面特定吸附的血浆蛋白种类，可以使用 ELISA 和/或蛋白质谱免疫印迹技术。粒细胞、单核细胞和淋巴细胞与生物材料表面的相互作用有助于了解炎症反应及其在血栓形成过程中的作用机制。在这种情况下，血液中细胞因子分泌和补体激活试验可以应用于阐明是否有血栓形成。因此，应系统性地在分子水平上研究关注不同材料特性对血液细胞等组分的影响[78]。

表 8-9　体外血液相容性评价的评分系统

指标	分值/分
接触活化	0～5
补体激活	0～5
凝血酶产生	0～10
纤维蛋白原-纤维蛋白转化	0～10
纤维蛋白溶解	0～5
溶血	0～10
蛋白水解	0～10
血小板活化	0～10
总分	0～65

近年来，在生物材料体外血液相容性评价的研究方面取得了很大进展，但血液材料接触方式、检测指标、检测方法、接触时间、血流切变率以及试验操作规程等各方面尚需标准化。与血液接触是特殊应用的情况，因此血液相互作用试验无法统一规定一个合格与不合格的量值。在很多情况下，器械与血液相互作用的可接受性评价是在与上市同类型产品进行比较，并在风险与受益评价的基础上做出的，随着材料对血液作用机制的不断了解和检测技术的不断提高，将会进一步从分子水平上对生物材料进行血液相容性评价，阐明材料对血液作用的机制，寻求更合适的评价方法。只有确立有效的评价方法才能正确地评价各种生物材料的血液相容性，以更好地对现有的材料进行改性以及开发研制新的血液相容性好的材料。

8.8　生物材料遗传毒性评价技术

8.8.1　概述

遗传毒性试验是指采用哺乳动物或非哺乳动物细胞、细菌、酵母菌、真菌或整体动物测定试验样品是否会引起基因突变、染色体结构畸变以及其他 DNA 或基因变化的试验。遗传毒性试验可用于评价体细胞诱变剂、生殖细胞诱变剂和潜在致癌物的潜在遗传毒性，其目的是通过一系列试验预测受试物是否有遗传毒性，从而对受试物的致癌性进行预测，降低人群使用时的危害风险。生物材料的遗传毒性试验是为了评价人体接触医疗器械/生物材料的潜在遗传毒性风险。遗传毒性试验方法众多，根据试验系统不同可分为体外试验和体内试验；根据检测方法针对与肿瘤相关的遗传学终点，可大致分为三大类，即基因突变、染色体损伤和 DNA 损伤断裂。常用于医疗器械/生物材料的遗传毒性试验方法有：①检测基因突变：鼠伤寒沙门氏杆菌回复突变试验（Ames 试验，OECD/OCDE 471）、体外哺乳动物基因突变试验（HPRT 或 TK，OECD/OCDE 476）；②染色体损伤：体内哺乳动物红细胞微核试验（OECD/OCDE 474）、体内哺乳动物染色体畸变试验（OECD/OCDE 475）、体外哺乳动物染色体畸变试验（OECD/OCDE 473）、体外哺乳动物细胞微核试验（OECD/OCDE 487）；③DNA 损伤断裂：体内彗星试验（OECD/OCDE 489）、体外彗星试验、体内哺乳动物肝细胞非程序性 DNA 合成试验（OECD/OCDE 486）、体外哺乳动物细胞姐妹染色单体互换试验（OECD/OCDE 479）。目前尚无某单一方法可涵盖染色体损伤、有丝分裂阻断、基因突变及原发性 DNA 损伤等多个遗传学终点，因此，为全面考察受试物的潜在遗传毒性风险，多采用不同遗传学终点的试验组合来综合评价。

根据标准 ISO 10993-3:2014[79]，在进行遗传毒性试验时，体外试验策略组合应包括细菌回复性突变试验和下述试验中任何一项，体外哺乳动物染色体畸变试验或体外哺乳动物基因突变试验或体外哺乳动物细胞微核试验。该标准组合具备了涵盖不同进化程度的物种（包括原核细胞和真核细胞）以及不同遗传学检测终点（基因突变和染色体畸变）的特点。如果有下述情形之一，不必要进行进一步的动物体内遗传毒性试验：①按标准选择的两个体外遗传毒性试验结果为阴性；②在对器械进行极限浸提后所获取的试验材料浸提物含量低于体内试验的检测阈值。如果任一体外遗传毒性试验结果为阳性，应该考虑：①相同检测终点的其他试验能否观察到这种结果；②体外作用方式或作用机制是否与人体相关；③更重要的是在体内预期暴露量下，能否观察到该阳性结果。参照标准 ISO 10993-3:2014[79]，宜适用下列阶梯式流程程序评估是否追加体内试验（图 8-3）。

1）根据初步遗传试验结果识别混杂因素

（1）混杂因素识别（如非生理状态、检测样品与培养液发生相互作用、自氧化及细胞毒性）。

（2）代谢效应的识别（如外源性代谢体系性质、代谢行为的性质、独特的代谢物）。

（3）通过化学表征来识别杂质（如材料成分研究或分析测试）。

2）机制的证据权重评估以及作用方式的考虑

（1）直接 DNA 反应与非直接 DNA 反应的作用方式。

（2）异倍体和多倍体事件。是否具有产生异倍体的机制。

3）判定点

确定是否医疗器械的浸提液或化学组分具有遗传毒性。

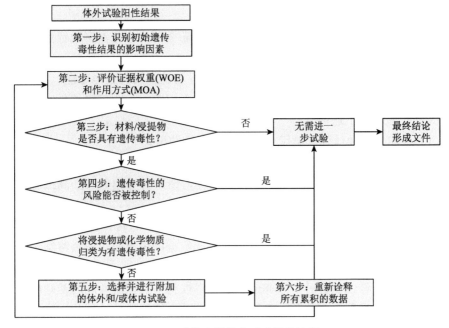

图 8-3　遗传毒性体内试验评价流程

（1）在毒理学风险评估框架中对结果的理解和证据权重/作用方式分析显示，在患者预期使用中其风险较低/可忽视。

（2）在毒理学风险评估框架中对结果的理解和证据权重/作用方式分析提示，对患者预期使用时具有潜在的风险。

如果判定结果是（1），不必进行额外的试验或评价；如果判定结果是（2），需继续进行试验。

4）执行风险管理

假设具有遗传毒性危害，应进行风险管理或选择适当的体外和/或体内后续试验。

5）选择并进行补充的体外和/或体内试验

选择一个体内试验作为追加试验时，必须选择与最初试验系统相同的检测终点。此外，还需考虑人体暴露方式、最高暴露浓度下的药代动力学结果，以及不同组织中代谢活化和代谢抑制的可能性。通常使用的体内试验有：

（1）体内哺乳动物骨髓微核/循环血液微核试验（MN 试验，OECD/OCDE 474）。

（2）体内哺乳动物骨髓染色体畸变试验（OECD/OCDE 475）。

进行体内试验应当证实试验物质已到达靶器官。对于啮齿类微核试验或骨髓中期分析，生物利用度可被下列方法证明：

（1）血液或血清中特异的浸提化合物定量分析。

（2）浸提液诱导骨髓细胞的细胞毒性。

（3）静脉途径暴露（对于极性介质）。

若不能证实试验物质到达靶器官，则可能需要在另一靶器官进行第二次体内试验，以确认无体内遗传毒性。

6）重新理解所有的累积数据并判定测试样品是否具有遗传毒性

在某些情况下，体外试验阳性结果可能是不相关的。在确定体外试验阳性结果相关性时应考虑下述情形：

（1）最初的两种体外试验仅有一种具有阳性结果。

（2）应用原理相似的终点试验进一步进行体外研究时并不能确认阳性结果。

（3）机制信息提示体外试验阳性结果与体内情形并非相关（如高细胞毒性、高渗透性）。

（4）体内试验包含到达靶器官的检测样品不能显示遗传毒性效应。

最后，整个证据权重（WOE）以及对整套数据的理解应该与最终结论一起形成文件。

在进行遗传毒性试验时，除非证实细胞毒性将干扰试验性能，否则应仅对未经稀释的浸提物进行所有试验。对于基于哺乳动物细胞的体外试验，建议利用定量方法来评价细胞毒性。对于含有药物的组合产品，如果无法从文献中获取遗传毒性数据，应在剂量反应研究中单独检测药物（而不是作为浸提物进行检测）。此外，应利用标准浸提方法来评价最终组合产品。如果对不含药物的器械进行检测，应提供额外的化学表征信息来确认含药物的器械的最终制造不会引入可能存在遗传毒性的新化学物质。对于含有生物制剂的组合产品，应具体分析进行遗传毒性评价的需求。

8.8.2 应用现状

1. 基因突变试验

1）细菌回复突变试验

（1）试验原理：鼠伤寒沙门氏杆菌回复突变试验，又称 Ames 试验，是在有或无代谢活化系统的情况下，通过试验样品诱导组氨酸营养缺陷型鼠伤寒沙门氏杆菌的突变情况，以评价试验材料潜在的致突变性，试验方法可参照标准 ISO/TR 10993-33:2015[80]、YY/T 0127.10—2009[81] 及 GB/T 16175—2008[82]。

Ames 试验原理是检测受试物诱发鼠伤寒沙门氏杆菌组氨酸营养缺陷型突变株（his⁻）回复突变成野生型（his⁺）的能力，即组氨酸突变菌（his⁻）不能自行合成组氨酸，在不含组氨酸的最低营养平皿上不能生长，回复突变成野生型后能自行合成组氨酸，可在最低营养平皿上生长成可见菌落。计数最低营养平皿上的回变菌落数来判定受试物是否有致突变性。由于细菌缺乏哺乳动物的药物代谢酶，故 Ames 试验还需加入哺乳动物微粒体酶（S9），使间接诱变剂被活化。原则上对同一受试物应同时作 + S9 和–S9 的诱变性检测。不加 S9 混合液得到阳性结果，说明受试物是直接致突变物，加 S9 混合液才得到阳性结果，说明该受试物是间接致突变物。

（2）菌株选择：目前标准试验菌株有 5 种。TA97 和 TA98 检测移码突变；TA100 和 TA102 检测碱基置换和移码突变；TA102 对醛、过氧化物及 DNA 交联剂较敏感；TA1535 是带碱基置换型突变菌株，决定磷酸核糖 ATP 合成酶的基因发生突变。这四个试验菌株除了含有 his⁻突变，还有一些附加突变，以提高敏感性（表 8-10）：

（a）*uvrB* 基因突变，即紫外线抗性基因突变。

（b）*rfa* 基因突变，即深粗糙型基因突变；其表面一层脂多糖屏障缺损，因此一些大分子物质如结晶紫能穿透菌膜进入菌体，从而抑制其生长，而野生型菌株则不受其影响。

（c）给菌株带上 R 因子，即 pKM101 质粒，具有抗氨苄青霉素的特性，在使细菌耐药的同时，助长了易错 DNA 修复系统。

（d）具有 pAQI 质粒是抗四环素的质粒，作用与 pKM101 质粒类似。

表 8-10　Ames 试验常用测试菌株及突变类型

菌株	检出突变	组氨酸缺陷	切除修复	氨苄青霉素抗性	四环素抗性	脂多糖屏障缺损
TA97	移码	+	+	+	−	+
TA98	移码	+	+	+	−	+
TA100	置换 + 移码	+	+	+	−	+
TA102	置换 + 移码	+	−	+	+	+
TA1535	置换	+	+	−	−	+

注：−代表阴性；+代表阳性。

（3）样品制备。试验样品可以制备成溶液、混悬液或浸提液。最好使用两种适宜的浸提介质，一种是极性溶质（如质量浓度为 9g/L 的氯化钠注射液），另一种是非极性溶液（如植物油）或其他溶液（如二甲基亚砜）。决定受试物最高剂量的标准是对细菌的毒性及其溶解度。自发回变菌落数的减少，背景菌变得清晰或被处理的培养物细菌存活数减少，都是毒性的标志。对原材料而言，一般最高剂量组可为 5mg/皿或 5μL/皿。对于有杀菌作用的受试物，最高剂量可为最低抑菌浓度；对于无杀菌作用的受试物，最高剂量可为原液。阴性对照采用同批号试验材料浸提介质；阳性对照需要针对每一试验菌株设定已知的诱变剂。

（4）试验方法（平板掺入法）。通常受试物至少应设四个剂量组、阴性对照组和阳性对照组，代谢活化和非代谢活化两种试验条件应同时进行。试验将含0.5mmol/L 组氨酸生物素的顶层培养基分装于无菌小试管，每管 2mL，在 45℃ 水浴中保温。每管依次加入 0.1mL 受试样品液、阴性对照液、阳性对照液及试验菌株新鲜菌液，有活化组再加 0.5mL 10% S9 混合液，无活化组加 0.5mL 0.2mol/L 磷酸盐缓冲液。经混匀，迅速倾入底层培养基上，转动平皿使顶层培养基均匀分布在底层上，平放固化，置于 37℃ 下培养 48h 观察结果。对未知或怀疑可能对试验菌株有抑制作用的试验样品，应考虑试验前进行预试验。

（5）结果评价。计数并记录每一平皿的回变菌落数，计算出三个平行皿的平均值和标准差。在背景生长良好条件下，试验样品组的回变菌落数高于阴性对照的回变菌落数两倍以上（即回变菌落数≥2×阴性对照数），并有剂量-反应关系、某一个或某几个剂量点的可重复性，且有统计学意义的阳性反应，则判为诱变阳性。

2）小鼠淋巴瘤细胞基因突变试验

（1）试验原理：小鼠淋巴瘤细胞 TK 基因突变试验，简称小鼠淋巴瘤试验（mouse lymphoma assay，MLA），是一项在国际上较为广泛采用的遗传毒性致突变常规试验，试验在有或无代谢活化系统的情况下，通过材料或材料浸提液诱导小鼠淋巴瘤细胞株（L5178Y TK$^{+/-}$3.7.2C）基因正向突变情况，以评价材料潜在的致突变性。试验方法可参照标准 ISO/TR 10993-33:2015 及 YY/T 0127.10—2009。

MLA 是一种正向突变试验，以抗药性的出现作为观察突变指标，其小鼠淋巴瘤细胞株（L5178Y TK$^{+/-}$3.7.2C）的 tk 基因产物为胸苷激酶（TK）。该酶催化胸苷的磷酸化反应，生成胸苷单磷酸（TMP），进一步生成 DNA 复制所必需的胸苷三磷酸。如果存在三氟胸苷（TFT）等嘧啶类似物，则 TFT 在 TK 的催化下可生成三氟胸苷酸，进而掺入 DNA，造成致死性突变，细胞不能存活。若在被检物存在下，细胞对 TFT 发生抗药性，则说明 tk 基因发生突变。试验细胞株的 tk$^{+/-}$基因位于 11 号常染色体上，为杂合子基因，这样只需一侧的 tk$^+$→tk$^-$即导致 TK 缺陷，则 TFT 不能磷酸化，也不能掺入 DNA，故细胞在含有 TFT 的培养基中能够生长，即表现出对 TFT 的抗性。MLA 不仅能够检测出点突变等小基因突变，对染色体水平以及大的缺失等基因的变化也能检测出来。根据突变集落形成数，计算突变频率（mutant frequency，MF），以判定受试物的致突变性。

（2）样品制备：采用无血清 RPMI 1640 培养基或质量浓度为 9g/L 的氯化钠注射液等其他适宜溶剂作为浸提介质，按 GB/T 16886.12—2017 原则选择适宜的浸提条件，设计高、中、低三个剂量组。也可根据细胞毒性预试验的相对存活率进行剂量设计，一般在相对存活率为阴性对照组的 20%～80% 范围内设三个剂量组，按等比级数分组，低剂量组应无细胞毒性或略有细胞毒性。或者，对于有毒性的材料，最高剂量可选择 10%～20% 相对悬浮生长的剂量。阴性对照为同批浸提介质，阳性对照为：①无活化系统采用新鲜配制的甲磺酸甲酯（methyl methanesulfonate，MMS）；②有活化系统可采用环磷酰胺（cyclophosphamide）。

（3）试验方法：①被检物对细胞培养物的处理。将对数增殖期细胞稀释成 1×10^6 个/mL，取其 10mL 与 9mL 试验或对照样品浸提液、1mL 的 150mmol/L KCl（无活化系统）或 1mL 的 S9 混合液（有活化系统），混配成 20mL 混合液，置于 37℃、5% CO_2 饱和湿度培养箱继续培养，通常为 3~6h；若试验结果均为阴性时，则无代谢活化组接触样品时间应延长至 24h。以 200g 离心 5min，去除上清液，重悬于培养基中，调整细胞密度为 2×10^5 个/mL，梯度稀释至 8 个/mL，制备 PE_0 平板，置于 CO_2 饱和湿度培养箱，37℃下培养 12d。②突变检测平板制备。被检物处理后，经细胞培养 2d，制作 PE_2 测试平板和 TFT 拮抗测试平板。每孔培养量为 0.2mL，每孔平均细胞接种数为 PE 平板 1.6 个/孔，TFT 平板 2000 个/孔。TFT 的终浓度为 3μg/mL，培养液的血清含量为 20%。平板在 5% CO_2、37℃条件下培养 11~13d。然后观察计数各类集落，计算突变频率。③集落的观察。细胞集落观察可用肉眼、显微镜和适当的工具进行。PE 平板仅区分是否有集落；TFT 拮抗测试平板集落观察要区分大集落（LC）、小集落（SC）以及两种集落（LC/SC）都含有的孔。区分集落的标准如下。大集落的大小超过培养孔（Well）直径的 1/4，呈薄层分布。小集落的大小小于培养孔直径的 1/4，呈块状，质地致密。集落大小基本上按直径大小来判断，用大小难判断时考虑形态的差异来判断。

（4）结果评价：MF 的计算公式为

$$MF(\%) = [PE(mutant)/PE_2] \times 100$$

$$PE(mutant) = -\ln(EW/TW)/N(mutant)$$

$$PE_2 = \ln(EW/TW)/N$$

式中，EW 为 TFT 拮抗培养无集落孔数；TW 为总孔数；$N(mutant)$ 为孔的平均细胞数，此时为 2000 个；PE_2 为细胞在药物处理后经 2d 培养与 PE(mutant) 同步制作的平板效率；N 为每孔平均细胞数，为 1.6 个。参照 ISO/TR 10993-33:2015[80] 规定，评价材料潜在的致突变性。

2. 染色体损伤试验

1）体外哺乳动物细胞染色体畸变试验

（1）试验原理。体外哺乳动物细胞染色体畸变试验是在有或无代谢活化系统的条件下，将培养细胞与材料接触，通过加入中期分裂相阻断剂（如秋水仙素和秋水仙胺）处理，抑制处于有丝分裂中期阶段的细胞，分析中期细胞染色体畸变情况，评价材料潜在的致突变性。当化学物质作用于细胞周期 G1 期和 S 期时，诱发染色体型畸变，而作用于 G2 期时则诱发染色体单体型畸变。试验方法可参照标准 ISO/TR 10993-33:2015 及 YY/T 0127.10—2009。

（2）样品制备。材料的浸提介质选用无血清培养基或质量浓度为 9g/L 的氯化钠注射液等其他适宜的溶剂，浸提条件参照 GB/T 16886.12—2017，设置高、中、低三个剂量组，或当出现细胞毒性时，高剂量组采用 50%细胞生长抑制的剂量，中、低剂量采用倍数稀释剂量。阴性对照采用同批号浸提介质，阳性对照为：①无活化系统采用甲磺酸甲酯、甲磺酸乙酯（ethyl methanesulphonate，EMS）、乙基亚硝基脲（ethyl nitrosourea）、丝裂霉素 C（mitomycin C）、4-硝基喹啉-N-氧化物（4-nitroquinoline-N-oxide）；②有活化系统采用苯并(a)芘[benzo(a)pyrene]、环磷酰胺。也可采用其他适宜的阳性对照品。若无法证明所用浸提介质无致突变性时，应设空白对照。

（3）试验方法。将一定数量的中国仓鼠肺细胞（CHL）或中国仓鼠卵巢细胞（CHO）或中国仓鼠肺细胞（V79）接种于培养皿（瓶）内，于37℃、CO_2饱和湿度培养箱内培养 24h。第二天，吸去培养液，加入试验或对照液、S9 混合液（不加 S9 混合液时，需用培养液补足）及不含血清的培养液，在有或无代谢活化系统条件下培养 3～6h，若在有或无代谢活化系统条件下均得出阴性结果，则无代谢活化组接触样品时间应延长至 24h。然后吸去液体，洗涤细胞，加入含血清培养液继续培养 24h。于收获细胞前 2～4h 加入细胞中期分裂相阻断剂（如 1μg/mL 秋水仙素）。收获时，用胰蛋白酶液消化细胞，常规离心，弃去上清液，加入 0.075mol/L 氯化钾溶液，放入 37℃水浴中低渗处理 10～20min，加入固定液（甲醇：冰醋酸为 3：1）混匀，离心，弃去上清液，同法重复固定 2～3 次，弃去上清液，加入数滴新鲜固定液，混匀、滴片，自然干燥。最后用 Giemsa 染液染色，光学显微镜下对每一试验组至少选择 100 个分散良好的中期分裂相（染色体数为 $2n\pm2$）进行染色体畸变分析。记录各组染色体畸变的类型及数目，计算染色体畸变细胞率。

（4）结果评价。主要观察染色体结构畸变，如裂隙、断裂、断片、微小体、染色体环、粉碎、三射体和四射体等。裂隙：损伤的长度小于染色单体的宽度。断裂：损伤长度大于染色体的宽度。无着丝点环：呈环状结构。微小体：较断片小而呈圆形。有着丝点环：带有着丝点部分，两端形成环状结构并伴有一双无着丝点断片。单体互换：形成三射体、四射体或多种形状的图像。非特定性型变化：如粉碎化、着丝点细长化、黏着等。采用 χ^2 检验，比较各试验组与对照组的差异。若试验组引起染色体结构畸变数出现有统计学意义的剂量-反应关系；或者试验组在任何一个剂量条件下畸变数具有统计学意义，并出现可重复性的阳性反应，均可判定该材料具有潜在的致突变性。

2）体内哺乳动物骨髓细胞微核试验

（1）试验原理。微核（micronucleus）是染色体或染色单体的无着丝点断片或纺锤丝受损伤而丢失的整个染色体，在细胞分裂后期遗留在细胞质中，末期之后，单独形成一个或几个规则的次核，包含在子细胞的胞质内，因比主核小，故称微核。微核的形成与染色体损伤有关，可检测断裂剂和非整倍体诱发剂。体内哺乳动物骨髓细胞微核试验是通过观察动物骨髓嗜多染红细胞中微核发生频率，以评价医疗器械/材料及其组分或其浸提液潜在的致突变作用。

（2）样品制备。按照 ISO 10993-3:2014 及 GB/T 16886.12—2017 要求制备材料或浸提液。按需可以从以下剂量中选择其中的一种：①遗传毒性初评：选择一个最大耐受剂量或产生一些细胞毒性指标的剂量。应采样三次，第一次不得早于给受试物后 18~24h，第三次不得晚于 72h。②以最大耐受剂量为最高剂量，下设 2 个剂量组，中剂量组为最高剂量组的 1/2，低剂量组为高剂量组的 1/5，其采样时间为第二次给试验物质后的 6h。③根据 GB/T 16886.12—2017 的规定制备溶液或浸提液，若为溶液，高剂量组为 40mg/kg，若为浸提液，以浸提液原液为高剂量组，中剂量组为高剂量组的 1/5，低剂量组为中剂量组的 1/5，阴性对照设溶剂或浸提介质，阳性对照可选环磷酰胺或已知产生微核细胞数增加的化合物。

（3）试验方法。选择小鼠或大鼠，采用经口灌胃、腹腔注射或静脉注射途径，按 50mL/kg 接触动物，常用 30h 内给药两次，间隔 24h，于第二次给受试物后 6h 处死动物，取胸骨或股骨的骨髓进行骨髓涂片，经固定、Giemsa 染色，在显微镜下观察计数含有微核的嗜多染红细胞数，每一动物至少计数 1000 个嗜多染红细胞。PCE/RBC 可作为细胞毒性指标之一，一般计数 200 个细胞中 PCE 所占的比例。

（4）结果评价。若受试物的微核发生频率既没有统计学意义的剂量-反应关系，又没有在某一试验点上出现可重复的阳性反应，则认为在该试验系统中无致突变作用。

体内哺乳动物骨髓细胞微核试验的优点为简易、观察快速、计数准确，缺点为有些化合物在骨髓难以达到有效浓度；骨髓中 PCE 是动态平衡；化学毒物主要在肝脏活化，其活化中间产物有可能在到达骨髓之前消失；仅观察体细胞，其结果外推至其他组织应慎重。

3. DNA 损伤试验

1）单细胞凝胶电泳试验

单细胞凝胶电泳（single cell gel electrophoresis，SCGE）试验又称彗星试验（comet assay）。1984 年，Ostling 和 Johanson 首次采用该技术在中性条件下检测单细胞的 DNA 双链断裂[83]。1988 年，Singh 等[84]建立了碱性（pH>13）单细胞凝胶电泳方法，该技术不仅可检测 DNA 的单、双链断裂，还可检测不完全修复位点、不稳定的碱基位点、DNA-蛋白质交联和 DNA-DNA 交联等，是一种在单细胞水平上定量检测 DNA 损伤与修复的方法（观察终点为 DNA 的原始损伤）。其原理是正常细胞的核 DNA 分子量很高且具有致密的超螺旋结构，在电泳电场中只能留在原位，当细胞 DNA 受损伤产生链断裂时，DNA 的超螺旋结构受到破坏，在电泳电场中 DNA 的断链和片段就可以离开细胞核在凝胶中向阳极移动，经荧光染色后，细胞和电泳的 DNA 片段形成彗星状图像。DNA 受损伤越严重，产生的断链和变性片段就越多，在相同电泳条件下迁移的 DNA 量就越多（彗星尾部），迁移的距离就越长。因此，通过测定 DNA 损伤迁移部分的光密度或迁移长度、面积就可定量测定 DNA 损伤程度，确定材料与 DNA 损伤效应之间的关系。该方法可以检测多种与 DNA 单、双链相关的遗传毒性损伤，试验灵敏度高，每个样本仅需少量细胞，并具有操作流程简便、试验周期短、所需费用较少、无放射性等优点，可用于体内或体外的各种试验，适合于任何可制成单细胞悬液的真核细胞。

2）程序外 DNA 合成试验

正常细胞需经过细胞周期达到增殖的目的，细胞周期包括 G1 期、S 期、G2 期和 M 期，在 S 期的 DNA 合成是按固定程序进行的，称为程序性 DNA 合成（scheduled DNA synthesis）。当 DNA 损伤时，即会发生在 S 期半保留 DNA 程序合成之外的 DNA 合成，称之为程序外 DNA 合成，是机体为保证其遗传特征的高度稳定而对 DNA 双链上出现的变异或损伤进行修复合成的过程。试验方法是利用分离或培养的细胞，加入受试物和标记 DNA 合成原料，如 3H-胸苷，观察在 S 期外是否有 DNA 合成发生，以 3H-胸苷掺入细胞量的增加，判断受试物是否造成 DNA 损伤。一般使用人淋巴细胞或啮齿动物肝细胞等不处于正在增殖期的细胞较为方便，否则就需要人为地将细胞阻断于 G1 期，使增殖同步化。然后在药物的抑制下使残存的半保留 DNA 复制降低到最低限度。该方法的优点是经济、快速、操作简便、无须昂贵设备和复杂技术。

3）姐妹染色单体交换试验

姐妹染色单体交换（SCE）试验是染色体同源座位上 DNA 复制产物的相互交换，SCE 可能与 DNA 的断裂和重接有关，提示 DNA 损伤。SCE 试验可分为体外试验、体内试验和体内与体外结合试验。在分裂的细胞中，每条染色体由两条姐妹染色单体组成，每条染色单体则由一个双链 DNA 分子构成。当细胞在加有 BrdU 的培养基中进行培养时，BrdU 取代胸腺嘧啶脱氧核糖核苷（TdR）掺入到新复制的 DNA 核苷酸链中。细胞在 BrdU 中生长，第一个周期（DNA 经过一次复制）后，每条染色体的两条姐妹染色单体的 DNA 双链中各有一股链含有 BrdU。经过第二周期（经过两次复制）后，两条姐妹染色单体中，一条单体的 DNA 双链类似第一周期，为单股链含 BrdU，另一条单体两股链均含 BrdU。两股都含有 BrdU 的染色单体螺旋化程度较低，与某些染色剂的亲和力低，用 Giemsa 染色时着色较浅，而仅有单股链含 BrdU 的单体着色仍较深，两条姐妹染色单体显出深浅不同的颜色。当姐妹染色单体间发生同源片段交换时，就可以根据每条染色单体夹杂着深浅不一的着色片段加以区分。

在正常情况下，第二周期细胞的每条染色体的两条单体一条为深染，另一条为浅染，当发生姐妹染色单体互换时，可在同一条染色单体上看到深浅不同的颜色。如果有对染色体或 DNA 损伤的物质时，姐妹染色单体可发生部分片段互换，有毒物质毒性越高，对 DNA 或染色体损伤越严重，则互换的频率越高。通过与正常对照组的对比，就可对被测物质的毒性做出安全性评价。

8.8.3　发展趋势

随着医疗器械/生物材料和分子生物学方法学和技术的飞速发展，对基因组结构、表达、调控及其与表型关系的认识不断深化，以及随着动物试验 3R（减少、替代和优化）原则的引入和推进，目前医疗器械/生物材料遗传毒性研究呈现出新的趋势，如新的体外基因突变试验的开发、高通量技术方法应用于遗传毒物的筛选、遗传毒性体外替代筛选方法的建立与验证、多终点组合试验策略的优化等。

1. 高通量遗传毒性试验方法

1）Ames Ⅱ试验

传统 Ames 试验需要菌株数量较多（TA97、TA98、TA100、TA102、TA1535），试验过程涉及培养大量的琼脂平板以及繁复的平板菌落计数等，耗费试验材料多，费时费力，且受试化合物用量大。这些问题使传统的 Ames 试验无法成为一种可高通量地用于早期筛选的评价方法。1994 年，Gee 等[85]通过开发新的菌株，并改进传统 Ames 试验方法，开发出新的 Ames 试验，即 Ames Ⅱ试验，又称 Ames 波动试验。菌株方面，Gee 等[86]建立了一套 6 种鼠伤寒沙门氏杆菌株（TA7001～TA7006），可鉴定 6 种碱基对置换突变，每一菌株携带一个专一的组氨酸生物合成操纵子的错义突变，将 6 种菌株混合在一起（TAmix），即能够检测出所有可以诱发点突变的化合物。再配合一种传统 Ames 试验中采用的菌株 TA98（该菌株用于检测移码突变），Ames Ⅱ试验只要采用 TAmix 和 TA98 就可以检测出可以诱发点突变和移码突变的化合物。试验可在 24 或 96 微孔板上进行，在培养基中加入 pH 指示剂。当回复突变的菌株生长时，培养基 pH 发生改变，pH 指示剂由红变黄，通过分光光度计测定，全过程自动加样、自动读数，只需很少量的受试物就可以在短时间内筛选大量样品，实现了高通量化。

2）高通量彗星试验

传统的彗星试验涉及消化细胞、铺胶等步骤，需要逐个样本单独处理，当样本较多时，这些步骤比较烦琐，且费时费力，目前出现了一种 96 孔板法彗星试验。Stang 和 Witte[87]利用了一种特制的96孔板（multi chamber plate，MCP），同时利用人成纤维细胞 NHDF-p，通过摸索贴壁时间，找到一个最佳时间点，保证细胞在该时间范围内（种板后 2～4h）既能够贴壁又可以保持基本的圆形细胞形态，这样贴壁细胞不再需要消化，可以直接在单层细胞表面制备凝胶。该 96 孔板的底板可以和每个孔周围的分隔分离开，使得 96 个样本可以同时进行电泳、裂解、染色等步骤，不需要每个样本单独处理，从而使得彗星试验更加快速简捷。

3）基因芯片技术

基因组学概念的提出为医疗器械/材料安全性评价带来了新的思路。毒理基因组学主要是利用芯片技术检测动物或体外细胞在接受化合物刺激后基因表达谱的改变，其理论基础是具有相似作用机制的化合物诱导相似的基因表达谱的改变。通过对已知作用机制的化合物的基因表达谱进行聚类分析，或将待评价化合物的基因表达谱与已知作用机制的化合物进行比较，毒理基因组学可用于寻找毒性相关的生物标志物、评价化合物安全性并了解毒性作用机制。在遗传毒性方面，已有多个研究表明遗传毒性化合物和非遗传毒性化合物诱导细胞产生不同的基因表达谱，而利用这些差异表达的基因作为可能的遗传毒性生物标志物，可用于评价未知化合物的遗传毒性。该技术可以用于细胞、细菌、动物和人体组织测试，既可测试基因表达的改变，也可检测基因突变。它不仅可以准确地确定突变位点和突变类型，更重要的是它的快速高效是目前其他方法无法比拟的，它可以同时检测多个基因乃至整个基因组的所有突变。但全基因表达谱芯片成本较高，因此在不影响结果的前提下利用定制的低密度芯片（只选择感兴趣的基因，如差异表达的基因）进行基因表达分析，将大大降低芯片成本[88-91]。

2. 微核自动化检测技术

该法由 Dertinger 等[92]于 1996 年开发，在经历了研究者多年的开发和不断改进后，是目前采用较多也进行过最多验证的方法。利用红细胞在成熟过程中主核被排出，而微核仍滞留在胞内这一特点，用碘化丙锭（PI）染色微核 DNA，即可将含微核的红细胞和不含微核的红细胞分开。同时利用网织红细胞（reticulocyte，RET）细胞膜表面表达转铁蛋白受体（transferrin receptor，如 CD71 分子），而成熟的正常红细胞（normal chromatic erythrocyte，NCE）表面不表达 CD71 这一特点，利用 FITC 标记的 CD71 抗体进行染色，即可区分网织红细胞和成熟红细胞。使用单一激光器 488nm 激发，FITC 发出绿色荧光，而 PI 发出红色荧光，通过双通道检测即可得到 4 种细胞群、不含微核的成熟红细胞、不含微核的网织红细胞、含微核的成熟红细胞（MN-NCE）和含微核的网织红细胞（MN-RET）。另外利用具有分选功能的流式细胞仪，还可以将含微核的红细胞分选出来，进一步在显微镜下镜检以确认。Witt 等[93]进行了一项更全面的比较研究，在 B6C3F1 小鼠和 Fisher 344 大鼠中，利用流式细胞术和显微镜检两种方法，检测了 4 种遗传毒性化合物和 5 种非遗传毒性化合物诱发的骨髓和外周血的微核生成。比较发现，在大鼠和小鼠中两种方法得到的结果之间都没有显著差异。该方法分析速度快，与传统显微镜检相比，用流式细胞仪进行微核检测的速度可以快 40～100 倍。这大大节省了时间和人力，敏感性高。传统镜检一般只计数 2000 个细胞，而由于流式细胞仪检测快速，每个样本可以分析高达 20000 个细胞，这使得一些弱的染色体断裂剂或非整倍体剂可以被检测出来，敏感性提高。流式细胞仪检测微核得到的结果更加客观，减少了传统镜检的主观因素，因此重现性更好。

3. 荧光原位杂交技术

荧光原位杂交（fluorescence *in situ* hybridization，FISH）的原理是将荧光标记或经特殊修饰的核酸探针与已固定的组织、细胞或染色体中 DNA、RNA 杂交，最后通过杂交位点的荧光观察染色体结构或数目的改变。应用特殊染色体和染色体某区域的荧光探针，可在体内检测四种类型的细胞遗传学终点[94]：①检测中期细胞染色体畸变；②应用亚染色体区域的探针检测间期染色体断裂和非整倍体；③应用中心粒探针和/或抗着丝点抗体检测微核的形成；④哺乳动物精子非整倍体检测。

4. 转基因检测技术

1）转基因动物突变检测系统

转基因动物已成为检测哺乳动物体内自发突变和诱发突变的一种新的研究方法。转基因动物模型可在同一个动物体的整体状态下检测基因突变，比较不同组织（包括生殖腺）的突变率，确定靶器官，用以测定自发和诱发突变率，分析基因突变的组织专一性和顺序变化，阐明 DNA 修复、基因毒性、突变和癌变的分子机制，可对诱发的遗传改变作精确的分析。这些方法的一个重要优点是灵敏度高，可观察低剂量下的遗传毒性，因而更符合人体的实际情况。目前已建立了 10 多种转基因突变检测模型。

2）遗传报告基因检测法

通常以融合基因的应用为基础，以报告基因的表达改变为终点，分析受试物对相关基因表达的诱导作用。例如，*Gadd45* 基因（growth arrest and DNA damage inducible genes 45）是生长抑制和 DNA 损伤诱导家族的一员，是一种细胞增殖的负调控因子。它通过与增殖细胞核抗原、细胞周期蛋白抑制因子 p21WAF1/Cip1、细胞周期蛋白激酶 Cdc2 和组蛋白等结合而发挥 DNA 修复、细胞周期检查点调控和诱导细胞凋亡等功能[95]。许多研究表明，多种遗传毒性物质，包括苯并（*a*）芘、依托泊苷、丝裂霉素 C、顺铂、紫杉醇和过氧化氢等，都可以诱导 *Gadd45* 基因的表达上调。Hastwell 等[96]利用这一特点，将 *Gadd45* 基因的启动子与绿色荧光蛋白（GFP）基因融合，构建了一个报告基因表达载体。将此载体转入人淋巴瘤 Tk6 细胞中，用受试物处理细胞，通过检测细胞中的绿色荧光强度，间接反映受试物的遗传毒性。

3）转基因细菌

将 *N*-乙酰转移酶、硝基还原酶和细胞色素 p450 等参与致突变物活化的基因导入细菌或酵母致突变试验菌株，构成细菌或酵母突变测试系统。特别是导入人体的代谢酶基因，可模拟人体的代谢情况。还可将报告基因导入细菌构成测试系统，例如，将荧光酶基因（luciferase gene）引入 TA98 和 TA100 菌株中，使两菌株获得发光性状，可用发光强度反映回复突变的细菌数。

5. *Pig-a* 基因突变检测方法

Pig-a 基因位于人的 X 染色体上，其同源基因的编码区在人、小鼠、大鼠乃至酵母中高度保守。*Pig-a* 基因突变导致糖基磷脂酰肌醇（glycosylphosphatidylinositol，GPI）合成障碍，致使细胞 GPI 锚连蛋白缺失，是引起阵发性睡眠性血红蛋白尿症（paroxysmal nocturnal hemoglobinuria，PNH）临床表现的主要原因。*Pig-a* 基因突变检测可通过采用流式细胞术（flow cytometry，FCM）检测细胞表面 GPI 锚连蛋白（如 CD59 蛋白、CD55 蛋白）的表达，并通过 *Pig-a* 基因突变率的变化评价受试物对 DNA 的损伤作用。多能干细胞及各系成熟血细胞的 *Pig-a* 基因发生突变均可导致 GPI 锚连蛋白缺失，因此外周血最早被认为是检测 *Pig-a* 基因突变的标本来源。在外周血中，不同类型细胞受累程度不同，正常红细胞中少见 GPI 锚连蛋白发生自发缺失，而粒细胞 GPI 锚连蛋白自发缺失率往往高于红细胞，因此流式细胞仪检测时，一般以检测外周全血红系细胞为主，即将红细胞（red blood cells，RBCs）或网织红细胞表面缺失 CD59 或者 CD55 蛋白的发生率作为 *Pig-a* 基因体内突变的检测终点。动物试验结果表明，观察到 RETs 突变的时间早于 RBCs[97]。由于 *Pig-a* 基因结构高度保守，且人和不同动物种属 *Pig-a* 基因具有同源性，因此采用 *Pig-a* 基因突变检测进行药物临床前遗传毒性评价，有利于将药物临床前安全性评价动物试验结果外推于人。相对于 *HPRT* 基因突变检测等操作流程相对繁复的遗传毒性评价方法，*Pig-a* 基因突变检测使用流式细胞

仪，所需样品为外周血红细胞，且所需血液样品量较少，具有无创、连续、动态监测等优点，在药物暴露早期即可进行检测，检测窗口期较长。加之可以结合重复给药毒性试验进行多终点检测，符合动物试验的 3R 原则，因此适应当前毒理学研究的发展趋势。

6. 体外 3D 细胞培养模型的应用

体外细胞试验无法提供毒代动力学数据，试验应用的受试物浓度远高于实际应用的浓度，与人体没有很好的生物相关性，因此不能预测受试物靶器官的遗传毒性。3D 细胞在结构和功能上与体内细胞更相似，能够更加真实地反映化合物在体内的代谢情况，正在研究的 3D 模型主要有 EpiDerm^{TM}、EPI/001、Epi-Airway^{TM}、EpiSkin^{TM} 等[98]。3D 培养体系为细胞提供类似体内生长环境的支架或基质，细胞通过紧密连接或缝隙连接等方式建立细胞间及细胞与胞外基质间的联系，由此形成一定的三维结构，这与体内细胞生长情况更为相似，因此能更好地模拟体内正常细胞的生长环境，复制复杂的组织结构和体内形态，反映分化等细胞活动和细胞间反应，具有更真实的细胞生物学功能和更快的生长速度，能够更准确地建立靶组织模型，更好地预测药物反应，应用更少的细胞数且可自动化操作。应用这些模型进行的体外微核试验和彗星试验假阳性率更低、重现性更好、灵敏度更高。

8.9 生物材料免疫毒性和免疫原性评价技术

8.9.1 概述

生物材料的免疫原性是指材料能够刺激免疫系统的细胞引起某种抗原特异性免疫应答，包括诱导产生抗体及致敏淋巴细胞的能力，具有这种能力的物质称为免疫原。生物材料免疫毒性是指材料对免疫系统的结构或功能的任何不良作用，主要包括：①慢性炎症反应：在异物植入机体之后局部产生炎症反应是很正常的，炎症反应持续的时间和程度决定了它是否会产生不利影响。与组织/材料界面的由巨噬细胞和异物巨细胞构成的异物反应不同，与免疫毒性相关的慢性炎症是一种以淋巴细胞为主的损害，慢性炎症可导致免疫肉芽肿形成和较严重的免疫后果，如自身免疫性疾病。②免疫抑制可导致机体适应性免疫应答的抑制、宿主抵抗力下降和经常性的严重感染。③免疫刺激主要为器械/材料中的免疫原性成分刺激机体产生的免疫应答（如抗体和/或淋巴细胞对外源蛋白的免疫应答）。一般情况下免疫刺激不会导致机体对疾病的抵抗力降低，然而不适当的抗原特异性或非特异性刺激免疫系统有可能会加剧现有的过敏或自身免疫症状。④超敏反应：作用物基于其抗原特性被免疫系统识别，这些作用物可作为变应原诱发超敏反应，最常见的超敏反应形式是迟发型超敏反应（Ⅳ型）和速发型超敏反应（Ⅰ型）。⑤自身免疫：某些器械/材料接触人体后可与组织或血清蛋白结合改变蛋白的构象，使得机体可对这些修饰后的自身抗原进行识别，产生自身抗体或 T 淋巴细胞与宿主的自身抗原发生反应，导致细胞损伤或组织破坏，并可能导致慢性、消耗性自身免疫性疾病或重要组织和器官的损伤。

免疫原性是材料本身具有的性质，有免疫原性不一定导致免疫毒性，但可以影响材料的全身毒性、毒代动力学等方面的评价。免疫毒性是因为毒性外源物质与免疫细胞相遇并杀伤这些细胞；或者外源物质与免疫应答早期产物相互作用导致免疫系统反应并改变随后的应答。免疫毒性发生的可能性难以预测，但可根据已知的免疫学结果进行预测。一般具有免疫原性潜能的物质和材料，应考虑其对于免疫系统的不良作用（免疫毒性）。在医疗器械的众多组分中，最可能有免疫原性的物质是蛋白质，其次是多糖、核酸和脂质。小分子量的物质通常没有免疫原性，然而，它们可以通过与宿主蛋白结合并改变蛋白的构象来获得免疫原性。生物源性的材料，如胶原、乳胶蛋白和动物组织中含有的免疫原都有可能刺激机体发生免疫应答。目前常见的含免疫原的医疗器械主要包括组织工程类产品和同种异体移植物，动物源类产品（如牛/猪心脏瓣膜、用于口腔科或整形外科的骨替代物、止血器械）及产品制造处理过程的添加剂、涂层或浸渗材料（如胶原、明胶、肝素、油酸盐和硬脂酸盐等动物脂衍生物、胎牛血清、酶、培养基），乳胶类产品，聚合物/陶瓷制品/金属中潜在的可沥滤物/磨损/可降解成分（镍、钴、铬、汞等）。因此，对这些物质的接触性评估对于确定是否会发生免疫毒性反应是非常重要的。

植入性医疗器械免疫毒性评价应遵循"个案分析"（case by case）原则，具体产品需进行具体分析，应充分考虑植入性医疗器械的原材料性质和来源、器械在机体内的预期功能、器械与人体的接触方式、接触时间等因素对免疫毒性效应的影响，有针对性地分析每种植入性医疗器械开展免疫毒性评价的必要性、试验方案和具体研究内容，最终明确免疫毒性评价的具体实施方案。

（1）首先使用流程图（图 8-4，参照 ISO/TS 10993-20:2006[99]、GB/T 16886.20—2015[100]）判定器械是否需要进行免疫毒性试验以支持器械的安全性。免疫毒性试验通常适用于新材料，或已经使用的材料但以往没有合适的试验方法进行免疫毒性研究。如果器械的材料和合法上市的器械完全相同、具有相同的机体接触形式、文献已有数据支持没有免疫毒性、已有很长的临床应用历史且没有报道免疫毒性，则没有必要再进行免疫毒性试验。

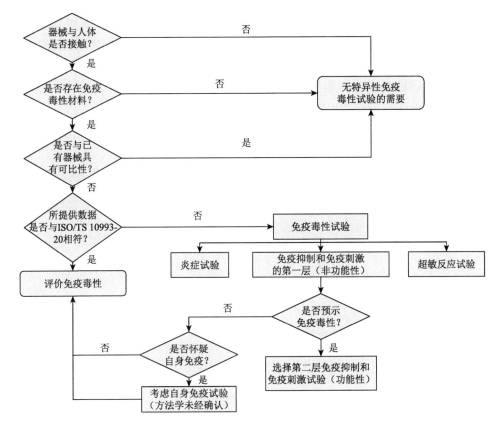

图 8-4 免疫毒性试验流程图

（2）当按流程图确定需要进行免疫毒性试验时，可根据表 8-11～表 8-13 来帮助选择相应的特异性免疫毒性试验类型和方法（参照 ISO 10993，用来反映与医疗器械和材料相关的主要不良免疫毒性作用）。表 8-11 提供了与医疗器械材料相关的潜在的免疫毒性效应的指南，主要根据与人体接触类型和持续时间来考虑免疫毒性反应的严重程度，并提示可能需要进行的相关免疫毒性试验。当表 8-11 提示与器械材料相关的一个或多个免疫学不良反应时，采用表 8-12 可聚焦与这些免疫学不良反应相关的免疫毒性指征类型。表 8-12 还将这些免疫毒性指征的反应分为"重要"和"不重要"，重要表明应首选这些免疫毒性指征反应的试验，不重要反应的试验可适当选择使用，例如，当重要反应试验是阳性结果时可进一步选择这些不重要反应试验。表 8-13 提供了用于研究表 8-12 列出的各种免疫毒性指征反应的具体试验类型和方法，这些方法只是选择目前大量试验方法中有代表性的部分方法，包括体内和体外试验。一般而言，功能性检验方法可提供更为直接的测定免疫毒性的方法，并且比测定可溶性介质更为重要，而可溶性介质的测定比表型的检测更为重要。这些免疫毒性试验临床前研究结果用于医疗器械全面安全性评价的生物材料生物相容性评定，且临床前试验结果观察到免疫毒性反应，应在临床试验方案作为观察和考察的指标。应首选成熟合适的技术且具有预期价值的免疫毒性试验方法，表 8-13 中最常用的免疫反应试验方法用星号（*）标出，其他试验方法也在表中列出以考虑选用。

表 8-11　器械和组成材料的潜在免疫毒性效应

器械分类		免疫系统应答					
人体接触性质		接触时间 A—短期（≤24h），B—长期（＞24h~30d），C—持久（＞30d）	超敏反应	慢性炎症	免疫抑制	免疫刺激	自身免疫
分类	接触						
表面器械	皮肤	A	pmbx		x		
		B	pmbx	x	x	x	x
		C	pmbx	x	x	x	x
	黏膜	A	pmbx		x		
		B	pmbx	pmbx	mbx	x	x
		C	pmbx	pmbx	mbx	mbx	mbx
	损伤表面	A	pmbx		x		
		B	pmbx	pmbx	mbx	mbx	mbx
		C	pmbx	pmbx	mbx	mbx	mbx
外部接入器械	血路，间接	A	pmbx		x		
		B	pmbx	pmbx	mbx	pmbx	mbx
		C	pmbx	pmbx	mbx	pmbx	mbx
	组织、骨、牙接入植入器械	A	pmbx		x		
		B	pmbx	cpmbx	mbx	pmbx	mbx
		C	pmbx	cpmbx	mbx	pmbx	mbx
植入器械	组织、骨和其他体液	A	pmbx		x		
		B	pmbx	cpmbx	mbx	pmbx	mbx
		C	pmbx	cpmbx	mbx	pmbx	mbx

　　注：p 为塑料及其他高分子；m 为金属；c 为陶瓷、玻璃及复合材料；b 为生物源性材料；x 为其他特殊材料，指除以上四类材料以外的特殊材料，如低分子量化学稳定剂、高分子材料交联剂和降解产物。

表 8-12　医疗器械/材料相关潜在的免疫毒性效应的免疫反应类型及指征

免疫效应	免疫反应							宿主抗性	观察症状和体征
	组织病理	体液反应	细胞反应						
			T 细胞	自然杀伤细胞	巨噬细胞	粒细胞*			
超敏反应	NC	C（仅 I 型反应 IgE）	C（仅Ⅳ型反应）	NA	NA	C	NA	C
炎症	C	NC	C	NA	C	C	NA	C
免疫抑制	NC	C	C	C	C	C	C	C
免疫刺激	NC	C	C	NA	NC	NA	NA	C
自身免疫**	C	C	C	NA	NA	NC	NA	C

注：C 为重要；NC 为不重要；NA 为不适用或不需要。

*嗜碱性粒细胞、嗜酸性粒细胞和/或中性粒细胞。

**不推荐作为自身免疫反应的常规试验。

表 8-13　免疫反应评价的试验方法指标及试验举例

免疫反应	功能性检验	非功能性检验		
		可溶性介质	表型	其他
组织病理	植入/全身 ISO 10993-6:2016 和 ISO 10993-11:2017	不适用	细胞表面标志	器官质量分析
体液应答	免疫测定法（如 ELISA）*，用于抗体对抗原加佐剂的应答，空斑形成细胞，淋巴细胞增殖，抗体依赖性细胞毒性，被动皮肤过敏反应，直接过敏反应	补体（包括 C3a 和 C5a 过敏毒素），免疫复合物	细胞表面标志	
T 细胞	豚鼠最大剂量试验*、小鼠局部淋巴结试验*、小鼠耳廓肿胀试验、淋巴细胞增殖试验、混合淋巴细胞反应	T 细胞亚群（Th1、Th2）的细胞因子型指征	细胞表面标志（辅助性和细胞毒性 T 细胞）	
自然杀伤细胞	肿瘤细胞毒性试验	不适用	细胞表面标志	
巨噬细胞和其他单核细胞	吞噬作用*、抗原递呈	细胞因子（IL-1、TNF-α、IL-6、TGF-β、IL-10、γ-干扰素）	MHC 标志	
树突状细胞	抗原递呈给 T 细胞	不适用	细胞表面标志	
血管内皮细胞	活化作用			
粒细胞（嗜碱性粒细胞、嗜酸性粒细胞、嗜中性粒细胞）	脱粒作用、吞噬作用	趋化因子、生物活性胺、促炎性细胞因子、酶	不适用	细胞化学
宿主抗性	抗细菌、病毒和抗肿瘤性	不适用	不适用	
临床症状	不适用	不适用	不适用	变态反应、皮疹、风疹、水肿、淋巴结病、炎症

*指最常用的试验方法。

（3）表 8-11～表 8-13 主要用于新开发的材料，通过流程表大量的生物材料不需要进行这些试验，但是如果对于已经使用的材料改变与机体接触的方式和延长使用时间以及增加用量时应该要求补充免疫毒性试验。

8.9.2 应用现状

免疫毒性试验评价方法一般分为体外试验、半体内试验和动物试验等 3 种方式，然而体外试验无法模拟机体整个免疫系统的复杂情况，具有一定的局限性，因此通过啮齿类动物进行体内试验的方法来研究和评价材料免疫学效应仍被认为是最为重要的方法。美国 FDA 于 1999 年发布的《免疫毒理学试验指导原则》中给出了免疫毒理学评价路线图，并针对不同材料与人体的不同接触途径、接触时间，提出了可供参考的评价项目表。ASTM F1905-03（2001）[101]给出了材料免疫毒性检测试验的标准技术规范，我国于 2014 年发布的 YY/T 0606 系列标准的第 14、15、20 部分也分别给出了用酶联免疫吸附试验、淋巴细胞增殖试验、细胞迁移试验评价基质及支架免疫反应的具体方法。我国于 2015 年发布的 GB/T 16886.20《医疗器械生物学评价 第 20 部分：医疗器械免疫毒理学试验原则和方法》，等同转化自 ISO/TS 10993-20:2016，对如何进行免疫毒理学评价形成了基本框架，但未给出具体的试验方法。YY/T 1465《医疗器械免疫原性评价方法》系列标准给出了进行医疗器械免疫原性评价的具体试验方法，目前该标准已发布并实施。根据免疫毒性试验流程图，从炎症反应、免疫抑制和免疫刺激效应、超敏反应及自身免疫这四个方面对免疫毒理学评价方法进行介绍。

1. 炎症反应

参照 ISO 10993-6:2016[62]、ISO/TS 10993-20:2016[99]等检测依据，异物植入机体后与免疫系统的非特异性成分（即粒细胞、巨噬细胞和其他能产生和释放炎症介质的细胞类型）相互作用可以释放炎症因子进而引起局部炎症反应，反应的时间和程度可预示某些不良反应。这部分试验主要是评价材料植入活体组织后机体症状体征、血液学和血生化指标、植入部位局部反应等方面，这也是评价植入物与机体免疫应答一般状态的重要判定依据。

自医疗器械/材料植入机体开始，定期观测机体一般状态以便及时了解医疗器械对机体的影响，至试验周期结束时进行各项取样及检测工作，主要检测指标包括：①免疫器官质量分析：植入物局部和脾脏、胸腺等免疫器官进行大体病理学观察并计算免疫器官系数，检查植入物的吸收情况和免疫器官质量变化；②组织病理观察：应用显微镜检测（荧光显微镜观察、免疫荧光染色法和免疫组化法等）进行组织病理学分析，这是评价埋植部位局部反应程度和脾脏、胸腺等免疫器官的炎症反应程度更直接、更有效的检查方法；③外周血白细胞计数和分类分析；④血液炎症介质分析：如血清检验炎症因子 TNF-α、C 反应蛋白和急性期蛋白等。

2. 免疫抑制和免疫刺激效应

免疫抑制（immunosuppression）是指对免疫应答的抑制作用。免疫力低下时可造成机体对各种感染因子（细菌、病毒、寄生虫等）的抵抗力降低，癌症发病率增加。免疫刺激（immunostimulation）是指免疫系统不期望或不适当的抗原特异性或非特异性激活，包括不期望的对生物材料的免疫原性反应（抗体和/或细胞对生物蛋白的免疫反应）和佐剂作用（材料增强免疫系统对抗原的反应性）。因为一般全身毒性反应可影响整个免疫系统，所以进行免疫抑制或免疫刺激试验最好结合全身毒性试验。全身毒性是指毒性物质在进入机体至远端部位的吸收与分布中产生的有害作用，包括急性、亚急性、亚慢性和慢性全身毒性，观察项目有体质量和饲料（水）消耗、临床观察、临床病理学、大体病理学和组织病理学观察等，应在全身毒性试验结果的基础上进行免疫抑制或免疫刺激试验，以便反映出免疫系统及其各种功能和成分的复杂性。根据免疫毒性试验流程图，免疫抑制和免疫刺激的检测可分为非功能性和功能性两个层次的检测方案。

1）非功能性检验方法

非功能性分析的目的是对化学物质的免疫毒性进行初步筛检，检测指标包括体液免疫、细胞免疫和非特异性免疫，具体检测项目有免疫器官质量、大体形态、淋巴细胞数目和（或）细胞亚群分析等。它是目前采用广泛的评价方法。

（1）免疫器官质量、形态及组织病理。

检测免疫器官（胸腺、脾脏）的质量和形态变化，并进行组织病理学分析，观察胸腺、脾脏组织有无器官萎缩、淋巴细胞减少等现象。

（2）脾脏细胞总数及淋巴细胞分类。

对脾脏淋巴细胞数目和分类检测可提供材料对 T 淋巴细胞、B 淋巴细胞增殖或抑制的直接信息，人 T 淋巴细胞表面具有 CD3、CD4、CD8 等多种分子，B 淋巴细胞表面具有 CD19 等表面标志，将荧光标记的抗 CD 抗原单克隆抗体与淋巴细胞反应，可利用流式细胞术检测 T 淋巴细胞、B 淋巴细胞特异性标志来分析 T 淋巴细胞数目、B 淋巴细胞数目、T 淋巴细胞亚群数量、百分率及比值等。T 淋巴细胞亚群检测（T lymphocyte subset assay）对于检测机体细胞免疫功能具有重要的参考价值，对于临床上一些免疫缺陷病、自身免疫病、移植免疫、肿瘤性疾病的诊断及疗效观察均有一定的参考意义，其中 $CD4^+/CD8^+$ 比值可作为评价机体免疫调节功能的重要指标之一。

（3）血液学及血生化分析。

定量检测外周血白细胞的总数和分类（如粒细胞、淋巴细胞）以及血生化（球蛋白和白/球比）。

2）功能性检验方法

非功能试验具有易操作、检测迅速的特点，然而，要想全面客观地评价医疗器械的免疫毒性，就必须进行相关的功能性试验研究。功能性试验是用来检测细胞和/或器官的活性，包括固有性免疫应答和适应性免疫应答的评价。固有性免疫应答主要评价 NK 细胞活性和巨噬细胞功能，适应性免疫应答主要评价体液免疫功能和细胞免疫功能。此外，宿主抵抗力试验用于反映整体免疫功能，可包括以下几个方面：①NK 细胞活性测定：主要是观察 NK 细胞对敏感肿瘤细胞（小鼠 NK 细胞敏感的 YAC-1 细胞株或 NK 细胞敏感的 K562 细胞株）的溶细胞作用，常用的方法有放射性核素释放法和乳酸脱氢酶（LDH）释放法两种；②巨噬细胞功能检测：如小鼠腹腔巨噬细胞吞噬鸡红细胞试验；③体液免疫功能评价：主要通过观察抗体形成细胞数或抗体生成量来评价体液免疫功能，试验方法包括空斑形成细胞（plaque forming cell，PFC）测定、血清免疫球蛋白和补体成分测定（ELISA 法）、免疫电泳法、血凝法等直接测定血清抗体浓度；④细胞免疫功能评价：可用细胞毒性 T 淋巴细胞（cytotoxic T lymphocyte，CTL）杀伤试验、T 淋巴细胞增殖转化试验、混合淋巴细胞反应（mixed lymphocyte reaction，MLR）、迟发型超敏反应（delayed type hypersensitivity，DTH）等来评价细胞免疫功能。以下介绍 YY/T 1465 系列标准收录的几个试验方法。

（1）体外 T 淋巴细胞转化试验。

该试验收录于《医疗器械免疫原性评价方法 第 1 部分：体外 T 淋巴细胞转化试验》（YY/T 1465.1—2016）[102]，规定了体外 T 淋巴细胞转化试验的 MTT 法和 CFSE 法，适用于评价医疗器械/材料对 T 淋巴细胞免疫功能的影响。

a. MTT 法

（i）试验原理：淋巴细胞在受到抗原或丝裂原刺激时，可发生特异性或非特异性免疫应答并发生增殖分化，细胞的数量或代谢活性会增加，通过 MTT 染料检测淋巴细胞增殖能力，即可反映医疗器械/材料中免疫原对淋巴细胞功能的影响。

（ii）试验方法：脱颈椎处死 BALB/C 小鼠，无菌取脾，研磨制备淋巴细胞悬液，并加入 96 孔板，与医疗器械/材料或其浸提液培养 3d 后取出，加入 MTT，检测吸光度值。

（iii）结果与评价：记录各组吸光度值，将试验组吸光度值与阴性对照组进行比较，按照 YY/T 1465.1—2016 标准进行统计分析。

b. CFSE 法

（i）试验原理：羧基荧光素乙酰乙酸（CFSE）是一种可穿透活细胞膜并不

可逆地与细胞内蛋白质结合的活体荧光染料。当细胞分裂时，CFSE 标记荧光可平均分配至两个子代细胞中，其荧光强度是亲代细胞的一半。因此，在一个增殖的细胞群中，各个连续细胞代的荧光强度呈 2 倍递减，将 CFSE 标记的淋巴细胞通过流式细胞术进行分析，可以快速准确地检测特定亚群淋巴细胞的转化增殖情况。

（ii）试验步骤：无菌制备小鼠脾脏淋巴细胞悬液，加入 CFSE 荧光探针，并将该细胞悬液与医疗器械/材料或其浸提液培养 3d 后取出，收集各孔细胞，通过流式细胞术分析标记 CD3$^+$的淋巴细胞中 CFSE 平均荧光强度及百分比。

（iii）结果与评价：采用平均荧光强度结合增殖细胞百分比的方法来记录试验结果，按照 YY/T 1465.1—2016 标准进行统计分析。

（2）血清免疫球蛋白和补体成分测定。

血清免疫球蛋白和补体成分测定（ELISA 法）收录于《医疗器械免疫原性评价方法 第 2 部分：血清免疫球蛋白和补体成分测定 ELISA 法》（YY/T 1465.2—2016）[103]，规定了用酶联免疫吸附试验测定血清免疫球蛋白和补体成分的方法，适用于医疗器械/材料诱导产生的免疫应答产物的评价。

（i）试验原理：将血清与包被于微孔板内的抗体（一抗）共孵育，形成抗原抗体复合物。加入标记有辣根过氧化物酶并能与该抗原抗体复合物结合的抗体（二抗），通过清洗将液相中未结合的游离成分去除，最后加入底物，利用辣根过氧化物酶与底物的显色反应来判定试验结果。

（ii）试验步骤：推荐采用牛血清白蛋白（BSA）作为阳性对照物。取 BSA 与 CFA 按 1∶1（体积比）混匀成乳液，每只动物背部皮下注射 0.12mL，每周注射 1 次。共免疫 4 次。取医疗器械/材料或其浸提液按适宜方法给予试验动物，根据机体对 BSA 的免疫反应周期，推荐分别于注射开始后 1 周、4 周和 12 周时采集各组试验小鼠血液。使用市售的 ELISA 试剂盒，并按试剂盒操作说明检测血清中免疫球蛋白和补体成分。

（iii）结果与评价：记录各组小鼠血清免疫球蛋白（如 IgG、IgM）及补体成分（如 C3a）的检测值，按照 YY/T 1465.2—2016 标准进行统计分析。

（3）空斑形成细胞测定（琼脂固相法）。

该试验收录于《医疗器械免疫原性评价方法 第 3 部分：空斑形成细胞测定 琼脂固相法》（YY/T 1465.3—2016）[104]，规定了用琼脂固相法测定空斑形成细胞的方法，适用于评价医疗器械/材料对机体体液免疫功能的影响。

（i）试验原理：使用绵羊血红细胞（SRBC）致敏小鼠后，小鼠的免疫器官，尤其是脾脏中会出现能够产生抗 SRBC 抗体的 B 淋巴细胞（浆细胞）。这些细胞的数量与功能能够反映机体体液免疫功能的状况。当将这些能分泌抗 SRBC 抗体的细胞与 SRBC 一起孵育时，释放出的抗体将结合于 SRBC 上形成抗原抗体复合物，在补体的参与下，导致这些 B 淋巴细胞周围的 SRBC 发生溶解，出现空斑情况。当医疗器械/材料作用于人体时,通过检测这些空斑形成细胞数量的变化情况,即可评价医疗器械/材料对机体体液免疫功能的影响。

（ii）试验步骤:按照预期应用途径及周期进行医疗器械/材料及其浸提液与动物接触完成后,在主试验开始时先用2%(体积分数)SRBC腹腔注射免疫试验样品组、阴性对照组及阳性对照组小鼠,同时,阳性对照组动物(可使用环磷酰胺)进行腹腔注射。SRBC注射后第4天处死动物进行试验。经SRBC免疫后的小鼠,取脾脏置于冰浴中制备脾细胞悬液(活细胞数应在90%以上),并与琼脂糖凝胶混合制备1%的琼脂平板,然后将稀释的补体加入到平皿表面,继续孵育1.5h,计数溶血空斑数。

（iii）结果与评价:记录以每 10^6 个脾细胞所含的空斑形成细胞数表示结果,并报告每只动物的空斑形成细胞均值及标准差,按照 YY/T 1465.3—2016 标准进行统计分析,当试验组与阴性对照组在空斑形成细胞数上出现具有统计学意义的差异时,可认为试验物质对空斑形成细胞测定试验有影响,这种影响有可能提示试验物质会干扰机体的体液免疫。然而有研究认为该方法的缺陷主要在于无法定量检测抗体或活化的 B 细胞/浆细胞,也不能说明其他组织(如骨髓、淋巴结)产生抗体的情况。

（4）小鼠腹腔巨噬细胞吞噬鸡红细胞试验(半体内法)。

该试验收录于《医疗器械免疫原性评价方法 第4部分:小鼠腹腔巨噬细胞吞噬鸡红细胞试验半体内法》(YY/T 1465.4—2017)[105],规定了测定小鼠腹腔巨噬细胞吞噬鸡红细胞试验,适用于评价医疗器械/材料对机体巨噬细胞吞噬功能的影响。

（i）试验原理:使用鸡红细胞免疫小鼠后,小鼠巨噬细胞可将其作为异物并吞噬,通过染色计数吞噬了鸡红细胞的巨噬细胞的数量可反映巨噬细胞的吞噬功能。当医疗器械/材料作用于机体时,通过检测巨噬细胞对鸡红细胞的吞噬能力的变化情况,即可评价医疗器械/材料对机体巨噬细胞吞噬功能的影响。

（ii）试验步骤:按照预期应用途径及周期进行医疗器械/材料及其浸提液与动物接触。样品接触期结束后第1天、第2天、第4天、第7天阳性对照组分别注射阳性对照物质植物凝集素 A（PHA）或 γ 干扰素（IFN-γ）,试验开始第 3 天向各组动物腹腔注射 0.5%淀粉生理盐水溶液,阴性对照组及样品组不进行任何操作,于试验第 8 天向每只动物腹腔注射 5%的鸡红细胞悬液,8～12h后处死动物,吸出腹腔液并对吞噬鸡红细胞的巨噬细胞进行计数。

（iii）结果与评价:显微镜下计数巨噬细胞总数、吞噬鸡红细胞的巨噬细胞数及被吞噬的鸡红细胞总数,分别根据 YY/T 1465.4—2017 标准计算吞噬百分率及吞噬指数,当试验组与阴性对照组在吞噬百分率与吞噬指数上有统计学意义的差异时,可认为试验材料对小鼠巨噬细胞吞噬功能有影响。

3. 超敏反应

超敏反应（hypersensitivity）是异常的、过高的免疫反应或病理性免疫反应，为非保护性效应。与医疗器械相关的超敏反应是速发型超敏反应（Ⅰ型）和迟发型超敏反应（Ⅳ型）。速发型超敏反应（Ⅰ型）通常由抗体 IgE 介导，一般于再次接触抗原数分钟内即出现反应，也称其为过敏反应，目前尚未建立敏感的预测性试验。迟发型超敏反应又称Ⅳ型变态反应，是抗原诱导的一种细胞性免疫应答，主要是由特异性致敏 T 细胞介导释放细胞因子活化巨噬细胞或效应性 T 细胞，以单核细胞浸润和组织损伤为主要特征，通常在接触相同抗原后 24～72h 出现炎症反应。超敏反应是医疗器械免疫安全性评价必需的检测指标之一，具体可参照 8.4 节。

4. 自身免疫

自身免疫（autoimmunity）是自身抗体或 T 细胞对自身组织或细胞抗原的反应，是导致慢性和消耗性的组织和器官损伤的自身免疫性疾病，如系统性红斑狼疮、强直性脊柱炎等。机体免疫系统针对自身抗原发生免疫应答时将产生低水平抗体和低水平致敏淋巴细胞的现象，如抗核抗体（抗 DNA 抗体）、抗免疫球蛋白抗体（抗 IgG 抗体、抗 IgM 抗体）和抗线粒体抗体等。对于自身免疫反应相关试验，目前还没有非常合适的动物模型来研究此类疾病，有 4 种筛选方法：①检测有自身免疫疾病倾向的啮齿类动物的发病频率和比例；②用免疫组织化学法鉴定免疫球蛋白或免疫球蛋白复合物沉积；③检测血清中自身抗体水平的提高；④采用报告抗原的腘淋巴结试验（popliteal lymph node assay，PLNA）。

8.9.3　发展趋势

1. 免疫毒理学评价技术的发展

1）高通量检测技术

常规的免疫毒性检测方法存在耗时长、成本高、灵敏度相对低等不足之处，一些新的高通量检测技术和方法具有灵敏、特异、可靠、简便、高效、成本低等优点，被逐渐应用于免疫毒理学评价领域，主要方法如下所述。

（1）荧光细胞芯片测定法。

荧光细胞芯片（fluorescent cell chip，FCC）测定法是近年来新兴的一种体外检测化合物免疫毒性的方法，以"报告基因"的原理，应用体外细胞因子表达来预测免疫系统损害。以绿色荧光蛋白（EGFP）报告基因结合调控细胞因子表达的基因转染细胞（如小鼠 EL-4 胸腺瘤细胞株），化学物质的免疫毒性在体外试验中有不同的检测终点，如在体外试验中 NK 细胞的活性下调会产生免疫抑制效应，反之产生免疫刺激效应。上述细胞功能的改变与某些细胞因子基因表达的改变相关，而化合物在调控细胞因子如 IL-1、IL-2、IL-4、IFN-γ、IL-10 及 TNF-α 的同时可调控 EGFP 的表达，故在不同的细胞株上可检测出与细胞因子表达水平相对应的不同强度的绿色荧光。因此，在体外试验中，可通过评估细胞因子的基因表达来评价化学物质对免疫系统的效应。利用该原理的高通量"细胞芯片"也已发展用于筛查化学物质的免疫毒性。

（2）液相荧光分析系统。

液相荧光分析系统，又称悬浮阵列、液相芯片等，该技术以荧光编码微球为核心，集流式原理、激光分析、高速数字信号处理等多种技术于一体，多指标并行分析。其原理是将荧光标记后的单细胞（或细胞因子微球）悬液加入吸样管，进而随鞘液进入流动室。进入流动室之前的管道变细，迫使鞘液从四周、中心进入流动室，在外加压力的作用下由下向上（或由上向下）直线流动。鞘液充满流动室将样品裹挟，当二者通过流动室喷嘴流出时，压力迫使鞘液包裹的液滴包含单一细胞或颗粒垂直通过检测区。在检测区与液滴垂直的位置设置激光，在与激光垂直的位置设置探测器（透镜等），液流、激光、探测器互相垂直并聚焦于一点实现流体动力聚焦。荧光标记的细胞或微球在激光激发下发出散射光和荧光的发射光，散射光和发射光被检测器获取，再经一系列滤光片、光栅处理去除干扰并将光信号经光电转换和放大后输入计算机，由软件分析处理，最多可一管同时准确定量检测 2～500 种不同的细胞因子；具有高通量、高灵敏度、并行检测等特点。

尽管上述方法具有高通量筛选的优势，但是因其属于体外测定方法，和体内环境有差异，其有效性和敏感性也有待进一步的确认。

2）钥孔戚血蓝素试验

钥孔戚血蓝素（keyhole limpet hemocyanin，KLH）是一种含铜的糖蛋白，可引起Ⅳ型超敏反应，可被用作免疫原来测定免疫能力。KLH 试验中血清特异性抗原的抗体可以反映整个免疫系统的功能效应。此方法是依赖 T 淋巴细胞的抗原抗体反应试验的有效替代方法。有研究利用鼠钥孔戚血蓝素试验经由不同的途径对小鼠进行接种，发现静脉注射 KLH 和足跖皮下注射给药均可引发小鼠产生抗体，抗 KLH IgM 和 IgG 达峰时间分别出现在免疫后 5d±2d 和 14d。三种免疫抑制剂（环孢素、硫唑嘌呤、泼尼松龙）均可使抗 KLH IgM 和 IgG 的产生减少。

3）转基因动物模型

利用转基因技术可以建立对免疫毒物更为敏感的动物模型，用于免疫毒性的筛选和试验；通过对某目的基因的导入或敲除可以了解这些基因在免疫应答中的作用机制，或外源化合物的免疫毒性机制；用"人源化"转基因动物进行免疫毒性试验，更有利于试验结果的外推。但是转基因动物模型还有待发展和标准化。

2. 发育免疫毒性

发育免疫毒性是指在成年前暴露于环境中有害因子（化学、生物、物理因素和心理应激等）导致的免疫系统发育障碍。发育中的免疫系统较成年阶段的免疫系统对有害因子更为敏感。免疫系统发育过程中的 5 个标志期为：①血细胞生成；②干细胞迁移和扩增；③骨髓和胸腺的定植；④免疫功能的成熟；⑤免疫记忆的建立。一些研究已提示某些特定的化合物或在免疫发育特定窗口期的暴露可导致免疫功能失调，而免疫器官结构的改变与免疫功能失调并不一定相关。例如，铅即为一种在不同年龄接触可表现出不同的免疫毒性的物质，有报道称 T 细胞对铅高度敏感的时期是围生期，可影响胸腺细胞的成熟和分化。因此，对发育免疫毒性而言，将免疫器官改变（病理变化，淋巴器官质量、免疫表型改变等）与功能评价终点（T 细胞杀伤能力检测，NK 细胞功能测定等）结合在一起，可增加评价的可靠性。对发育免疫毒性的评价不应仅包括对免疫系统损伤的测试，如胸腺细胞的定植等，也应包括与免疫成熟相关的神经系统事件，如星形胶质细胞的出现和扩增等；不仅应包括传统的免疫反应，还应包括淋巴组织以外的免疫相关细胞的分析。目前发育免疫毒性的检测仍然主要是在发现成年期的免疫毒性后才进行，但由于发育期免疫系统通常较成年期更敏感，有学者建议应首先常规检测发育免疫毒性。将发育免疫毒性检测纳入发育生殖毒性评价有以下优势：①可节约动物；②可节省时间；③可为是否需要进行成年免疫毒性检测提供信息；④可检测对免疫毒性较敏感的年龄阶段。

目前，医疗器械导致人体潜在免疫毒性作用方面的全身研究仍然比较缺乏，随着大量新型医疗器械的不断涌现，以及新的免疫学技术（如流式细胞术、蛋白质组学及基因芯片技术等）在医疗器械免疫原性评价中的应用，使我们对医疗器械中免疫原的识别以及其基本分子结构进行定性分析成为可能。此外，种属差异的存在导致部分人源性的同种异体植入性医疗器械在啮齿类动物试验的结果并不能全面地预测其在人体应用的实际情况。为了准确有效地评价同种异体植入性医疗器械的免疫毒性，同时也考虑到动物保护福利要求和动物试验有耗时长且成本高的缺点，在原有工作的基础上积极寻找与人类试验原理更接近的体外替代方法，即通过人源性的细胞和组织检测人源性的同种异体植入性医疗器械的免疫毒性问题，以便更高效、更灵敏、更快速地进行植入性医疗器械的免疫毒性评价工作，这也将是植入性医疗器械的免疫毒性评价工作下一步重点关注的方向。

8.10 生物材料降解与代谢动力学评价技术

8.10.1 概述

生物材料降解指由生物环境引起的材料的解体，可以理解为材料在生物体内经水解、酶解、细胞吞噬等多种方式逐渐解体，其降解产物在体内能被机体吸收、被机体代谢而排出体外或能参加体内正常新陈代谢而消失。生物降解反应的评价是对有潜在可吸收和/或降解特性的生物材料及其降解产物，或者具有释放潜在毒性化合物的材料，评价其在发生生物降解反应过程中的降解性能及其对生物体局部或全身可能产生的危害。生物可降解材料在体内发生降解反应的同时伴有降解产物的生成，降解产物既可以是因生物降解而从材料表面释放出来的自由离子，或与主体材料化学结构不完全相同的低分子量有机物及无机物，也可以是主体材料的裂解产物，对于材料生物降解的评价应关注降解产物的毒代动力学及其对生物体的影响。

生物材料降解评价程序首先应考虑在体外模拟体液的环境下对材料潜在的降解产物进行定性和定量分析，然后将材料浸泡在不同的介质中（如细胞培养液、生理盐水、人工唾液或体液等）一定时间后取浸泡液（降解液）或浸提/蒸馏的试验样本残渣，酌情进行细胞毒性、刺激性、致敏性、遗传毒性、血液相容性、免疫毒性等生物学评价试验。相比动物试验而言，在体外模拟的环境下进行材料的降解行为研究可以大大缩短试验周期、降低试验费用，并可进行降解机制和规律的分析，预测其在使用期间的降解速率。在体外试验基础上，根据研究结果考虑是否进行体内降解和毒代动力学研究[106, 107]。体内生物降解反应指将材料植入动物体内，全面评估在生物体内降解材料发生降解过程中对局部组织和全身各脏器产生的影响，尤其应评价降解产物在体内吸收、分布和代谢过程，以及由此可能涉及的组织或器官功能的反应，这一过程涵盖了降解产物的毒代动力学研究。

降解产物的毒代动力学研究降解产物在体内的吸收、分布、生物转化和排泄过程中随时间发生的量变规律，其目的是要了解降解产物：①被吸收的速度和程度；②随血液循环在体内各脏器、组织和体液间的分布特征；③消除或排泄的途径、速度和能力；④在体内蓄积的可能性、蓄积部位与程度、持续时间等。毒代动力学研究作为医疗器械生物学评价的一部分，其必要性应结合器械的预期使用并考虑最终产品及其化学组成成分、预期和非预期的可沥滤物及降解产物，还应考虑活性组分与可沥滤物和/或降解产物之间可能的毒代动力学相互作用。根据GB/T 16886.16—2013[108]，在下列情况下应考虑毒代动力学研究：①器械设计为生物可吸收的；②器械是永久接触植入物，并已知或很可能有明显的腐蚀（金属材料）或生物降解，和/或可沥滤物从器械中迁移出；③在临床使用中，很可能或已知从医疗器械中释放出大量具有潜在毒性或反应性降解产物和可沥滤物进入人体；④很可能或已知从医疗器械中释放出大量活性组分。在下列情况下不需要进行毒代动力学研究：①已经有与降解产物和可沥滤物相关的充分的毒理学数据或毒代动力学数据；②已经有与活性组分相关的充分的毒理学数据或毒代动力学数据；③某一特定器械降解产物和可沥滤物达到的或期望的释放速度已经被判定为满足临床接触安全水平；④根据历史经验，证明降解产物和可沥滤物的临床接触是安全的。一般情况下，从金属、合金和陶瓷中释放的可沥滤物和降解产物浓度太低，不能进行毒代动力学研究。材料为复合物且含有产物是内源性的或类似于内源性产物，两者不能通过分析加以区别时，一般无法进行毒代动力学研究。

8.10.2 应用现状

1. 体外降解产物的定性与定量评价

1）聚合物降解产物的体外定性与定量分析

参照标准 GB/T 16886.13—2017[109]，体外降解试验的方法有两种：一种是加速降解试验（即在比生理条件更加恶劣的环境下进行，如偏离生理 pH、更高温度、更高的酶浓度等）；另一种是实际时间降解试验。

（1）试验周期：根据最初材料定性，首先选择加速降解试验进行筛选。试验温度为 70℃±1℃。对使用超过 30d 的器材，可选用 2d 和 60d 两个试验期；对使用少于 30d 的器材，可选用 2d 和 7d 两个试验期。如果没有观察到降解发生，则无须进行实际时间降解试验。如果在加速降解试验观察到降解发生，则还须进行实际时间降解试验。实际时间降解试验的试验温度为 37℃±1℃。对使用超过 30d 的器材，可选用 1 个月、3 个月、6 个月、12 个月四个试验期；对使用少于 30d 的器材，可设四个试验期，其中包括 30d；也可根据聚合物的实际使用情况选择其他试验期。

（2）试验步骤：浸泡结束后，测量试样最初质量值；利用过滤或离心法分离试样碎片和溶液，然后真空干燥至恒重来测定质量平衡，计算试样的质量损耗，并测定主体样品和碎片的分子量和分子量分布。

（3）结果评价：质量平衡无改变，分子量无改变，则未发现降解产物，终止试验。质量平衡无改变，但分子量改变，检查试样/碎片，观察降解产物。质量平衡改变，分子量无改变，聚合物明显没有降解，评价液相中存在的可沥滤物。质量平衡改变，分子量也改变，则对液相中可沥滤物和聚合物降解产物进行定性和定量分析。试验步骤见图 8-5。

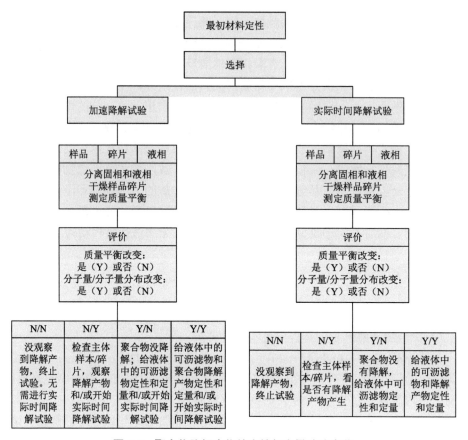

图 8-5　聚合物降解产物的定性与定量试验步骤

2）陶瓷降解产物的体外定性与定量分析

参照标准 GB/T 16886.14—2003[110]，选择极限试验或模拟试验，前者是在低 pH 下观察可能产生的降解产物，作为大多数陶瓷的筛选试验；后者是模拟体内正常 pH 下的试验。可参见图 8-6 的流程图进行选择设计。

（1）极限和模拟试验溶液及试样制备：极限溶液为新鲜配制的柠檬酸缓冲液，在 37℃±1℃ 下 pH 为 3.0±0.2；模拟溶液为新鲜配制的 TRIS-HCl 缓冲液，在 37℃±1℃ 下 pH 为 7.4±0.1。试样应取自按照材料所使用的加工方法加工而成的样品，将其制备成颗粒状，颗粒大小应在采用 ISO 3310 中描述的干筛法筛滤时，能通过 400μm 的滤网，但能保留在 315μm 滤网上。

（2）试验步骤：将装有试样的容器放入 37℃±1℃ 的恒温振荡器中振荡，如果试样在 120h 前全部溶解，结束试验并记录时间。从恒温振荡器中取出带试样的容器，冷却至室温。过滤去除试样，保留滤液以供分析。将试样和带有残留物的过滤介质在 100℃±2℃ 下干燥过夜至恒重。称量带有残留物的过滤介质。试样质量和残留物质量之差为已溶解的材料质量。记录滤液体积，可选择电感耦合等离子体（ICP）对降解液中的成分以及含量进行分析。

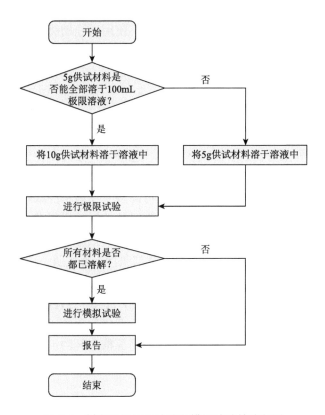

图 8-6　判定进行极限试验和模拟试验的流程图

（3）结果评价：根据样品 120h 内在极限溶液和/或模拟溶液中溶解的情况，将材料定性为高可溶或低可溶，并定量地给出材料在溶液中质量的变化。

3）金属与合金降解产物的体外定性与定量分析

参照标准 GB/T 16886.15—2003[111]，应根据医疗器械的功能选择试验方法。第一个试验是由动电位试验和静电位试验组合而成，第二个试验是浸泡试验。动电位试验用于测定供试材料的一般电化学行为及确定电位-电流密度曲线上的某些特定值［如阳极电位（E_a）和钝化电位（E_p）］，静电位可用于能溶解在电解质中的降解产物定性和定量。浸泡试验用于对试验材料进行化学降解，最后可利用 ICP 法分析其降解产物。

4）细胞毒性评价

通常选用细胞培养液为浸泡介质，材料浸泡一定时间后将降解液或浸提/蒸馏的试验样本残渣，与培养的细胞共培养，运用 MTT、MTS 及中性红染色等方法，判定降解产物对细胞增殖活力的影响。进一步可采用细胞生物学或分子生物学的研究手段，对共培养后的细胞周期、凋亡率、基因和蛋白质的变化进行分析。其特点是试验周期短、费用低、灵敏度较高、不使用试验动物，常用作可降解生物材料在研发初期进行的筛选试验。

2. 体内降解试验

可降解生物材料在人体内的变化极其复杂，是一个降解与吸收同步进行的过程。材料降解过快，吸收过慢，容易引发局部的高渗压和炎症等不良反应；降解过慢会使其作为外来异物，引发人体排斥、包裹等一系列炎症反应。体内降解试验是最接近应用状态的一种评价，由于试验动物的生理环境与人体生理环境的契合度较高，通过动物试验可以有效地检验可降解生物材料的降解性能和生物相容性，因此评价材料在体内的降解性能和对生物体的影响显得尤为重要。体内试验一般选择大鼠、新西兰大白兔、山羊、比格犬等，根据材料的使用范围选择合适的植入部位，一般多选用脊柱两侧肌肉、背部肌肉、臀大肌、犬股骨外踝骨折处、大鼠背部皮下、腿部肌肉及腹腔、胃和小肠、腰椎间隙等部位。临床前研究需要积累更多的关于生物材料体内降解行为的数据，主要包括以下方面：①机体对材料的影响：包括材料完全降解吸收时间、材料理化及力学性能变化；②材料对机体的影响：包括长期和短期的影响，全身和局部植入区的反应；③材料降解产物的毒代动力学。

1）机体对材料的影响

利用光学显微镜或 SEM 观察材料植入前后结构形态变化以及植入材料局部组织超微结构的变化，计算材料植入后的失重百分率，对于某些特殊的材料必要时还需进行力学测试、分子量测定、热力学性质、机械强度测试等。

2）材料对机体的影响

（1）一般毒理学研究。可以考虑采用浸泡不同时间获取的体外浸泡液（降解液）或浸提/蒸馏的试验样本残渣，对合适的动物进行局部刺激性、全身毒性、皮内反应、致敏性、血液相容性、免疫毒性等方面的试验。

（2）植入后局部组织反应评价。参照 ISO 10993-6:2016[62] 和 ISO 10993-16:2017[112]，根据可降解材料的实际使用情况，选择骨、肌肉或皮下组织为植入部位，至少设计 3 个时间点为试验的观察期：①没有或仅有少量降解时；②当降解开始发生时；③当达到组织恢复或接近全部降解、组织处于稳定状态时。由于降解产物对局部组织往往具有一定的刺激作用，因此在材料降解过程中，组织的慢性炎症反应持续存在，特别是巨噬细胞对降解产物的吞噬现象明显。因此，在组织学评价时应特别引起重视，切勿对降解尚未完成、组织仍处于炎症状态时的材料盲目下结论，而应该根据该材料完全降解后组织是否处于稳定状态来做出最终判断。除此以外，在组织学观察时还需要关注材料的特征，如游离颗粒、纤维形成、无定形胶、微晶体等。

　　3）材料降解产物的毒代动力学

　　在可降解生物材料的降解产物的吸收、分布、代谢、排泄一系列研究中，可以进行单项研究，也可以进行多项研究。根据研究的设计，可测定若干动力学参数，包括吸收率、血浆浓度-时间曲线下面积、表观分布容积、最大浓度（C_{max}）、最大浓度时间（t_{max}）、半衰期、平均驻留时间、消除率和清除率。①降解产物的吸收取决于给入途径、试验物质和介质的物理化学形态，可从血液、血清、排泄物和组织浓缩物中对吸收进行估算，考虑采用完全生物利用度研究。可通过 ICP 法、放射标记或荧光标记方法来选择合适的研究类型。在动力学参数研究中，只有在吸收期采集足够多的样本，才能可靠地估算吸收速率常数。②降解产物的分布研究通常需要放射性或荧光标记的化合物，可包括定量研究（被切取组织内的测定水平）、定性研究及半定量研究，在分布研究中采样时间通常宜在 t_{max} 为 24～168h 或更长，取决于试验物质的消除情况。③降解产物的代谢和排泄研究可在代谢笼中分别收集尿液和粪便，如果研究进行 14d，每隔 24h 分别收集尿液和粪便并一直持续到试验结束。可保留靶器官和采集血液以分析降解产物的蓄积和滞留情况[108, 112]。

8.10.3　发展趋势

1. 体外降解评价的发展

　　目前可降解生物材料的体外降解方式有很多种，应根据材料或产品的应用范围，选用合适的体外降解条件，使其尽可能地接近材料或产品使用部位的生理条件，从而使体外降解结果更加接近真实情况。现有的体外降解模型主要有：①生理液浸泡：如人工血浆（多用于与血液接触的医疗器械）、不同浓度梯度的模拟体液（SBF）、不同浓度及 pH 下磷酸盐缓冲溶液（PBS）、生理盐水、蒸馏水、人工唾液等；②酶降解：溶菌酶、纤维素酶、脂肪酶等；③氧化降解：3%过氧化氢溶液、0.1mol/L 氯化钴和20%过氧化氢（加速降解）等；④动态降解：不同转速的生物摇床、动态降解模拟装置等；⑤组合降解：动态降解与生理液浸泡、氧化降解、酶降解三种降解方式的组合，静态降解与生理液浸泡、氧化降解、酶降解三种降解方式的组合等。现有的体外降解评价方法有测试失重百分率；SEM 观察材料降解前后形貌特征；力学性能测试；晶型分析；热力学性能测试；材料完整性测试；吸水率；红外光谱分析降解前后材料分子结构的改变；GPC 测试分子量信息（重均分子量、黏均分子量、多分散性指数等）。失重法操作简单方便，但是准确度不高，对于可溶性材料不适合；晶型分析、热力学测试、材料完整性测试、吸水率、红外光谱测试等方法虽然准确简单，但是只能侧面反映材料的降解性能和特点；GPC 能够准确地测试材料降解过程中的分子量信息，但是成本较高，并且对低分子量的聚合物分子量分析准确度不高[113,114]。动态降解更加符合人体体液流动的状态，并且可以通过调节 pH、温度等条件使其体外降解环境更加契合生理条件，从而得到更加符合实际降解的结果。动态降解具有可控调节、成本较低、操作方便等诸多优势，通过体外降解来模拟体内降解，并在此基础上调节流速、温度等参数，从而提高体内外数据之间相关性，帮助分析生物材料的降解过程，成为当前发展趋势。

完全降解吸收时间是评价可降解生物材料的降解性能的一项关键指标，是产品安全风险的重要影响因素。不同的材料根据不同的使用部位和使用目的，应有其各自合宜的完全降解吸收时间。以聚合物为例，目前判定其完全降解时间的方法有：失重法（认为材料的失重百分率达到 100%时对应的时间即为完全降解时间）；单体法（材料完全降解为单体时对应的时间即为完全降解时间）等[115]。当前标准中建议体外降解终点采用失重法来评价，但是失重法对于可溶性的可降解生物材料是不适合的，其应用范围狭窄。有研究采用截留分子量 2000（可以被人体完全吸收并排出体外）的透析袋结合传统的失重法来判断材料的降解终点，可以较好地评价可溶性材料体外降解终点[116]。

2. 体内降解评价的发展

体内降解试验常用来评价材料在体内的分解、转化、吸收情况，以及评价降解产物对机体的生物学反应情况，目前生物降解评价领域主要问题是体内降解试验使用标准只有原则性的框架，无具体的方法学标准。一般来说，体内降解试验方法与植入试验方法基本一致，只是在试验周期、试验动物数量及试验观察指标有所区别。降解试验观察的时间点比植入试验要多，一般根据产品的性质及特点，在植入试验观察周期的基础上适当增加或者减少降解观察周期。植入试验主要观察材料的组织反应，而降解试验主要观察材料在组织内的外观、形貌及样品量的变化情况，必要时对材料的分子量或离子释放情况进行分析测试。

此外，当前可降解生物材料体内降解研究只是较为浅显地评价了降解过程中材料的各项理化性能以及材料对植入部位的影响，而对于材料在体内的吸收、分布、代谢、排泄、残留研究较为缺乏，医疗器械在使用过程中可能产生可沥滤物以及降解产物，它们可以从材料中游离释放出来并可能在人体组织器官蓄积，存在潜在的安全性风险。因此非常有必要对可降解生物材料在人体内的代谢变化、使用部位的残留以及降解产物对机体局部微环境的影响和干扰等进行深入全面的研究，在此基础上完善可降解生物材料的毒代动力学试验研究方法。近年来，随着新的检测技术发展，荧光标记法或 ICP 法正逐步推广应用于材料降解产物毒代动力学研究。

3. 计算机模拟降解研究

现有的体外降解无法模拟体内复杂的生理环境，人体生理环境的契合度很低、对降解性能的评价有效性较低，而体内降解试验周期长、成本昂贵、涉及诸多伦理道德和相关法律规定等诸多问题，操作困难更耗时耗力。计算机模拟技术具有分析迅速、结果精确、时间成本和人力成本较低等诸多优势，可以弥补其不足。基于计算机模拟技术来研究材料的降解行为，不仅可以全面、细致地预测和研究材料在人体内复杂的变化过程，而且有利于揭示生物材料的降解机理、评价材料的降解性能，从而为研制和开发新型功能材料提供理论基础、为产品的设计与生产提供指导意义。当前计算机模拟材料降解行为的研究主要集中在对其结果进行验证和修正，旨在寻求一种简单、方便、有效地研究材料降解行为的方法，以作为动物试验的备选方法[117, 118]。

根据 ISO 10993-1:2018 标准总则的要求，开展生物学评价强烈倾向使用基于风险识别和风险控制的方法，强调开展可提取物和可沥滤物的分析评价研究，可通过几种方法来共同验证和综合评价材料的降解性能，并通过体外条件的调节以达到体内外数据之间的高度相关，发展可替代动物试验的体外降解评价模型/方法将是未来材料生物降解试验的发展趋势。

8.11　生物材料分子生物学评价技术和进展

8.11.1　概述

生物材料分子生物学评价是指在分子水平上评价医用生物材料的安全性与有效性，以生物大分子如 DNA、mRNA、蛋白质作为基本单位，研究生物材料对基因表达影响的过程。从细胞和组织的水平评价材料与机体短期和长期的相互作用是以往评价生物材料的主要内容和手段，随着新型生物材料和分子生物学技术的迅猛发展，材料的组成、形态、用途日趋复杂，材料的生物相容性评价已逐渐向分子水平迈进。目前对生物材料的安全性评价，不仅要从整体水平去观察材料对人体各系统的影响，从细胞水平去观察材料对细胞的数量、形态及分化的影响，还要深入到分子水平去观察材料对细胞 DNA、mRNA 及蛋白质表达水平的影响，从整体、细胞和分子生物学这三个水平全方位地评价生物材料的生物相容性，以确保生物材料安全地应用于人体组织。由于细胞水平乃至整体水平的变化是由生物体细胞在分子水平上的改变而引起，且分子水平上的改变往往早于细胞和整体水平上的表现，因此开展分子生物相容性研究与评价，既有助于早期、快速、灵敏地去发现材料对机体的影响，又能在一定程度上揭示材料与机体相互作用的机制，是今后生物材料生物学评价的发展趋势。

分子生物学研究方法主要可分为基因水平和蛋白水平：①基因水平：RNA 印迹（Northern blot）是一种通过检测 mRNA 的表达水平来检测基因表达的方法，该技术可以检测到细胞与材料相互作用后特定基因表达情况。试验首先需要从组织或细胞中提取总 RNA，通过电泳的方法将不同的 RNA 分子依据其分子量大小加以区分，随后凝胶上的 RNA 分子被转移到膜上，再通过与特定基因互补配对的探针杂交来检测目的片段，但其灵敏度较低。RT-PCR 为反转录聚合酶链反应（reverse transcription PCR）和实时聚合酶链反应（real-time PCR）共同的缩写。实时 PCR 属于定量 PCR（Q-PCR）中的一种，以一定时间内 DNA 的增幅量为基础进行 DNA 的定量分析。实时 PCR 与反转录 PCR 相结合，能用微量的 RNA 来找出特定时间、细胞、组织内的特别表达的遗传基因。这两种 RT-PCR 的组合又称为"定量 RT-PCR"（quantitative RT-PCR）。该方法非常灵敏，特别适合于低丰度 mRNA 的检测。它所需要的 RNA 量要比 RNA 印迹少得多。由于 PCR 的高扩增倍数及较高的特异性，在检测特定基因的存在及表达时是非常有效的，但由于它的扩增倍数高达 10^6 以上，影响扩增效率的因素很多，准确定量较困难。②蛋白水平：酶联免疫吸附试验（enzyme linked immunosorbent assay，ELISA）为免疫学中的经典试验，指将可溶性的抗原或抗体结合到聚苯乙烯等固相载体上，利用抗原抗体结合专一性进行免疫反应的定性和定量检测方法。ELISA 结合了酶反应的高效性和免疫反应的特异性，是定量研究细胞蛋白的表达和分泌最重要的分析方法之一。但是，将 ELISA 用于研究细胞和生物材料的相互作用时，由于细胞在材料界面上分泌的蛋白量非常少，而 ELISA 的灵敏度又相对较低，往往给检测带来困难。蛋白质印迹法即免疫印迹（Western blot）试验，与 RNA 印迹杂交方法类似，但免疫印迹技术采用的是十二烷基硫酸钠-聚丙烯酰胺凝胶电泳（SDS-PAGE），将经过聚丙烯酰胺凝胶电泳分离的蛋白质样品转移到固相载体（如硝酸纤维素薄膜）上，以固相载体上的蛋白质或多肽作为抗原，与对应的抗体起免疫反应，再与酶或放射性核素标记的第二抗体起反应，经过底物显色或放射自显影以检测电泳分离的特异性目的基因表达的蛋白成分，通过分析着色的位置和着色深度获得特定蛋白质在所分析的细胞或组织中表达情况的信息。该技术是分子生物学、生物化学和免疫遗传学中常用的一种试验方法，可用于检测与材料作用后的细胞或组织中蛋白水平的表达。

8.11.2 应用现状

1. 细胞毒性的分子生物学评价

热休克蛋白家族热休克蛋白（heat shock protein，HSP）是一种急性时相反应蛋白，与材料和细胞间反应密切相关，也是细胞反应的一个标志性分子，当细胞受到外界刺激时，HSP 参与细胞自我保护和细胞损伤的修复，其表达水平是细胞与材料间反应的一个重要指标。有研究采用 HSP70 mRNA 含量检测法评价含汞牙科材料的细胞毒性，结果证明该方法比传统的中性红染色法更灵敏，且提出 HSP70 含量检测可以作为有效的细胞毒性评价方法[119]。

细胞凋亡是多基因严格控制的过程。这些基因在种属之间非常保守，如 *Bcl-2* 家族、*caspase* 家族等，因此目前有不少研究针对凋亡相关基因进行检测，试图用于反映材料的细胞毒性。*caspase* 即半胱天冬蛋白酶，在凋亡过程中起着必不可少的作用，其中 *caspase-3* 是 *caspase* 家族中的凋亡执行因子，可直接导致细胞凋亡。有学者利用检测 *caspase-3* 的表达强度来分析新型医用高氮无镍奥氏体不锈钢的细胞毒性，结果显示表达强度依次为：空白对照组<金合金组<新型医用高氮无镍奥氏体不锈钢<钴铬合金<317L 不锈钢，提示高氮无镍奥氏体不锈钢具有更优异的生物相容性，优于钴铬合金及 317L 不锈钢，并提出 *caspase-3* 的表达可能成为金属合金生物相容性评价的指标。

2. 遗传毒性和致癌试验的分子生物学评价

遗传毒性评价通常利用基因工程技术改造的哺乳动物或非哺乳动物细胞、细菌、酵母菌、真菌或整体动物测定试验样品是否会引起基因突变、染色体结构畸变以及其他 DNA 或基因变化的试验，如 AMES 试验、小鼠淋巴瘤细胞基因突变试验、彗星试验、姐妹染色单体互换试验等本身就是分子生物学在遗传毒性应用的实例。近年来不断发展的新型分子生物学技术也逐渐应用于遗传毒性评价，主要包括分子生物学与形态学的结合技术——荧光原位杂交技术、荧光报告基因技术、基因芯片技术等。

在长期皮下植入时，围绕植入物是否形成肿瘤也是生物学评价的一个问题。以往对致癌性的评价通常采用体内长期植入以及体外转化的方法，不仅费时费力而且需要使用动物，还无法准确了解致癌机理。而现在可通过对癌基因或抑癌基因表达的监测来研究材料的致癌作用及机理。这些可以导致细胞过度增殖的基因被称为原癌基因，如 *c-fos*、*c-myc* 和 *c-jun* 等。*P53* 是一种可导致细胞周期阻滞和细胞凋亡的抑癌基因，其基因表达产物 *P53* 蛋白是一种定位于细胞核的蛋白，它通过诱导 *p21* 基因表达，干扰细胞周期依赖蛋白激酶和细胞周期蛋白激活复合物的形成。*P53* 基因产物的存在能导致 G1-S 期阻滞，允许 DNA 修复。阻滞的细胞周期可以是暂时或永久的，如果严重的 DNA 损伤发生，*P53* 基因将导致程序性细胞坏死或凋亡。有学者应用 RT-PCR 的方法检测人成纤维细胞与不同的生物材料（聚苯乙烯、高密度聚乙烯、尼龙和再生纤维）共培养时细胞的原癌基因（*c-fos*

和 *c-myc*）和抑癌基因（*P53*）的表达情况，结果显示原癌基因和抑癌基因的表达随着材料亲水性和疏水性不同而异，亲水性材料表面的成纤维细胞 *c-fos* 和 *c-myc* 呈低表达，而 *P53* 呈高表达；与此相反，疏水性材料表面的可诱导成纤维细胞 *c-fos* 和 *c-myc* 呈高表达，而 *P53* 呈低表达，提示原癌基因和抑癌基因的表达是研究生物材料与细胞交互作用的有效评价指标，可考虑作为评价材料生物相容性的潜在标志[4]。

3.血液相容性的分子生物学评价

在血液相容性方面，主要强调血栓形成和溶血两大方面，是通过材料与一系列细胞因子、蛋白质、凝血因子、酶以及补体等级联网络相互作用的结果，在研究生物材料和这些细胞因子网络的关系时，分子生物学技术较其他分析方法有高度的特异性，可以通过快速灵敏地检测各种细胞因子、蛋白质、补体等成分的变化来反映材料诱导血栓形成的潜能。目前多数模型仅能评估血栓沉积的情况，而无法监测血栓生成和血液成分激活的过程，有研究发现应用显微技术结合现代基因敲除技术建立的血栓模型可以更为准确地观察动态环境下各种因子对血栓形成的影响。

4. 炎症反应或免疫反应的分子生物学评价

炎症反应或免疫反应是观察材料与机体反应的重要内容，而这些反应可以通过细胞因子的表达来监测。细胞因子是活细胞分泌的可溶性蛋白的总称，它作为细胞间的信使分子，可与靶细胞上的受体结合产生特定的生物学效应。在感染、损伤或抗原存在的情况下，由激活的巨噬细胞、单核细胞、成纤维细胞及内皮细胞产生低分子量蛋白，即细胞因子。能够促进炎症的细胞因子称为促炎性细胞因子（proinflammatory cytokine），而起相反作用的称为抗炎细胞因子（anti-inflammatory cytokine）。IL-1 和 TNF 是急性炎症反应阶段的主要促炎性细胞因子，在炎症、脂质代谢、凝血、胰岛素抵抗和内皮细胞功能方面发挥重要作用。抗炎细胞因子有 IL-1、IL-4、IL-6、IL-10、IL-11 和 TGF-β等，它们可以抑制促炎性细胞因子生成，决定炎症反应程度，可通过检测细胞因子的表达来判定材料的炎症反应能力。

8.11.3 发展趋势

基因组学、蛋白质组学与生物信息学技术的发展为高通量分子生物相容性评价、阐明生物材料与生物体的相互作用机理提供了有效的手段。基因组学是研究生物基因组的组成、组内各基因的精确结构、相互关系和表达调控的科学。基因芯片（gene chip）技术是基因组学研究的一种有效手段，其原理是采用 cDNA 或寡核苷酸片段作探针，固化在芯片上；将待测样品（处理组）与对照样品的 mRNA 以不同颜色的荧光分子进行标记，然后，同时与芯片进行杂交，通过分析样品与探针杂交的荧光强度的比值，来检测基因表达水平的变化。该技术可对组织或细胞内基因的表达状况进行高通量平行分析，为大规模研究基因调控及其机制，为揭示不同层次多基因协同作用的生命过程提供了手段，已经在毒理学、疾病相关基因的鉴别和药物筛选等领域得到了广泛应用。目前，国内有研究组采用基因芯片技术结合生物信息学分析对镍离子的细胞毒性分子机制进行了研究，发现镍离子：①可能对细胞外基质、葡萄糖转运及肌动蛋白细胞骨架产生影响，引起细胞形态变化；②可能导致细胞氧化性损伤，影响蛋白质的合成；③可能诱导 DNA 损伤，抑制 DNA 损伤的修复机制，对细胞周期的进程产生延缓或停滞作用。蛋白质组学是一门对某一生物或细胞在特定生理或病理状态下表达的所有蛋白质的特征、数量和功能进行系统性研究的科学。与在 mRNA 水平上检测基因表达的基因芯片技术不同，蛋白芯片是以蛋白质代替 DNA 作为检测对象，直接在蛋白水平上检测基因表达模式。其主要的研究手段是将来源于不同刺激下的细胞内的蛋白质样品提取出来，然后采用高通量双向凝胶电泳进行分离，形成一个蛋白质组的二维图谱，通过图谱扫描和计算机图像识别系统对各蛋白质点进行计算和分析，筛选出与正常对照组细胞中提取的蛋白质相比发生差异表达的蛋白质点，再结合质谱技术和蛋白质信息学技术进行蛋白质的分析和鉴定，通过检索蛋白质数据库获得差异表达蛋白质的详细信息。蛋白质组学技术已经应用于基础生物学、临床诊断和疾病标志物的鉴定、药物开发等研究中。有研究利用基因芯片和蛋白芯片的联合应用技术，探讨金、银纳米粒子与人皮肤成纤维细胞的相互作用机制，发现两种纳米粒子对细胞的影响较为相似，它们都会影响细胞骨架、细胞黏附、能量代谢、基因表达调控过程、细胞周期等生物学行为，使细胞产生氧化应激，然而，它们所影响的基因/蛋白质的种类、作用的通路并不完全相同。

未来研究发展方向应该着眼于分子水平上研究材料对生物体细胞的基因结构、转录和翻译机制的影响，将分子和细胞水平的研究与动物整体试验结果相结合，探索分子和细胞的变化与动物整体结果的一致性，从而在分子生物学水平上建立评价生物材料生物相容性的标准，从而更好地用来选择和指导生物材料的开发，使生物材料的研究取得突破性进展，为生物材料在临床上的安全应用提供可靠的理论和试验依据。

参　考　文　献

[1]　国家食品药品监督管理局. 医疗器械生物学评价 第 1 部分：风险管理过程中的评价与试验（GB/T 16886.1—2011）. 北京：中国标准出版社，2011.

[2] USFDA. Use of international standard ISO-10993 biological valuation of medical devices Part 1：Evaluation and testing final guidance for industry and food and drug administration staff. Rockville：FDA，2016.

[3] International Standard Organization. Biological evaluation of medical devices：Part 1 Evaluation and testing within a risk management process（ISO 10993-1:2018）. Geneva：ISO，2018.

[4] 孙皎. 口腔生物材料学. 2 版. 北京：人民卫生出版社，2016.

[5] International Standard Organization. Biological evaluation of medical devices：Part 12 Sample preparation and reference materials（ISO 10993-12:2012）. Geneva：ISO，2012.

[6] ASTM. Standard practice for extraction of medical plastics（ASTM F619-14）. West Conshohocken，PA：ASTM International，2014.

[7] Anderson J M. Future challenges in the *in vitro* and *in vivo* evaluation of biomaterial biocompatibility. Regen Biomate，2016，3：73-77.

[8] 孙皎. 口腔生物材料学. 北京：人民卫生出版社，2011.

[9] 国家食品药品监督管理总局. 医疗器械生物学评价 第 5 部分：体外细胞毒性试验（GB/T 16886.5—2017）. 北京：中国标准出版社，2017.

[10] International Standard Organization. Biological evaluation of medical devices：Part 5 Tests for *in vitro* cytotoxicity（ISO 10993-5:2009）. Geneva：ISO，2009.

[11] 陈海波，马喻章. 生物材料细胞毒性评价研究进展. 材料导报 A：综述篇，2018，32：76-85.

[12] 国家食品药品监督管理局. 口腔医疗器械生物学评价 第 2 单元 试验方法 细胞毒性试验：琼脂扩散法及滤膜扩散法（YY/T 0127.9—2009）. 北京：中国标准出版社，2011.

[13] Motsoane N A，Bester M J，Pretorius E，et al. An *in vitro* study of biological safety of condoms and their additives. Hum Exp Toxicol，2003，22（12）：659-664.

[14] 林红赛，王春仁，王志杰，等. 生物材料的细胞生物相容性评价方法的研究进展. 中国医疗器械信息，2011，17：10-21.

[15] Klein C L，Wagner M，Kirkpatrick C J，et al. A new quantitative test method for cell proliferation based on detection of the Ki-67 protein. J Mater Sci Mater Med，2000，11：125-132.

[16] Mao J S，Cui Y L，Wang X H，et al. A preliminary study on chitosan and gelatin polyelectrolyte complex cytocompatibility by cell cycle and apoptosis analysis. Biomaterials，2004，25（18）：3973-3981.

[17] Wang X，Xia Y，Liu L，et al. Comparison of MTT assay，flow cytometry，and RT-PCR in the evaluation of cytotoxicity of five prosthodontic materials. J Biomed Mater Res B Appl Biomater，2010，95（2）：357-364.

[18] Weyermann J，Lochmann D，Zimmer A. A practical note on the use of cytotoxicity assays. Int J Pharm，2005，288（2）：369-376.

[19] Wörle-Knirsch J M，Pulskamp K，Krug H F. Oops they did it again! Carbon nanotubes hoax scientists in viability assays. Nano Lett，2006，6（6）：1261-1268.

[20] Lewinski N，Colvin V，Drezek R. Cytotoxicity of nanoparticles. Small，2008，4（1）：26-49.

[21] Liu X，Sun J. Endothelial cells dysfunction induced by silica nanoparticles through oxidative stress via JNK/P53 and NF-κB pathways. Biomaterials，2010，31（32）：8198-8209.

[22] Liu X，Sui B Y，Sun J. Blood-brain barrier dysfunction induced by silica NPs *in vitro* and *in vivo*：Involvement of oxidative stress and Rho-kinase/JNK signaling pathways. Biomaterials，2017，121：64-82.

[23] Wu J，Wang C，Sun J，et al. Neurotoxicity of silica nanoparticles：Brain localization and dopaminergic neurons damage pathways. ACS Nano，2011，5（6）：4476-4489.

[24] Liu X，Xue Y，Ding T T，et al. Enhancement of proinflammatory and procoagulant responses to silica particles by

monocyte-endothelial cell interactions. Part Fibre Toxicol，2012，9：36.

[25] Lang F，Ritter M，Gamper N，et al. Cell volume in the regulation of cell proliferation and apoptotic cell death. Cell Physiol Biochem，2000，10：417-428.

[26] Ceccarini C，Eagle H. pH as a determinant of cellular growth and contact inhibition. Proc Natl Acad Sci USA，1971，68（1）：229-233.

[27] Wang J L，Witte F，Xi T F，et al. Recommendation for modifying current cytotoxicity testing standards for biodegradable magnesium-based materials. Acta Biomater，2015，21：237-249.

[28] Willbold E，Weizbauer A，Loos A，et al. Magnesium alloys：A stony pathway from intensive research to clinical reality. Different test methods and approval-related considerations. J Biomed Mater Res A，2017，105（1）：329-347.

[29] Fischer J，Prosenc M H，Wolff M，et al. Interference of magnesium corrosion with tetrazolium-based cytotoxicity assays. Acta Biomater，2010，6（5）：1813-1823.

[30] Kim M J，Kim K N，Lee Y K，et al. Cytotoxicity test of dentin bonding agents using millipore filters as dentin substitutes in a dentin barrier test. Clin Oral Investig，2013，17（6）：1489-1496.

[31] Schmalz G，Schuster U，Koch A，et al. Cytotoxicity of low pH dentin-bonding agents in a dentin barrier test *in vitro*. J Endod，2002，28（3）：188-192.

[32] Urcan E，Haertel U，Styllou M，et al. Real-time xCELLigence impedance analysis of the cytotoxicity of dental composite components on human gingival fibroblasts. Dent Mater，2010，26（1）：51-58.

[33] Li W J，Zhou J，Xu Y Y. Study of the *in vitro* cytotoxicity testing of medical devices. Biomed Rep，2015，3（5）：617-620.

[34] International Standard Organization. Biological evaluation of medical devices：Part 10　Tests for irritation and skin sensitization（ISO 10993-10:2010）. Geneva：ISO，2010.

[35] 国家食品药品监督管理总局. 医疗器械生物学评价 第 10 部分：刺激与皮肤致敏试验（GB/T 16886.10—2017）. 北京：中国标准出版社，2018.

[36] 国家食品药品监督管理总局. 口腔医疗器械生物学评价 第 13 单元：试验方法 口腔粘膜刺激试验（YY/T 0127.13—2018）. 北京：中国标准出版社，2018.

[37] Mizumoto N，Mummert M E，Shalhevet D，et al. Keratinocyte ATP release assay for testing skin-irritating potentials of structurally diverse chemicals. J Invest Dermatol，2003，121：1066-1072.

[38] Hofmann U，Michaelis S，Winckler T，et al. A whole-cell biosensor as *in vitro* alternative to skin irritation tests. Biosens Bioelectron，2013，39（1）：156-162.

[39] Lee J K，Kim D B，Kim J I，et al. *In vitro* cytotoxicity tests on cultured human skin fibroblasts to predict skin irritation potential of surfactants. Toxicol In Vitro，2000，14（4）：345-349.

[40] Sanchez L，Mitjans M，Infante M R，et al. Assessment of the potential skin irritation of lysine-derivative anionic surfactants using mouse fibroblasts and human keratinocytes as an alternative to animal testing. Pharm Res，2004，21（9）：1637-1641.

[41] 谭小华，杨杏芬. 皮肤刺激动物实验替代物研究的现状与发展. 毒理学杂志，2008，22（1）：56-60.

[42] Yang Y，Yang X F，Zhang W G，et al. Combined *in vitro* tests as an alternative to *in vivo* eye irritation tests. Altern Lab Anim，2010，38（4）：303-314.

[43] Vinardell M P，Mitjans M. Alternative methods for eye and skin irritation tests：an overview. J Pharm Sci，2008，97（1）：46-59.

[44] Mitjans M，Infante M R，Vinardell M P. Human hemoglobin denaturation as an alternative to the Draize test for predicting eye irritancy of surfactants. Regul Toxicol Pharmacol，2008，52（2）：89-93.

[45] 田胜慧，柯军，林美琼，等. 浅谈适用于医疗器械眼刺激试验的体外替代方法. 中国医疗器械信息，2015，21：37-40.

[46] OECD. Fluorescein leakage test method for identifying ocular corrosives and severe irritants（OECD/OCDE 460）. Paris：OECD，2012.

[47] OECD. Reconstructed human Cornea-like Epithelium（RhCE）test method for identifying chemicals not requiring classification and labelling for eye irritation or serious eye damage（OECD /OCDE 492）. Paris：OECD，2018.

[48] 陈彧，史光华，程树军，等. 阴道黏膜刺激试验的替代方法研究进展. 华南国防医学杂志，2015，29（1）：76-79.

[49] Gali Y，Delezay O，Brouwers J，et al. *In vitro* evaluation of viability，integrity，and inflammation in genital epithelia upon exposure to pharmaceutical excipients and candidate microbicides. Antimicrob Agents Chemother，2010，54（12）：5105-5114.

[50] Ayehunie S，Joseph K，Hayden P J，et al. Irritation testing of contraceptive and feminine-care products using Epivaginal™，an *in vitro* human vaginal-ectocervical tissue model. Toxicology Letters，2006：15-45.

[51] Ardolino L I，Meloni M，Brugali G，et al. Preclinical evaluation of tolerability of a selective，bacteriostatic，locally active vaginal formulation. Curr Ther Res Clin Exp，2016，83：13-21.

[52] OECD. Skin sensitisation：Local lymph node assay（OECD TG 429）. Paris：OECD，2010.

[53] OECD. Skin sensitization：Direct peptide reactivity assay（DPRA）（OECD TG 442C）. Paris：OECD，2015.

[54] OECD . Skin sensitization：ARE-Nrf2 luciferase test method，KeratinoSens™ and LuSens test methods（OECD TG 442D）. Paris：OECD，2018.

[55] 程树军，周秦瑶. 皮肤致敏试验动物替代方法研究进展. 中国实验动物学会，第十届中国实验动物科学年会论文集，2012.

[56] Ouwehand K，Spiekstra S W，Reinders J，et al. Comparison of a novel CXCL12/CCL5 dependent migration assay with CXCL8 secretion and CD86 expression for distinguishing sensitizers from non-sensitizers using MUTZ-3 Langerhans cells. Toxicol In Vitro，2010，24（2）：578-585.

[57] OECD . Skin sensitization：Human cell line activation test（h-CLAT）（OECD TG 442E）. Paris：OECD，2017.

[58] 洪丽玲，周庆云. 皮肤致敏反应体外替代方法的研究现状. 实验动物科学，2012，29（6）：60-63.

[59] 国家食品药品监督管理局. 医疗器械生物学评价 第 11 部分：全身毒性试验（GB/T 16886.11—2011）. 北京：中国标准出版社，2012.

[60] 国家食品药品监督管理总局. 医疗器械生物学评价 第 12 部分：样品制备与参照材料（GB/T 16886.12—2017）. 北京：中国标准出版社，2017.

[61] 侯丽，施燕平. 医疗器械重复接触全身毒性试验方法研究. 中国医疗器械信息，2013，19（2）：35-38.

[62] Internation Standard Organization. Biological evaluation of medical devices：Part 6 Tests for local effects after implantation（ISO 10993-6:2016）. Geneva：ISO，2016.

[63] 国家食品药品监督管理总局. 医疗器械生物学评价 第 6 部分：植入后局部反应试验（GB/T 16886.6—2015）. 北京：中国标准出版社，2017.

[64] 国家食品药品监督管理局. 口腔医疗器械生物学评价 第 2 单元：试验方法 骨埋植试验（YY/T 0127.4—2009）. 北京：中国标准出版社，2011.

[65] 国家食品药品监督管理总局. 组织工程医疗器械产品可吸收材料植入试验（YY/T 1576—2017）. 北京：中国标准出版社，2017.

[66] 王涵，周小婷，王召旭. 植入材料及其生物相容性评价的研究进展. 中国医疗器械信息，2014：9-14.

[67] International Standard Organization. Biological evaluation of medical devices：Part 4 Selection of tests for

interactions with blood（ISO 10993-4:2017）. Geneva：ISO，2017.

[68] 由少华. 医疗器械血液相容性评价与试验——解读 GB/T 16886.4—2003/ISO 10993-4:2002. 中国医疗器械信息，2006，12：49-54.

[69] ASTM. Standard practice for assessment of hemolytic properties of materials（ASTM F756-17）. US：ASTM，2013.

[70] 张伶俐，朱蔚精，谭言飞，等. 生物材料溶血性标准化评价方法比较：溶血率法和氰化高铁血红蛋白法. 生物医学工程学杂志，2004，21：111-114，137.

[71] 杨立峰，许建霞，奚廷斐. 生物材料血液相容性的研究与评价. 生物医学工程学杂志，2009，5：1162-1166.

[72] 国家食品药品监督管理局. 医用输液、输血、注射器具检验方法 第 2 部分：生物试验方法（GB/T 14233.2—2005）. 北京：中国标准出版社，2006.

[73] ASTM. Standard test method for assessment of intravascular medical device materials on partial thromboplastin time（PTT）（ASTM F2382-17e1）. US：ASTM，2017.

[74] 全国医用输液器具标准化技术委员会. 一次性使用去白细胞滤器（YY 0329—2009）. 北京：中国标准出版社，2010.

[75] Sperling C，Maitz M F，Talkenberger S，et al. In vitro blood reactivity to hydroxylated and non-hydroxylated polymer surfaces. Biomaterials，2007，28：3617-3625.

[76] Engels G E，Blok S L，van Oeveren W. In vitro blood flow model with physiological wall shear stress for hemocompatibility testing：An example of coronary stent testing. Biointerphases，2016，11（3）：031004.

[77] Seyfert U T，Biehl V，Schenk J. In vitro hemocompatibility testing of biomaterials according to the ISO 10993-4. Biomol Eng，2002，19：91-96.

[78] Braune S，Grunze M，Straub A，et al. Are there sufficient standards for the in vitro hemocompatibility testing of biomaterials？Biointerphases，2013，8：33.

[79] International Standard Organization. Biological evaluation of medical devices：Part 3　Tests for genotoxicity, carcinogenicity and reproductive toxicity（ISO 10993-3:2014）. Geneva：ISO，2014.

[80] International Standard Organization. Biological evaluation of medical devices：Part 33　Guidance on tests to evaluate genotoxicity—Supplement to ISO 10993-3（ISO/TR 10993-33:2015）. Geneva：ISO，2015.

[81] 国家食品药品监督管理局. 口腔医疗器械生物学评价　第 2 单元：试验方法　鼠伤寒沙门氏杆菌回复突变试验（Ames 试验）（YY/T 0127.10—2009）. 北京：中国标准出版社，2010.

[82] 国家食品药品监督管理局. 医用有机硅材料生物学评价实验方法（GB/T 16175—2008）. 北京：中国标准出版社，2008.

[83] Ostling O，Johanson K J. Microelectrophoretic study of radiation-induced DNA damages in individual mammalian cells. Biochem Biophys Res Commun，1984，123：291-298.

[84] Singh N P，McCoy M T，Tice R R，et al. A simple technique for quantitation of low levels of DNA damage in individual cells. Exp Cell Res，1988，175：184-191.

[85] Gee P，Maron D M，Ames B N. Detection and classification of mutagens：a set of base-specific Salmonella tester strains. Proc Natl Acad Sci USA，1994，91：11606-11610.

[86] Gee P，Sommers C H，Melick A S，et al. Comparison of responses of base-specific Salmonella tester strains with the traditional strains for identifying mutagens：The results of a validation study. Mutat Res，1998，412：115-130.

[87] Stang A，Witte I. Performance of the comet assay in a high-throughput version. Mutat Res，2009，675：5-10.

[88] Castle A L，Carver M P，Mendrick D L. Toxicogenomics：a new revolution in drug safety. Drug Discov Today，2002，7：728-736.

[89] Ellinger-Ziegelbauer H，Stuart B，Wahle B，et al. Comparison of the expression profiles induced by genotoxic and nongenotoxic carcinogens in rat liver. Mutat Res，2005，575：61-84.

[90] van Delft J H，van Agen E，van Breda S G，et al. Discrimination of genotoxic from non-genotoxic carcinogens by gene expression profiling. Carcinogenesis，2004，25：1265-1276.

[91] Seidel S D，Sparrow B R，Kan H L，et al. Profiles of gene expression changes in L5178Y mouse lymphoma cells treated with methyl methanesulfonate and sodium chloride. Mutagenesis，2004，19：195-201.

[92] Dertinger S D，Torous D K，Tometsko K R. Simple and reliable enumeration of micronucleated reticulocytes with a single-laser flow cytometer. Mutat Res，1996，371：283-292.

[93] Witt K L，Livanos E，Kissling G E，et al. Comparison of flow cytometry- and microscopy-based methods for measuring micronucleated reticulocyte frequencies in rodents treated with nongenotoxic and genotoxic chemicals. Mutat Res，2008，649：101-113.

[94] Jagger C，Tate M，Cahill P A，et al. Assessment of the genotoxicity of S9-generated metabolites using the GreenScreen HC GADD45a-GFP assay. Mutagenesis，2009，24：35-50.

[95] Zhan Q. Gadd45a，a p53- and BRCA1-regulated stress protein，in cellular response to DNA damage. Mutat Res，2005，569：133-143.

[96] Hastwell P W，Chai L L，Roberts K J，et al. High-specificity and high-sensitivity genotoxicity assessment in a human cell line：Validation of the GreenScreen HC GADD45a-GFP genotoxicity assay. Mutat Res，2006，607：160-175.

[97] Dertinger S D，Phonethepswath S，Franklin D，et al. Integration of mutation and chromosomal damage endpoints into 28-day repeat dose toxicology studies. Toxicol Sci，2010，115：401-411.

[98] Flamand N，Marrot L，Belaidi J P，et al. Development of genotoxicity test procedures with Episkin®，a reconstructed human skin model：Towards new tools for *in vitro* risk assessment of dermally applied compounds? Mutat Res，2006，606：39-51.

[99] International Standard Organization. Biological evaluation of medical devices：Part 20 Principles and methods for immunotoxicology testing of medical devices（ISO/TS 10993-20:2016）. Geneva：ISO，2016.

[100] 国家食品药品监督管理总局. 医疗器械生物学评价 第 20 部分：医疗器械免疫毒理学试验原则和方法（GB/T 16886.20—2015）. 北京：中国标准出版社，2015.

[101] ASTM. Standard practice for selecting tests for determining the propensity of materials to cause immunotoxicity（ASTM F1905-03）. US：ASTM，2001.

[102] 国家食品药品监督管理总局. 医疗器械免疫原性评价方法 第 1 部分：体外 T 淋巴细胞转化试验（YY/T 1465.1—2016）. 北京：中国标准出版社，2017.

[103] 国家食品药品监督管理总局. 医疗器械免疫原性评价方法 第 2 部分：血清免疫球蛋白和补体成分测定 ELISA 法（YY/T 1465.2—2016）. 北京：中国标准出版社，2017.

[104] 国家食品药品监督管理总局. 医疗器械免疫原性评价方法 第 3 部分：空斑形成细胞测定 琼脂固相法（YY/T 1465.3—2016）. 北京：中国标准出版社，2017.

[105] 国家食品药品监督管理总局. 医疗器械免疫原性评价方法 第 4 部分：小鼠腹腔巨噬细胞吞噬鸡红细胞试验 半体内法（YY/T 1465.4—2017）. 北京：中国标准出版社，2017.

[106] Rojaee R，Fathi M，Raeissi K. Controlling the degradation rate of AZ91 magnesium alloy via sol-gel derived nanostructured hydroxyapatite coating. Mater Sci Eng C Mater Biol Appl，2013，33：3817-3825.

[107] de Carvalho C L，Silveira A F，Rosa Ddos S. A study of the controlled degradation of polypropylene containing pro-oxidant agents. Springerplus，2013，2：623.

[108] 国家食品药品监督管理局. 医疗器械生物学评价 第 16 部分：降解产物与可沥滤物毒代动力学研究设计（GB/T 16886.16—2013）. 北京：中国标准出版社，2014.

[109] 国家食品药品监督管理总局. 医疗器械生物学评价 第 13 部分：聚合物医疗器械降解产物的定性与定量（GB/T 16886.13—2017）. 北京：中国标准出版社，2018.

[110] 国家食品药品监督管理局. 医疗器械生物学评价 第 14 部分：陶瓷降解产物的定性与定量（GB/T 16886.14—2003）. 北京：中国标准出版社，2003.

[111] 国家食品药品监督管理局. 医疗器械生物学评价 第 15 部分：金属与合金降解产物的定性与定量（GB/T 16886.15—2003）. 北京：中国标准出版社，2003.

[112] International Standard Organization. Biological evaluation of medical devices：Part 16 Toxicokinetic study design for degradation products and leachables（ISO 10993-16:2017）. Geneva：ISO，2017.

[113] Li Y，Thouas G A，Shi H，et al. Enzymatic and oxidative degradation of poly(polyol sebacate). J Biomater Appl，2014，28：1138-1150.

[114] Moravej M，Purnama A，Fiset M，et al. Electroformed pure iron as a new biomaterial for degradable stents：*In vitro* degradation and preliminary cell viability studies. Acta Biomater，2010，6：1843-1851.

[115] 陈际达，刘伟，崔磊，等. 聚乳酸三维细胞支架降解行为研究. 中国生物医学工程学报，2006，1：283-286.

[116] 梅昕，马凤森，喻炎，等. 纤维素类可吸收止血产品体外降解终点判断的研究. 中国医疗器械杂志，2016，40：125-127.

[117] 梅昕，马凤森，喻炎，等. 高分子可降解生物材料的降解研究进展. 材料导报：纳米与新材料专辑，2016：298-303.

[118] Guo X，Minakata D，Crittenden J. Computer-based first-principles kinetic Monte Carlo simulation of polyethylene glycol degradation in aqueous phase UV/H_2O_2 advanced oxidation process. Environ Sci Technol，2014，48：10813-10820.

[119] Hashimoto Y，Ueda A，Nakamura M. Evidence that HSP70 gene expression may be useful for assessing the cytocompatibility of dental biomaterials. Dent Mater J，2004，23：184-189.

（孙　皎）

关键词索引